Heidrun Macha-Krau | Dietlinde Schrey-Dern

Emanzipationsgeschichte der Logopädie in Deutschland

Wie wir's wurden – wer wir sind

Die Autorinnen

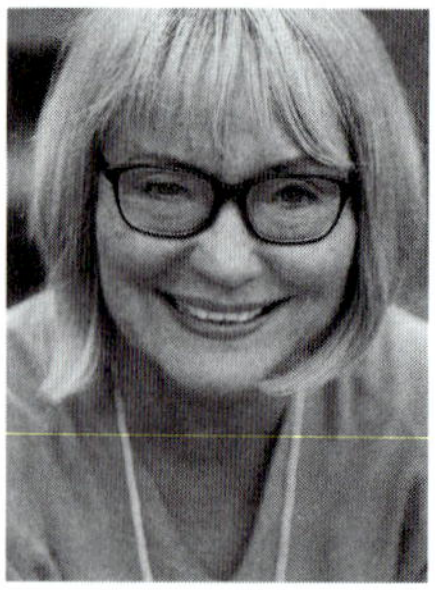

Heidrun Macha-Krau studierte Rehabilitationspädagogik und Kommunikationswissenschaften an der Humboldt-Universität zu Berlin. Sie ist staatl. anerk. Logopädin und Diplom-Pädagogin und promovierte an der Universität Bielefeld im Fach Pädagogik. Seit 1976 arbeitet sie als niedergelassene Logopädin in einer Gemeinschaftspraxis. Im Fachbereich Klinische Linguistik der Universität Bielefeld ist sie seit vielen Jahren als Lehrbeauftragte tätig. Von 1991 bis 1995 war sie Mitglied im Vorstand des Deutschen Bundesverbandes für Logopädie (dbl) und anschließend Arbeitsgruppenleiterin im dbl für die AG Fachhochschule. Heidrun Macha-Krau ist Autorin mehrerer Veröffentlichungen zur Geschichte der Logopädie, der Frauenarbeit und Professionalisierung.

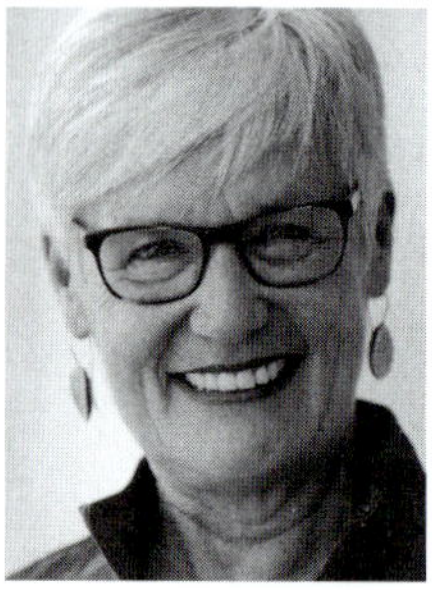

Foto © dbl

Dietlinde Schrey-Dern studierte Romanistik und Erziehungswissenschaften an der RWTH Aachen, absolvierte das 1. und 2. Staatsexamen für das Lehramt am Gymnasium, arbeitete als Assistentin im Fachbereich Romanistik an der GHS Paderborn und als wissenschaftl. Mitarbeiterin am Landesinstitut für Lehrerfort- und Weiterbildung des Landes NRW. Seit 1986 ist sie staatl. anerk. Logopädin. Von 1987 bis 2007 arbeitete sie als Lehrlogopädin an der Lehranstalt für Logopädie des UK Aachen in den Fachbereichen Laryngektomie und Kindersprache sowie als Dozentin für Pädagogik, Psycholinguistik und Linguistik mit Schwerpunkt Morphologie-Syntax. Sie war Lehrbeauftragte im Studiengang Lehr- und Forschungslogopädie der RWTH Aachen und Dozentin an der FH Joanneum Graz sowie Referentin für Sprachförderung in der dbl-Geschäftsstelle. Seit 1992 ist sie Mitherausgeberin der Fachbuchreihe „Forum Logopädie" beim Thieme Verlag.

Seit 1988 hat sie zahlreiche ehrenamtliche Tätigkeiten für den Deutschen Bundesverband für Logopädie e.V. (dbl) wahrgenommen: Delegierte des dbl beim CPLOL, von 1993-2005 Vorstandsmitglied im CPLOL (Vizepräsidentin, Präsidentin); Mitarbeit in den dbl-Gremien, AG Europa/BKIB und AG Fachhochschule; dbl-Vorstandsmitglied: Beisitz Europa (1992-1996), Vizepräsidentin (1996-1997); Präsidentin (1997-2001; 2014-2017); Leitlinienbeauftragte des dbl im Bereich Sprachentwicklungsstörungen bei der AWMF. Im Januar 2016 initiierte sie die Gründung des Arbeitskreises (AK) Berufsgesetz, deren Sprecherin sie seit 2018 ist.

Heidrun Macha-Krau | Dietlinde Schrey-Dern

Emanzipationsgeschichte der Logopädie in Deutschland

Wie wir's wurden - wer wir sind

Schulz-Kirchner Verlag

Bibliografische Information der Deutschen Nationalbibliothek
Die Deutsche Nationalbibliothek verzeichnet diese Publikation in der Deutschen Nationalbibliografie; detaillierte bibliografische Daten sind im Internet über http://dnb.d-nb.de abrufbar.

Besuchen Sie uns im Internet: www.schulz-kirchner.de | www.skvshop.de

1. Auflage 2021
ISBN 978-3-8248-1288-2
eISBN 978-3-8248-9927-2

Mollweg 2, D-65510 Idstein
Vertretungsberechtigte Geschäftsführer:
Dr. Ullrich Schulz-Kirchner, Martina Schulz-Kirchner
Lektorat: Doris Zimmermann
Layout: Petra Jeck
Titelabbildungen: © Annett Seidler/Adobe Stock; © elenvd/Adobe Stock
Druck und Bindung:
Plump Druck & Medien GmbH, Rolandsecker Weg 33, 53619 Rheinbreitbach
Printed in Germany

Gedruckt auf FSC®-zertifiziertem Papier

FSC www.fsc.org MIX Papier aus verantwortungsvollen Quellen FSC® C104521

Inhaltsverzeichnis

Vorwort

„Nur wer die Vergangenheit kennt, hat eine Zukunft"
(Wilhelm von Humboldt)

Die Autorinnen wagen den Versuch, die historische Entwicklung der Logopädie nachzuzeichnen. Ohne Einsicht in historische Zusammenhänge werden alte Fehler perpetuiert und neue Vorstellungen können sich nicht entwickeln. „Denn nur in Relation zur Aktuallage oder von definierten Bezugspunkten aus lassen sich Veränderungen in Raum und Zeit überhaupt erkennen, lässt sich Historie konstruieren" (Kanter, 1999:370). Die Annäherung an die Geschichte erfolgt dabei aus unterschiedlichen Blickwinkeln:

- Chronologisch
- Biografisch und aus Sicht von Zeitzeug*innen
- Begriffs- und ideengeschichtlich

Eine zeitliche **Chronologie** ermöglicht es den Leser*innen, den Ablauf der historischen Entwicklung nachzuvollziehen. Gleichzeitig stellt uns eine solche Chronologie vor die schwierige Frage, wie die geschichtliche Entwicklung einzuteilen ist. Viele Historiker*innen haben sich dieser Aufgabe gestellt. Dabei taucht das Problem auf, dass die Historiker*innen „keine Übereinstimmung in der Festlegung der Perioden" (Ellger-Rüttgardt, 2019:18) zeigen. Daher folgt das vorliegende Buch einer Narration, einer Erzählung von unterschiedlichen historischen Zusammenhängen zur Geschichte der Logopädie, erhebt jedoch keinesfalls den Anspruch, als einzig mögliche Lesart zu gelten. Einige historische Erkenntnisse stammen aus der Zeit um 1900 und sind heute noch prägend. Viele wertvolle Erkenntnisse, Einblicke und Therapieansätze sind jedoch in Vergessenheit geraten und warten darauf, von der logopädischen Geschichtsforschung interpretiert zu werden.

Der personengebundene Ansatz in der Geschichte der Logopädie wurde von uns bewusst gewählt. Denn es sind Persönlichkeiten wie Gutzmann, Fröschels, Springer u.a., die fachliche Markierungen setzten, die für die Identitätsbildung unserer jungen Wissenschaft von großer Bedeutung sind.

In unsere Überlegungen flossen auch **biografie**-theoretische Strömungen mit ein. Neben den *„gesellschaftlichen und institutionellen Strukturen der Profession"* sind auch *„die Professionellen selbst mit ihrer Biographie"* (Kraul et al., 2002:9) von Relevanz. Daher wird neben der wissenschaftlichen Ausbildung, dem fundierten Wissen auch der Erfahrung der Berufsangehörigen eine entsprechende Bedeutung beigemessen. *„Dieser Erfahrungsschatz wird im Laufe der biographischen Erfahrung gesammelt und ist nötig, um Widersprüche und Paradoxien auszuloten" (Macha-Krau, 2011:27).* Kraul fasst es so zusammen: *„Professionelles Handeln ... erfordert also Biographizität"* (Kraul et al., 2002:9).

Um berufliche Biografien anschaulich werden zu lassen, haben wir **Zeitzeug*innen der letzten vier Jahrzehnte** in Form eines teilstrukturierten Interviews befragt und uns dabei von der Idee „Aus Geschichten lernen" (Baacke & Schulze, 1979) leiten lassen.

In der Literatur wird der Begriff des Interviews mal enger und mal weiter gefasst (Kromrey, 1986). Hoffmann-Riem spricht vom Interview als „ein Prozeß sozialer Interaktion" (Hoffmann-Riem, 1980:348). Wir haben uns für die teilstandardisierte Befragung entschieden, um dadurch mehr Handlungsspielraum für die Gesprächspartner*innen zu schaffen. Andererseits haben wir bei einigen Interviews auch eine offene Gesprächsführung bevorzugt, wie sie in qualitativen Interviews zu finden ist. Den Interviewten wird ein Gesprächsleitfaden vorgestellt und so kann direkt auf die Äußerungen der Gesprächspartner*innen reagiert werden. So ergeben sich neue Gesichtspunkte und Wendungen während des Gespräches.

Begriffs- und ideengeschichtlich betrachtet, beschäftigen sich Menschen seit über zweitausend Jahren mit Sprach-, Sprech- und Stimmstörungen. Therapeutische Interventionen gab es zu Beginn kaum. Historische Persönlichkeiten, die von der einen oder anderen Störung selbst betroffen waren, beschrieben ihre Probleme und zeigten auf, wie sie dagegen ankämpften. Dann wurden erste therapeutische Ansätze aufgezeichnet, vorzugsweise durch Männer, da Frauen gesellschaftlich nicht über eine entsprechende Position verfügten. Erst Mitte des 19. Jahrhunderts begannen sie um ihre bürgerlichen und politischen Rechte zu kämpfen und das Wahlrecht sowie Möglichkeiten für eine Berufsausbildung und ein Studium für sich einzufordern. Ende des 19., Anfang des 20. Jahrhunderts blühte die Logopädie förmlich auf. *„Von der logopädischen Bewegung"* ist auf einmal die Rede (Dirr, 1930). Auch hier waren es wieder die Männer, also Ärzte und Lehrer, die die Logopädie/Sprachheilkunde dominierten und sich mit Frauen als „Assistentinnen" schmückten. Frauen wie Anna Catharina Heinicke, Branco van Dantzig, Ernestine Freud, Clara Schlaffhorst und Hedwig Anderson waren in der Stimm- und Logopädie/Sprachheilkunde eher die Ausnahmen.

Nach dem 2. Weltkrieg dann der Neubeginn in der BRD und der DDR. In beiden Staaten wird 1949 in den Grundgesetzen die Gleichberechtigung von Mann und Frau festgeschrieben. Darauf aufbauend streben immer mehr Frauen höhere Bildungsabschlüsse an, was sich allerdings in den beiden deutschen Staaten höchst unterschiedlich auswirkt. Während in der BRD (auch studierte) Frauen nach ihrer Heirat sich mehrheitlich aus dem Beruf zurückziehen, war dies in der DDR nicht der Fall. Überhaupt, bis weit in die 60er-Jahre des letzten Jahrhunderts dominierten in der BRD Männer, insbesondere Ärzte, das Fachgebiet der Stimm-, Sprech- und Sprachstörungen, wobei der Therapieberuf stets eine Frauendomäne war. Nach der Wende wurden dann die Verhältnisse der BRD auf die DDR übertragen, mit fatalen Folgen für die Kolleg*innen der DDR. Sie hatten hinzunehmen, dass die berufsfachschulische Ausbildung auf einmal Geltung hatte und der Beruf auch in den „neuen" Bundesländern als „Heilhilfsberuf" etabliert wurde.

Der lange Weg zur Professionalisierung des Berufes in Deutschland, d. h. vom Hilfsberuf zu einem anerkannten Gesundheitsberuf im Gesundheitswesen, hatte viele Hürden zu überwinden. Dazu zählen z. B. Probleme zwischen den unterschiedlichen Behandlergruppen, der Kampf um eine angemessene Eingruppierung der Angestellten in das Tarifgefüge des öffentlichen Dienstes, Vertragsverhandlungen mit den Krankenkassen oder auch das Engagement der Berufsangehörigen um die Etablierung des Berufes als hochschulisch ausgebildeter Beruf.

Diese Geschichte dokumentieren nicht zuletzt auch die zahlreichen Berufsbiografien und die Persönlichkeiten, die von den Kolleg*innen in den Interviews als prägend sowohl für die eigene berufliche Biografie als auch für die Entwicklung des Berufes zu einer Profession genannt wurden.
In ihrer fast 60-jährigen Geschichte haben Logopäd*innen es geschafft, die Etablierung des Berufes als Profession in Deutschland voranzutreiben. Logopäd*innen sind heute als Expert*innen für Sprach-, Sprech-, Stimm- und Schluckstörungen anerkannt, trotzdem wird ihnen auch im Jahre 2021 eine primärqualifizierende hochschulische Ausbildung immer noch verwehrt, mögen die Worte von Goethe allen Logopäd*innen ein Ansporn sein:

„Was immer du tun kannst oder erträumst zu können, beginne es.
Kühnheit besitzt Genie, Macht und magische Kraft.
Beginne es jetzt."
(J. W. v. Goethe)

Quellen

Baacke, D., Schulze, T. (Hrsg.) (1979). Aus Geschichten lernen. Zur Einübung pädagogischen Verstehens. München: Juventa

Dirr, H. (1930). Die logopädische Bewegung. Blätter für die Taubstummenbildung 43, 68-71

Ellger-Rüttgardt, S. (2019). Geschichte der Sonderpädagogik. München: Ernst Reinhardt

Hoffmann-Riem, Ch. (1980). Die Sozialforschung einer interpretativen Soziologie. Der Datengewinn. Kölner Zeitschrift für Soziologie und Sozialpsychologie, 32-36

Kanter, G. (1999). Zur Lebenssituation behinderter Kinder und Jugendlicher in den zurückliegenden 50 Jahren – sonderpädagogisches Engagement. Zeitschrift für Heilpädagogik (50), 370-376

Kraul, M., Marotzki, W., Schweppe, C. (Hrsg.) (2002). Biographie und Profession. Bad Heilbrunn: Klinkhardt

Macha-Krau, H. (2011). Logopädisches Selbstverständnis im Wandel. Die Entwicklung des logopädischen Selbstverständnisses. Studienbrief 2, Health Care Studies – Logopädie, Hamburger Fernhochschule

Wir widmen dieses Buch unseren Familien,
die unsere Aktivitäten all die Jahre begleitet und unterstützt haben.
Ulrich und Max Dern
Axel, Malte und Nora Krau

Danksagung

Das Jahr 2020 war ein ganz besonderes. Die Corona-Pandemie erforderte zwei „Lockdowns", die auch die Schließung von Archiven und Bibliotheken bedeuteten und persönliche Treffen erschwerten. In dieser Zeit ein Buch zu schreiben, stellte uns vor besondere Herausforderungen. Trotzdem oder gerade deshalb erfuhren wir eine unglaubliche Unterstützung und Hilfe.

Bedanken möchten wir uns bei allen Personen, die uns mit Archivmaterial versorgt und Hinweise auf weiterführende Literatur gegeben haben, insbesondere gilt unser Dank:
Diana Preller (Bibliothek für Hör- und Sprachgeschädigtenwesen, Sächsische Landesschule mit dem Förderschwerpunkt Hören, Förderzentrum Samuel Heinicke); Professor Rüdiger Hoffmann (Fakultät Elektrotechnik und Informationstechnik, Institut für Akustik und Sprachkommunikation der TU Dresden); Robert Wein (Stadtmuseum Berlin); Bettina Machner (Landesmuseum für Kultur und Geschichte Berlins); Vera Seehausen (Institut für Geschichte der Medizin und Ethik in der Medizin Charité); Dr. Norbert Gertz (pensionierter Lehrer für Griechisch und Latein), Frau Gunhild Bahrs (Freundeskreis der Schule Schlaffhorst-Andersen e. V.), Herrn Dr. Heinz Zehmisch (Phoniater aus Plauen).

Unser besonderer Dank gilt Frau Professorin Sophie Freud. Sie stellte uns großzügig und völlig unproblematisch Zeitdokumente und Bilder ihrer Mutter, Dr. Ernestine Freud, zur Verfügung.

Bedanken möchten wir uns auch bei den Kolleg*innen, die durch ihre ganz persönliche Schilderung in besonderer Weise einen Einblick in die Geschichte des Berufes der letzten 50 Jahre gegeben haben. Unser Dank gilt:
Annette Baumgärtner, Ulla Beushausen, Cornelia Cassel, Mechthild Clausen-Söhngen, Gertrud Dammholz, Andrea Dohmen, Dieter Fuchs, Gregor Heinrichs, Frauke Kern, Anke Kohmäscher, Marlies Kröhnert, Anna Kuttenreich, Norina Lauer, Bianka Muhl, Monika Rausch, Ute Ritterfeld, Sunhild Sauck, Silvia Schirmer, Figen Schultz-Ünsal, Saskia Sickert, Susanne Voigt-Zimmermann und Vera Wanetschka.

Unser Dank gilt

dem Schulz-Kirchner Verlag:
Dr. Ullrich Schulz-Kirchner hat uns die Möglichkeit gegeben, unsere Ideen zur Geschichte der Logopädie umzusetzen. Doris Zimmermann hat in umsichtiger Weise das Buch lektoriert und stand uns von Beginn an mit Rat und Tat zur Seite.

Petra Jeck hat unsere Texte und Ideen zur Gestaltung kreativ umgesetzt und uns mit ihren Covervorschlägen begeistert.

dem Bundesvorstand des dbl:
Er war von unserem Vorhaben, eine Geschichte der Logopädie zu schreiben, sofort angetan und unterstützte unser Vorhaben von Anfang an. Zahlreiche Dokumente, Abbildungen und Fotos des dbl illustrieren diese Publikation.

der Geschäftsstelle des dbl:
Die Mitarbeiter*innen wurden nicht müde, alte Zeitschriften herauszusuchen, Gesetzestexte und den Schriftverkehr vergangener Jahre zu sichten und unsere Fragen zu beantworten.

Gruß an die Leser*innen

Geschichte der Logopädie – dies ist doch etwas für das Alter. Wohl wahr! Diese Voraussetzung erfüllen beide Autorinnen. Im Laufe der Zeit ist schon einiges an Erlebtem, Gehörtem und Gelesenem zusammengetragen und von uns veröffentlicht worden. Aber eine Gesamtschau all dessen, was wir im Laufe unseres Berufslebens als Logopädin miterlebt und gestaltet haben, eine solche Übersicht haben wir bisher nicht gewagt.

Die Schwierigkeit liegt nach unserer Auffassung in der thematischen Breite des Projektes, obwohl die Logopädie in Deutschland eine junge, sich gerade entwickelnde Wissenschaft ist.
Ein Strauß voller Fragen begleitete unser Projekt: Was muss unbedingt mit hinein? Was kann weggelassen werden? Wie soll die Anordnung erfolgen und was gehört wo hin? Können wir die Auswahl und die sich daraus ergebenden Wertungen so vertreten?
Auf diese Weise kristallisierten sich verschiedene Blickwinkel und Betrachtungsweisen heraus. Dabei spielte auch unsere eigene (berufliche) Biografie eine nicht unwesentliche Rolle. Unterschiedlich aufgewachsen, die eine in der BRD (Dietlinde Schrey-Dern) und die andere in der DDR (Heidrun Macha-Krau), haben wir bei unserem Engagement für den Beruf auf Verbandsebene in den 90er-Jahren ein gemeinsames Herzensanliegen entdeckt, die primärqualifizierende hochschulische Ausbildung für unsere Berufsgruppe durchzusetzen. Dieses Ziel verbindet uns bis heute. Unsere ganz persönliche Geschichte haben wir auch als eine Chance verstanden, sich der Geschichte unseres Berufes, insbesondere auch den letzten 30-40 Jahren, zu nähern.

Sprachgebrauch

In unserer Arbeit haben wir uns um eine gendergerechte Sprache und Schreibweise (*) bemüht. Gleichzeitig haben wir versucht, den historischen Kontext zu respektieren. Dies mag mehr oder weniger gelungen sein, wir bitten um Nachsicht, wenn in dem ein oder anderen Falle dies inkonsequent erscheinen mag.
In Hinblick auf Kapitel 5 ist uns folgender Hinweis wichtig: „Für Wissenschaftlerinnen und Wissenschaftler, die zur NS-Zeit forschen und auf Deutsch publizieren, gibt es eine Reihe von Herausforderungen, da für sie die ‚Unschuld der Wörter' nicht gilt" (Spring, 2009:27). Wir haben uns in Kapitel 5 um einen reflektierten Sprachgebrauch bemüht und distanzieren uns in jeder Hinsicht von der nazistischen Terminologie, wie z. B. ‚minderwertig', ‚unwert', ‚schwachsinnig', ‚asozial' oder ‚Hasenscharte'.
Quelle: Spring, C. (2009). Zwischen Krieg und Euthanasie. Zwangssterilisationen in Wien 1940-1945. Wien, Köln, Weimar: Böhlau Verlag

Sprach-, Sprech- und Stimmtherapie in der Antike

1.1 Grundsteinlegung: Die Vorläufer der Sprach-, Sprech- und Stimmstörungen in alten Hochkulturen

Schon sehr früh sind Spuren von Sprach-, Sprech- und Stimmstörungen nachweisbar. Sie lassen sich weit in das Altertum hinein datieren. Sie sind belegt in den Hochkulturen der antiken Welt, sie finden sich aber auch bei den Ägyptern und den Altindern. Natürlich gab es keinen therapeutischen Ansatz und doch ist das Wissen dieser Zeit bemerkenswert. Neben der wissenschaftlichen Medizin haben religiöse und magische Aspekte der Medizin ihren festen Stellenwert in den alten Hochkulturen.

1.1.1 Ägypter und Altinder

Das Vorkommen von Sprach-, Sprech- und Stimmstörungen wird schon im Altertum beschrieben. Die gemachten Erfahrungen wurden als Hieroglyphen in Stein geschlagen oder auf einem Papyrus schriftlich festgehalten. Wir finden sie sowohl bei den Hochkulturen der Ägypter als auch bei den Altindern im 8. Jahrhundert v. Chr. In diesen sehr frühen Sammlungen wird das Phänomen der gestörten Sprache beschrieben, aber eine Therapie wurde daraus nicht abgeleitet. In einem ägyptischen Papyrustext taucht das Verbum **nitit** auf, das so viel bedeutet, wie stottern oder zögernd sprechen (Papyrus Golenischeff, 2000 v. Chr.). *„Wenn die Deutung richtig ist, dann ist dieses Wort der älteste uns gelieferte Beleg über das Stottern"*, vermutet Panconcelli-Calzia (1961:81).

Zickzacklinien, die auf zahlreichen steinernen Stelen auf unterschiedlichen Kontinenten festgehalten wurden, verdeutlichen das Sprechen und lassen Kenntnisse über die Stimmerzeugung vermuten.

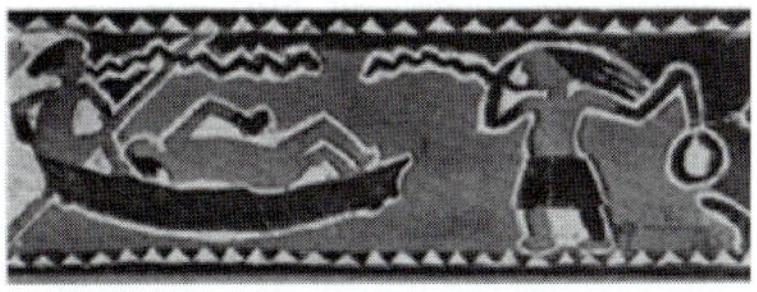

Aus dem Mund der beiden stehenden Menschen weisen Zickzacklinien auf das Sprechen hin

Die altindischen Phonetiker verfügten schon über Kenntnisse der Stimmerzeugung. In der altindischen Lebensauffassung wird dem Wind, **Wanju**, eine besondere Bedeutung beigemessen. In der **Atharvaveda**, einer alten Textsammlung des Hinduismus, wird der Wind mit dem Atem, **Prana**, in Verbindung gebracht: *„Den Wind nennt man Atem. Auf dem Atem beruht das Zukünftige wie das Gegenwärtige, auf dem Atem beruht alles."* (Mazars, 1978:146).
Um die Zeit 3000 bis 2200 v. Chr. datiert sind die ersten medizinischen Fallsammlungen, die aus der ägyptischen Hochkultur hervorgegangen sind. Bei dem Papyrus **Edwin Smith**, benannt nach

dem gleichnamigen amerikanischen Ägyptologen, handelt es sich um die ersten **traumatologischen Beschreibungen**. Ein Teil dieser Sammlung wird dem wohl berühmtesten Arzt seiner Zeit, **Imhotep**, zugeordnet. Fünf dieser aufgeführten Fälle beschreiben die Störung der Sprache und des Sprechens. Tesak schreibt dazu: *„Im Fall 20 liegt wahrscheinlich eine traumatische Aphasie vor; ein Teil der Beschreibung lautet folgendermaßen: Einer, der eine Verletzung seiner Schläfe aufweist, die bis zum Knochen durchdringt (und) den Schläfenknochen durchbohrt; während aus beiden Nasenlöchern Blut austritt, leidet an einem steifen Nacken, (und) er ist ohne Sprache. Es ist ein Leiden, das nicht behandelt werden kann."* (Tesak, 2005, 13).

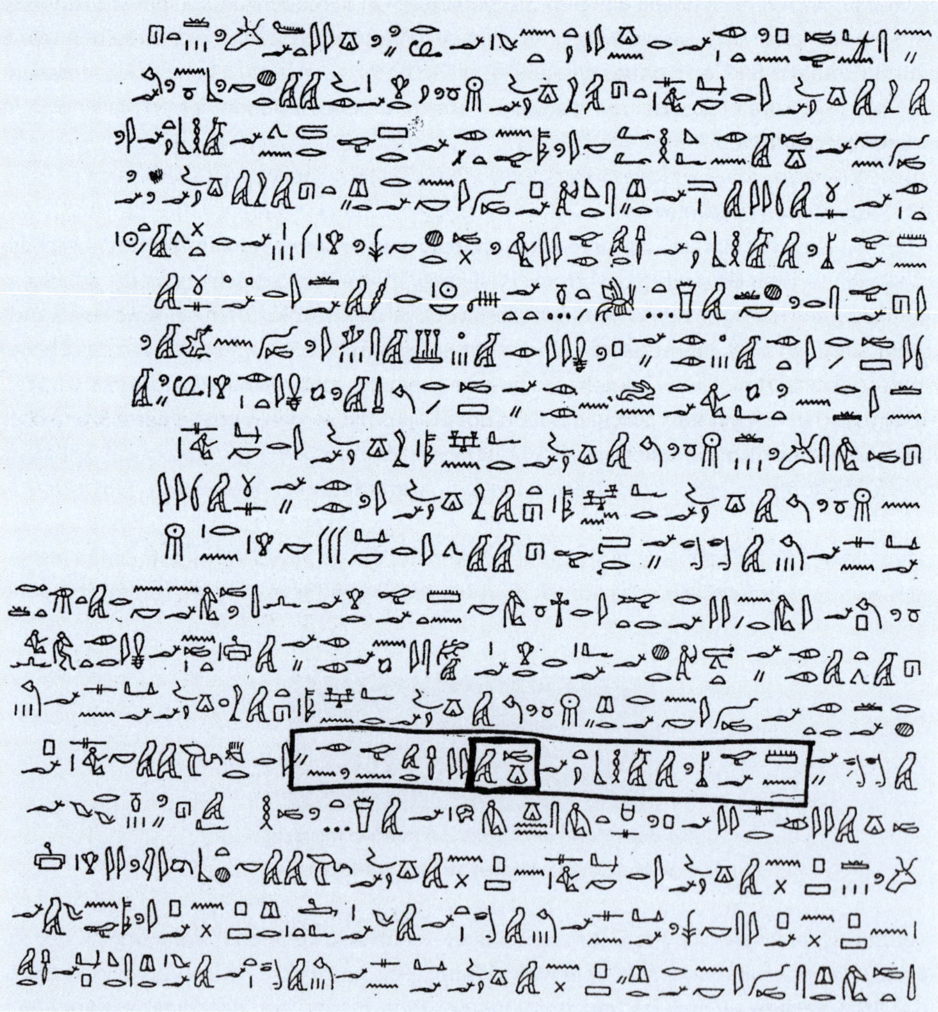

Auszug aus der Hieroglyphen-Transliteration des Edwin-Smith-Papyrus (Breadsted, 1930: Tafel VIIa/VIIIa). Der eingerahmte Teil bedeutet „(Und) er ist sprachlos"

Aufmerksamen Ärzten der damaligen Zeit fiel schon auf, dass Schädel- oder Hirnverletzungen Auffälligkeiten der Sprache, Bewegung oder der Wahrnehmung nach sich ziehen konnten (Tesak, 2005). Aber es konnten noch keine Zusammenhänge geknüpft werden und dem Gehirn wurde noch keine große Bedeutung beigemessen. Denn als „Seele" galt im damaligen Verständnis das Herz. Nach dem Tod eines Menschen wurden die Innereien sorgfältig aufgehoben, das Gehirn jedoch weggeworfen.

1.1.2 Das antike Griechenland

Erste medizinische Kenntnisse bei den Griechen datieren aus dem 9. und 8. Jahrhundert v. Chr. Eine herausragende Rolle nahmen die Beschreibungen Homers ein. Sehr authentisch in seiner Dichtung sind die Beschreibungen der ärztlichen Tätigkeiten auf den Schlachtfeldern und im Lager. Baissette kommt zu dem Schluss, dass es in der Zeit von Homer, in der: *„die Magie durchgehend die Heilkunst beherrscht, überhaupt keine Spuren magischer Behandlungsweisen in der Homerischen Medizin gibt"* (Baissette, 1978:199). Auch verfügte Homer über profunde anatomische Kenntnisse, wie die nachfolgende Passage aus der Ilias beweist: *„Rings zwar sonst umhüllt ihm den Leib die eherne Rüstung, Blank und schön, die erraubte, die Kraft des Patroklos ermordend, Nur wo das Schlüsselbein den Hals begrenzt und die Achseln, schien die Kehl ihm entblößt, die gefährlichste Stelle des Lebens. Dort mit dem Speer anstürmend, durchstach ihn der edle Achilleus, Daß ihm hindurch aus dem zarten Genick die Spitze hervordrang. Doch nicht gänzlich den Schlund durchschnitt der eherne Speer ihm, Daß er noch zu reden vermocht in Wechselgespräche."* (Homer, 2010:385). Homer ist ein sehr aufmerksamer Beobachter und die oben geschilderte Szene lässt auf gewisse Kenntnisse der Stimmerzeugung schließen.

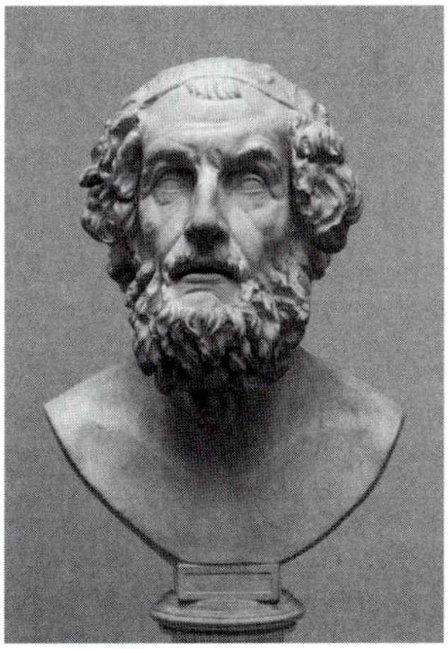

Homer

Auch Wunderheilungen von Störungen der Stimme und der Sprache im Tempel des Asklepios sind überliefert: *„das Wunder Nr. 5: ein stummer Knabe, der nach Durchführung der vorgeschriebenen Rituale im Beisein des Priesters plötzlich zu sprechen beginnt; das Wunder Nr. 44: ein stummes Mädchen, das im Garten des Heiligtums eine heilige Schlange von einem Baum herabgleiten sieht und voller Furcht nach Vater und Mutter schreit und danach gesund ist; das Wunder Nr. 51: eine seit* *langer Zeit stumme Person träumt im Heilraum, sie habe um Sprache gebeten, da habe Gott ihre Zunge berührt; als sie erwachte, sprach sie sofort und war gesund"* (Habermann, 1987b:71).

1.1.3 Rhetorik und Stimmbildung

Athen ist nach dem Sieg über die Perser (498-448 v. Chr.) zum Zentrum der griechischen Welt aufgestiegen. Der Sieg, den *„die Stadt im Peloponnesischen Krieg errungen hatte, brachte ihr eine gewaltige Beute und sicherte gleichzeitig die Einheit Griechenlands, das nun in seine Zeit der höchsten Blüte eintrat"* (Baissette, 1978:265). In dieser Folge entwickelte sich ein demokratischer Staatsapparat, ein ausgedehnter Handel florierte und das Geldwesen wirkte sich sehr positiv auf das gesamte griechische Reich aus. Vor diesem Hintergrund nahm das Interesse an Bildung und Redegewandtheit einen immer größeren Stellenwert ein. Die freie Meinungsäußerung hatte einen hohen Stellenwert. Die Athener*innen zeigten ein enormes Interesse an herausragenden Rednerpersönlichkeiten. Viele ließen sich in der Kunst der überzeugenden Rede unterrichten. In dieser Kunst spielte die Stimmbildung eine ganz wichtige Rolle. Denken wir an Demosthenes (→ Kap 1.1.6.) und Cicero (→ Kap 1.1.7). Aber auch die Körperkultur genoss einen hohen Stellenwert. Im Gymnasium trafen sich neben Philosophen und Rhetorikern auch zahlreiche Schaulustige. Eine eindrucksvolle Schilderung gibt Baissette: *„Alle athletischen und gymnastischen Übungen waren rhythmisch. Die Athleten trugen Hanteln und führten zum Klang der Flöte festgelegte Übungen aus. Der Gesang stellte eine Übung zur Kräftigung der Brust dar. Nach der Beschreibung, die Hippokrates vom Kehlkopf und von der Unterstützung der Tonbildung durch Zwerchfellstöße gibt, kann man mit Sicherheit schließen, daß es sich um einen schlanken und biegsamen Falsettgesang gehandelt hat. Deshalb legte man besonderen Wert auf die Ausbildung des Zwerchfells, auf Ruhepausen der Stimmbänder zur Vermeidung von Kehlkopfentzündungen sowie auf eine gute Entwicklung der Mund- und Gesichtsmuskulatur."* (Baissette, 1978:283).

1.1.4 Corpus Hippocraticum

Die griechische Medizin des 5. und 4. Jahrhundert v. Chr. wird beherrscht von der herausragenden Persönlichkeit des **Hippokrates** (um 460-370 v. Chr.).

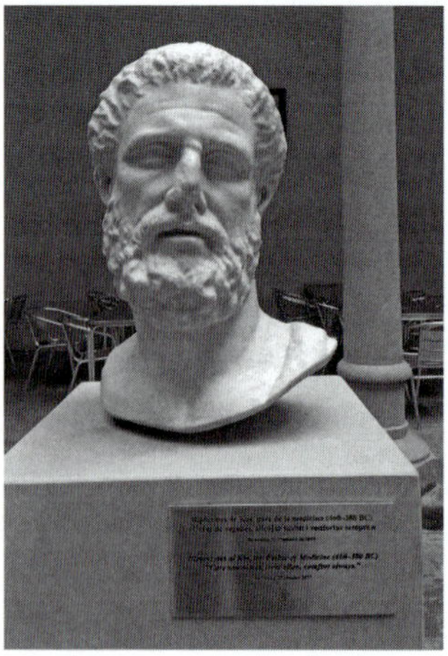

Hippokrates

Sein medizinisches Wissen ist in 60 Abhandlungen niedergelegt. Aber nicht alle seine Schriften können seiner Person noch seiner Schule zugeschrieben werden. Zusammen bildet diese Sammlung das Corpus Hippocraticum. Bourgey und Martiny stellen fest: *„In Wirklichkeit bietet uns das* **Corpus Hippocraticum** *vielmehr ein umfassendes, wenngleich nicht ganz vollständiges Bild der hellenistischen Medizin jener Zeit, da der griechische Geist zu seiner höchsten Blüte und Entfaltung gelangt ist."* (Bourgey & Martiny, 1978:301).

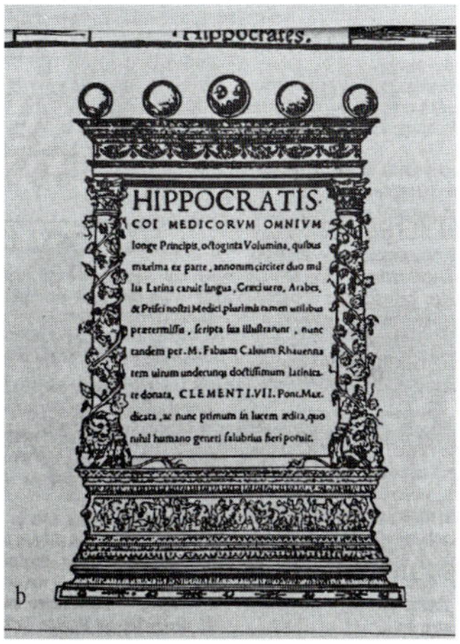
Hippocrates.

HIPPOCRATIS
COI MEDICORVM OMNIVM
longe Principis, octoginta Volumina, quibus
maxima ex parte, annorum circiter duo mil
lia Latina caruit lingua, Graeci uero, Arabes,
& Prisci nostri Medici, plurimis tamen utilibus
praetermissis, scripta sua illustrarunt, nunc
tandem per M. Fabium Caluum Rhauenna
tem uirum undecunque doctissimum latinita
te donata, CLEMENTI.VII. Pont.Max.
dicata, ac nunc primum in lucem aedita, quo
nihil humano generi salubrius fieri potuit.

b

Titelblatt des „Corpus Hippocraticum" nach der ersten lateinischen Ausgabe des Werkes

Das ärztliche Vorgehen zur Zeit des **Hippokrates** erinnert in vielen Teilen an das ärztliche Vorgehen heutzutage, sind doch die Erhebung der Anamnese und des Befundes und die sich daraus ableitende Prognose sowie die therapeutischen Maßnahmen bereits erkennbar.

Fundament des ärztlichen Handelns in der hippokratischen Medizin

- „Das Einbeziehen schriftlich überlieferter ärztlicher Empirie
- Die genaue, differenzierte Beobachtung am Krankenbett
- Eine Prognosebildung auf der Grundlage dieser Elemente und
- Therapeutische Maßnahmen (diätetisch, medikamentös, chirurgisch)" (Eckart, 2000:54)

Im **Corpus Hippocraticum** sind die Kenntnisse in Anatomie und Physiologie – auch bezüglich der Stimmgebung – dargelegt, über die man zu diesem Zeitpunkt verfügte.

Stimmbildung

„Wir bilden die Stimme mit Hilfe der Lunge, weil diese leer ist und eine Röhre darauf sitzt; die Stimme wird durch die Lippen und Zunge gegliedert ...“ (Hippokrates, zitiert nach Panconcelli-Calzia, 1942:122) oder an anderer Stelle: *„Der Mensch spricht mit der Luft, die er in seinem ganzen Körper und besonders in die Körperhöhlen hineinzieht. Wenn die Luft durch den leeren Raum hinausgestoßen wird, so erzeugt sie einen Schall, weil der Kopf mitschwingt ... Ich habe Menschen gesehen, die in der Absicht, sich zu töten, sich den Hals ganz durchschnitten hatten: es stimmt, daß sie am Leben geblieben, aber sie sprachen nur dann, wenn man die Wunde zuhält ... da der Kehlkopf durchschnitten ist, und da sie (die Luft) durch die Wunde strömt“* (Hippokrates zitiert nach Panconcelli-Calzia, 1942:122).

Für einen pathologischen Stimmklang machten Hippokrates und seine Schüler Umwelteinflüsse verantwortlich. Dabei spielten für die Mediziner das Trinkwasser, die Ortslage und jahreszeitlich bedingte Schwankungen sowie der Sonnenauf- und -untergang eine wesentliche Rolle, wie aus folgender Beobachtung herauszulesen ist: *„... die Menschen haben eine helle Stimme und sind an Sinnesart und Verstand besser als die nach Norden wohnenden ...“* (Kollesch & Nickel, 1994:124). Über die im Norden liegenden Städte und deren Bewohner*innen ist zu lesen: *„Sie haben natürlich eine tiefe Stimme und sind wegen der Luft heiser, weil sie dort in der Regel unrein und feucht ist ...“* (Kollesch & Nickel, 1994:126).

1.1.5 Die Pathologie der Sprache und des Sprechens

Sprech- und Redeflussstörungen waren auch den Menschen in der Antike bekannt, obwohl in der Terminologie Stottern und Stammeln nicht deutlich getrennt wurden. Im Corpus Hippocraticum wurden Aussagen zu den Störungsbildern Stottern, Stammeln und Poltern festgehalten. Eine Ursache dieser Auffälligkeiten sahen die Mediziner in einer Störung der Bauchflüsse. Da den Ärzten auch die Bedeutung des Ohres und des Hörens noch verschlossen blieb, konnten sie keinen Zusammenhang von Gehör-, Sprach- und Sprechproblemen herstellen. So hielt Hippokrates die Gehörlosigkeit für eine traumatische oder krankheitsbedingte Schädigung des Hirnnervs und sah in der Lähmung der Zunge die Ursache für die Unfähigkeit, sprechen zu können (Karger-Decker, 2001).

Im Corpus Hippocraticum finden sich auch Beschreibungen von Sprachstörungen. Belegt ist die Krankengeschichte des Patienten Piliscus. Er verliert sein Sprach- und Sprechvermögen und verstirbt nach einigen Tagen (O'Neill, 1980:20).

Nach **Tesak** ist den Hippokratikern der Zusammenhang zwischen Sprach- und Sprechstörungen und der Apoplexie bekannt. Ebenso hatten sie Kenntnis von der Läsionsseite und der Beeinträchtigung der anderen Körperhälfte (Tesak, 2005:20). Interessant ist auch die Tatsache, dass **Hippokrates** und seine Schüler die Stimme und Sprache zur Diagnostik einsetzten, wie folgende Aussage belegt: *„Da wo der Arzt verhindert ist, mit Hilfe des Auges zu untersuchen – so z. B. Empyemen, bei Leber- oder Nierenaffektionen, kurzum bei sämtlichen Erkrankungen in Körperhöhlen – hat er sich Hilfsmittel verschafft, indem er die Klarheit oder die Heiserkeit der Stimme, die Beschleunigung oder Verlangsamung der Atmung usw. beobachtete.“* (Hippokrates zitiert nach Panconcelli-Calzia, 1942:121). Ebenso wurde der Sprachverlust für die Diagnostik, aber auch für eine Prognose mit einbezogen: *„Wenn sich bei einem Fiebernden am 14. Tag Sprachverlust einstellt, so bedeutet das gewöhnlich weder eine rasche Erledigung, noch eine baldige Änderung, sondern eine Verlängerung der Krankheit ... Wenn beim 4. Tag bei einem Fiebernden die Zunge in undeutlicher Weise artikuliert, und wenn sie von Gallenauswurf begleitet ist, so stellt sich gewöhnlich Delirium ein."* (Panconcelli-Calzia, 1942:121). Der therapeutische Ansatz zur Bekämpfung von Sprechstörungen besteht im Verständnis der hippokratischen Medizin in der Normalisierung der Körpersäfte. Dazu hält das Corpus Hippocraticum eine Reihe von Einreibungen, Tränken und Diäten bereit, mit dem Ziel, die Feuchtigkeit der Zunge zu regulieren (Panconcelli-Calzia, 1942).

1.1.6 Der griechische Philosoph Aristoteles

Aristoteles (384-322 v. Chr.) ist einer der bedeutendsten Philosophen, Naturwissenschaftler und Rhetoren der griechischen Antike. Er erkannte, dass die Vokale von der Stimme und dem Kehlkopf, die Konsonanten aber von den Lippen und der Zunge gebildet wurden (Habermann, 1987a). Aristoteles nahm auch bereits eine Einteilung der sprachlichen Probleme vor: *„Das Stottern kommt davon, das man gewisse Laute nicht aussprechen kann; das Stammeln besteht darin, das man entweder einen Laut oder eine Silbe weg lässt."* (Panconcelli-Calzia, 1942:93).

Als eine Ursache sieht der Philosoph die Zunge an. Treten Veränderungen in der Beweglichkeit, Gestalt und Größe der Zunge auf, führt das, nach Aristoteles, zu sprecherischen Problemen. *„Dies (daß die Zunge grob sprechen zu können) sieht man an denjenigen, bei welchen sie nicht hinreichend frei ist; denn diese stammeln und stottern, was in der mangelhaften Erzeugung der Laute liegt."* (Hippokrates zitiert nach Panconcelli-Calzia, 1942:92).

Die Ursache des Stotterns sieht Aristoteles in der „inneren Hitze" oder Kälte: *„Hitze entsteht, wenn man sich beeilt, oder wenn man wütend wird. In diesem Zustand erstickt man beinah, und die Atmung staut sich. Aber ebenso gut wie die Hitze, kann auch die vorher erwähnte Kälte die Ursache des Stotterns sein."* (Aristoteles zitiert nach Panconcelli-Calzia, 1942:94).

Aristoteles sah aber nicht nur die pathologische Atmung als eine mögliche Ursache, sondern er bezieht auch psychische Komponenten in seinen Überlegungen mit ein: *„Wenn man unruhig ist, ist man geneigter, mehr zu stottern, und wenn man betrunken ist, stottert man weniger."* (Aristoteles zitiert nach Panconcelli-Calzia, 1942:94). Weiter heißt es bei Aristoteles über das Stottern: *„Die Melancholie besteht darin, daß man seiner Phantasie sofort entspricht. Bei den Stotterern ist die Vorstellungstätigkeit viel größer als die Fähigkeit zu sprechen, so dass sie viel schneller diesen Vorstellungen sich hingeben, als ihre Fähigkeit zu sprechen es eigentlich verträgt."* (Aristoteles zitiert nach Panconcelli-Calzia,1942:95). Diese sehr feinen und detaillierten Beschreibungen einer Redeflussstörung öffneten den Raum für Spekulationen, ob Aristoteles selbst betroffen war. Aus unserer heutigen Sicht ist dies reine Spekulation (Panconcelli-Calzia, 1942).

Aristoteles verfügte über das anatomische und physiologische Wissen seiner Zeit. So konnte er den Ort für die Bildung der Stimme benennen: *„Der sogenannte Kehlkopf und die Luftröhre bestehen aus einem knorpeligen Körper; denn sie sind nicht nur des Atems wegen da, sondern auch wegen der Stimme, was aber den Ton erzeugen soll, muß glatt sein und Festigkeit haben."* (zitiert nach Panconcelli-Calzia, 1942:60). Die Stimmbänder finden bei Aristoteles keine Erwähnung.

Der Einfluss von Alter und Geschlecht auf die Stimmgebung waren dem Philosophen ebenso bekannt wie der Zeitpunkt des einsetzenden Stimmbruchs bei Jungen: *„Um eben diese Zeit be-*

ginnt auch die Stimme zu wechseln und rauh und gleichmäßig zu werden." (zitiert nach Panconcelli-Calzia, 1942:65).
Aristoteles sah auch, im Gegensatz zu Hippokrates, einen engen Zusammenhang zwischen Gehör und Sprache und schrieb dazu: *„Da die Sprache leicht Störungen unterworfen ist und Sprache und Gehör in Verbindung stehen, so muß bei Sprachstörungen auch das Gehör gestört sein."* (zitiert nach Panconcelli-Calzia, 1961:10).

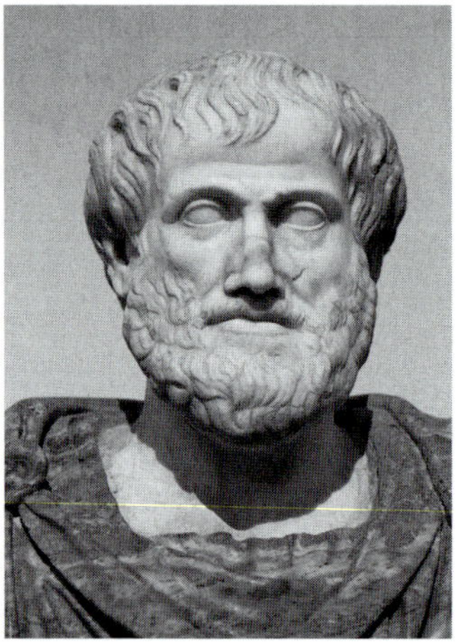

Aristoteles

Ein gesellschaftliches Interesse an der Therapie von Sprach-, Sprech-, Stimm- und Redeflussstörungen bestand in der griechischen Antike nicht. Wohl führte die Kenntnis über die pathologische Atmung des Stotterns zu therapeutischen Ansätzen, die gymnastische Ertüchtigungen und Atemübungen umfassten. Aber auch die Lehre der Körpersäfte fand ihre Anwendung. Eine überaus hohe Wertschätzung erfuhr dagegen die Stimmbildung, da hier schon ein gesellschaftliches Interesse vorlag. Denn im antiken Griechenland hatten Rede- und Vortragskunst eine herausragende soziale Bedeutung.

Plutarch (46-125 n. Chr.) berichtet über die Artikulationsprobleme Demosthenes (384-322 v. Chr.): *„Die Aussprache des Demosthenes war undeutlich und stammelnd."* (zitiert nach Krumbacher, 1920:25). Dieses Problem versucht er zu beseitigen, indem er Kieselsteine in den Mund nimmt und Reden deklamiert. Aber auch von Stimmproblemen ist in antiken Quellen zu lesen. *„So spricht Demetrios Phal. über Demosthenes Kurzatmigkeit, die er mit schnellem Laufen bergauf trainiert. Zusätzlich beschwert er sich mit einer Lanze, um die Hochatmung zu vermeiden".* (Krumbacher, 1920:26). Eine andere Episode schildert, dass Demosthenes dem Schauspieler Neoptolemos 10 000 Drachmen bezahlt, *„um ganze Perioden in einem Atem sprechen zu lernen."* (Krumbacher, 1920:91). In der Tat, so wissen es die Quellen zu berichten, gelingt es Demosthenes durch unermüdliches Üben, *„daß er eine Periode mit doppelter Steigerung und Senkung in einem Atem sprechen kann."* (Krumbacher, 1920:91). Überliefert sind weiterhin seine Bemühungen, beim Sprechen den Atem zurückzuhalten, was in späteren Zeiten als Stauen oder Stützen beschrieben wird (Habermann, 1977:123). Aber auch Deklamationsübungen vor einem großen Spiegel gehören für Demosthenes zum Übungsrepertoire. Ebenso berichtete **Plutarch**: *„... daß man zur Beseitigung von Sprachfehlern Übungen in gebundener Sprache veranstaltete, in denen die zu erlernenden Laute besonders häufig vorkamen."* (Plutarch zitiert nach Krumbacher, 1920:89).

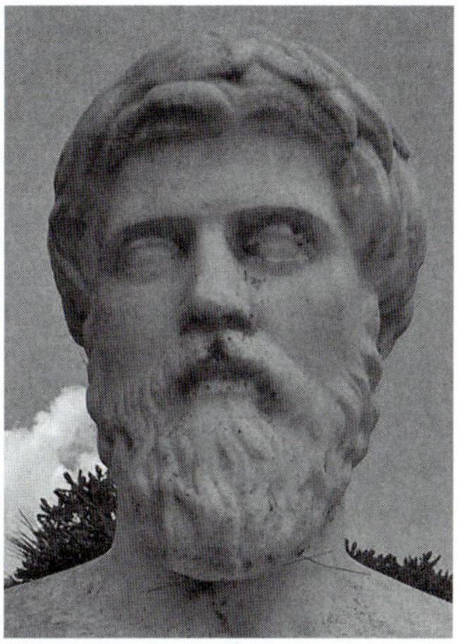

Plutarch

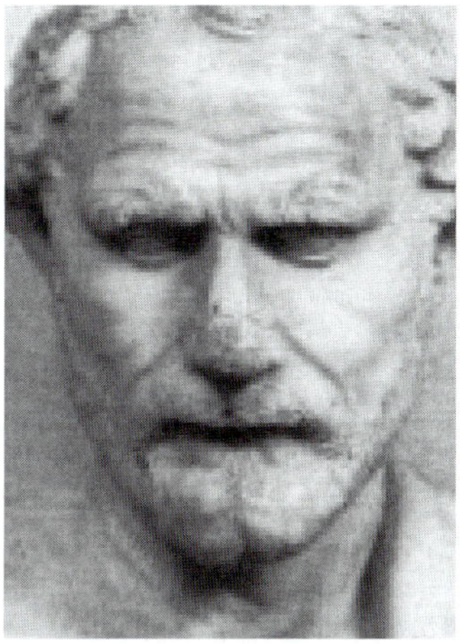

Demosthenes

1.1.7 Die medizinischen Stimmübungen – Anaphonesis

Diese Stimmübungen wurden im Zusammenhang mit der gesamten Gesundheit gesehen. Anaphonesis wird wie folgt definiert: *„Zusammenfassend lässt sich sagen, dass der Begriff anaphonesis zwar nicht fest definiert war und auch nicht einheitlich verwendet wurde. Er bezeichnet aber immer Übungen der Stimme, des Atems und der am Sprechen beteiligten Organe vor einem medizinischen Hintergrund. Diese Übungen zielen in der Regel auf das Wohlbefinden des ganzen Körpers. Speziell auf die Pflege der berufsbedingt strapazierten Stimme ausgerichtet ist die Auf- und Abstiegsübung der Stimme, die zur anaphonesis gehören kann ..."* (Schulz, 2014:66).
So berichtete Schulz über Ciceros Aufenthalt in Kleinasien, zu dem ihm seine Ärzte rieten: *„Er beanspruchte seine körperlichen Kräfte zu stark* (laterum magna contentio, Brut. 313)." *„Bei seiner Konstitution und dieser Sprechweise hätte er den Rednerberuf bald aufgeben müssen. Stattdessen strebte er, um der Gefahr für die Gesundheit zu entgehen, eine Stimmführung an, die sich durch Entspannung und Mäßigung* (remissio et moderatio vocis, Brut. 314) *auszeichnet."* (Schulz, 2014:59).
Nachdem Cicero seine Stimme einer Korrektur unterzogen hatte, wurde festgestellt: *„Ciceros allzu starke Anspannung der Stimme* (contentio nimia vocis) *legt sich und sein Körper wurde kraftvoller* (lateribusque vires et corpori mediocris habitus accesserat). *Diese Sprechweise war somit deutlich weniger schädlich für seine Gesundheit als die vorherige."* (Schulz, 2014:59).

weiter → S. 31

EXKURS

Die Bedeutung von Stimme und Stimmbildung für das Theater

In diesem Exkurs soll die gesellschaftliche Bedeutung von Stimme und Stimmbildung vermittelt und auf Redeflussstörungen als künstlerischem Ausdrucksmittel eingegangen werden. Dazu hilft ein Blick auf das antike griechische Theater und die Commedia dell'Arte, das italienische Stegreiftheater.

1 Das antike griechische Theater

Das Theater der griechischen Antike war ein Staatstheater – mit all den bekannten Vor- und Nachteilen. Sogar das Publikum wurde ausgewählt. Zutritt zur Spielstätte hatten nur Freie und Vollbürger. Frauen, gehörten sie zu der genannten Gruppe, durften das Theater ebenfalls besuchen. Sklaven, sie stellten eine große Masse der Bevölkerung dar, waren vom Besuch des Theaters ausgeschlossen.

Jede/r Logopäd*in kennt aus der Stimmausbildung oder aus der Sprecherziehung die Aufforderung: **„Sprich in die Maske"**! Damit ist gemeint, zielgerichtet in den sogenannten vorderen Stimmsitz zu kommen – unterstützt durch die Artikulation und die Artikulationsorgane Kiefer, Lippen und Zunge. Der Sprecherzieher und Logopäde von einer der Autorinnen war der Ansicht, dies gehe auf die Schauspieler und deren Masken im antiken Griechenland zurück. Hatte er recht mit seiner Behauptung?

Schon **Herodot** (um 485 bis etwa 425-420 v. Chr.), ein griechischer Historiker, Geograph und Reiseschriftsteller, vertrat die Auffassung, dass die Ägypter die ersten Mysterienspiele um den Gott **Osiris** aufführten (Hensel, 2001). Diese Aufführungen fanden in einem fröhlichen und ausgelassenen Rahmen mit Essen, Trinken und Tänzen statt. Bei den Hellenen war es der bocksfüßige **Dionysos**, ein Gott der Fruchtbarkeit, des Rausches und der Ekstase, dem gehuldigt wurde. Dionysos war ein sehr volkstümlicher Gott und die Bauern richteten ihm bei der Weinlese ein berauschendes Fest zu seinen Ehren aus. Ursprünglich war es eine kultische Handlung, die sich im Laufe der Zeit änderte. Hensel beschreibt diesen Schritt von einem religiösen Kult in das Theater so: *„aus dem als Böcke verkleideten Sängerchor trat ein einzelner vor diesen Chor und antwortete ihm in der Wechselrede. Ein unerhörter Augenblick in der Geschichte des Theaters: aus der Masse der maskierten und berauschten Gottesdiener löst sich ein „Antwortender", gibt und verlangt Auskunft, gibt und verlangt Rechenschaft – über sich, die Götter und das Schicksal. Mit diesem dramatischen Augenblick entsteht das religiöse Drama: der einzelne wird sich seiner selbst bewußt, steht vor Gott und der Welt und führt mit ihnen ein Zwiegespräch."* (Hensel, 2001:18). Es

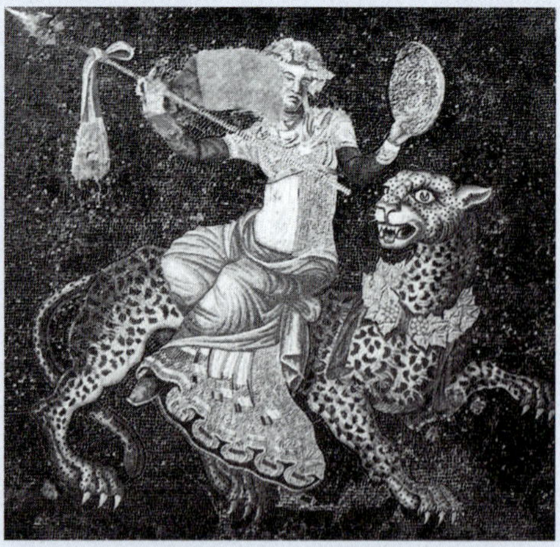

Dyonysos reitet auf einem Panther. Fußbodenmosaik im Haus der Masken in Delos um 150

Auszug aus einer griechischen Tragödie

„Athene kehrt mit den zu Richtern gewählten Bürgern zurück. Die Urnen zur Stimmabgabe werden aufgestellt. Volk drängt herzu.

ATHENE: Laß deinen Ruf erschallen, Herold, weis dem Volk die Plätze an, und die tyrrhenische Trompete, von Menschenhauch in vollen Stößen angestimmt, soll ihren Ton der Menge in die Ohren schmettern. Wenn hier der Rat in voller Zahl zusammentritt, tut Schweigen not: Die ganze Stadt soll mein Gebot vernehmen; gültig sei es für die Ewigkeit,

und wohl begründet sei das Urteil dieser Richter!

Apollon tritt auf und stellt sich neben Orestes.

CHORFÜHRERIN: Apollon, Herr, bleib in den Grenzen deiner Macht! Was hast du hier bei dem Prozeß zu suchen? Sprich!

APOLLON: Zum ersten kam ich her als Zeuge – dieser Mann ist ja, nach Brauch, mein Schützling und mein Herdgenosse, ich selber habe von der Blutschuld ihn entsühnt, zum anderen als Verteidiger: Ich drängte ihn zum Muttermord.

Zu Athene

Beginne den Prozeß und fälle, nach deiner Einsicht, in dem Rechtsstreit die Entscheidung.

ATHENE zum Chor

Ihr habt das Wort jetzt, ich eröffne die Verhandlung. Der Kläger wird, hat er als erster sich zu äußern, den Vorfall dem Gericht gut auseinandersetzen".

(Werner, 1948:118)

war **Thespis** (534 v. Chr.), der in Athen das im März stattfindende Dionysien-Frühlingsfest ausrichtete. Er fügte dem Chor einen Gegensprecher zu und erreichte damit eine dramatische Gestaltung. **Aischylos** (ca. 500 v. Chr.) stellte den zweiten und **Sophokles** (496-405 v. Chr.) dann den dritten Schauspieler auf die Bühne (Habermann, 1994).

Am Südhang der Akropolis von Athen entstand im 5. und 4. Jahrhundert v. Chr. das erste aus Stein erbaute Amphitheater, das Dionysos-Theater. Die Spielstätte hatte steil ansteigende, steinerne Sitzplätze, die bis zu vierzehntausend Zuschauer*innen aufnehmen konnten. Besonders war man an einer guten Akustik der Spielstätten interessiert. Blume beurteilte die Akustik des Steintheaters wie folgt: *„Da weder Aristophanes noch sonst ein Komödiendichter etwas darüber verlauten läßt, daß man einen Chor oder einen Schauspieler akustisch nicht habe verstehen können, bestand offenbar kein Anlaß zu Klage oder Spott. Das ist angesichts der gewaltigen Ausmaße dieses Theaterbaus immerhin ein erstaunliches Phänomen."* (Blume, 1978:58). Günther Habermann schrieb dazu: *„Hierzu trug auch die mit Lehm festgestampfte Orchestra bei, der Platz, auf dem die Schauspieler agierten und die aus Holz gebaute Skene, eine akustisch wirksame Rückwand der Bühne, die mit Türen versehen war."* (Habermann, 1994:2). Die Skene diente als Umkleide der Schauspieler und auch zur Unterbringung der Requisiten. Um einen günstigen Schallrückwurf zu erreichen, versuchten die Sänger gegen die Wand zu singen. *„Besonders Sänger, die zu einer begleitenden Kithara sangen, wandten sich, sobald sie mit größerer Lautstärke singen wollten, den Türen der Skene zu und erlangten so eine bessere Resonanz."* (Habermann, 1994:2).

Die Schauspieler – Frauen durften nicht mitspielen, ihnen war die Bühne versperrt – hatten einen stimmlichen Kraftakt zu bewältigen. Sie trugen ihre Texte in einer Weise vor, die heute eher als Gesang einzustufen wäre. Jeden Tag wurden drei Tragödien oder auch Komödien gespielt. Habermann beschreibt die Situation sehr anschaulich: *„Sie standen 8 Stunden ununterbrochen und länger auf der Bühne, und viele Stunden hatten die Akteure zu singen und zu sprechen, dazu in höchst verschiedener Stimmlage und Stimmart, männlich, weiblich, jung und alt."* (Habermann, 1994:4). Dieser Stimm- und Sprechmarathon setzte eine gute und belastbare Stimme voraus. Darin sind sich alle Autoren einig: Ein leistungsfähiges, gesundes Stimmorgan war für einen Schauspieler der griechischen Antike unabdingbar (Dingeldein, 1975; Blume, 1978). Über das Arbeitspensum äußerte sich Lübker: *„Der griechische Schauspieler mußte in Gesang und richtiger Deklamation eine gute Vorbildung haben, ehe er daran denken durfte, mit Erfolg die Bühne zu betreten. Auf Deutlichkeit und Richtigkeit des ganzen Vortrags, besonders der Declamation, wurde sehr gesehen, und hierauf verwendeten sie auch viel Studium. Dies ergibt sich aus allen Nachrichten und Andeutungen über ihre künstlerische Disziplin und Schulzeit und aus der Thatsache, daß Redner, wie Demosthenes, bei Schauspielern in die Schule gingen".* (Lübker [1855] 1882 s. v. Schauspiele, Schauspieler, Schauspielwesen § 13, 1040b).

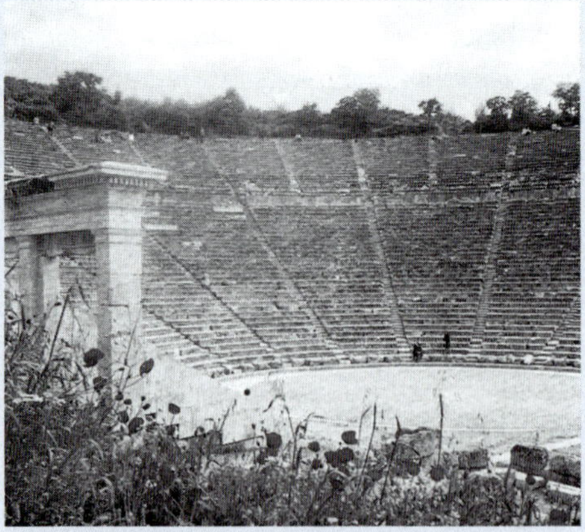

Theater von Pergamon 2. Jh. v. Chr.
Über die Stufenreihen des Auditoriums gleitet der Blick zur Bühne

Bedingt durch diese gewaltigen stimmlichen Belastungen, gehörten Stimmübungen zum festen Repertoire eines jeden Schauspielers. Schon **Aristoteles** berichtete über das Stimmtraining und hält fest: *„Und wir können wohl sehen wie alle, die ihre Stimme üben, wie Schauspieler und Choreuten und die anderen Derartigen, von früh an und nüchtern ihre Übungen machen."* (zitiert nach Dräger, 2010:152).

Wie die Schauspieler die Aufführung vor- und nachbereiteten, beschrieb Schulz wie folgt: *„Vor dem Auftritt lassen sie ihre Stimme im Liegen* (cubantes*) stufenweise* (sensim) *ansteigen* (excitare)." Ist die Aufführung beendet, findet folgendes Prozedere statt: *„Nach dem Auftritt* (cum egerant) *führen sie ihre Stimme im Sitzen* (sedentes) *vom höchsten Ton wieder zum tiefsten zurück* (ab acutissimo sono usque ad gravissimum sonum recipiunt et quodam modo colligunt)." (Schulz, 2014:62). Eine Aussage von **Cicero** bestätigt dieses Übungspensum der Künstler: *„Dennoch wird, sofern es nach mir geht, niemand, der die Sprechkunst studiert, nach Sitte der griechischen Tragödien sklavisch seiner Stimme dienen, die sowohl jahrelang im Sitzen ihre Deklamationsübungen machen als auch täglich, vor ihrem Vortrag, im Liegen ihre Stimme (in Bezug auf ihre Tonhöhe) nach und nach ansteigen lassen und dieselbst, wenn sie aufgetreten sind, vom höchsten bis zum tiefsten Ton zurücknehmen."* (zitiert nach Dräger, 2010:152). Eine Riesenaufgabe wartete auf die Akteure, denn es wurde nicht nur eine natürliche Stimme gefordert, sondern sie musste auch dem Typ der zu verkörpernden Rolle entsprechen, und die Schauspieler mussten in dem Stück gleich in mehrere Rollen schlüpfen. Dabei übernahmen die Masken eine sehr wichtige Funktion. *„Als selbstverständliches Element des antiken Theaters gehörte die Maske zur skene, der Ausstattung. Sie tritt an die Stelle des Gesichts des Maskenträgers, der im Moment, da er die Maske überzieht, die Identität der darzustellenden Figur annimmt. Seine eigene Identität gibt der Schauspieler zeitweilig auf, er stellt sich in den Dienst seiner Rolle und in den Dienst des Theatergottes Dionysos."* (Kachler, Aebi, Brunner, 2003:32).

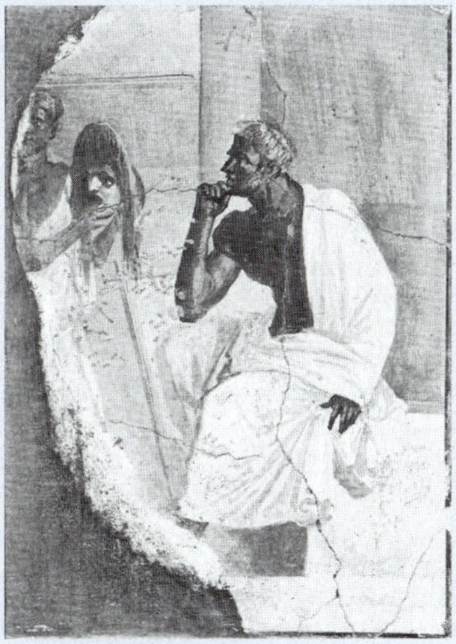

Tragischer Schauspieler. Wandmalerei aus einer Villa in Herculaneum um 310-300 v. Chr.

Im Laufe der Zeit erfuhren die Masken eine Veränderung. Aus der religiös-rituell bedingten Maske entstand die kunstgerechte Maske, die aus einer Leinwand gefertigt und mit Gips, Wachs oder Ton überzogen war. Anschließend wurde sie mit einem Gesicht bemalt. Der gewählte Ausdruck der Masken war *„mehr typisch als individuell"*, so Habermann (1994:3). Die Masken ermöglichten gleichfalls einen schnellen Wechsel der Charaktere.

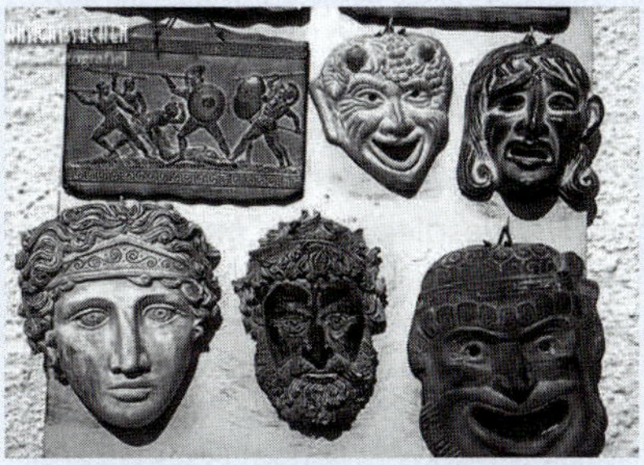

Theatermasken (Theater in Myra)

In der geschätzten Fachwelt findet seit Jahrhunderten eine Diskussion darüber statt, ob die Masken der griechischen Schauspieler ihre Stimme verstärkten. Corinna Dräger, die in ihrer exzellenten Arbeit dieser Frage aus historischer, aber vor allem aus der Sicht der Phonetik nachgeht, kommt zu dem Ergebnis: *„Betrachtet man die verschiedenen Belege, die für die Verstärkungsfähigkeit antiker Masken geltend gemacht worden sind, in einem anschließenden Überblick, so zeigt sich, dass keiner einer eingehenden Überprüfung standhalten konnte."* (Dräger, 2010:161).

Die Vermutung des Logopäden und Sprecherziehers, dass die Vorstellung, in die Maske zu sprechen, auf die antiken Masken der Schauspieler zurückzuführen sei, können wir mit einem klaren **Nein** beantworten. Wo der Ursprung der Visualisierung „in die Maske sprechen" liegt, kann nicht beantwortet werden.

2 Commedia dell'Arte

Als Geburtsstätte der Commedia dell'Arte gelten die süd- und norditalienischen Städte Neapel und Venedig. Entstanden war sie im 16. Jahrhundert aus der Zusammenführung von gelehrter und volkstümlicher Spieltradition. Diese neue Theatergattung zeichnete aus: *„daß die Stücke nicht nach einem vollstän-*

EXKURS

dig festliegenden geschriebenen Text gespielt wurden, sondern daß die Schauspieler ihren Text improvisierten." (Riha, 1980:53). Als Spielvorlagen dienten Szenariumstexte, grob skizzierte Szenenabläufe. Hauptsächlich wurden Komödien gespielt. Aber das Repertoire umfasste auch Tragödien und Pastoralspiele. Eine weitere Besonderheit der Commedia dell'Arte waren die Rollenverteilung und die daraus folgenden klaren Typenschemata.

Folgende Figuren traten auf: Coviello, Pantalone, Harlequino, Brighella, Capitan Spavento, Fritelliono, Pagliaccio, Tartaglia, Giangurgolo, Dottore Baloardo, Arlechino, Mezzetin, Colombine, Pulcinella und Arlequin. Diese Figuren verkörperten jeweils einen bestimmten Typ. Beispielsweise war die Figur des **Tartaglia** darauf angelegt, den Typus des Stotterers zu verkörpern. Seine Maske bestand aus einer riesigen Brille, die den größten Teil seines Gesichtes bedeckte. Nicht nur der gestörte Redefluss diente zur Veranschaulichung der Figur, sondern auch der Beruf, den der Schauspieler zu verkörpern hatte, wie aus der nachfolgenden Charakterisierung des **Tartaglia** hervorgeht: *„die in ihren Grundzügen anfangs des siebzehnten Jahrhunderts konzipierte, ganz vom Stottern her entworfene Figur der süditalienischen Commedia dell'Arte; meist als Beamter – unterschiedlicher Behörden – herausgestellt, als Polizist, Richter, Notar, Steuereintreiber, aber auch als Apotheker, Gastwirt und als Knecht in untergeordneten Diensten."* (Riha, 1980:36). Richter, Notare oder Apotheker schienen zu dieser Zeit offenbar die Berufe zu sein, die für Stottern prädestinierten: *„Napolitaner ist auch der >Tartaglia<, ein geschwätziger, aber stotternder, kurzsichtiger Fettwanst, der als Richter und Notar das Gesetzbuch und als Apotheker die Klistierspritze schwingt."* (Hensel, 2001:295).

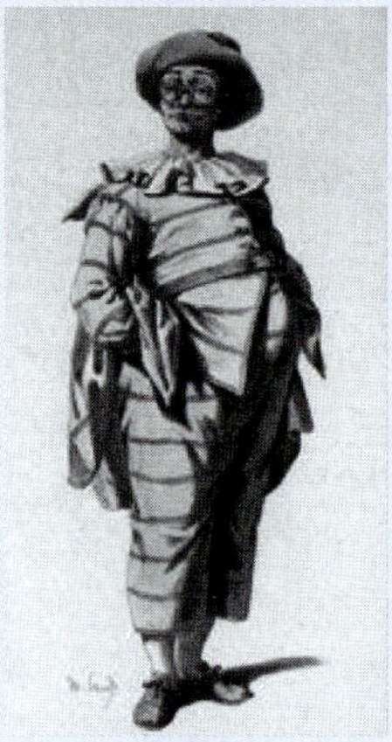

Figur des Tartaglia „Typus Stotterer"

Die Figur des **Tartaglia** war festgelegt auf den „hoffnungslosen Kampf" mit seiner Redeflussstörung, die sich nach damaliger Auffassung nachteilig auf seinen Charakter auswirkte, weil Tartaglia vorwiegend „boshaft" dargestellt wurde (Riha, 1980). Gleichzeitig trug er aber auch komische Züge. Durch seine Redeflussstörung bot sich ihm die Möglichkeit *„zu allerlei – wirklich unaussprechlichen – Witzen und Zoten; auch mit der Tendenz zu politischen Anspielungen und satirischen Ausfällen gegen die spanische Herrschaft, die sich, ohne den Stotterer recht greifen zu können, in ihrem Regiment getroffen sah"* (Riha, 1980:36). Neapel gehörte zum Königreich Sizilien und wurde abwechselnd von Spanien, Frankreich oder Habsburg regiert. Darum blieb die Figur des Tartaglia vorwiegend auf Neapel beschränkt und verschwand im Laufe der Zeit vollkommen.

Auch heutzutage werden redeflussgestörte Menschen in Film, Fernsehen und Theater mit Klischees belegt dargestellt. Als Beispiele seien hier die Filme *Ein Fisch namens Wanda* von Charles Crichton und John Cleese (1988) und *Einer flog über das Kuckucksnest* von Milos Forman (1975) oder auch die Oper *Die verkaufte Braut* von Bedřich Smetana (1866) genannt.

Anaphonesis waren medizinische Übungen, die mithilfe der Stimme die Patient*innen heilen sollten. Auf keinen Fall sollten sie die Stimme trainieren. Zu diesen Übungen gehörten:

- Auf- und Abstiegsübungen
- leises Sprechen
- lautes, kraftvoll-angespanntes Sprechen
- medizinische Gymnastik in Verbindung mit Übungen des Atems

So schreibt Verena Schulz in ihrer Arbeit über **„Die Stimme in der antiken Rhetorik"**: *„Plutarch (mor. 130B-C) beschreibt als Stimmübung das ununterbrochene Sprechen mit starker Stimme, wobei die Stimme, die eine Bewegung des Atems sei, ihre Kraft in der Lunge empfangen soll. Durch diese Übung werde die Körperwärme erhöht, das Blut verdünnt und würden die Adern sowie die Verdauungsorgane reinigen."* (Schulz, 2014:62). Plutarch warnt allerdings auch vor zu lauten Ausrufen und starker Anspannung (Schulz, 2014).

Celsus (25 v. Chr.-50 n. Chr.) wiederum schlägt Lesen mit einer hohen Stimmlage vor. Er sieht dies als eine gymnastische Übung an, die bei Magen- und Verdauungsproblemen hilfreich sein könnte. Auch in späterer Zeit fanden sich Empfehlungen für medizinische Stimmübungen gegen die unterschiedlichsten Erkrankungen wie Melancholie, Magenbeschwerden, Verdauungsprobleme, vegetative Dystonien, bei Schwangerschaftsübelkeit und Menstruationsbeschwerden (Schulz, 2014). Auch 400 n. Chr. heißt es: *„Sogar beim Verlust der Stimme (vocis amputatios) helfen Stimmübungen unter Anweisung eines Lehrers."* (Schulz, 2014:65).

1.2 Das Römische Reich

Nach zahlreichen Kriegen baut Rom im 3. und 2. Jahrhundert v. Chr. seine Vormachtstellung auf der Apennin-Halbinsel aus. Rom gelingt es, ein riesiges Weltreich zu errichten. Mit der Unterwerfung Griechenlands übernimmt Rom das griechische Wissen und überträgt es auf die römische Kultur. Verkörpert wird diese Entwicklung durch den römischen Schriftsteller, Staatsmann und Redner Cicero (106-43 v. Chr.). Ausgedehnte Studienreisen führen Cicero nach Griechenland und Kleinasien. Dort lernte er den hohen Wissensstand der Schulen kennen und schätzen (vgl. 1.1.7). In der rhodischen Schule studierte er die Kunst der Rede und die Feinheiten der Stimmführung. Dazu Habermann: *„(Cicero) spielte auf seiner Sprechstimme wie auf einem Instrument. Seine Reden zeichneten sich durch eine der jeweils darzustellenden Gemütslage angepasste wechselnde Stimmlage und Stimmfärbung aus. Auch wechselte er häufig das Sprechtempo."* (Habermann, 1986:21). Bekannt war Cicero auch schon die physiologische Sprechstimmlage und so forderte er: *„Der Redner sollte seinen persönlichen Mittelton gebrauchen."* (Pfau & Streubel, 1982:21). Aus dieser Zeit stammt auch das erste erhaltene rhetorische Werk „Rhetorica ad Herennium" – dieses Werk enthielt ausführliche Anweisungen zur Stimmbildung und Stimmpflege.

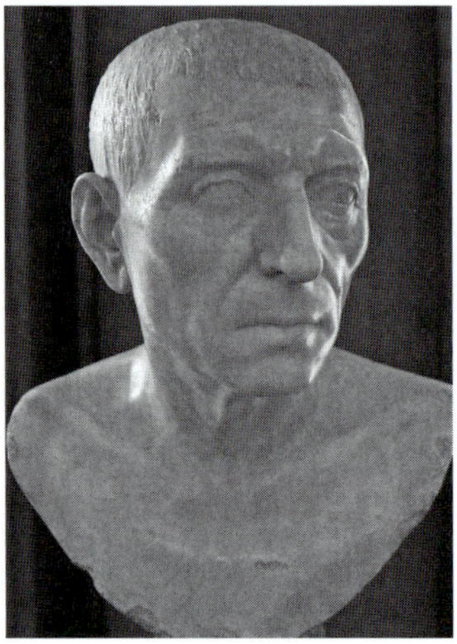

Cicero 106-43 v. Chr.

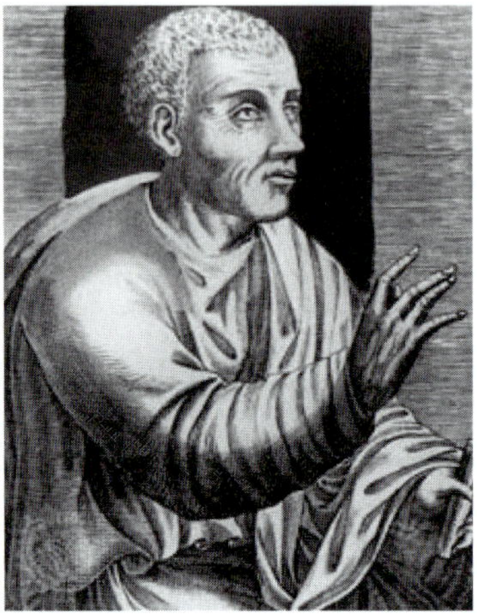

Marcus Fabius Quintilianus (Quintilian) ca. 30 v. Chr.-100 n. Chr.

Eine besondere Stellung nahm dabei der Stimmbildner ein. In Rom, zu Zeiten der Kaiser Augustus (31 v. Chr.-14 n. Chr.) und Nero (54-68 n. Chr.), waren diese in den Palästen sehr geschätzt. Krumbacher berichtet: *„Außer den Schauspielern gab es in der Kaiserzeit auch noch andere berufsmäßige Stimmbildner, die* ***phonasci****. Der Kaiser Augustus genoß ständig den Unterricht eines solchen. Nero getraute sich kaum ein Wort zu reden, wenn nicht der phonascus neben ihm stand, um ihn zu ermahnen, er solle ja seine Kehle schonen und fleißig ein Tuch vor den Mund halten."* (Krumbacher, 1920:100). Außerdem wurde berichtet, dass Nero: *„von einem musikkundigen Sklaven durch leises Vorblasen eines tiefen Tones mit einer Flöte zu tieferem Sprechen und damit zu schonender Stimmgebung angehalten wurde, wenn er im Eifer mit überhöhter Stimme sprach."* (Panconcelli-Calzia, 1942:21). Im Römischen Reich scheint zu gelten: *„Wie der* ***rhetor*** *(gr. Redner) von den Römern zum* ***„Redelehrer"*** *gemacht wird, wird offenbar der* ***phonascus*** *(gr. Trainer der eigenen Stimme) zum* ***Stimmtrainer*** *anderer gemacht."* (Schulz, 2014:59). **Quintilian** gab eine detaillierte Beschreibung dieses Berufsbildes des phonascus: *„(er) zeichnet sich durch Beherrschung sämtlicher Stimmlagen aus, der hohen sowohl wie der mittleren und tiefen. Diese Kunstfertigkeit dankten sie fleißigen Übungen und einer äußerst sorgfältigen Stimmpflege, die sie zu eigentlichen Stimmvirtuosen machte."* (Krumbacher, 1920:100). Im Gegensatz zu einem Redner, meint Quintilian, *„findet der Phonask regelmäßig Zeit zum Spazierengehen, zu Stimmübungen und zum Ausruhen nach stimmlicher Anstrengung."* (Quintilian zitiert nach Krumbacher, 1920:100)

Seit dem 5. Jahrhundert v. Chr. vollzieht sich in Griechenland und im Römischen Reich eine Kehrtwende in der Rhetorik. Sie wurde mehr und mehr in den Dienst der öffentlich-politischen Rhetorik gestellt. Krumbacher bemerkte: *„Wie der Untergang der griechischen Freiheit das Ende der lebendigen griechischen Beredsamkeit bedeutete, so verschwindet auch in Rom mit dem Übergang von der Republik zur Kaiserherrschaft die Stimmbildung mehr und mehr aus ihren gewohnten öffentlichen Wirkungsstätten und zieht sich in die Schulen zurück."* (Krumbacher, 1920:50).

Der griechische Arzt **Galen von Pergamon** (130-200 n. Chr.) praktizierte hauptsächlich in Rom und sein Werk beeinflusste die Medizin bis in die Renaissance hinein. Galens Anschauungen bauten auf anatomisch-physiologischen Grundlagen auf, die er durch zahlreiche Tiersektionen und Beobachtungen von kranken Menschen zusammentrug. Auch über die Physiologie der Stimme hatte er Kenntnisse. Von Galen soll es sogar eine verloren gegangene Schrift „Über die Stimme" gegeben haben (Habermann, 1987b). Habermann beschrieb Galens Erkenntnisse: *„Soll Stimme erzeugt werden, bedarf es einer Verengung innerhalb des Kehlkopfs. Eine solche muß allmählich vor sich gehen, und auf die allmähliche Verengung muß eine allmähliche Erweiterung folgen. Beides geschieht in der Glottis mittels der Öffner und Schließer. Der Luftstrom versetzt nun, wenn er in den Kehlkopf eintritt, die Knorpel desselben in Erschütterung. Die Knorpel sind gleichsam Plektoren (Schlagstäbchen, mit dem die Saiten der Kithara angerissen wurden), welche sie anschlagen und so einen Widerstand hervorbringen. Je schneller der Luftstrom, desto größere Stärke nimmt er an, dabei erschüttert er die Glottis kräftig, und so entsteht die Stimme."* (Habermann, 1987b:72). Galen war auch schon ein ausgezeichneter Kenner des Nervensystems. So erwähnte er den Nervus laryngeus recurrens als den „zurückkehrenden Nerven". Wie Habermann ausführte, beschrieb Galen *„u. a. drei Fälle, bei denen er die Schädigung der Stimme auf Läsionen der N. recurrentes zurückführt, deren beidseitigen und unterschiedlichen Verlauf und deren Bedeutung er entdeckt hatte. Auch den N. vagus kennt er. – Galen betont wiederholt, der Larynx sei das eigentliche Organ der Stimme"* (Habermann, 1987b:72).

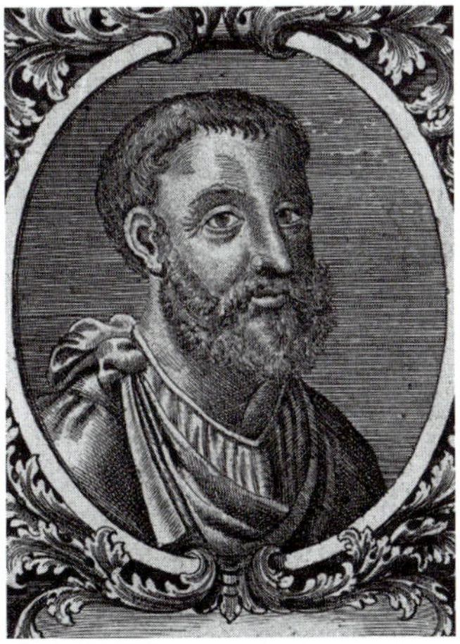

Galen von Pergamon

Bei Ausgrabungen in Pompeji fanden Archäologen *„einen kleinen gegabelten, nachgiebigen Spatel aus Bronze"*, der dazu benutzt wurde, die Zunge *„beim Durchschneiden des Zungenbändchens zur Anregung oder Besserung der Sprachäußerungen"* hochzuhalten und zu schützen (Panconcelli-Calzia, 1961: 87). Das Durchtrennen des Zungenbändchens war zu dieser Zeit wohl nicht unüblich, aber durchaus umstritten, wie der römische Philosoph **Aurelius Cornelius Celsus** (25 v. Chr.-50 n. Chr.) kritisch bemerkt: *„Die Zunge ist gelegentlich seit der Geburt mit den unter ihr liegenden Gebilden verbunden, so daß manche Betroffenen nicht sprechen können. Man muß daher die Zungenspitze fassen und die Membran unter ihr durchschneiden. Es ist dabei größte Sorgfalt nö-*

tig, damit die darunter liegenden Venen nicht verletzt werden und durch starken Blutverlust schaden. Die übrige Behandlung ist früher dargelegt worden. Und mehrere haben tatsächlich gesprochen, falls oder sobald sie genasen. Ich habe aber einen gekannt, der nach der Durchschneidung die Zunge ausgiebigst über die Zähne vorstrecken konnte und dennoch ist die Fähigkeit des Sprechens nicht gefolgt." (zitiert nach Luchsinger, 1970:11).

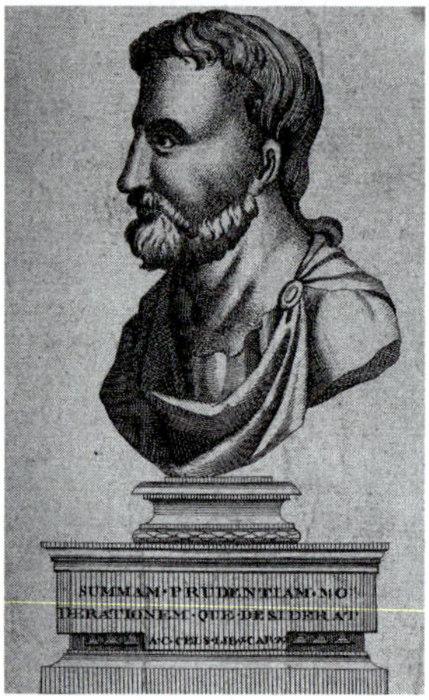

Aurelius Cornelius Celsus
Wirkte als Enzyklopädist zwischen 25/35 n. Chr. unter Kaiser Tiberius

Es ist auch **Celsus**, der vermutet, *„dass die meisten Sprachstörungen auf Lähmungen und Beeinträchtigungen der Zunge, aber nicht auf Störungen des Gehirns zurückgehen"* (zitiert nach Tesak, 2005:20). Sextus Empiricus (ca. 200 n. Chr.) sollte, wie Jürgen Tesak in seiner Arbeit zur „Geschichte der Aphasie" schrieb, keine Erwähnung in dieser Geschichte finden. Aber, so Tesak: *„er benutzt angeblich als Erster das Wort **„aphasia"** systematisch, allerdings in einem anderen, philosophischen Kontext mit der Bedeutung, dass man in einem Zustand des Geistes sei, der weder Zustimmung noch Ablehnung ausdrücke."* (Tesak, 2005:21).

1.3 Die Bibel

Die **Bibel** wird oft als Buch der Bücher bezeichnet und viele Generationen betrachteten sie als Symbol der Christenheit. Um 1200 v. Chr. entstanden die 39 Bücher des Alten Testaments. Darin wurden schon Sprech- und Redeflussstörungen erwähnt. Im Buch **Jesaja** steht geschrieben: *„Die Herzen der Unbesonnenen kommen zur Einsicht, und die Zungen der Stotternden können flink und deutlich reden."* (Jesaja, 32; Hamp et al., 1966:638). Bei Jesaja heißt es weiter: *„Dann werden die Lahmen springen wie ein Hirsch, und des Stummen Zunge wird jauchzen."* (Jesaja, 35,6; Hamp et al., 1966:641).

Ellger-Rüttgardt stellte fest, dass im Judentum Menschen mit einer Behinderung nicht vom gesellschaftlichen Leben ausgeschlossen wurden (Ellger-Rüttgardt, 2019). Auch der große israelitische Anführer **Mose** soll Probleme mit dem Sprechen gehabt haben. So heißt es in der Bibel: *„Mose aber sprach zu dem Herrn: „Ach mein Herr, ich bin je und je nicht wohl beredt gewesen, auch* *nicht seit der Zeit, da du mit deinem Knecht geredet hast, denn ich habe eine schwere Sprache und eine schwere Zunge."* (2. Buch Mose (Exodus); Hamp et al., 1966:53). Mose wehrte sich heftig, öffentlich zu sprechen, worauf der Herr erwiderte, Mose könne seinen Bruder Aaron für sich sprechen lassen. Er sprach: *„Er soll dann an deiner Stelle zum Volke sprechen."* (2. Buch Mose (Exodus); Hamp et al., 1966:53). An dieser Stelle zeigt sich bei Mose eine Art Störungsbewusstsein, hatte er doch offensichtlich Probleme, vor mehreren Menschen öffentlich zu sprechen.

Der promovierte Rabbiner Max Grunwald schrieb 1911 über die Hygiene der Juden und verdeutlichte den hohen moralischen und geistigen Anspruch des Judentums, der sich über Jahrtausende entwickelte und in der Thora, aber auch im Alten Testament seinen Niederschlag fand: *„Wer hat einen Mund dem Menschen gemacht? Oder wer macht stumm oder taub oder sehend oder blind? Nicht ich, der Ewige?' (Exod. IV,11). Das ist die Antwort, die schon im Anfange seiner großen Mission dem zaudernden Moses entgegengehalten wird, da er, ein Stotterer von Natur, in seiner bescheidenen Größe die Eigenschaften eines Führers und Fürsprechers seines bedrückten unglücklichen Volkes nicht zu besitzen vermeint. Hier ist bereits der schroffe Gegensatz zu der Anschauung, der wir in noch viel späterer Zeit bei anderen Völkern begegnen, deutlich merkbar. Nicht ein grausames Schicksal, nicht die Rache der Götter, nicht ein blindes Naturgesetz hat Blindheit und Taubstummheit zu Wege gebracht. Gott selbst hat sie werden lassen, wie andere Unvollkommenheiten, Gebrechen und Unglücksfälle im menschlichen Leben, um durch sie hindurch die Menschen in positiver, gesunder, sittlicher Entwicklung und der fortschreitenden hygienischen Erkenntnis nach Linderung und Besserung jener Mängel sich durchdringen lassen (...) Auch Salomon, der Weise, hat in einem Ausspruch die Sympathie für die Taubstummen zur Pflicht gemacht. ‚Tue auf deinen Mund für die Stummen und für die Sache aller, die verlassen sind.' (Sprüche 31,8)"* (Grunwald zitiert nach Ellger-Rüttgardt, 2019:220).

Im 1. Jahrhundert n. Chr. entstanden die 27 Bücher des Neuen Testaments. Dort beschreibt **Markus** die Heilung eines Gehörlosen: *„Dort brachte man einen Taubstummen zu ihm mit der Bitte, ihm die Hände aufzulegen. Jesus führte ihn ein Stück von der Menge fort und legte seine Finger in die Ohren des Kranken; dann berührte er die Zunge des Kranken mit Speichel. Er blickte zum Himmel empor, stieß einen Seufzer aus und sagte zu dem Mann: ‚Effata!'. Das heißt ‚Öffne Dich!'. Im selben Augenblick konnte der Mann hören, auch seine Zunge löste sich und er konnte richtig sprechen."* (Markus 7, 31-35; Hamp et al., 1966:42).

Literatur

Baissette, G. (1978). Die Medizin bei den Griechen. In: Toellner, R. (Hrsg.) (1992). Illustrierte Geschichte der Medizin. Vaduz: Andreas & Andreas, 179-267

Behrbohm, H., Briedigkeit, W., Reintanz, G. (2004).100 Jahre moderne Nasenchirurgie. Teil 1: Das große Zeitalter der Medizin in Berlin. HNO aktuell 12, 237-240

Bourgey, L., Martiny, M. (1978). Hippokrates und die griechische Medizin des klassischen Zeitalters. In: Toellner, R. (Hrsg.) (1992). Illustrierte Geschichte der Medizin. Vaduz: Andreas & Andreas, 301-333

Blume, H.-D. (1978). Einführung in das antike Theaterwesen. Darmstadt: Wissenschaftliche Buchgesellschaft

Dingeldein, O. (1975). Haben die Theatermasken der Alten die Stimme verstärkt? In: Berliner Studien für Classische Philologie und Archäologie 11,1 Berlin 1890/ND Nendeln/Lichtenstein 1975, 5-46

Dräger, C. (2010). Haben antike Theatermasken die Stimme verstärkt? Inauguraldissertation Universität Trier Fachbereich II (Sprach-, Literatur- und Medienwissenschaften) Phonetik URL: Ubt.opus.hbz-nrw.de/opus45-ubtr/frontdoor/deliver/index/docId/384/file/DraegerCorinna20100212.pdf (06.11.2020)

Eckart, W. U. (2000). Geschichte der Medizin. Berlin, Heidelberg, New York: Springer-Verlag

Ellger-Rüttgardt, S. (2019). Geschichte der Sonderpädagogik. München: Ernst Reinhardt

Fröschels, E. (1931). Lehrbuch der Sprachheilkunde. Leipzig, Wien: Franz Deuticke

Gutzmann, H. (1905). Die Sprachstörungen als Gegenstand des klinischen Unterrichts. Leipzig: Thieme

Habermann, G. (1994). Schauspieler auf der antiken Bühne – ihre Stimme und ihre Masken. Sprache-Stimme-Gehör 18, 1-6

Habermann, G. (1987a). Kastratensänger im 18. Jahrhundert. Ihre äußere Erscheinung und ihr Verhalten. Nach zeitgenössischen Bildern. Sonderdruck aus Hessisches Ärzteblatt, Heft 11/1987. Mainz: Verlag Kirchheim

Habermann, G. (1987b). Zur Stimme und ihre Heilbehandlung. In: Gundermann, H. (Hrsg.). Aktuelle Probleme der Stimmtherapie. Stuttgart, New York: Fischer, 69-81

Habermann, G. (1986). Zur Stimme und ihrer Heilbehandlung. In: Gundermann, H. (Hrsg.). Aktuelle Probleme der Stimmtherapie. Stuttgart, New York: Fischer, 69-43

Habermann, G. (1977). Demosthenes und seine Sprachstörungen. Ein Kapitel aus der Geschichte der Phoniatrie und Rhetorik. Sprache-Stimme-Gehör 1, 123-126

Hamp, V., Stenzel, M., Kürzinger, J. (1966). Die Heilige Schrift des Alten und Neuen Testamentes. Aschaffenburg: Paul Pattloch Verlag

Hensel, G. (2001). Spielplan. Der Schauspielführer von der Antike zur Gegenwart. Band 1. München: Econ Ullstein List Verlag

Homer: Ilias Odyssee. In der Übertragung von Johann Heinrich Voß (2010). München: dtv

Kachler, G., Aebi, S., Brunner, R. (2003). Antike Theater und Masken. Eine Reise rund um das Mittelmeer. 1400 Bilder auf DVD; Materialien des ITW Bern 7; Dreier, M., Kotte, A. (Hrsg.). Zürich: Chronos Verlag 2003

Karger-Decker, B. (2001). Die Geschichte der Medizin. Von der Antike bis zur Gegenwart. Düsseldorf: Albatros Verlag

Krumbacher, A. (1920). Die Stimmbildung der Redner im Altertum bis auf die Zeit Quintilians. Inaugural-Dissertation, Bayrische Julius-Maximilians-Universität Würzburg. Würzburg: C. J. Becker, Universitäts-Druckerei

Kollesch, J., Nickel, D. (1994). Antike Heilkunst. Ausgewählte Texte aus den medizinischen Schriften der Griechen und Römer. Stuttgart: Philipp Reclam

Luchsinger, R., Arnold, G. E. (1970). Die Sprache und ihre Störungen. Handbuch der Stimm- und Sprachheilkunde. Band 2. 3. Aufl., Wien, New York: Springer

Lübker, F. (1882). Reallexikon des classischen Altertums für Gymnasien (Leipzig 1855). 6. verbesserte Aufl., Max Erler (Hrsg.). Leipzig: B. G. Teubner 1882

Mazars, G. (1992). Die Medizin der Weden. In: Toellner, R. (Hrsg.) (1992). Illustrierte Geschichte der Medizin. Vaduz: Andreas & Andreas

O'Neill, Y. V. (1980). Speech and Speech Disorders in Western Thought Before 1600. London: Greenwood Press

Panconcelli-Calzia. G. (1942). Die Phonetik des Aristoteles. Hamburg: Hansischer Gildenverlag

Panconcelli-Calzia, G. (1961). 3000 Jahre Stimmforschung. Marburg: N. G. Elwert Verlag

Paulus, J. (2003). Die amerikanische Monster-Studie. URL: https: wissenschaft.de/allgemein/die amerikanische-monsterstudie/ (22.02.2020)

Pfau, E.-M., Streubel, H. G. (Hrsg.) (1982). Die Behandlung der gestörten Sprechstimme. Leipzig: VEB Georg Thieme Verlag

Riha, K. (1980). Commedia Dell' Arte. Frankfurt a. M.: Insel Verlag

Schulz, V. (2014). Die Stimme in der antiken Rhetorik. Göttingen: Vandenhoeck & Ruprecht

Tesak, J. (2005). Geschichte der Aphasie. Idstein: Schulz-Kirchner Verlag

Toellner, R. (Hrsg.) (1992). Illustrierte Geschichte der Medizin. Vaduz: Andreas & Andreas

Voigt, P. (1954). Beitrag zur geschichtlichen Entwicklung der Sprachheilschulen in Deutschland. Halle (Saale): VEB Carl Marhold Verlag

Webster, T. B. L. (1966). Kunst der Welt: Hellenismus. Zürich: Schweizer Verlagshaus

Werner, O. (1948). Orestie Griechisch und Deutsch. München: Ernst Heimeran Verlag

2 Sprach-, Sprech- und Stimmtherapie im Mittelalter bis zur Frühen Neuzeit (ca. 6. bis 18. Jahrhundert)

Das Mittelalter umfasst einen Zeitraum von ca. 1000 Jahren. Dieser Abschnitt der Geschichte war einerseits geprägt durch furchtbare Kriege, Kreuzzüge und die Pest, andererseits begannen richtungsweisende Entwicklungen wie die Gründung der ersten Universitäten, aufblühende Städte und ein reger Handel. Das mittelalterliche Leben war durchdrungen von einem starken Glauben, die Kirche dominierte das Leben und prägte die Wertvorstellungen der Menschen. Vertreibungen, Eroberungen und Neuansiedlungen bestimmten das Leben vieler Völker. Im Laufe der Zeit entwickelten sich daraus nationale Identitäten.

Schon in der Antike wurden Probleme beim Sprechen mithilfe von operativen Eingriffen zu behandeln versucht, wobei das Wissen um die Ursachen von Sprach- und Sprechstörungen noch sehr begrenzt war und häufig Philosophen Erklärungsansätze formulierten. Aus der Geschichte sind historische Persönlichkeiten mit sprach- oder sprecherischen Auffälligkeiten bekannt. So berichtete Habermann über den St. Gallener Mönch und Dichter Notker (ca. 840-912), der den Beinamen „Balbulus" erhielt (Habermann, 1967:222) und sich selbst mit folgenden Worten beschrieb: „aeger et balbus", was so viel wie lasterhaft und stotternd bedeutete (Schwarz, 1955:28). Der fränkische König Ludwig II. (844-879) wurde von seinen Zeitgenossen als „Luis le Begue", also „Ludwig der Stammler" beschrieben (Habermann, 1967:224).

Das therapeutische Repertoire dieser Epoche war stark religiös geprägt. Zu Ehren des Heiligen Johannes ist ein Stimmsegen aus dem 10. Jahrhundert überliefert. Johannes stand in dem Ruf „ein mächtiger Erlöser von Hals- und Stimmleiden" zu sein (Arnold, 1948:244).

Die lateinische Sprache wurde Wissenschaftssprache und so entstand um 400 das Buch der „Institutiones grammaticae", geschrieben von **Theodorus Priscianus**. Er sammelte die Kenntnisse griechischer und römischer Gelehrter über die Stimme und Laute (Panconcelli-Calzia, 1941:17). Ende des 4. Jahrhunderts wurde das Christentum zur Staatsreligion im Römischen Reich erklärt und 440 begründete Leo I. die Papstgewalt. Damit wird nicht nur eine geistliche, sondern auch eine politische Autorität eingeführt.

2.1 Erste Operationen

Deformationen des Gesichtes hatten im Mittelalter etwas Magisches und boten Raum für die unterschiedlichsten Fantasien. Beweise von Lippen- und Gaumenspalten liefern Mumienfunde, Keramik- und Steinplastiken aus Südamerika sowie Schädelfunde aus dem alten Peru (Vollmuth, 2001). So hat die chirurgische Therapie eine lange Tradition. Als einer der frühesten Belege für eine Lippenspaltenoperation gilt ein chinesischer Text *„über Wei Yong-Chi, der aus einer armen Bauernfamilie entstammte, durch eine Lippenspalte stark beeinträchtigt war und nach der Operation um 390 n. Chr. eine beeindruckende militärische und politische Karriere machte"* (Vollmuth, 2001:178).

Die Operationstechniken wurden im Laufe der Jahrhunderte immer mehr verfeinert. Auch die Ästhetik spielte schon eine Rolle, wie das Beispiel des Minnesängers **Ulrich von Liechtenstein** aus dem Jahr 1255 veranschaulicht. In seinen Minneliedern **Frauendienst** schildert er eine Lippenspaltenoperation, *„um seiner Liebsten besser zu gefallen"* (Vollmuth, 2001:179). Ob er es selbst erfuhr oder Gehörtes literarisch verarbeitete, bleibt spekulativ.

Minnelied „Frauendienst" (Ulrich von Liechtenstein) (Teil 1)

Mittelhochdeutscher Text	Neuhochdeutsche Übersetzung
„Du solt von mir der vrowen din niht sagen wan den dienst min, ich enge tar niht mehr enbieten ir; wan swem du will, dem sag von mir, swazhie erliten nat mi lip," daz si geschehen durch ein wip din sprach, mir stüend min munt niht wol: da von ich disen smerzen dol." (FD.100)	„Du sollst von mir der Herrin dein nichts sagen, nur den Dienst von mir entbieten, ich verlang' nicht mehr doch wenn du willst, sag's jedermann, was hier mein Leib gelitten hat" das alles tat ich für die Frau, die sagte, daß mein Mund nicht schön: Deswegen litt ich diesen Schmerz." (FD nha)

(URL: mediae/wik:de/wiki/; Abruf 26.06.2020)

Obwohl ihm die Angebetete von der Operation abriet, möchte die Dame seinen Mund sehen. Der Text spiegelt die Begegnung wider.

Minnelied „Frauendienst" (Ulrich von Liechtenstein) (Teil 2)

Mittelhochdeutscher Text	Neuhochdeutsche Übersetzung
„ich tet für war wol zehen stunt gegen ir ze sprechen uf den munt – do was din zunge mir gelegen, si wolde de heines wortes pflegen. ich will da von niht sprechen me, ich schiet ot aber von ir alse, daz ich gegen ir nie wort gesprach des tages mir fünfstunt daz geschah." (FD.131)	„Nun tat ich fürwahr zehnmal gleich den Mund zum Sprechen vor ihr auf – jedoch die Zunge war gelähmt sie sagte nicht ein einziges Wort. Ich will davon nicht sprechen mehr, ich schied von ihr wie einmal schon als ich kein einziges Wort da sprach, und das geschah mir fünf mal hier." (FD nhd)

(URL: mediae/wik:de/wiki/; Abruf 26.06.2020)

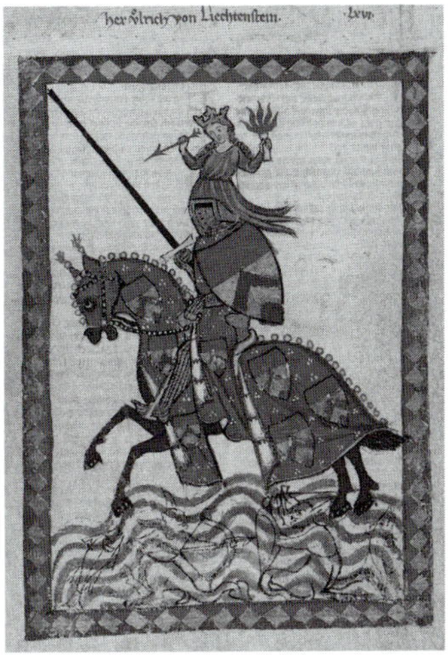

Ulrich von Liechtenstein

Die Quellen berichten sehr ausführlich über die Operationsmöglichkeiten und die Wiederherstellung der Funktion. Aber es finden sich keine Hinweise auf Störungen des Sprechens aufgrund der Lippen- und Gaumenspalten (Vollmuth, 2001:178).
Die Zeit vom 5. bis zum 16. Jahrhundert kann auch als *„Phase der Stagnation"* (Kolberg, 1996:14) sowohl in der Sprachpathologie als auch in der Therapie bezeichnet werden.

2.2 Die Renaissance: Neues Wissen beeinflusst Sprache, Sprechen und Stimme

Diese Zeit ist geprägt durch den Niedergang des Bauerntums und den Aufstieg des Bürgertums in den Städten. Das Bürgertum wurde immer selbstbewusster und entwickelte sich mehr und mehr zu einer selbstständigen Kraft, die den Zerfall des feudalen Systems einläutete. Im 15. und 16. Jahrhundert war der Höhepunkt des Hexenwahns und der Inquisition. Sie waren Ausdruck dafür, wie sich die katholische Kirche gegen den sich abzeichnenden Machtverlust zur Wehr setzte und zeigten, wie sie durch die Reformation bis ins Mark erschüttert wurde. Gleichwohl folgten die Menschen auch weiterhin den Lehren der Kirche, aber durch die Reformation wurde vieles hinterfragt. Gelehrte befassten sich wieder mit antiken Autoren und entdeckten den Menschen in all seinen Facetten. Diese Epoche stand ganz im Geiste des Humanismus. Es war eine glanzvolle Wiederbelebung der Wissenschaften und Künste. Architektur und Malerei blühten auf und geografische Entdeckungen wurden gemacht. Zahlreiche bahnbrechende Entwicklungen fanden statt: *„Buchdruckerkunst, Schießpulver und der Kompass – diese drei haben die Gestalt und das Antlitz der Dinge auf dieser Erde verändert".* (Francis Bacon, Novum Organum 1620). Es entstanden frühkapitalistische Wirtschaftsformen, die verbunden waren mit tiefgreifenden Veränderungen ökonomischer Strukturen.

2.2.1 Anatomische Erkenntnisse

Leonardo da Vinci (1452-1519), das Universalgenie aus Florenz, führte anatomische Studien durch und dokumentierte die Ergebnisse seiner Studien in detailgenauen Zeichnungen. So beschäftigte er sich u. a. auch mit dem Kehlkopf. Er *„fertigte Zeichnungen des Kehlkopfes an, die den natürlichen Verhältnissen bereits sehr nahe kamen. Zur gleichen Zeit beschreibt er auch experimentelle Untersuchungen"* (Seidner & Wendler, 1978:11). Leonardo da Vinci hielt die Luftröhre für das erzeugende Organ und auch die Stimmlippen blieben ihm in ihrer Bedeutung verschlossen. (Habermann, 1987b). Von großer künstlerischer Meisterschaft waren da Vincis Darstellungen anatomischer Anomalien. Auf diesen Zeichnungen sind Menschen mit Progenien, Prognathien und Lippen-Kiefer-Gaumenspalten dargestellt (Panconcelli-Calzia, 1961:134). Höchstwahrscheinlich zog die eine oder andere Fehlbildung auch eine Sprechstörung nach sich, ob sie eine Behandlung erfuhr, ist nicht überliefert.

Der Begründer der neuzeitlichen Anatomie in Europa war **Andreas Vasal** (1514-1564), Professor für Chirurgie in Padua. In seinen anatomischen Studien bezeichnet er *„die Ritze, die von dem Fortsatz der Aryknorpel vermittels einer fetten Membran im Inneren des Kehlkopfes gebildet wird, als ‚Glottis' und sagt ausdrücklich, daß sie die vornehmliche Erzeugerin der Stimme ist"* (Panconcelli-Calzia, 1961:35).

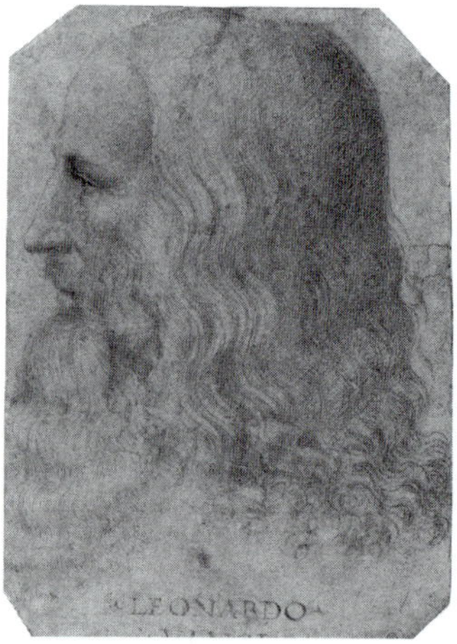

Leonardo da Vinci

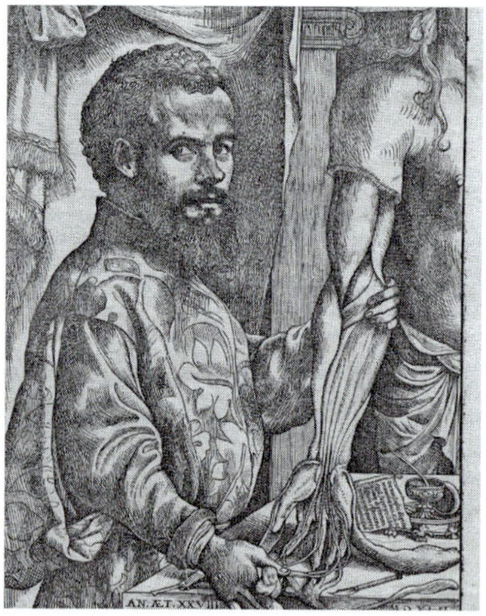

Andreas Vasal

2.2.2 Ärzte entdecken Sprachstörungen

Es war sehr selten, dass Ärzte sich mit einem Fachgebiet der Medizin befassten. Einer dieser Ärzte war **Hieronymus Mercurialis** (1530-1606), Professor der Medizin in Padua, Bologna und Pisa. Noch ungewöhnlicher war, er schrieb ein Buch über **Kinderkrankheiten** und veröffentlichte darin eine erste theoretische Gesamtdarstellung der Sprachstörungen. Sein Buch: **De morbis puerorum tractatus** erschien 1584. Hermann Gutzmann sen. bemerkt zu Mercurialis: *„(bei ihm) finden wir alle häufigeren Sprachstörungen der Kinder, die Stummheit in ihren verschie-*

denen Formen und Ursachen, das Stottern, die mannigfachen Erscheinungsarten des Stammelns, ausführlich geschildert, ätiologische zum Teil bereits richtig aufgefaßt und vor allem in klinischer Hinsicht gründlich untersucht" (Gutzmann, 1905:1). Mercurialis bezog auch schon psychologische Überlegungen mit ein, wie z. B. Angst Vermeidung begünstigt und sich dadurch nachteilig auf die Persönlichkeitsentwicklung auswirkt: *„Diese Vermeidung aus Angst behindere nach seiner Meinung zudem eine angemessene Entwicklung von Selbstvertrauen und Persönlichkeit."* (Fiedler & Standop, 1986:74).
Mercurialis gibt auch Hinweise zu therapeutischen Interventionen für den behandelnden Arzt: *„Den Körper gilt es auszubilden, so gut wie möglich, besonders aber muß die Stimme ausgebildet werden, und wenn es etwas gibt, was den Stammelnden und Stotternden nützen kann, dann ist es eine zusammenhängende Art der Aussprache, gründlich und klar."* (Voigt, 1954:9).

Ein Zeitgenosse und Namensvetter von H. Mercurialis war **Girolamo Mercurialis** (1531-1616). Er veröffentlichte 1569 das Buch „de arte gymnastica". Sehr ausführlich beschrieb er in einem Abschnitt des „De spiritus cohibitione" (Zügelung des Atems) *„das Stauen als Möglichkeit der Atemregulierung"* (Panconcelli-Calzia zitiert nach Habermann, 1987b:76). Wie schon Ärzte und Philosophen in der Antike empfahl Girolamo Mercurialis ebenfalls Sprechen, Singen, Lesen, Weinen, Lachen als ein Kräftigungsmittel für die Lunge und Sprechwerkzeuge (Habermann, 1987b).

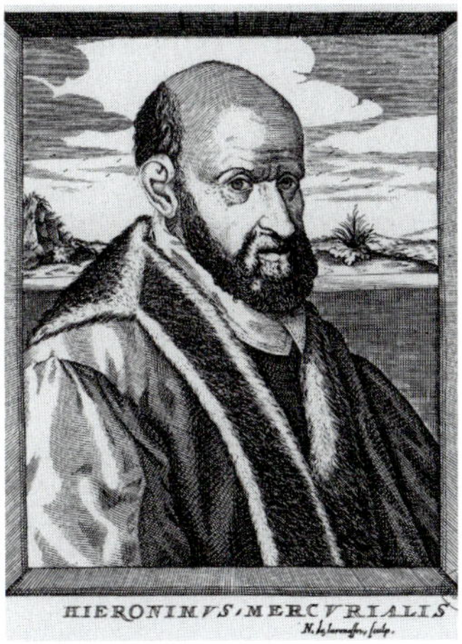

Hieronymus Mercurialis

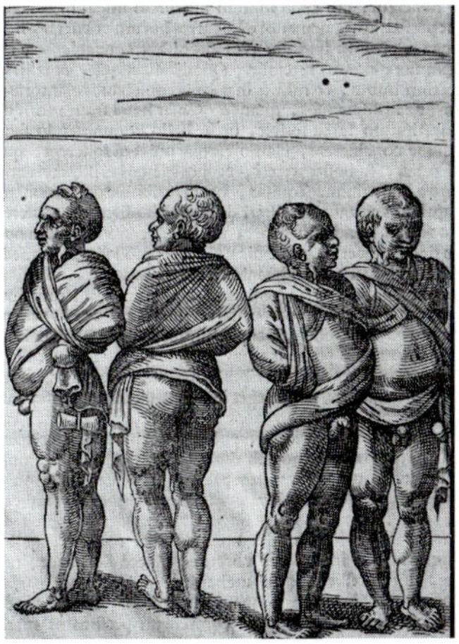

Die Auswirkung des Stauens auf den menschlichen Körper nach Girolamo Mercurialis

Der spanische Benediktinermönch **Pietro Ponce de Leon** (1530-1584) begründete die erste Lautiermethode für gehörlose Menschen. Als Grundlage seines Unterrichtes diente zunächst die Schrift. Sein Lautsprachunterricht basierte auf einem Handalphabet, indem er die Buchstaben der Schrift mit wechselnder Fingerstellung darstellte (Panconcelli-Calzia, 1941, 1961; Zwirner & Zwirner, 1983).

In der Renaissance erlebte auch die Gesangskunst eine Blüte. So veröffentlichte der Heidelberger Universitätsprofessor Conrad von Zabern 1474 ein Buch über **„Singstimmtechnik für Chorsänger"** (Panconcelli-Calzia, 1941:20). Der italienische Arzt und Sänger Giovanni Camille Maffei erteilte in seinen Briefen, die einen philosophischen und medizinischen Inhalt vertraten, Anweisungen zum Selbststudium des **„Koloraturgesangs ohne Maestro"** und zog dabei das anatomische Wissen von Fabricius ab Aquapendente (Kap. 4.3.2) in seine wissenschaftliche Gesangslehre mit ein (Seidner & Wendler, 1978).

In diesen historischen Kontext gehören auch die **Kastratensänger**. *„Die Psychologie der Kastratenstimme basiert zum Teil auf der Erkenntnis der geistigen Strömungen, welche die Zeit im Übergang von der Renaissance zum Barock bewegten. Die besondere Wertschätzung der Kastratenstimme im Barock kann als Sinnbild der Erfüllung hermaphroditischer Wunschträume gelten, wie sie die Suche nach dem Stein der Weisen als dem mystischen Symbol des zur Hälfte Männlichen, zur Hälfte Weiblichen bedeutete"* (Luchsinger zitiert nach Seidner & Wendler, 1978:112).

Schon im sehr frühen Mittelalter war bekannt, dass die Knabenstimme (auch) im erwachsenen Alter erhalten blieb, wenn die Geschlechtsdrüsen vor dem Eintritt in die Pubertät bei Jungen unterbrochen wurden. *„Sängerkastraten sind sämtlich Frühkastraten, d. h., die entsprechende Operation wurde vor der Pubertät durchgeführt"* (Habermann, 1987a). Die Kastraten *„sangen mit der Lungenkraft eines Erwachsenen und mit dem Kehlkopf eines Kindes"* (Habermann, 1986:156). Tatsächlich gelang es nur wenigen Männern, mit einer Kastratenstimme ein gefeierter „Star" zu werden. Hinter dieser künstlerischen Meisterschaft des Kastratengesanges verbargen sich bedauernswerte Einzelschicksale, denen physisch und psychisch großes Leid zugefügt wurde.

2.2.3 Die experimentierfreudige Zeit

Im Zeitraum von der Reformation (1517) bis zur Französischen Revolution (1789) vollzogen sich gravierende Veränderungen in der Wirtschafts- und Sozialpolitik. Die Spaltung der Konfessionen nach der Reformation zeigte ihre Wirkung. Es war aber auch ein Zeitalter von vielen wissenschaftlichen Experimenten. Besonders die Mathematik erfreute sich großer Beliebtheit. 1522 veröffentlichte der in Staffelstein geborene **Adam Ries** (1492-1559) sein erstes Rechenbuch in deutscher Sprache, eines der bedeutendsten Bücher der Neuzeit.

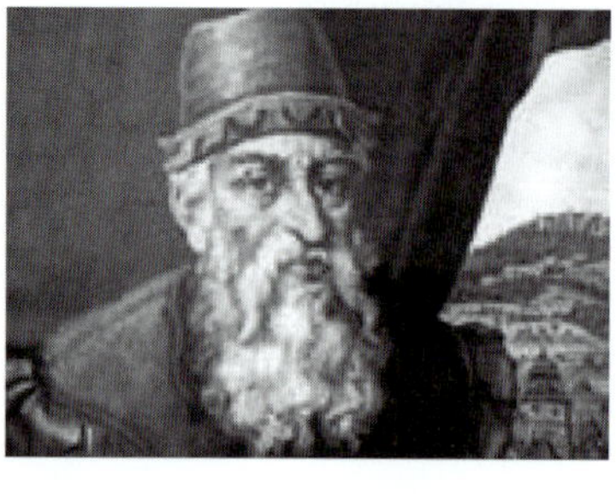

Adam Ries

Francis Bacon (1561-1626), ein englischer Staatsmann und Philosoph, befasste sich mit der aristotelischen Metaphysik und beobachtete das Stottern. Er führte das Problem auf die Kälte der Zunge zurück und empfahl „zur Aufwährmung Wein" (Natke & Kohmäscher, 2020:155).

René Descartes (1596-1650), französischer Philosoph und Mathematiker, versuchte die Funktion der Sprechwerkzeuge mithilfe der Mechanik zu erklären. Alle sprachpathologischen Abhandlungen dieser Zeit machen die Zunge für eine gestörte Sprache verantwortlich.

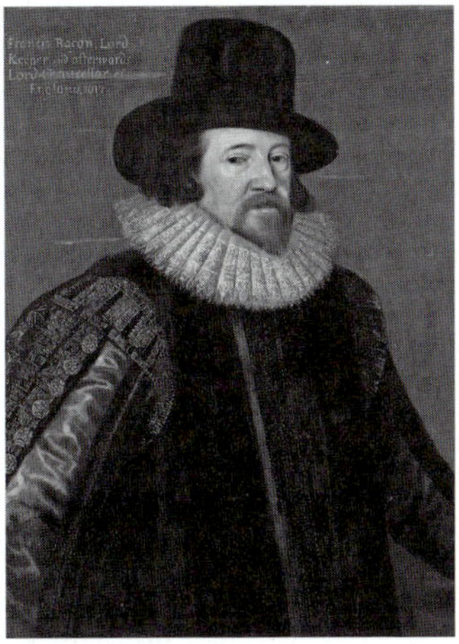

Francis Bacon

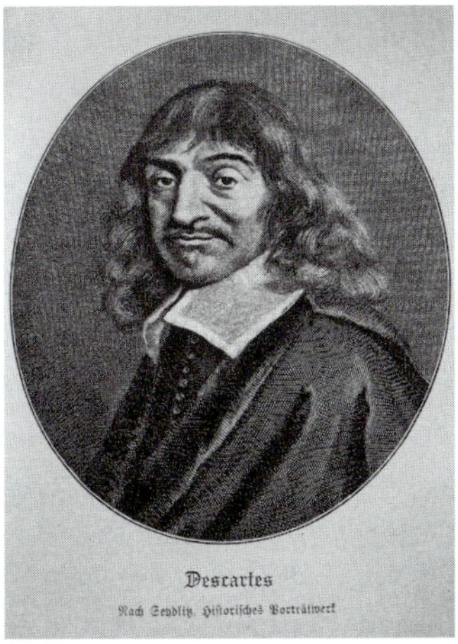

René Descartes

Literatur

Arnold, G. E. (1948). Die traumatischen und konstitutionellen Störungen der Stimme und Sprache. Wien: Urban & Schwarzenberg

Luchsinger, R., Arnold, G. E. (1970). Die Sprache und ihre Störungen. Handbuch der Stimm- und Sprachheilkunde. Band 2. 3. Aufl., Wien, New York: Springer

Fiedler, P., Standop, R. (1986). Stottern. Ätiologie – Diagnose – Behandlung. München: Urban & Schwarzenberg Psychologie Verlagsunion

Gutzmann, H. (1905). Die Sprachstörungen als Gegenstand des klinischen Unterrichts. Medizinisch-pädagogische Monatszeitschrift für die gesamte Sprachheilkunde XV, 1-35

Habermann, G. (1987a). Kastratensänger im 18. Jahrhundert. Ihre äußere Erscheinung und ihr Verhalten. Nach zeitgenössischen Bildern. Sonderdruck aus Hessisches Ärzteblatt, Heft 11/1987. Mainz: Verlag Kirchheim

Habermann, G. (1987b). Zur Stimme und ihre Heilbehandlung. In: Gundermann, H. (Hrsg.). Aktuelle Probleme der Stimmtherapie. Stuttgart, New York: Fischer, 69-81

Habermann, G. (1986). Stimme und Sprache. Eine Einführung in ihre Physiologie und Hygiene. 2. überarb. Aufl., Stuttgart, New-York: Thieme

Habermann, G. (1967). Über die Sprachstörungen des Notker „Balbulus" und zu anderen sprachbezüglichen Namenattributen im Mittelalter. Folia phoniatrica Bd. 19, 220-227

Kolberg, T. (1996). Entwicklungslinien der institutionalisierten Hilfe für sprachgebrechliche Kinder in Halle (Saale) von den Anfängen bis 1933. Dissertation. Halle (Saale)

Natke, U., Kohmäscher, A. (2020). Stottern: Wissenschaftliche Erkenntnisse und evidenzbasierte Therapie. 4. Aufl., Berlin: Springer

Panconcelli-Calzia, G. (1941). Geschichtszahlen der Phonetik. Hamburg: Hansischer Gildenverlag

Panconcelli-Calzia, G. (1961). 3000 Jahre Stimmforschung. Marburg: N. G. Elwert Verlag

Seidner, W., Wendler, J. (1978). Die Sängerstimme. Phoniatrische Grundlagen für den Gesangsunterricht. Berlin: Henschel Verlag Kunst und Gesellschaft

Schwarz, A. (1955). Die Zunge – Ihre Funktion und Bedeutung in sprachheilpädagogischer Hinsicht. Winterthur: Verlag P. G. Keller

Voigt, P. (1954). Beitrag zur geschichtlichen Entwicklung der Sprachheilschulen in Deutschland. Halle (Saale): VEB Carl Marhold Verlag

Vollmuth, R. (2001). Vom „schniden vnd heilenn der hasen scharten" Die Lippenspalte im Mittelalter und in der Renaissance. – Eine Vorstudie – Institut für Geschichte der Medizin Würzburg, 20, 178-183

Zwirner, E., Zwirner, K. (1983). Grundfragen der phonemetrischen Linguistik. 3. Aufl., Basel, München, New York, Sydney: Karger

Aufgeklärt: Neue Erkenntnisse für die Sprach-, Sprech- und Stimmheilkunde

„Der Mensch ist nur Mensch durch Sprache;
um aber die Sprache zu erfinden, müsste er schon Mensch sein."
(Wilhelm Humboldt)

Das 18. Jahrhundert ist geprägt durch eine rationalistische und logische Denkart, die das Zeitalter der Aufklärung einläutete. Es ist eine Zeit des industriellen Durchbruchs. Muskelarbeit konnte teilweise durch Maschinen ersetzt werden: 1764 Erfindung der Dampfmaschine durch James Watt, die Thermometerskalen konnten festgelegt werden (Reaumur, Fahrenheit, Celsius) und die Entdeckung des Sauerstoffs 1771 durch Priestley und Scheele waren bahnbrechende Ereignisse. In Deutschland wurde Deutsch als Vorlesungssprache an den Universitäten eingeführt.
Es ist auch die Zeit eines neuen Wertesystems, in dem die Gleichheit des Menschen in den Mittelpunkt rückte. Die Aufklärung proklamierte auch die Erkenntnis „Der Mensch ist von Natur aus gut" (Rousseau, 1755). Der britische Historiker Mortimer sieht in Jean-Jacques Rousseau den Menschen, der *„das Leben der Menschen im 18. Jahrhundert am stärksten veränderte. Seine Schriften mochten voller Fehler sein, doch seine Ideen inspirierten den Ruf nach Toleranz, Freiheit und Gleichheit, der die Ereignisse von 1789 in eine Revolution verwandelte."* (Mortimer, 2018:263).

3.1 Grundlagen der modernen Sprachheilkunde

Im Jahr 1667 erschien **Franz Mercurius van Helmonts** (1614-1699) Schrift **„Kurzer Entwurf des eigentlichen Naturalphabets der heiligen Sprache"**. In dieser Abhandlung wird die Behandlung eines „Stammlers" beschrieben.
Eine Grundlage der didaktischen Therapie ist die von Wallis (1616-1703) begründete wissenschaftliche Phonetik.
Ihm folgte der Schweizer Arzt **J. K. Amman** (1669-1724) mit seiner Schrift **„Dissertatio de loquela"**. In seiner Arbeit beschreibt er *„Taubstumme, Stimmlose, Hörstumme, Stotterer, Stammler, Polterer, Gaumenspaltler und deren Behandlung"* (Voigt, 1954:10). Amman kommt zu einer sehr differenzierten phonetischem Übersicht und er beeinflusste die Lautspracherziehung von Gehörlosen und Schwerhörigen bis in die heutige Zeit.
Ein weiterer Schweizer Arzt, **David Banzin**, beschrieb 1717 in seiner Dissertation **„De lingua et ejus vitiis morbosis"** („Über die Zunge und ihre Krankheiten") das Poltern: *„Dies ist eine Störung, die mehr mit dem Geist als mit der Zunge zusammenhängt, und deshalb mehr der Psychologie (Ethica) als der Medizin zugehört; ihre Heilung liegt in den zwei Worten ‚festina lente', – eile mit Weile!"* (Banzin zitiert nach Luchsinger, 1951:178).

Beeinflusst wurde die Sprachheilkunde ebenso von den Arbeiten von J. G. Herder (1744-1803) und W. v. Humboldt (1767-1835) und H. v. Kleist (1777-1811). Im Jahr 1769 wurde an der Berliner Universität eine „Sprachursprungsdebatte" ausgelöst. Herders Verdienst war es, die Sprache aus dem Bereich der Philosophie in den Bereich der Natur überführt zu haben. Für ihn war die Vernunft des Menschen Teil seiner Natur. Damit war der Weg frei für eine Untersuchung der Sprache unter biologischen und medizinischen Aspekten.

3.2 Samuel Heinicke gründet eine Taubstummenanstalt

Der französische Abt Charles **Michel de l' Epée** (1712-1789) gründete in Paris die erste Taubstummenanstalt für arme, gehörlose Kinder. Er legte den Grundstein für die Bildung gehörloser Menschen. Sein größter Widersacher im Streit um die bessere Methode, Gehörlose zu unterrichten, war **Samuel Heinicke** (1727-1790).

Samuel Heinicke (1727-1790) – Kurzbiografie

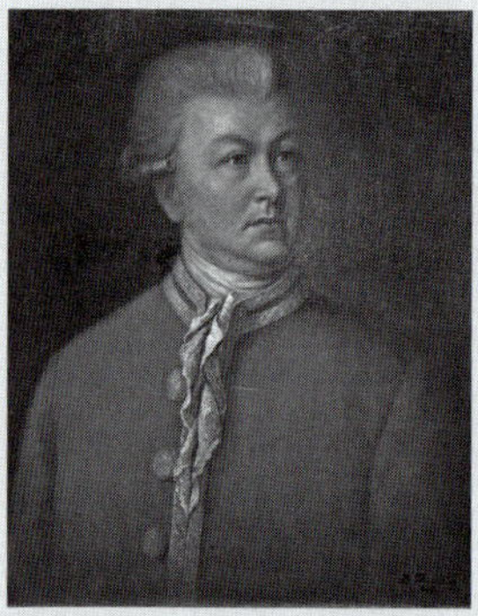

Samuel Heinicke

Samuel Heinicke wurde am 10.4.1727 in Nautschütz bei Weißenfels geboren. Er entstammte einer Bauernfamilie, zeigte für die Landwirtschaft aber kein Interesse und trat als Leibgardist in den Dienst des Kurfürsten Friedrich August II. von Sachsen. Während seiner Dresdner und Jenenser Jahre (1750-1758) nutzte er seine Freizeit zur Vervollkommnung seiner Bildung. Sein gesammeltes Wissen ermöglichte ihm, Privatunterricht zu erteilen. Er heiratete 1754 seine erste Frau Maria Elisabeth. Aus dieser Ehe gingen acht Kinder hervor. Nach Beendigung des Siebenjährigen Krieges wurde Heinicke in Dresden interniert. Unter großen Gefahren gelang ihm die Flucht aus Dresden und er beschloss, in Jena ein Studium aufzunehmen. Aber schon nach kurzer Zeit glaubte er, als Deserteur entlarvt zu sein, und floh ins dänische Altona bei Hamburg. Dort lernte er den dänischen Baron von Schimmelmann kennen und wurde dessen Privatsekretär. Im Jahr 1769 erhielt er in Eppendorf bei Hamburg eine Stelle als Organist, Küster und Schulleiter. Hier unterrichtete er seinen ersten gehörlosen Schüler.
Es begannen sehr intensive Jahre und Samuel Heinicke wurde ein berühmter Gehörlosenlehrer. 1777 wurde er in Leipzig mit der Gründung eines ‚Institutes für Stumme und andere mit Sprachgebrechen behaftete Personen' betraut. Bevor er nach Leipzig übersiedelte, heiratete er die zwanzigjährige Anna-Catharina Morin. Seine erste Frau war 1775 verstorben. In Leipzig baute er das Institut kontinuierlich auf und unterrichtete als Gehörlosenlehrer. Außerdem veröffentlichte er Bücher und korrespondierte mit Fachkollegen. Samuel Heinicke starb am 30.4.1790 (Winkler, 1991).

Heinicke gründete 1778 in Leipzig das **Churfürstlich Sächsische Institut für Stumme und mit anderen Sprachgebrechen behaftete Personen**, die „Keimzelle des öffentlichen Sprachheilwesens in Deutschland" (Becker & Sovak, 1975:32). Dieses Institut war eine staatliche Einrichtung und es wurde ausdrücklich darauf verwiesen, dass arme Kinder dort unentgeltlich unterrichtet wurden.

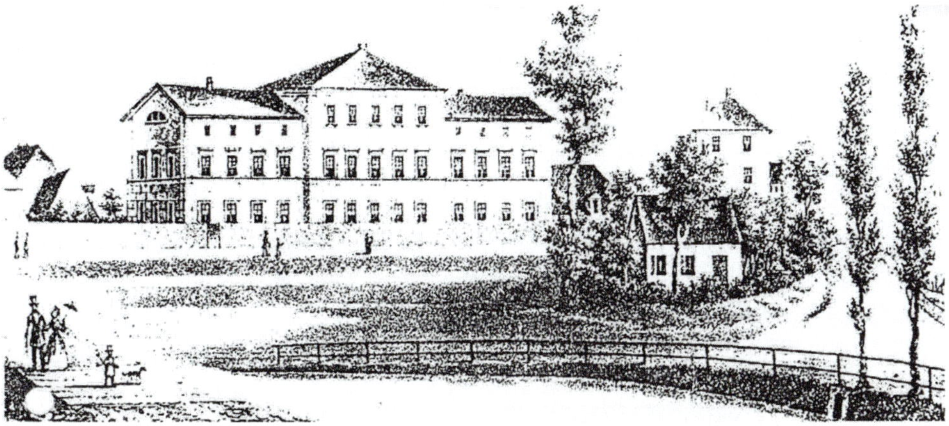

Das „Taubstummen-Institut" um 1850

Zunächst unterrichtete Heinicke gehörlose Schüler*innen mithilfe der Gebärden-, Zeichen- und Schriftsprache. Er vermittelte seinen Schüler*innen zuerst das Lesen und Schreiben und dann erst das Sprechen. Dann aber erkannte er durch seine Arbeit: *„die Methode muß umgekehrt praktiziert werden; zuerst die Tonsprache, dann die Schriftsprache"* (zitiert nach Winkler, 1991:14). Samuel Heinicke hatte den Zusammenhang von Artikulation und Sprachbewegungsempfindung erkannt. Er kam somit unserer heutigen aerodynamisch-myoelastischen Theorie über die Stimmentstehung sehr nahe, indem er den Zusammenhang zwischen Luftstrom und den Artikulationsorganen für die Bildung der Tonsprache erkannte.

Das war zu dieser Zeit eine bedeutende, weitblickende Erkenntnis und Leistung. Heinicke entwickelte eine Reihe von Lehrmethoden, die er im **Arkanum** *„eine[r] achtseitige[n], kleine[n], zu Heinickes Lebzeiten versiegelte[n] und dem Inhalt nach geheimgehaltenen Abhandlung"* (Winkler, 1991:11) veröffentlichte. *„Leider verbarg der Meister seine Gedanken in festem Glauben an ihre Richtigkeit unter dem Deckmantel eines Arkanum, eines Geheimnisses"* (Schumann, 1940:57). Darin lehrte er seine Schüler*innen, sich auf die Bewegung des Mundes zu konzentrieren und stimulierte die Vokalanbahnung über die Vorstellungshilfe und den Geschmackssinn.

Vokalanbahnung und -festigung über den Geschmackssinn

Vokal	Vorstellungshilfe
A	reines Wasser
O	Zuckerwasser
E	Wermutextrakt
U	Baumöl
I	Essig

(Macha-Krau, 2011:13)

Ebenfalls 1775 erschien das erste Schulbuch für Gehörlose: **Die Biblische Geschichte.**
In Hamburg erschien 1778 Heinickes Buch **Beobachtungen über Stumme und über die menschliche Sprache**.

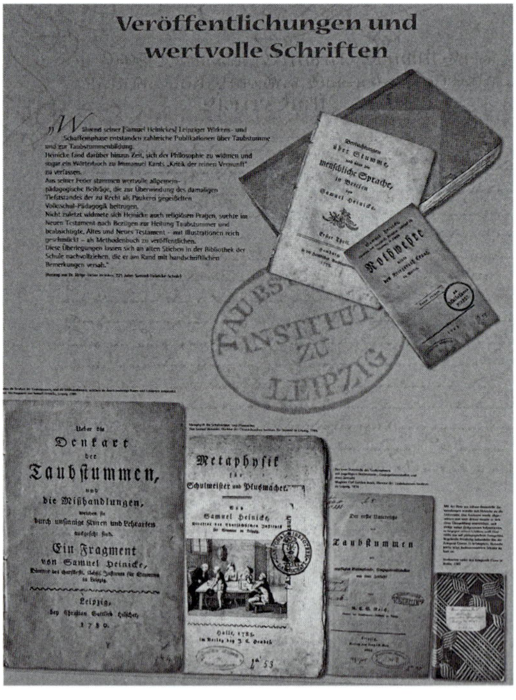

Bücher von Samuel Heinicke

3.3 Anna Catharina Elisabeth Heinicke: Eine Frau setzt sich durch

Anna Catharina Elisabeth Heinicke (1757-1840) – Kurzbiografie

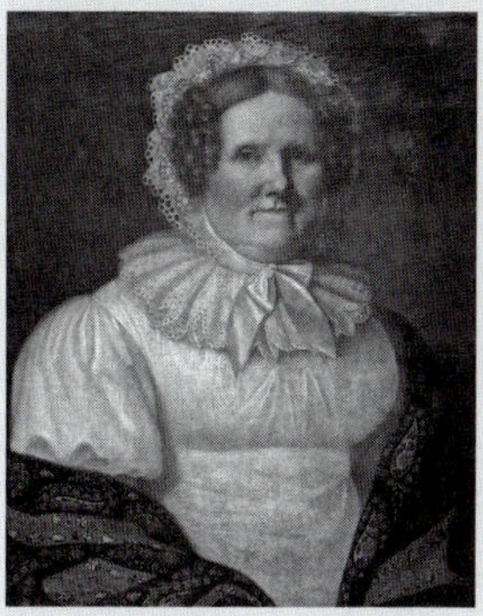

Anna Catharina Elisabeth Heinicke

Anna Catharina Elisabeth Heinicke, verw. Morin, geb. Kludt wächst in Wandsbeck mit zwei gehörlosen Brüdern auf. Mit 18 Jahren heiratet sie einen Fabrikanten und wird schon nach einem Jahr Ehe Witwe. Im Hause ihrer Eltern lernt sie den Lehrer ihrer Brüder, Samuel Heinicke, kennen, der ebenfalls verwitwet ist. Trotz des Altersunterschieds von 30 Jahren heiraten die beiden. Mit neun gehörlosen Schüler*innen und den vier Kindern von Samuel Heinicke siedelt das Ehepaar nach Leipzig über. Anna Catharina schenkt zwei Töchtern und einem Sohn das Leben. Als der Sohn zwei Jahre alt ist, verstirbt sein Vater, Samuel Heinicke. Da der jungen Witwe ein Witwengehalt verwehrt wird, lässt sie in der Zeitung verkünden, dass der Unterricht fortgesetzt wird. Beim Kurfürsten bewirbt sie sich selbstbewusst um die Direktorenstelle des „Churfürstlich Sächsischen Instituts für Stumme und mit anderen Sprachgebrechen behaftete Personen". Der Kurfürst bewilligt ihr ein Jahressalär von 400 Talern und sie darf sich die Stelle mit einem Kollegen teilen. Aus sehr persönlichen Gründen – der Kollege möchte sie heiraten, sie aber lehnt den Antrag ab – kommt es zu Unstimmigkeiten und so wird Anna Catharina alleinige Direktorin der Einrichtung. Sie führt die Einrichtung äußerst erfolgreich. Zu ihrem fünfzigjährigen Dienstjubiläum erhält Anna Catharina Heinicke vom sächsischen König einen Diamantring überreicht und wird mit einer Pension von 300 Talern jährlich in den Ruhestand verabschiedet. Sie stirbt mit dreiundachtzig Jahren 1840 in Leipzig.

Das Lebenswerk von Samuel Heinicke wäre ohne seine Ehefrau **Anna Catharina Heinicke** nicht denkbar, setzte sie doch seine Arbeit eigenständig fort und zeichnete sich als eine herausragende Persönlichkeit aus, die unbeirrt ihren eigenen Weg ging.
Als Anna Catharina Heinicke mit ihrem Mann Samuel das **Churfürstlich Sächsische Institut für Stumme und mit anderen Sprachgebrechen behaftete Personen** in Leipzig bezog, nahm sie *„die Rolle der Pflegemutter ein und führt den großen Haushalt; die Schülerinnen unterrichtet sie in Handarbeiten."* (Bast, 2019:17). Nach dem Tod ihres Mannes führte sie das Institut in seinem Sinne weiter, hatte aber auch immer dessen Weiterentwicklung vor Augen. *„So schlug sie vor, die Schulzeit der taubstummen Schüler zu verlängern, um bei ihnen das Gelernte weiter zu festigen."* (Bast, 2019:71). Im Jahr 1810 wagte die couragierte Direktorin einen mutigen Schritt: Sie setzte 50 Taler für jeden Meister aus, der eine/n gehörlose/n Schüler*in in die Lehre nimmt. Auch dieses Projekt wurde erfolgreich umgesetzt (vgl. Bast, 2019). Acht Jahre später errichtete Anna Catharina Heinicke eine Sonntagsschule für gehörlose Erwachsene, die sich fortbilden wollten.

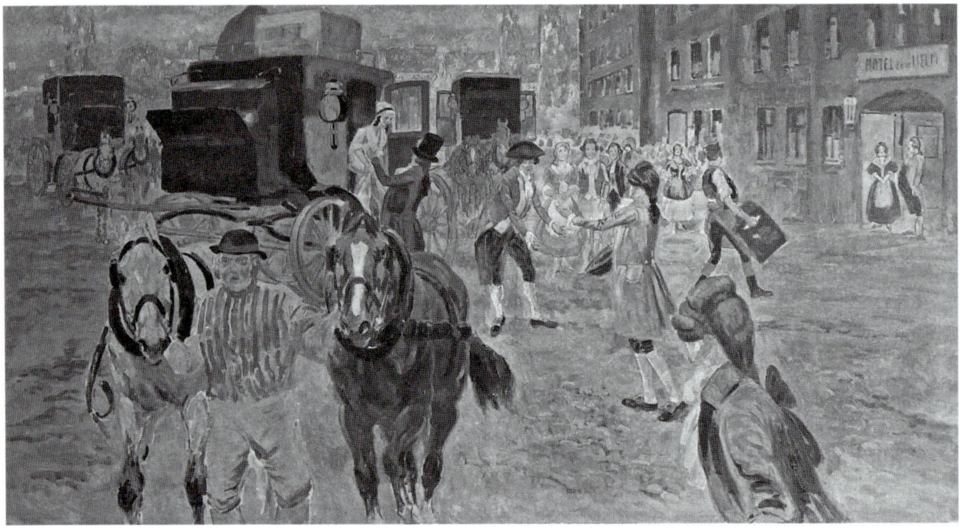

Ankunft Heinickes in Leipzig am 13. April 1778

Durch eine Erbschaft zu Gunsten des Instituts von 40.000 Talern konnte Anna Catharina Heinicke sich einen großen Wunsch erfüllen. Sie kaufte ein großes Haus, ließ es umbauen, sodass 1822 die Taubstummenanstalt in eigenen Räumen eröffnet werden konnte.

Anna Catharina Heinicke hatte sich in all den Jahren ein umfangreiches Fachwissen angeeignet. Joachim Winkler, der sie porträtierte, gibt einen Einblick in ihre Arbeit, hier ein Beispiel zu Anamnese und diagnostischem Vorgehen. *„Man fragte die Eltern, ob das Kind zu häuslichen, seinem Alter und Kräften angemessenen Verrichtungen zu gebrauchen ist – ob es mit anderen Kindern spielt – ob es sich wieder nach seiner Eltern Haus finden kann, wenn es weit davon entfernt ist, daß das Kind es nicht mehr sieht – ob es Kleinigkeiten für kleine Münze holen (...), ob er zählen kann, ob er bemerken kann, wie viel Stühle, Tische, Personen in der Stube sind und wenn einiges davon weggenommen, wie viel noch übrig und wie viel fehlet (...). Auch womit er sich beschäftiget, ob er Lust zur Arbeit zeiget oder ob er unbeschäftiget mehrere Stunden in Untätigkeit bleibet."* (Winkler, 1993:336).

Anna Catharina Heinicke hatte aber auch klare Vorstellungen davon, wer und mit welchem psychologisch empathischen Geschick dieses Gespräch führen sollte: *„Eine solche Prüfung muß freilich von solchen Personen, die dem Kinde bekannt sind angestellt und vielleicht öfter wiederholt werden, bis das Kind erst Zutraun zu dem Fragenden bekömt. Es ist dabei die äußerste Behutsamkeit nöthig, um nicht zu bald über ein solch unglückliches Wesen abzustimmen. Die hl. Prediger und Schullehrer eignen sich am besten zu dieser menschenfreundlichen Untersuchung, denn bei ihnen und in ihrer Behausung ist nichts was den unglücklichen Taubstummen zurück schreckt. Ein liebevolles Annähern wird ihnen sein Zutraun erwerben. Nicht so ist es, wenn sie in eine Amtsstube treten, da wird das Gemüth eines solchen Kindes beängstiget, es weiß nicht, was die Herren von ihm wollen, es tritt schon in sich zurück (...)."* (Winkler, 1993:336).

Anna Catharina Heinicke betrieb für ihre Schule eine lebhafte Öffentlichkeitsarbeit. Für die vielen interessierten Besucher legte sie ein Gästebuch an. Johann Wolfgang von Goethe besuchte im Frühjahr 1800 die Leipziger Messe und stattete auch dem Taubstummeninstitut einen Besuch ab. Goethe notierte: *„Kurze Übersicht dessen was ein taubstummer Zögling in dem Leipziger Institute zu lernen angeleitet wird"* (Goethe zitiert nach Schumann, 1915).
Auch Goethe trug sich in das Gästebuch ein.

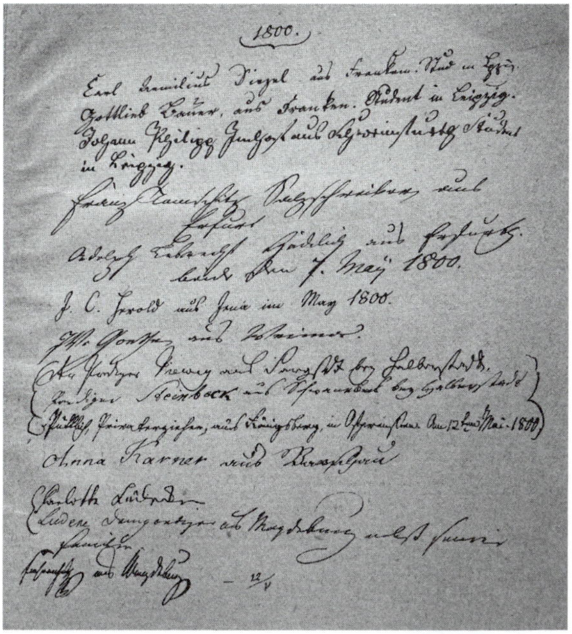

Eintrag von Goethe in das Fremdenbuch der Taubstummen-Anstalt zu Leipzig am 7. Mai 1800

3.4 Stammeln und Stottern werden getrennt beschrieben

Rudolf Schulthess (1802-1833) war Arzt, arbeitete aber auch als Lehrer für Physik in Zürich. Er beschrieb 1830 in seiner Schrift „Das Stammeln und Stottern" erstmals die beiden Störungsbilder getrennt. Dabei ging er von der terminologischen Normierung aus, Stammeln als eine Störung der Aussprache und Stottern als eine Störung des Redeflusses zu betrachten.
„Das Stottern besteht in einem momentanen Unvermögen, ein Wort oder eine Silbe auszusprechen. Dieses Stocken der Rede kann sowohl am Anfange, als in der Mitte oder am Ende eines Wortes oder einer Periode, häufiger oder seltener, eintreten. Eine gewöhnliche, aber nicht notwendige, daher auch nicht beständige Folge davon ist, daß der Anfang der Silbe oder die vorhergehende mehrere male wiederholt wird, bis es gelingt, das Hindernis zu überwinden und in der Rede fortzufahren". (Schulthess zitiert nach Schwarz, 1955:32) Das Stammeln definierte er folgendermaßen: *„Das Stammeln besteht darin, daß einzelne oder mehrere Laute gar nicht oder nicht richtig artikuliert*

werden können". (Schulthess zitiert nach Schwarz, 1955:34). Schulthess sah Stammeln als eine Störung der Artikulation und Stottern als eine Störung des Redeflusses bei einer unbeeinträchtigten Artikulation an.
Leider konnte er sich mit dieser Festlegung nicht durchsetzen. Die sprachpathologischen Arbeiten dieser Zeit sahen in der Zunge noch immer die Ursache für eine gestörte Sprache. Die Ärzte dieser Zeit waren für den Paradigmenwechsel völlig uneinsichtig – im Gegenteil.

3.5 Die medizinischen Therapien

Der medizinische Ansatz wurde von dem in seiner Zeit berühmten und hoch geschätzten Professor **Johann Friedrich Dieffenbach** (1792-1847) vertreten. Sein Spezialgebiet war die plastische Gesichtschirurgie. Er vollbrachte *„Pionierleistungen in der Lippen-Kiefer-Gaumen-Chirurgie und der Blepharoplastik, ebenso intensiv beschäftigte er sich mit der Tenotomie beim Klumpfuß und mit den Schieloperationen."* (Behrbohm et al., 2004:3).

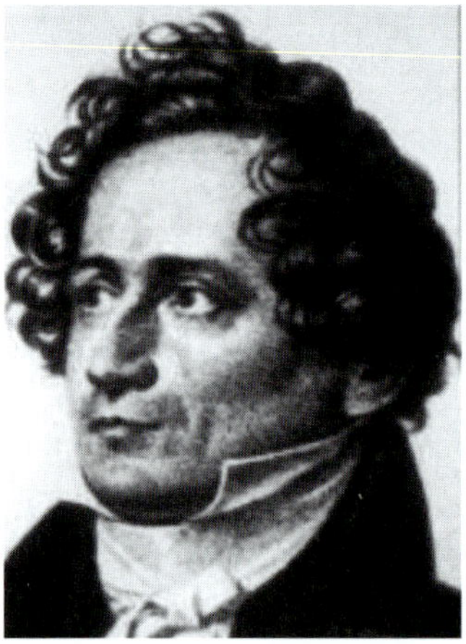

Johann Friedrich Dieffenbach

Die medizinischen Erfolge von Professor Dieffenbach waren legendär, sodass manch eine Geschichte über ihn kolportiert wurde.

Erfolg der plastischen Chirurgie von Professor Dieffenbach
„Auf den Gesellschaftsbällen der Jahre 1831/32 sorgte ein junges, besonders attraktives Mädchen für Aufsehen, weil sie ihr Gesicht stets hinter einer goldenen Maske verbarg. Das Geheimnis der Elvira Tondeau ein Furcht und Abscheu erregendes Gesicht, entstellt durch eine geschwürige Destruktion der Nase, vermutlich als Folge einer Tuberculosis cutis luposa. Dieffenbach gelang die Rekonstruktion der Nase in mehreren Sitzungen. Ein Jahr später verlobte sich Elvira vor den Augen der Öffentlichkeit. Der Volksmund nahm Anteil daran und dichtete in einem zeitgenössischen Gassenhauer:

Wer kennt nicht Doktor Dieffenbach,
den Doktor der Doktoren,
er schneidet Arm' und Beine ab,
macht neue Nas' und Ohren." (Behrbohm et al., 2004:3)

3.5.1 Operation des Stotterns und ihre Folgen

Nach seinen großen chirurgischen Erfolgen wandte sich Dieffenbach dem Stottern zu. Wie viele andere war er von der Denkweise der damaligen Zeit beeinflusst. Dieffenbach ging von der Annahme aus, Stottern hänge mit einer Verkrampfung der Zunge und der gesamten Kehlkopfmuskulatur zusammen.

Seine im Jahre 1841 veröffentlichte Schrift *„Die Heilung des Stotterns durch eine neuartige Operation"* (vgl. Voigt, 1954:13) dokumentiert die Auffassung, dass ein chirurgischer Eingriff dem Stottern ein Ende bereiten könne. Dabei durchtrennte der Chirurg die Zungenwurzel, um eine Unterbrechung der Nervenleitung zu erreichen (vgl. Fröschels, 1931).

„Dieser (Dieffenbach) glaubte in vollkommener Verkennung des Wesens des Stotterns durch eine schwere Operation an der Zunge – eine keilförmige Excision bis auf den Mundboden – das Übel heilen zu können. Und in der Tat stotterten die Patienten nach der Operation nicht mehr, wie sich später herausstellte, weil sie infolge der schlecht beweglichen und noch mehr oder weniger infiltrierten Zunge überhaupt nicht oder doch nur sehr langsam und vorsichtig zu sprechen vermochten. Dieser Scheinerfolg erzeugte einen ungeheuren Enthusiasmus; die Stotterer kamen in ganzen Scharen, um sich der Operation, die, wie mehrere unglückliche Ausgänge bewiesen, lebensgefährlich infolge der schweren Blutstillung war, zu unterwerfen, – ein Beweis dafür, wie schwer sie ihr Übel empfanden." (Gutzmann, 1905:12)

Dem Enthusiasmus der Glossotomie folgte eine schreckliche Ernüchterung: Nach anfänglichen Scheinerfolgen bezahlten einige Stotterer mit ihrem Leben. Dieffenbach stellte die Operationen von redeflussgestörten Menschen sofort ein.

3.5.2 Elektroschocks und Prothesen

Auch erste Elektroschocks gehörten zum Kanon, um das Stottern zu therapieren. Zur damaligen Zeit experimentierten Mediziner gerne mit Elektrizität. Bei dieser Elektrostimulation wurde eine Elektrode im Steißbeinbereich befestigt und eine Nadelelektrode an den Knochen von Arm oder Bein befestigt. *„Wollte der Patient sprechen, so mußte er mit dem Batteriekabel das Ende der aus dem Knochen herausragenden Nadelelektrode berühren, woraufhin der galvanische Strom unmittelbar durch die Wirbelsäule aufwärts zu fließen begann, dann weiter durch den Rachen; es spannte sich das velum palativ wie ein Segel und die uvula stand durchströmt wie ein Fähnchen, woraufhin sich der Sprechfluß perfekt regulierte."* (Fiedler & Standop, 1986:39). Es wurde berichtet, dass die anwesenden Fachkollegen sehr begeistert waren (Fiedler & Standop, 1986).

In Frankreich und in den USA florierte das Geschäft mit Geräten und Prothesen gegen die Redeflussstörung. Ein Beispiel war der Zungenbeschwerer von Gardner, der 1899 zum Patent angemeldet wurde (US-Patent 625, 879). Dieser Beschwerer wurde über die Zunge gestülpt *„und [bewirkte] so (zweifellos) ein diszipliniert langsameres Sprechen ... Der Zungenbeschwerer, der – bis* *auf die Schmerzen, die er bereitete – dem gleichen Prinzip wie Demosthenes Kieselsteine gehorchte."* (Fiedler & Standop, 1986:40). Bereits Kussmaul konstatiert: *„Man hat diese didaktischen Therapien durch verschiedene mechanische Methoden zu ersetzen gesucht oder sie doch mit solchen verbunden"* (Kussmaul, 1877:237). Wie abstrus Kussmaul diese Geräte einschätzte, dokumentiert seine spitze Aufzählung: *„Klenke brachte eine Zeit lang ein Holzplättchen in der Gestalt des unteren Kieferbogens unter die Zunge. – Ein gewisser Schirmann verkaufte 1829 ein kleines rundes Stückchen Holz als Geheimmittel gegen das Stottern um 20000 Fr. in Paris! – Itard ersann eine Zungengabel und Colombat einen Zungendrücker. – Merkel befestigte eine aus Fischbein gefertigte Klammer auf einem Backenzahn der unteren Kinnlade."* (Kussmaul, 1877:238). Auch Kussmaul konnte nur die Erfolglosigkeit dieser Apparaturen bestätigen. Diese operativen und apparativen Misserfolge führten im 19. Jahrhundert auch dazu, dass Mediziner ihr Interesse an der Behandlung von sprech- und sprachgestörten Patienten verloren. Diese Aufgabe übernahmen dann Taubstummen- und Sprachärzte. Sie favorisierten didaktische Heilverfahren.

3.6 Didaktische Therapien

Der französische Taubstummenarzt **Jean M. G. Itard** (1774-1838) stellte 1817 bereits eine Zusammenstellung aller bekannten Verfahren und Mittel zur Bekämpfung und Heilung des Stotterns vor. Er erklärte: *„die Behandlung des Stotterns sei noch nicht weiter als vor 2000 Jahren"* (zitiert nach Kussmaul, 1877:225). Außerdem wurde Itard durch das Experiment des Erziehungsversuchs *„mit Viktor, dem Wilden von Aveyron"* bekannt (Ellger-Rüttgardt, 2019:27). Viktor war ein 12-jähriger Junge, der in den Wäldern von Caune gesehen wurde. Er ernährte sich von den Dingen, die er im Wald fand. Viktor wurde in die Obhut wohlwollender Menschen gegeben. Viele Menschen zeigten an dem Jungen ein Interesse. Itard berichtete von den großen Hoffnungen, die mit einer einsetzenden Erziehungsarbeit verknüpft waren. Die Menschen *„glaubten, daß die Erziehung dieses Individuums die Angelegenheit weniger Monate sei und daß man schon bald über sein vergangenes Leben die bekanntesten Auskünfte erhalten könnte."* (Itard, 1965:17).

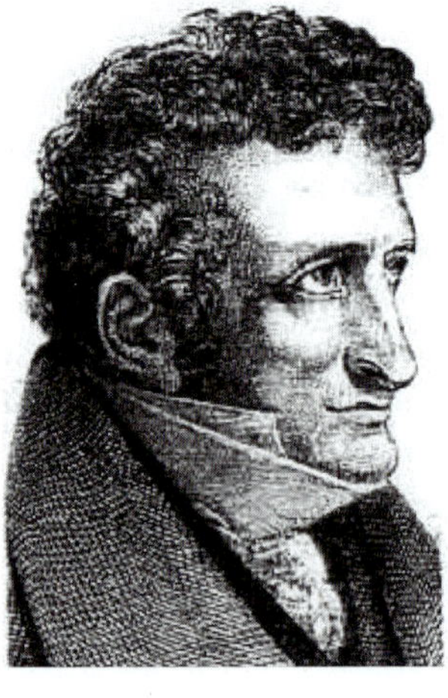

Jean M. G. Itard

Jean Itard gab, nach fünf Jahren engagierter Arbeit mit Viktor, seine pädagogischen Bemühungen auf. Resigniert stellte er fest, dass Viktors Entwicklungsfortschritte nur minimal waren, und er bedauerte, dass es ihm ebenfalls nicht gelungen war, Viktor das Sprechen zu vermitteln (vgl. Ellger-Rüttgardt, 2019). Dieser Versuch wurde zu einem wichtigen Meilenstein in der „Geistigbehindertenpädagogik", da Jean Itard, entgegen der vorherrschenden Meinung, die Auffassung vertrat, dass *„auch dieses scheinbar idiotische Kind durch menschliche Zuwendung sowie geduldige, gezielte sinnliche Erziehung zu einer höheren Entwicklung gebracht werden könne."* (Itard zitiert nach Ellger-Rüttgardt, 2019:28).

Geheimnisumwittert war das Heilverfahren der **Madame Leigh** aus New York. Sie gründete 1825 eine Schule für Stotterer und es gelang ihr, durch strengste Geheimhaltung ihre Methode lukrativ zu verkaufen. Der preußische Staat griff zu und erwarb das Behandlungskonzept für 3000 Taler. Auch Mme Leigh war der Auffassung, dass durch eine spezielle Zungengymnastik Stottern erfolgreich therapiert werden könnte.

Behandlung des Stotterns nach Mme Leigh
Die Übungsbehandlung sah folgenden Ablauf vor: *„Nachdem man sich von dem Daseyn, dem Grade und der Beschaffenheit des Übels überzeugt hat, besieht man die Zunge des Stotternden und lässt ihn mit derselben verschiedene Bewegungen machen."* (Rust, 1835:261).
Den Zungenübungen folgte dann das laute Lesen.
Damit die Zunge während des Schlafes nicht zurücksinkt, *„läßt man jede Nacht eine mit Wasser etwas angefeuchtete Rolle Leinwand hinter die Zähne unter die Zunge legen."* (Rust, 1835:262).

In einem Vorwort des von dem Erfurter Taubstummenlehrer **F. Otto** 1832 herausgegebenen Ratgebers *„Das Geheimnis Stotternde und Stammelnde zu heilen; für Eltern, Erzieher, Lehrer und Ärzte offenkundig und mit Berücksichtigung aller bis jetzt über Heilung dieser Sprachgebrechen bekannt gewordenen Theorien zum allgemeinen Gebrauche dargelegt, nebst einer Fibel für Stotternde"* heißt es: *„Der Taubstummenlehrer Bansmann aus Westphalen ist 1830 nach Weißenfels gekommen, um auf Befehl eines Königl. Preuß. Hohen Ministeriums für die Geistlichen-, Schul- und Medizinalangelegenheiten hier, wie dies in anderen Seminaren schon geschehen war, und in anderen noch geschehen sollte, in einem vierwöchentlichen Lehrkursus die Seminaristen mit der Kunst, Stammelnde zu heilen, bekanntzumachen. Es ist uns ferner die Nachricht erhalten, daß 1830 verschiedene Taubstummenlehrer in Berlin bei Graßhoff, dem Direktor der Taubstummenanstalt, sich mit dem Verfahren der Stotterheilung vertraut gemacht haben, wie es damals der preußische Staat gemäß dem von ihm erworbenen Patente der Madame Leigh ausüben ließ."* (zitiert nach Hansen, 1929:11). **Bansmann** erkannte, dass die Methode von Mme Leigh sehr unzureichend war, und erweiterte sie um einige Atemübungen (Voigt, 1954).
F. Otto unterscheidet in seinen Darlegungen über das Stottern schon psychische, dynamische und materielle Ursachen. Als psychischen Anlass benennt F. Otto den *„Zustand der Seele".* Als dynamische Ursache macht er eine Muskelschwäche oder ein Nervenleiden verantwortlich und

die materiellen Anlässe gehen, seiner Meinung nach, vom eigenen Körper aus (Voigt, 1954). Schon Demosthenes praktizierte das rhythmische Sprechen (s. Kap. 1). Um 1830 ist es **Colombat**, der diese Methode neu konzipierte. Er gab den Betroffenen die Anweisung: *„bei jeder Silbe rhythmisch mit dem Fuß zu wippen oder bei jeder zweiten, dritten oder vierten Silbe Daumen und Zeigefinger rhythmisch aufeinander[zu]pressen."* (Fiedler & Standop, 1986:77).

Bis in die 70er-Jahre des 19. Jahrhunderts sind die Taubstummenanstalten die einzigen Einrichtungen, die sprach- und sprechgestörten Kindern Therapien anbieten konnten. Der Taubstummenlehrer **C. A. Haase** veröffentlichte 1846 in Berlin die Schrift **„Das Stottern".** Mit dieser Arbeit promovierte er zum Doktor der Medizin. Haase sah die didaktischen Heilverfahren als einzig Erfolg versprechende Therapien an. Ebenso sah es Kussmaul und schlug eine **gymnastische und didaktische Therapie** vor. Dazu sollten *„eigens für Stotterer eingerichtete Anstalten unter Leitung sachverständiger Aerzte ausgeführt werden. Der Stotterer muss in die Familie eines Arztes Aufnahme finden, der zugleich Pädagoge ist und es versteht, sich sein Zutrauen zu erwerben, seinem Gemüth und Willen sicheren Halt, seinem Denken logische Festigkeit und seinen Sprachbewegungen Kraft und gemessenen Gang zu geben"* (Kussmaul, 1877:236).

Tatsächlich entstanden in vielen Städten sogenannte Anstalten, in denen nur Stotterer behandelt wurden: G. Guggenmoos in Herlein (1816), F. Blume in Harzgerode (1841), H. Klencke in Leipzig (1844), J. H. Kattenkamp in Delmenhorst (1845), E. Denhardt in Burgsteinfuhrt (1869), E. Günther in Neuwied (1876), R. Coen in Wien (1883), F. Kreutzer in Rostock (1888), A. Neumann in Halle (Saale) (1893), O. Hausdörfer in Breslau (1905), G. Naeckel in Berlin (1905).

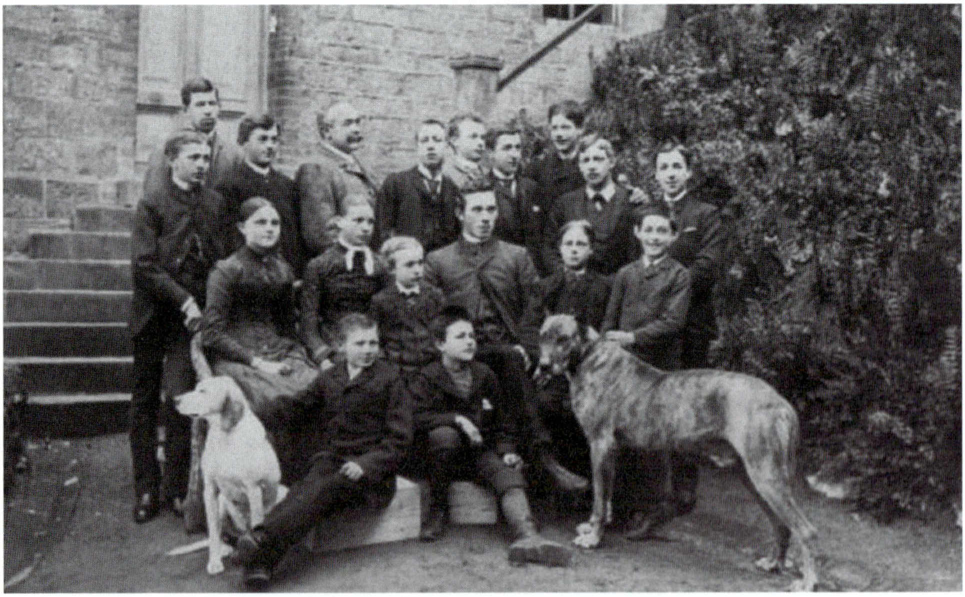

Sprachheilanstalt in Hainstein bei Eisenach:
Dr. Denhardt im Kreise seiner stotternden Schüler und einer Schülerin

Rudolf Denhardt veröffentlichte 1878 in der Zeitschrift *Die Gartenlaube* einen Artikel **„Das Wesen des Stottern"** und vermittelte den Lesern Kenntnisse und Therapiemöglichkeiten von Redeflussstörungen.
Etwas „bissig" äußerte sich Kussmaul über die Flut der Literatur über das Stottern, die *„in's Ungeheuerliche anwachse, da fast jeder Besitzer einer Heilanstalt für Stotternde es für angezeigt hält, im Interesse derselben als Autor aufzutreten. Diese Abhandlungen haben den Durchschnittswerth der balneologischen Schriften."* (Kussmaul, 1877:226). Außerdem *„theilen eine Menge stotternde Aerzte und Laien ihre Erfahrungen an sich und Anderen mit. Becquerel, Merkel, Wyneken, Coen sind Beispiele von Aerzten, die ihr Gebrechen zum Gegenstande ihres Studiums machten."* (Kussmaul, 1877:226). Diese privaten Anstalten wurden von Taubstummenlehrern, in der Mehrzahl jedoch von Sprachärzten eingerichtet und geführt. In diesen Einrichtungen wurde komplex- und symptomorientiert gearbeitet, pädagogische Elemente flossen in die Therapie ein, die Heilerfolge waren insgesamt unbefriedigend.

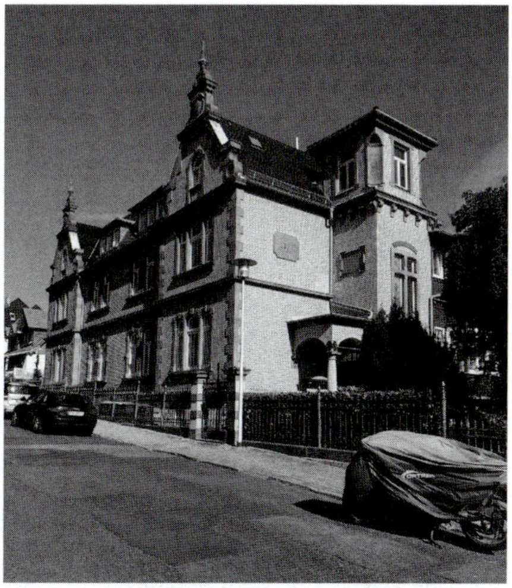

Sprachheilanstalt für Stotterer (1895-1925), geleitet von Dr. Rudolf Denhardt, Doppelwohnhaus in der Fritz Koch Str. 22-24, Eisenach

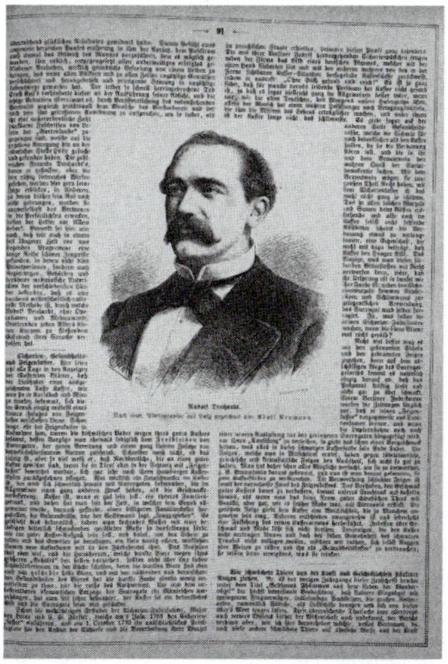

Die Gartenlaube 1878, Heft 13, Das Wesen des Stottern von Rudolf Denhardt

3.7 Beginn der Aphasiologie

Im 19. Jahrhundert wird der Grundstein für die Aphasiologie gelegt. Die enge Beziehung zwischen Gehirn und Sprache tritt immer mehr zutage. Durch den Neuroanatom und praktischen Arzt **Franz Josef Gall** (1764-1828) entsteht die „Idee eines Sprachzentrums im Gehirn". Seine Idee bestand in der Annahme, dass geistige Fähigkeiten in bestimmten Teilen des Gehirns zu lokalisieren seien: *„Das Ziel aller meiner Untersuchungen ist eine Lehre von den Funktionen des Gehirns zu begründen. (...) Die Möglichkeit einer Lehre von den seelischen und geistigen Funktionen des Gehirns setzt voraus: (...) dass das Gehirn das Organ aller Neigungen, aller Gefühle und aller Fähigkeiten ist (... und) dass das Gehirn von ebenso vielen einzelnen Organen zusammengesetzt ist als es Neigungen, Gefühle, Fähigkeiten gibt, die untereinander wesentlich verschieden sind."* (zitiert nach Tesak, 2005:49). Gall gilt als Begründer der **Lokalisationslehre**.

Schon 1836 wies **Marc Dax** auf den Zusammenhang von linkshemisphärischer Läsion und den dadurch verursachten Sprachstörungen hin: *„Es bleibt ein sehr interessantes Problem zu lösen: Warum passiert es, dass Veränderungen der linken cerebralen Hemisphäre, aber nicht der rechten Hemisphäre zu einem Verlust der Wörter führen?"* (zitiert nach Tesak, 2005:68). Leider wurde die Arbeit erst 1863 von seinem Sohn Gustave Dax veröffentlicht und führte dann zu einem erbitterten Streit mit Broca.

Pierre Paul Broca (1824-1880) erkannte 1861 den Zusammenhang zwischen motorischer Aphasie und linksseitiger betroffener Stirnhirnwindung und bestätigte damit, was Marc Dax bereits

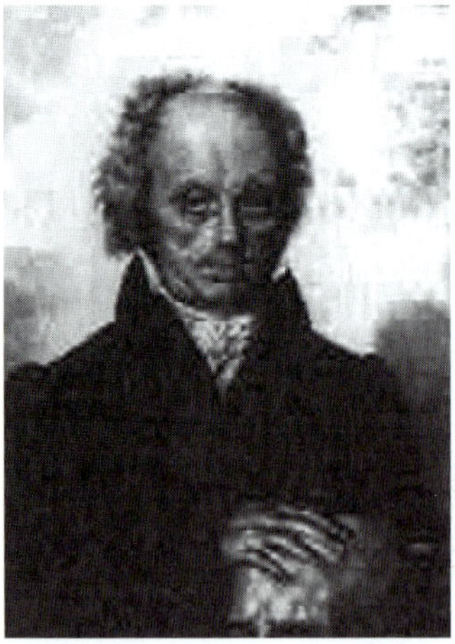

Franz Josef Gall (1764-1828), Begründer der Lokalisationslehre

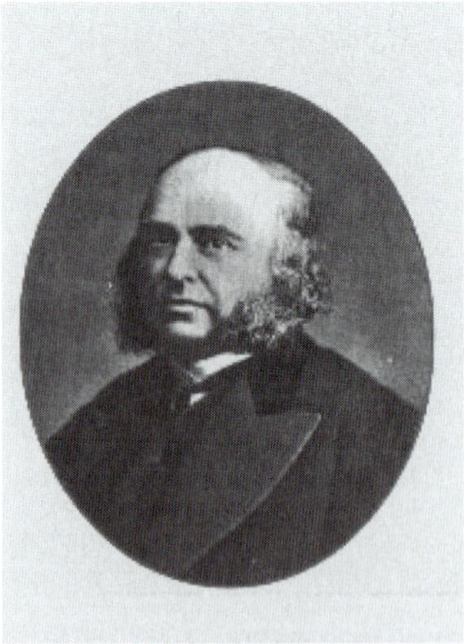

Pierre Paul Broca (1824-1880), er legte den Grundstein der modernen Aphasiologie

1836 entdeckt hatte. *„Es war ein denkwürdiger Tag für unsere Erkenntnis der Lokalisation psychischer Vorgänge im Gehirn, als Broca im Jahre 1861 vor der Société anatomique seine Lehre von der Aphémie vortrug und die beiden Gehirne mit den Herden in der zweiten und dritten Stirnwindung demonstrierte – war doch damit zum ersten Male der Nachweis der Abhängigkeit einer bestimmten psychischen Funktion von der Intaktheit einer umschriebenen Hirnpartie erbracht und damit der Anstoß zu einer vollständigen Umwälzung der damals herrschenden Anschauungen über die Funktion des Gehirns gegeben."* (Goldstein, 1910:1). Broca hatte darüber hinaus auch festgestellt, dass aphasische Patienten nicht nur sprachliche Einschränkungen haben, sondern auch *„Verstehen-, Lese- und Schreibprobleme"* aufweisen können (vgl. Tesak, 2005:65). Broca hat *„neben der Aphémie, die später motorische Aphasie heißen soll, auch ein* ***erstes Klassifikationssystem der Aphasie*** *erstellt"* (Tesak, 2005:65). Auch wenn Broca um seine Terminologie hart kämpfte, setzte sich der von **Armand Trousseau** vorgeschlagene Begriff **Aphasie** durch.

In Berlin veröffentlichte 1874 ein 26-jähriger Mediziner eine Arbeit mit dem Titel **„Der aphasische Systemcomplex. Eine psychologische Studie auf anatomischer Basis"**. Sein Name ist **Carl Wernicke** (1848-1905). *„Mit dieser Arbeit entsteht die so genannte klassische Lehrmeinung in vollem Umfange; der „Zeitgeist" ist für die Sprachlokalisation empfänglich und die Arbeit hat ungeheure Wirkung."* (Tesak, 2005:90). Carl Wernicke beschrieb die sensorische Aphasie und den Verlust des Sprachverständnisses auf der Grundlage von Krankenberichten und Autopsieergebnissen von Schlaganfallpatienten. Er war darüber hinaus auch ein hervorragender Psychiater und Neurologe, der die „endgültige" (Tesak, 2005) Grundlage für die Aphasielehre geschaffen hat.

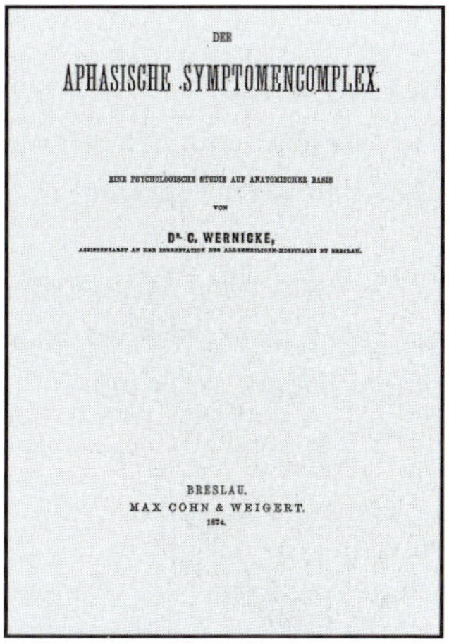

DER

APHASISCHE SYMPTOMENCOMPLEX.

EINE PSYCHOLOGISCHE STUDIE AUF ANATOMISCHER BASIS

VON

Dr. C. WERNICKE,

BRESLAU.
MAX COHN & WEIGERT.
1874.

Buchcover *Der aphasische Symptomkomplex* von Carl Wernicke erschien 1874 und leitete eine neue Ära in der Aphasiologie ein

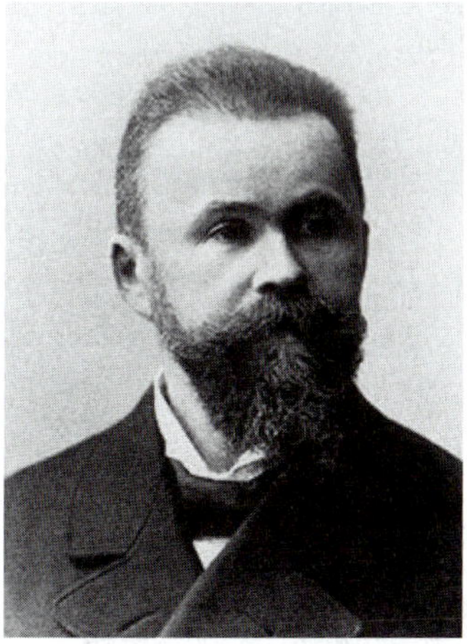

Carl Wernicke (1848-1905) – durch seine Arbeit begann die Trennung der Aphasie in motorische und sensorische Formen

In **„Die Störung der Sprache. Versuch einer Pathologie der Sprache"** hat **Adolf Kussmaul** (1822-1902), Internist und Professor der Medizin, wesentliche Grundlagen für eine aphasiologische Terminologie beschrieben. **Kussmaul** unterscheidet hier aphasische Erscheinungsformen auf den unterschiedlichsten sprachlichen Ebenen. Neu an seiner Betrachtungsweise war die Einbeziehung der Satzebene. So betonte er: *„Zwei Aspekte sind beim Satz wesentlich: Wortbeugung (also Morphologie, Grammatik) und Wortstellung (die Syntax)"* (zitiert nach Tesak, 2005:97). Durch Kussmauls Arbeit wird eine neue aphasiologische Terminologie eingeführt, die teilweise auch heute noch Geltung hat, wie Paraphasie oder Agrammatismus. Adolf Kussmaul war nicht nur ein hervorragender Wissenschaftler von internationalem Ruf, sondern auch ein – um im Bild des Biedermeiers zu bleiben – spöttischer Poet. Zwar konnte er aufgrund seiner beruflichen Verpflichtungen *„keine Verse mehr schmieden, musste dann aber erkennen, wie sein ‚Biedermeier' einer ganzen Stilepoche den Namen gegeben hatte. Erst im Alter konnte er klarstellen, wer der Schöpfer dieses Begriffes war, nämlich er und nicht Eichrodt, der mittlerweile als sein Erfinder galt"* (Theopold, 1986:236).

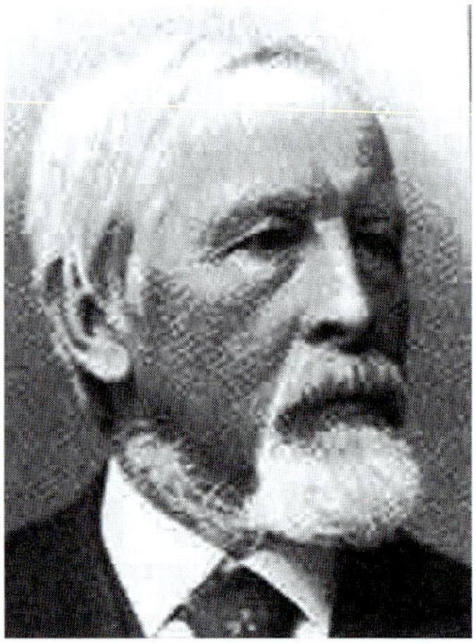

Adolf Kussmaul (1822-1902)
Adolf Kussmaul schrieb eine grundlegende medizinische Arbeit über die Störungen der Sprache

Das 19. Jahrhundert klang aus und gleichzeitig *„entstehen Positionen, die das Wesen der Aphasie anders bestimmen (z. B. als Asymbolie), die den Lokalisationsgedanken ablehnen und welche die Beteiligung der Psychologie und Sprachwissenschaft einfordern."* (Tesak, 2005:123).

Literatur

Bast, E. M. (2019). Leipziger Frauen. Historische Lebensbilder aus der Bürgerstadt. Leipziger Volkszeitung

Becker, K.-P., Sovak, M. (1975). Lehrbuch der Logopädie. Berlin: VEB Verlag - Volk und Gesundheit

Behrbohm, H., Briedigkeit, W., Reintanz, G. (2004).100 Jahre moderne Nasenchirurgie. Teil 1: Das große Zeitalter der Medizin in Berlin. HNO aktuell 12, 237-240

Böhme, G. (1983). Klinik der Sprach-, Sprech- und Stimmstörungen. 2. Aufl., Stuttgart: Fischer

Brauer, T., Aumüller, A., Schwarz, J. (2004). Logopädie – Wer ist wer? Idstein: Schulz-Kirchner Verlag

Ellger-Rüttgardt, S. L. (2019). Geschichte der Sonderpädagogik. München: Ernst Reinhardt Verlag

Fiedler, P., Standop, R. (1986). Stottern. Ätiologie – Diagnose – Behandlung. Urban & Schwarzenberg Psychologie. München: Verlagsunion

Fröschels, E. (1931). Lehrbuch der Sprachheilkunde. Leipzig, Wien: Franz Deuticke

Goldstein, K. (1910). Über Aphasie. Beihefte zur „Medizinischen Klinik" 1. Vortrag, gehalten am 28. Oktober 1909 in der biologischen Sektion der physikalisch-ökonomischen Gesellschaft zu Königsberg

Gutzmann, H. (1905). Die Sprachstörungen als Gegenstand des klinischen Unterrichts. Leipzig: Thieme

Hansen, K. (1929). Die Problematik der Sprachheilschule in ihrer geschichtlichen Entwicklung. Halle (Saale): Carl Marhold Verlag

Itard, J. (1965). Victor, das Wildkind vom Aveyron. Zürich und Stuttgart: Rotapfel-Verlag

Kussmaul, A. (1877). Störungen der Sprache. Versuch der Pathologie der Sprache. Leipzig: Verlag von F. C. W. Vogel

Luchsinger, A. (1951). Zur Geschichte der Phoniatrie im 18. Jahrhundert. Folia phoniatrica Bd. 3, 178 ff

Macha-Krau H. (2011). Logopädisches Selbstverständnis im Wandel. Die Geschichte der Logopädie. Studienbrief 1 SWL, Health Care Studies – Logopädie. Hamburger Fern-Hochschule

Mortimer, I. (2018). Zeiten der Erkenntnis. Wie uns die großen historischen Veränderungen bis heute prägen. 4. Aufl., München, Berlin: Piper Verlag

Rust, J. N. (Hrsg.) (1835). Theoretisch-praktisches Handbuch der Chirurgie, mit Einschluss der syphilitischen und Augen-Krankheiten in alphabetischer Ordnung. Fünfzehnter Band. Berlin, Euslin, Wien: Carl Gerold Verlag

Schumann, P. (1940). Geschichte des Taubstummenwesens vom deutschen Standpunkt aus dargestellt. Frankfurt a. M.: Diesterweg

Schumann, P. (1915). Goethes Besuch in der Taubstummen-Anstalt zu Leipzig am 7. Mai 1800 und sein Eintrag in das Fremdenbuch. Erörtert von dem Bibliothekar der Anstalt Dr. Paul Schumann. Gedruckt in Einhundertfünfzig handschriftlich gezeichneten Stücken bei Gelegenheit der Einweihung des Neubaues der Anstalt im Jahre 1915

Schwarz, A. (1955). Die Zunge – Ihre Funktion und Bedeutung in sprachheilpädagogischer Hinsicht. Winterthur: Verlag P. G. Keller

Tesak, J. (2005). Geschichte der Aphasie. Idstein: Schulz-Kirchner Verlag

Theopold, W. (1986). Doktor und Poet dazu. Dichterärzte aus sechs Jahrhunderten. Mainz: Verlag Kirchheim

Voigt, P. (1954). Beitrag zur geschichtlichen Entwicklung der Sprachheilschulen in Deutschland. Halle (Saale): VEB Carl Marhold Verlag

Winkler, J. (1993). Anna Catharina Elisabeth Heinicke (1757-1840). Erste Direktorin einer deutschen Gehörlosenschule. In: Fischer, R., Lane, H. (Hrsg.). Blick zurück. Ein Reader zur Geschichte von Gehörlosengemeinschaften und ihren Gebärdensprachen. Hamburg: Signum Verlag, 323-342

Winkler, J. (1991). Samuel Heinicke – Einige Betrachtungen zu seinem Leben und Wirken. Das Zeichen (5) Heft 15, 7-18

Der Aufbruch: Die Logopädie schlägt Wurzeln (ca. 1830-1930) 4

„Das vorliegende Büchlein will ein Freund und Helfer sein denjenigen Kindern, die Schwierigkeiten in der Rede haben, welche stottern. Es will ihnen durch zweckmäßige Übungen zu einer sicheren und fließenden Sprache verhelfen, sodaß sie in ihrem Bildungsgange wie auch in ihrem späteren Berufe nicht behindert und geschädigt werden durch das leidige Übel des Stotterns, daß sie nicht zurückzustehen brauchen hinter ihren Altersgenossen in Schule und Leben."
(Albert Gutzmann, 1893: Vorwort)

Das 19. Jahrhundert war geprägt durch die Industrialisierung, die gewaltige, fundamentale Neuerungen nach sich zog. Es war ebenfalls auch eine Zeit von großen Umbrüchen, die den Weg in die Moderne begleiteten. Ebenso eine große Rolle spielten die soziale Frage und die Bildung. Mit der zunehmenden Industrialisierung und Urbanisierung entstand das Proletariat. Dadurch bedingt gab es im Wilhelminischen Kaiserreich *„ein System sozialer Ungleichheit"* (Ellger-Rüttgardt, 2019:142), das konservative Establishment und die bürgerliche Gesellschaft sahen sich durch die gut organisierte Arbeiterbewegung herausgefordert. Der damalige Reichskanzler Otto von Bismarck (1815-1898) reagierte zunächst mit Verboten wie zum Beispiel dem „Sozialistengesetz". Bismarck vertrat jedoch die Auffassung, dass der Staat den Wünschen der arbeitenden Klasse entgegenkommen müsse. So gelang es Bismarck in den 80er-Jahren des 19. Jahrhunderts, die Einführung der staatlichen Sozialversicherung gegen Krankheit (1883), Unfall (1884), Invalidität und Alter (1889) durchzusetzen. Wehler vertritt die Auffassung: *„Die Bismarcksche Sozialversicherung hat den Grundstein für eine ausbaufähige, immens differenzierbare und weltweit nachgeahmte Daseinsvorsorge gelegt"* (Wehler, 1995:915). Eng an diese Entwicklung war die Anforderung an eine höhere Bildung der Arbeiter*innen geknüpft. Dazu gehörte auch, dass Kinder mit einer Sprech- oder Redeflussstörung therapiert wurden. Berufsgruppen wie Lehrer*innen, Pfarrer und Beamte waren auf eine ungestörte Sprach-, Sprech- und Stimmfähigkeit angewiesen. Von den Erfahrungswissenschaften gingen Impulse aus, die wichtige Entdeckungen und Erkenntnisse nach sich zogen. Der menschliche Wahrnehmungsbereich wurde durch zahlreiche Instrumente erweitert. Die Behandlung des Stotterns im 19. Jahrhundert basierte auf dem phonetischen Wissen dieser Zeit. Angestrebtes Ziel war es, mithilfe von phonetischen Grundfunktionen, wie Atmung, Stimmgebung und Aussprache, das Stottern zu beseitigen.

4.1 Sprachtherapeutische Konzeptbildungen entstehen

Zunächst sind es die Taubstummenlehrer, die sich aufgrund ihrer Erfahrungen mit gehörlosen Kindern auch der sprachauffälligen Kinder annehmen. Ihre Vorbildung prädestinierte sie *„für die Behandlung der Sprachkranken"* (Hansen, 1929:14) *„Bis in das siebente Jahrzehnt des vorigen Jahrhunderts hinein waren die Anstalten für Taubstumme die einzige bedeutende Fürsorgeeinrichtung für gehör- und sprachgeschädigte Kinder."* (Hansen, 1929:13). Darum wurde die **„Prüfungsordnung für Lehrer und Vorsteher an Taubstummenanstalten"** vom 11. Juni 1881 neu ausgearbeitet (Gutzmann, 1891:2). Darin wird von den zukünftigen Vorsteher*innen erwartet *„mit allen Sprachgebrechen, wie Stottern, Stammeln, Lispeln usw."* vertraut zu sein (Voigt, 1954:14).
Albert Gutzmann (1837-1910), den Braun und Macha-Krau als Begründer *„einer eigenständigen wissenschaftlichen Sprachheilpädagogik"* ansehen, nimmt hier eine herausragende Stellung ein

Albert Gutzmann (1837-1910) – Kurzbiografie

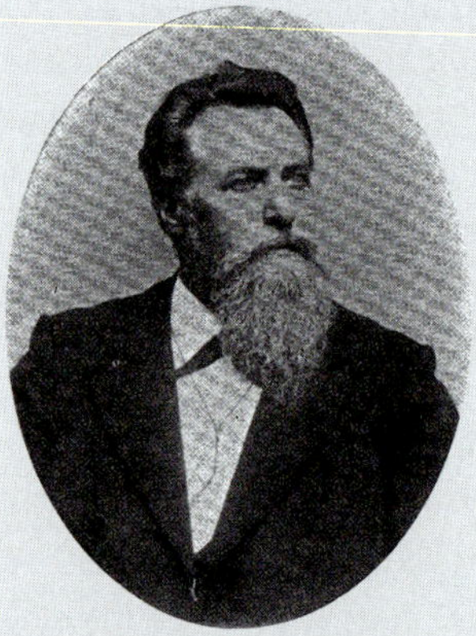

Albert Gutzmann

Albert Gutzmann wurde am 19. Dezember 1837 in Groß-Gluschen in Hinterpommern im Kreis Stolp (im heutigen Polen) geboren. Nach der Schulzeit besuchte er das Lehrerseminar in Köslin und trat 1859 seine erste Stelle als Lehrer an. Im Jahr 1863 heiratete er seine Frau Charlotte. Das Ehepaar hatte sieben Kinder. Durch die Kösliner Regierung wurde Albert Gutzmann zu einem 6-wöchigen Fortbildungskurs an die Königliche Taubstummenschule in Berlin geschickt. Ziel war es, Volksschullehrer*innen zu befähigen, gehörlose Kinder zu unterrichten. In seinem Wohnort wurde Albert Gutzmann, neben seiner Lehrtätigkeit an der städtischen Schule, mit dem Aufbau einer kleinen Taubstummenschule betraut. Im Jahr 1868 wechselte er von der Stadtschule auf eine Oberschule. Die Familie siedelte 1873 nach Berlin über. Ab 1875 konnte Gutzmann an der neu gegründeten Taubstummenschule seinen Dienst aufnehmen. 1877 legte er seine Prüfung als Taubstummenlehrer und auch als Vorsteher einer Taubstummenanstalt ab. Im Anschluss an seine erfolgreich abgelegte Prüfung widmete er sich seinem Hauptwerk: *„Das Stottern und seine gründliche Beseitigung durch ein methodisch geordnetes und praktisch erprobtes Verfahren".* Dieses Buch führte zur Gründung und Etablierung der Sprachheilpädagogik als wissenschaftliches Fach. Des Weiteren wurden in Preußen und anderen deutschen Staaten Stotterheilkurse eingeführt. Ab 1897 bildeten Albert Gutzmann und sein ältester Sohn Hermann interessierte Lehrer*innen und andere Berufsgruppen in der Theorie und Praxis der Stotter-Therapie aus. Am 1. Oktober 1897 wurde Albert Gutzmann zum Direktor der städtischen Taubstummenschule ernannt. 1909 wurde ihm der Ehrentitel „Königlicher Schulrat" verliehen. Kurz vor seinem Ruhestand verstarb Albert Gutzmann am 1. Juli 1910 in Teupnitz.

(Braun & Macha-Krau, 2005:62). Gutzmann leitete seit 1897 die Städtische Taubstummenschule in Berlin. *„Das Stottern ist eine spastische Coordinations-Neurose, welche die Aussprache von Silben zu Beginn oder mitten in der bis dahin glücklich geführten Rede durch krampfhafte Contractionen an den Verschluss-Stellen des vocalischen und consonantischen Articulations-Rohres behindert. Die Articulation jedes einzelnen Lautes erfolgt richtig, es handelt sich nicht um eine Dysarthria literalis, sondern um eine Dysarthria syllabaris."* (Kussmaul, 1877:224). Aus dieser Erkenntnis heraus entwickelte Albert Gutzmann seine Therapiemethode. Er verfolgte das Ziel, Stotternde zu einem physiologisch richtigen Sprechen zu erziehen. In seinem Therapieansatz berücksichtigte er mehrere Faktoren.
Mit der „Ätiopathogenese des Stotterns" legt Gutzmann ein vielschichtiges „Verursachungsmodell" (vgl. Braun, 1997) vor. Seine therapeutischen Vorstellungen legte er 1879 in dem Buch **Das**

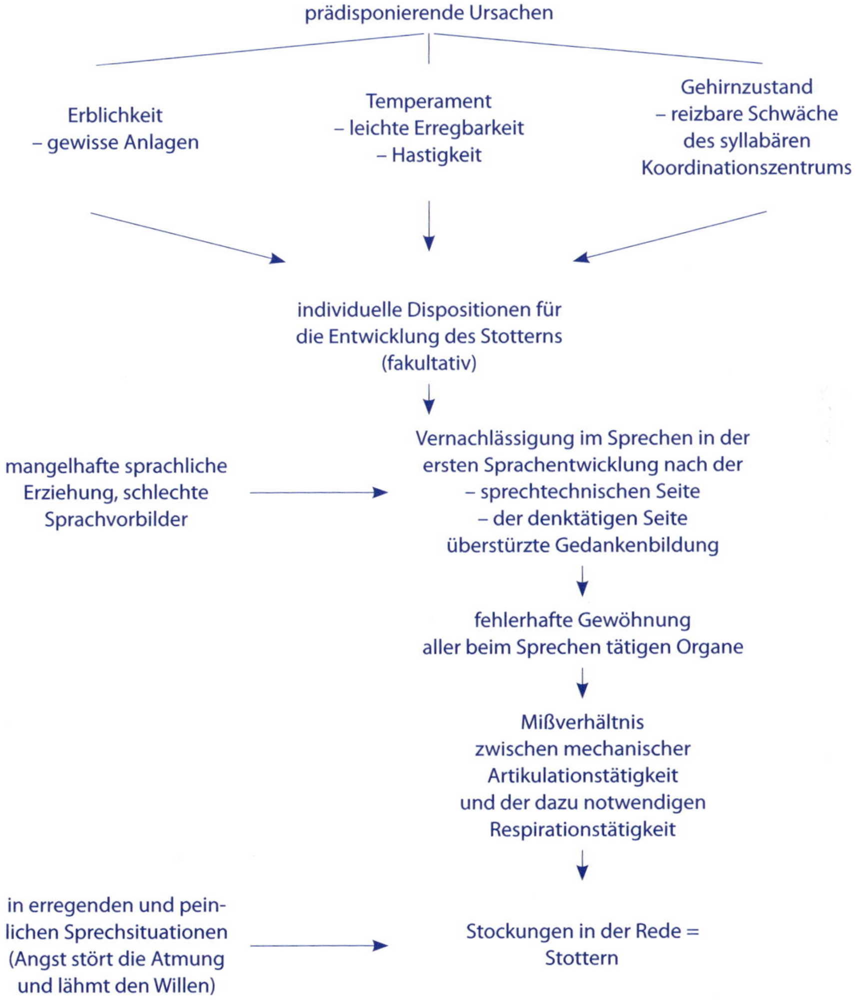

Ätiopathogenese des Stotterns nach A. Gutzmann (1879)

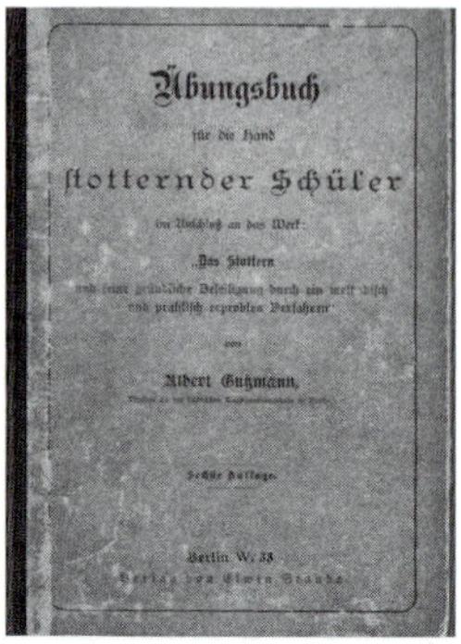

Stottern und seine gründliche Beseitigung durch ein methodisch und praktisch erprobtes Verfahren nieder. Das Buch diente auch als Anleitung und richtete sich an Eltern und Lehrer*innen. Für die Hand von Schüler*innen entwickelte Gutzmann ein **Übungsbuch für die Hand stotternder Kinder**.

4.1.1 Das methodisch geordnete Übungsverfahren nach Albert Gutzmann

Der Aufbau der didaktischen Therapie umfasst drei zentrale Bereiche: Atmung, Stimme, Artikulation. Die Atemübungen beginnen mit einer tiefen und geräuschlosen Inspiration, danach folgt eine langsame und gleichmäßige Ausatmung. Gutzmann verbindet die Atemübungen gerne mit gymnastischen Übungen (Gutzmann, 1888). Er hat sich sehr für den Sportunterricht, der damals Turnen hieß, für Gehörlose eingesetzt. Anerkennend wurde er *„Turnvater der Taubstummen"* genannt (vgl. Uhlemann, 1997). Für die Stimmübungen sieht das Übungsverfahren folgende Schritte vor: *„den Übergang vom Hauch über den verstärkten Hauch zum Stimmanschlag"* (Braun, 1997:114). In dieser Phase setzt Gutzmann auch die Flüsterstimme ein. Durch den Einsatz der Flüsterstimme werden *„(die) Muskeln der Stimmbänder erregt und der Schwingungsmechanismus der Stimmbänder vorbereitet"* (Braun, 1997:114).

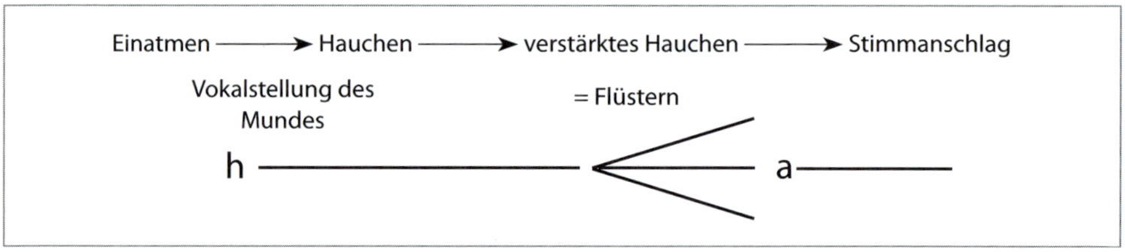

Das respiratorisch-phoniatrische Übungsschema nach H. Gutzmann

Albert Gutzmann ist ein sehr engagierter Pädagoge, der die Bedürfnisse der ihm anvertrauten Kinder im Blick hatte. Nadoleczny beschrieb ihn als einen *„geborenen Pädagogen"* (Nadoleczny zitiert nach Hansen, 1929:39). Von der Pädagogik ist auch sein Therapieansatz durchdrungen. Sein Ziel in *„der pädagogischen Arbeit mit stotternden Kindern und Jugendlichen sieht er in der Willenserziehung, die ihre therapeutische Umsetzung in einer äußerst disziplinierten Übungsarbeit und in einer systematischen Aneignung von Sprechregeln erfährt."* (Braun, 1997:117).

Ende der 1920er-Jahre wurden in Deutschland und Österreich vielfältige Methoden zur Bekämpfung der Redeflussstörung praktiziert, wie aus der Darstellung des Hamburger Sprachheillehrers Paul Thoms in der Zeitschrift Vox hervorgeht: *„Anfänglich war in Deutschland naturgemäß das Gutzmannsche Verfahren fast alleinherrschend. Die Wiener Kurse arbeiteten bis 1919 nach der Methode Berquand, die durch ihr vorübergehendes Schweigeverbot bekannt geworden ist. Der Krefelder Lehrer Anton Elders verfuhr in seiner Stottertherapie nach gesanglichen Grundsätzen, indem er das vokalische Element der Sprache, den „offenen Klang", pflegte. Vielfach wurden die Stimmbil-*

Die Artikulation in der Therapie des Stotterns

Otto Braun beschreibt die Artikulationsübungen nach Gutzmann in drei Schritten (Braun, 1997:115):

1. Mit der Flüsterstimme werden aus der Vokalstellung heraus Konsonanten in einem Atemzug mehrmals nachgesprochen.

2. Geübt wird mit Vokalen allein und in Verbindung mit Konsonanten. Dabei wird das Kind aufgefordert, den Vokal lange und laut zu artikulieren. Für den Ablauf schlägt Gutzmann folgende Anordnung vor: a, u, o, i, e, ei, ä, ö, eu. Diese Reihenfolge wendet er auch in der Arbeit mit älteren Kindern und Erwachsenen an.

3. Alle Sprechübungen werden in der eingeübten Einatmungshaltung durchgeführt. Dabei fasst das Kind die Hände auf dem Rücken zusammen und bewegt sie während des Einatmens abwärts. Währenddessen spricht es Übungssilben und Übungswörter in einem Atemzug.

Begleitet werden die Übungen durch Sprechregeln, die aufmerksamkeitsfördernd sind und zu einem ruhigen, langsamen Sprechen anhalten sollen und die **Albert Gutzmann** in seinem „Übungsbuch für die Hand Stotternder Schüler" 1893 veröffentlicht hat.

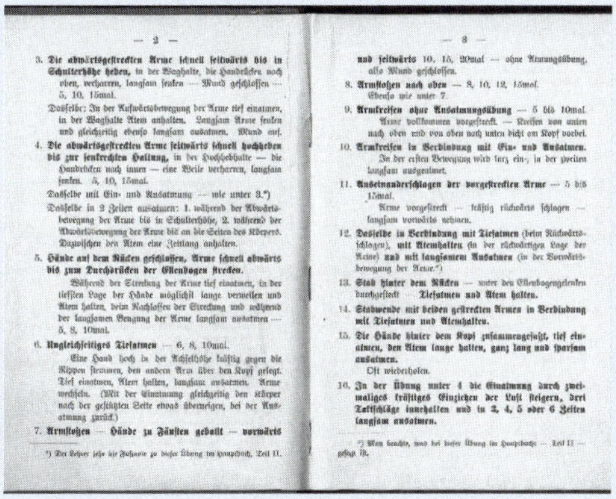

— 2 —

3. **Die abwärtsgestreckten Arme schnell seitwärts bis in Schulterhöhe heben,** in der Waghalte, die Handrücken nach oben, verharren, langsam senken — Mund geschlossen — 5, 10, 15mal.

Dasselbe: In der Aufwärtsbewegung der Arme tief einatmen, in der Waghalte Atem anhalten. Langsam Arme senken und gleichzeitig ebenso langsam ausatmen. Mund auf.

4. **Die abwärtsgestreckten Arme seitwärts schnell hochheben bis zur senkrechten Haltung,** in der Hochhebhalte — die Handrücken nach innen — eine Weile verharren, langsam senken. 5, 10, 15mal.

Dasselbe mit Ein- und Ausatmung — wie unter 3.*)

Dasselbe in 2 Zeiten ausatmen: 1. während der Abwärtsbewegung der Arme bis in Schulterhöhe, 2. während der Abwärtsbewegung der Arme bis an die Seiten des Körpers. Dazwischen den Atem eine Zeitlang anhalten.

5. **Hände auf dem Rücken geschlossen, Arme schnell abwärts bis zum Durchdrücken der Ellenbogen strecken.**

Während der Streckung der Arme tief einatmen, in der tiefsten Lage der Hände möglichst lange verweilen und Atem halten, beim Nachlassen der Streckung und während der langsamen Beugung der Arme langsam ausatmen — 5, 8, 10mal.

6. **Ungleichseitiges Tiefatmen** — 6, 8, 10mal.

Eine Hand hoch in der Achselhöhe kräftig gegen die Rippen stemmen, den andern Arm über den Kopf gelegt. Tief einatmen, Atem halten, langsam ausatmen. Arme wechseln. (Mit der Einatmung gleichzeitig den Körper nach der gestützten Seite etwas überneigen, bei der Ausatmung zurück.)

7. **Armstoßen — Hände zu Fäusten geballt — vorwärts**

*) Der Lehrer sehe die Fußnote zu dieser Übung im Hauptbuch, Teil II.

— 3 —

und seitwärts 10, 15, 20mal — ohne Atmungsübung, also Mund geschlossen.

8. **Armstoßen nach oben** — 8, 10, 12, 15mal.
Ebenso wie unter 7.

9. **Armkreisen ohne Ausatmungsübung** — 5 bis 10mal.
Arme vollkommen vorgestreckt. — Kreisen von unten nach oben und von oben nach unten dicht am Kopf vorbei.

10. **Armkreisen in Verbindung mit Ein- und Ausatmen.**
In der ersten Bewegung wird kurz ein-, in der zweiten langsam ausgeatmet.

11. **Auseinanderschlagen der vorgestreckten Arme** — 5 bis 15mal.
Arme vorgestreckt — kräftig rückwärts schlagen — langsam vorwärts nehmen.

12. **Dasselbe in Verbindung mit Tiefatmen** (beim Rückwärtsschlagen), **mit Atemhalten** (in der rückwärtigen Lage der Arme) **und mit langsamem Ausatmen** (in der Vorwärtsbewegung der Arme.*)

13. **Stab hinter dem Rücken** — unter den Ellenbogengelenken durchgesteckt — **Tiefatmen und Atem halten.**

14. **Stabwende mit beiden gestreckten Armen in Verbindung mit Tiefatmen und Atemhalten.**

15. **Die Hände hinter dem Kopf zusammengefaßt, tief einatmen, den Atem lange halten, ganz lang und sparsam ausatmen.**
Oft wiederholen.

16. **In der Übung unter 4 die Einatmung durch zweimaliges kräftiges Einziehen der Luft steigern, drei Taktschläge innehalten und in 3, 4, 5 oder 6 Zeiten langsam ausatmen.**

*) Man beachte, was bei dieser Übung im Hauptbuche — Teil II — gesagt ist.

Vorübungen für die Atmung (A. Gutzmann: Übungsbuch für die Hand Stotternder Schüler)

dungsübungen von Engel zum Ausgangspunkt für die Behandlung von Sprachstörungen gemacht. Gegenüber diesen Übungen wählte Liebmann bei Stotterern den Weg der rein psychischen Beeinflussung. In ähnlicher Richtung suchen die Psychoanalytiker und die Individualpsychologen zu wirken. Erwähnt sei auch die Stotterbehandlung durch Hypnose, die jedoch dem Arzt vorbehalten ist. Versuche, über die rhythmische Gymnastik Einfluß auf die Stotterleiden zu gewinnen, sind in Hamburg von Heinitz im Phonetischen Laboratorium sowie von der Lohelandschule unternommen worden." (Thoms, 1929:40). Die Redeflussstörung wurde auch als *„Psychoneurose, Erwartungsneurose" (Kraepelin, Isserlin), als „Zwangsneurose" (Trömner), als „Schreckneurose" (L. Frank), als „Dulderneurose" (Aronsohn), oder die Aufmerksamkeit erregende Theorie von der „assoziativen Aphasie" von*

Theodor Hoepfner (1878-1940) diskutiert (Orthmann, 1982:81). Thoms resümiert, *„daß sich keine Methode als seligmachend erwiesen hat, jede kann für sich Erfolge buchen; ausschlaggebend ist nicht das Verfahren an sich, sondern die Persönlichkeit, die es anwendet."* (Thoms, 1929:40).

4.1.2 Die Einrichtung der Stotterheilkurse

Albert Gutzmann kann allerdings nicht das Vorrecht für sich beanspruchen, der Erfinder der Sprachheilkurse zu sein (vgl. Voigt, 1954). In verschiedenen deutschen Ländern finden schon seit den 40er-Jahren des 19. Jahrhunderts Kurse statt. So schlägt Sanitätsrat Berkhan dem Braunschweiger Lehrerverein 1882 die Errichtung von Sprachheilkursen vor. Ab 1883 führt die Stadt Braunschweig die ersten drei Heilkurse für stotternde und stammelnde Kinder ein.

Die ersten öffentlichen Sprachheilkurse (modifiziert nach Braun & Macha-Krau, 2005:54)

Sprachheilkurs/ Methode	Kursform	Kursleiter (Initiator/Lehrer)	Ort/Jahr
„Praktische Anleitung zur vollständigen Heilung des Stotterns" von E. Günther 1873	4 Vierteljahreskurse als nebenschulischer Sprachheilunterricht, 1 Std/Tag	O. Berkhan (Sanitätsrat) G. Schucht (Volksschullehrer) Ch. Anschütz Quinetz (Taubstummenlehrer)	Braunschweig 1883
„Methodisch geordnetes und praktisch erprobtes Verfahren" von A. Gutzmann 1888	3-wöchiger Ferienkompaktkurs (3 Std/Tag) mit 4-wöchigem schulischen Nachkurs (1 Std/Tag) als Stotterheilunterricht und Teil des allgemeinen Volksschulunterrichts	F. Henning (Hauptlehrer) Fischer (Turnoberlehrer) F. Kirbis (Gemeindeschullehrer)	Potsdam 1886
„Methodisch geordnetes und praktisch erprobtes Verfahren" von A. Gutzmann 1888	4-monatiger besonderer Sprachheilunterricht als Unterrichtskurs 6 Std/Woche	O. Boodstein (Stadtschulinspektor)	Elberfeld 1888

Zunächst stand **Albert Gutzmann** diesen Kursen kritisch gegenüber. Er plädierte dafür, dass Kinder mit sprachlichen Problemen keinen besonderen Unterricht benötigen, sondern dass *„in den Unterrichtsstunden besondere Sorgfalt und Aufmerksamkeit"* von Seiten der Lehrer*innen dafür ausreichend wären (Gutzmann, 1884:25). Darum müsste die fachliche Ausbildung von Lehrer*innen verbessert werden. Dann aber vollzog Gutzmann einen Wandel und wurde innerhalb eines Jahres zum Verfechter der Heilkurse. Vermutlich ist es, wie Teumer feststellt, *„ein wesentliches Moment dafür, die Heilkurse über das Land verteilt einzurichten, in speziellen und ein-*

maligen personellen und fachlichen Konstellationen". Der Aufbau und die Umsetzung der Heilkurse ist auf die einmalige Konstellation von Vater und Sohn zurückzuführen, der eine Pädagoge (Albert Gutzmann), der andere Mediziner (Hermann Gutzmann), die damit den Grundstein für die Sprachheilkunde und Logopädie legten (Teumer, 1997:127).

So begannen die Gutzmanns ihre Kurse. Es waren 100 Übungsstunden vorgesehen, die sich über einen Zeitraum von sechs Monaten erstreckten. *„Die Kurse wurden anfangs außerhalb der Schulzeit abgehalten, später z. T. in diese hineinverlegt und zwar meistens in die letzte Schulstunde"* (Hansen, 1929:32). Neben dem Hauptkurs gab es noch Nebenkurse, falls das Ergebnis, symptomfreies Sprechen, noch nicht erreicht wurde (Hansen, 1929). Aber es fanden auch außerschulische Kurse in den Ferien oder in Form von zusätzlichen Schulstunden statt. Auch der *„Besuch der Eltern im Kursus wurde gerne gesehen."* (Hansen, 1929:32). Zwölf Kinder nahmen an einem Kurs teil. Am Ende des Kurses stand eine Prüfung: *„Jedes einzelne Kind mußte deklamieren, erzählen, antworten, vorlesen, das Gelesene erzählen, Bestellungen machen und auch Fragen an die anderen Kinder stellen. Es mußte auch Fragen von anderen Leuten als dem Kursleiter beantworten. Es wurde beobachtet, ob das Kind nur zufällig nicht anstieß, oder gar keine Symptome des Stotterns mehr bemerkbar waren, ob es infolge Übung das Stottern nur unterdrücken konnte oder ob es völlig frei war."* (Gutzmann zitiert nach Hansen, 1929:38). Die Prüfung fand stets *„öffentlich in Gegenwart der Eltern, der vorgesetzten Behörden u.s.w."* statt (A. Gutzmann, 1893:336).

Zunächst gab es ein überaus positives Echo auf die durchgeführten Stotterheilkurse. Die Ergebnisse waren außerordentlich gut und wurden von Albert und Hermann Gutzmann statistisch ausgewertet. So konnten in den Jahren 1886-1895 in 46 Städten *„72,7 % der 1291 stotternden Kinder geheilt, 23,6 % gebessert und nur 3,7 % nicht geheilt und auch nicht gebessert werden"* (Braun & Macha-Krau, 2005:55). Spätere Statistiken sprechen von einer sehr viel geringeren Erfolgsquote (Voigt, 1954). Voigt macht darauf aufmerksam, dass es eine Diskrepanz bei der Bewertung von Therapieerfolgen von Albert und Hermann Gutzmann gab. Diese Diskrepanz zwischen den *„geheilten Privatfällen im Verhältnis zur Zahl der poliklinischen Fälle"* beschrieb Gutzmann als *„Kein sehr glückliches Resultat"* (Voigt, 1954:23). Hansen (1929) vermutete, dass sich Fehler in der Statistik eingeschlichen haben und die Abschlussprüfungen nicht mit der nötigen Sorgfalt durchgeführt wurden. Es wird eine sehr kontroverse Debatte über die Misserfolge der Heilkurse geführt. Von organisatorischen Mängeln wie zu kurze Kursdauer, unregelmäßige Kursbesuche und ungünstige Kurszeiten war die Rede. Aber auch die mangelnde Mitarbeit der Eltern wurde angesprochen und Durchführungsfehler bei der Organisation der Kurse wurden für Misserfolge verantwortlich gemacht (Hansen, 1929). Kritik wurde auch an der Methode selbst geübt. Hermann Gutzmann verteidigte die Methode: *„Es ist keine leere Form, die abgeleiert werden soll, keine ‚Sprachgymnastik'. Durch nichts wird die Seele des Verfahrens so schnell ausgetrieben, als durch mechanisches Arbeiten."* (Gutzmann zitiert nach Hansen, 1929:39). Hansen selbst war überzeugt, dass die Gutzmannsche Methode tatsächlich in vielen Kursen des Reiches zu einem „mechanischen Drillverfahren" verkam (Hansen, 1929) und begründete dies so: *„Das Gutzmannsche Heilverfahren in der Hand des Durchschnittslehrers, der es betrieb wie sonst ein Schulfach, in dem es auf gehöriges Üben ankam (Schreiben, Zeichnen, Turnen), hatte grundsätzlich versagt, weil es dem Wesen der Krankheit nicht angemessen war."* (Hansen, 1929:40). Diese Mängel begünstigten die Entstehung von Sprachheilklassen. Und Albert Gutzmann, der bis dahin kein Anhänger von Sonderklassen oder -schulen war, schlug jetzt für *„die kleinen stotternden Schulrekruten"* besondere Klassen für das erste Schuljahr vor. Der Unterricht sollte getrennt von den anderen Schüler*innen durchgeführt werden (Braun, 1997:115). Damit wurde der Weg über die ersten Sprachheilklassen hin zur Sprachheilschule bereitet.

4.1.3 Die Ausbildung der Therapeuten

Der therapeutische Nachwuchs wurde mehrheitlich von **Albert und Hermann Gutzmann** ausgebildet. Allerdings gab es auch Interessent*innen, die *„sich bei dem bekannten Stimmbildner Professor Engel in Dresden (haben) ausbilden lassen."* (Rössler, 1962:48).

Seit 1888 oder 1889, die Datierung schwankt, hielten **Albert und Hermann Gutzmann** regelmäßig vierwöchige **„Lehrkurse über Sprachstörungen für Aerzte und Lehrer"** (Gutzmann, 1894:355). Der Lehrkurs umfasste einen theoretischen und einen praktischen Teil: *„Der theoretische Teil besteht in den von mir täglich gehaltenen Vorlesungen, die den Kursisten zunächst in die Sprachphysiologie einführen. Es kann nicht genug betont werden, dass die genaue Kenntnis der Sprachphysiologie für das spätere gedeihliche Wirken von größter Bedeutung ist. Dann werden die einzelnen Sprachstörungen mit Berücksichtigung aller dabei vorkommenden Besonderheiten genau besprochen, die einzelnen Erscheinungen an stotternden und stammelnden Schulkindern demonstriert. Gleich von Anfang an müssen die Kursisten sich bemühen, die Einzelheiten eines Falles möglichst genau zu erkennen. Dazu bekommen sie im praktischen Teile des Kursus je 2 bis 3 sprachgebrechliche Kinder überwiesen und haben den zu jedem Kinde gehörigen Aufnahmebogen auszufüllen. (...) Mit den ihm übergebenen Kindern hat dann der Kursist unter meines Vaters und meiner Leitung die vorgeschriebenen Übungen zu machen, so dass er am Ende des Kursus sich auch einigermaßen ein Urteil bilden kann über das, was er an den ihm übergebenen Kindern mittels der Methode erreicht hat."* (H. Gutzmann, 1893:337).

Im Laufe der Zeit wurden die Kurse in Hinblick auf die Anzahl der Teilnehmer*innen und den Beginn immer flexibler gestaltet. Der Austragungsort aber blieb die 1891 gegründete **„Poliklinik für Sprachstörungen"**. Begründung dafür war, dass – so Albert und Hermann Gutzmann (1892:95) – *„das ausgezeichnetste Material in jeder Beziehung"* zur Verfügung stand. Die sogenannten Kursisten mussten 30 Mark als Kursgebühr entrichten und verpflichteten sich, *„mindestens volle vier Wochen praktisch in der Poliklinik zu arbeiten"* (Gutzmann & Gutzmann, 1892:95).

Die Lehrkurse waren äußerst begehrt und erfreuten sich über die preußischen Grenzen hinweg großer Beliebtheit. So wurde aus Halle/Saale berichtet: *„Die ersten ‚Sprachheillehrer' in Halle wurden von der Stadtverwaltung zu dem Altmeister der Sprachheilkunde, Albert Gutzmann, nach Berlin entsandt, der im Auftrage des Kultusministeriums Ausbildungskurse für Lehrer abhielt, welche die Stotterheilkurse leiten sollten. Diese Ausbildungskurse dauerten vier Wochen. Die beiden ersten halleschen Lehrer waren 1907 in Berlin."* (Rössler, 1962:48).

Bis Ende 1890 sind fünf Kurse mit 125 Teilnehmer*innen abgehalten worden. Albert Gutzmann zog in der **„Medizinisch-pädagogischen Monatsschrift für die gesamte Sprachheilkunde"** folgende Bilanz: *„rechnen wir die Nichtpreussen – einen japanischen Arzt, zwei Schweizer Aerzte, einen Lehrer aus Gotha, einen Taubstummenlehrer aus Luxemburg, einen Lehrer aus dem Wald'schen, einen aus Russland und eine Sprachlehrerin aus Nord-Amerika ab, so verbleiben auf Preussen allein 117, wovon einer Arzt (Berlin), einer Prediger und die anderen Lehrer waren und zwar: 2 Kandida-*

ten des höheren Schulamts, 2 Rektoren, 5 Hauptlehrer, 1 Erziehungs-Inspektor einer Idioten-Anstalt, 1 Taubstummenlehrer und 104 Volksschullehrer." (A. Gutzmann, 1891:10).
Nach Beendigung der Ausbildung *„kehren sie in ihre Heimat zurück und richten dort einen Kursus für sprachgebrechliche Kinder ein. Meist werden in solchen Kursen 8-10 Kinder genommen, die täglich ein bis zwei Stunden 3 bis 4 Monate lang mit den Übungen behandelt werden. Am Schlusse des Kursus findet eine öffentliche Prüfung statt, deren Ergebnis in dem Zentralblatt für diese Bestrebungen, in der Monatsschrift für die gesamte Sprachheilkunde, veröffentlicht wird."* (H. Gutzmann, 1893:338).
Die Zahl der Auszubildenden stieg rasant und erreichte Kapazitätsgrenzen. Um möglichst vielen Interessierten die Ausbildung zu ermöglichen, setzten Albert und Hermann Gutzmann ehemalige Kursist*innen als Multiplikator*innen ein.

4.1.4 Die Frühbehandlung

„Ein Kind ist in seiner allgemeinen Entwicklung völlig normal. Nur die Sprache will sich nicht einstellen. Das Kind wird 3, ja 4 Jahr alt und spricht immer noch nicht. Die Eltern konsultieren den Arzt. Er schneidet dem Kinde das Zungenbändchen durch. Natürlich wird der Zustand dadurch nicht besser. Man glaube ja nicht, dass dies ein erdichteter oder ein Ausnahmefall sei. Sie können in meinen poliklinischen Listen derartige Anamnesen dutzendweise nachlesen. Nun wird das Kind für geistig abnorm gehalten. Es versteht alles, aber es will nicht recht sprechen. Und wie leicht ist es, hier zu helfen. Versteht der Arzt auch nur etwas von Sprachentwicklung, so muss er wissen, dass das motorische Sprachzentrum sich zu sehr verschiedener Zeit entwickelt, dass die Sprechlust bei den Kindern äusserst verschieden ist, dass man aber auch diese Sprechlust, d. h. die Lust an der Bewegung der Sprechwerkzeuge, leicht erwecken kann durch geeignete Hilfsmittel".
(H. Gutzmann, 1893:370)

In der Literatur finden sich bis Ende des 19. Jahrhunderts keine Hinweise auf eine Behandlung von Kindern im Alter von drei Jahren bis zur Einschulung. Gutzmann jun. sieht als Ursache von Sprach- und Sprechstörungen im Kleinkindalter in erster Linie die *„Umwelt"* des Kindes, also *„die Eltern und Erzieher"* an (Gutzmann, 1929:37). Andererseits können aber auch organische Störungen wie Taubheit, Blindheit, Lippen-Kiefer-Gaumenspalten dafür verantwortlich sein (Gutzmann, 1929). Bezüglich des Behandlungsbeginns war Gutzmann der Auffassung, dass *„im allgemeinen nicht vor dem 4. bis 6. Jahr"* eine systematische Therapie einzuleiten wäre (Gutzmann, 1929:40). Bei sprachgestörten Kleinkindern setzt er auf Prophylaxe und rät zur Aufklärungsarbeit für Eltern: *„Wir geben nicht nur den Eltern dieses Merkblatt, sondern wir erklären es ihnen auch und machen sie auf die Sprachfehler bzw. die Sprachungezogenheiten, die sie selber an sich haben, aufmerksam."* (Gutzmann, 1929:40).

Schon 1904 denkt Hermann Gutzmann über die Einbeziehung der Kindergärten zur Statistikerhebung von Sprach- und Sprechstörungen nach, da in den Großstädten immer häufiger Kindergärten anzutreffen sind. Die Einrichtung von Kindergärten geht auf den Pädagogen **Friedrich Fröbel** (1782-1852) zurück. Fröbel konzipierte eine völlige Neuausrichtung der Kleinkindererziehung. In seinen pädagogischen Vorstellungen steht das Kind mit seinen Entwicklungsbedürfnissen im Mittelpunkt. Fröbel entwickelte zahlreiche Beschäftigungsmaterialien, Bewegungsspiele und Spielzeug, das die Kinder in ihrer Entwicklung unterstützte. Er bewertete sein Material außerdem als *„wünschenswerte Ergänzung für die vorschulpflichtigen Jahre des Kindes und die in dieser Zeit ganz besonders eigenartigen Sprachstörungen"* (Gutzmann, 1904:355). In den Kindergärten sah **Gutzmann** die Möglichkeit, Kinder sprachlich zu fördern, weil ein Kind in diesem Alter *„meist noch kein besonderes Bewusstsein seines Uebels hat und weil demnach in jener Zeit auch die psychischen Depressionserscheinungen fehlen"* (Gutzmann, 1904: 357). Für sehr wichtig hält Gutzmann auch eine Fortbildung für Kindergärtnerinnen, damit sie die Kinder in ihrer Sprachentwicklung unterstützen. Für besonders geeignet hält er die *„Fröbelschen Vorschriften, besonders seine reizenden Kindervers'chen"*, die, bei entsprechender Anwendung, *„der Entstehung von Sprachstörungen"* entgegen wirken können (Gutzmann, 1904:357).

Anders handhabte man es in Sachsen-Anhalt: *„In Halle bestanden seit dem Jahr 1907 u. a. auch Kurse für sprachleidende Kinder im Vorschulalter. In diesen Kursen wurden Kinder aufgenommen, die zum nächsten Ostertermin schulpflichtig wurden. Man erstrebte dadurch Frühbehandlung. Diesen Gedanken hatte man von Hannover und Kiel übernommen, die damals gute Ergebnisse damit erzielt haben sollen."* (Hansen, 1929: 44). Rektor Breitbarth aus Halle a.d. Saale urteilte 1909: *„Viel günstiger als bei den schulpflichtigen Kindern waren die Erfolge bei den vorschulpflichtigen Kindern. Nach meiner Überzeugung empfiehlt es sich, dem Übel möglichst früh entgegenzutreten. Ob dies unter allen Umständen vor der Schulzeit geschehen muß, möchte ich nicht ohne weiteres behaupten."* (Breitbarth zitiert nach Rössler, 1962:46). Das war schon sehr vorausschauend gedacht, wurde aber erst sehr viel später umgesetzt. Auch **Flatau** berichtete über die von ihm eingerichtete kindergartenähnliche Beobachtungsstation an der Charité in Berlin, um kindliche Sprach- und Sprechstörungen zu diagnostizieren. Phoniatrisch geschulte Helferinnen wurden auf der Station eingesetzt, um die Arbeit von Ärzten zu unterstützen. Diese Stationen empfahl er auch den Kinder- und Nervenkliniken (Flatau, 1929).

Im Jahr 1929 traf sich in Halle a.d. Saale die Arbeitsgemeinschaft für Sprachheilpädagogik. Ein Thema der Tagung war die Entwicklung des Kleinkindes, dazu hielt Professor **H. Gutzmann jun.** den Vortrag *„Das sprachunfertige Kleinkind"* und Professor **M. Nadoleczny** referierte über *„Das stotternde Kleinkind und seine Einschulung"*.

In seinem Vortrag erläuterte Gutzmann jun. seine Vorstellungen von der klinischen Versorgung sogenannter sprachunfertiger Kinder: *„Da wir aber gesehen haben, daß die Sprachentwicklung des Kindes nicht nur an der Sprachfertigkeit allein zu beurteilen ist, sondern daß dazu auch immer eine sorgfältige Betrachtung der Gesamtpersönlichkeit des Kindes in seiner Entwicklung und seinen sonstigen Äußerungen gehört, kam für das Kind selbst nur eine klinische Aufnahme in Frage. In der Charité ist das unmöglich (...) Wir (Prof. Flatau und ich) haben uns nun so geholfen, daß wir für die Kleinkinder einen Kindergarten eingerichtet haben. (...) Hier sind die Kinder mehrere Stunden des Tages unter fachmännischer Aufsicht. Die Eltern sind dabei. Ebenso kann der Arzt hier Einblicke tun, die er sonst nie und nimmer haben würde"* (Gutzmann zitiert nach Hasenkamp, 1930:41). **Hermann Gutzmann jun.** verwies auch auf die glückliche Situation, in der sich Dr. Loebell in Marburg befand: *„Er ist wohl der einzige Spracharzt an einer Universitätsklinik, der jederzeit 5-10 Betten für seine Zwecke zur Verfügung hat."* (Gutzmann, 1929:41).

4.2 Versorgung sprachgestörter Menschen

Das Sprachheilwesen hatte sich Anfang des 20. Jahrhunderts auf mehreren Ebenen entwickelt. An einigen Universitätskliniken entstanden Ambulatorien für Stimm- und Sprachgestörte. Neben den sogenannten Stotterheilkursen eröffneten die ersten Sprachheilklassen und diese wurden von den Sprachheilschulen abgelöst. Daneben gab es auch schon private niedergelassene Sprachtherapeuten. Aber, so beklagte es der Sprachheilpädagoge Hans Hild: *„Kommunen mit weniger als 40000 Einwohnern und ländliche Gebiete blieben nahezu unberücksichtigt"* von der sprachtherapeutischen Versorgung (Hild zitiert nach Becker & Braun, 2000:13). In Städten mit einer ansässigen Sprachheilschule bemühten sich engagierte Sprachheilpädagogen, für Jugendliche auch Angebote nach dem Schulabschluss zu schaffen: *„Jugendpflegeabende in Halle a. S., Jugendclubs in Berlin und zwanglose Zusammenkünfte in Hamburg. Straffer organisierte Formen an Fürsorgeeinrichtungen hatte Berlin seit dem 1. April 1929 in Form von ‚wahlfreien Berufsschulklassen für die schulentlassenen sprachgestörten Jugendlichen' geschaffen. Eine Berufsschulklasse für sprachgestörte Mädchen existierte seit Ostern des gleichen Jahres in Hamburg. Des Weiteren fanden in Berlin Erwachsene in einem wöchentlich abgehaltenen zweistündigen Abendkursus an der Taubstummenanstalt Hilfe. Der Sprachheilverein ‚Demosthenes' konstituierte sich."* (Becker & Braun, 2000:13).

4.2.1 Der Beginn der Institutionalisierung

Im 18. Jahrhundert erfährt die Heilkunde eine grundlegende Veränderung, hervorgerufen durch die klinische Medizin und die Einführung der diagnostischen Untersuchungsmethoden auf naturwissenschaftlicher Grundlage.
Prägend für die europäische Medizin waren folgende Entwicklungen:

- *„Die institutionelle und zugleich kulturelle Tatsache, die Michel Foucault die Geburt der Klinik genannt hat: die Reform der Krankenhäuser in Wien und Paris, die mit der Verallgemeinerung explorativer Techniken wie der Perkussion (Auenbrugger, Corvart) und der mittelbaren Auskultation (Laennec) und mit der systematischen Verknüpfung anatomisch-pathologischer Daten und einer Beobachtung der Symptome einhergeht.*
- *Das Fortbestehen und die Weiterentwicklung einer reflektierten Skepsis im Bereich der Therapie in Österreich und Frankreich, deren Bedeutung die Arbeiten Ackerknechts hervorgehoben haben.*
- *Die Entstehung der Physiologie als eigenständiger medizinischer Disziplin, die sich zunehmend von ihrer Unterordnung unter die klassische Anatomie befreit und – kaum richtig gewohnt, ihre Probleme auf der Ebene des Gewebes zu formulieren – noch nicht ahnend, dass diese sich schon bald auf der Ebene der Zelle stellen werden, einer Disziplin schließlich, die in der Physik und der Chemie nach Modellen und Hilfsmitteln sucht."*
  (Canguilhelm, 1979:13)

Angetrieben von diesen Entwicklungen wandelt sich das **„Hospital"** zum modernen Krankenhaus. Unterstützende Faktoren dieses Entwicklungsstranges sind die Ärzte. Sie bekunden ihr *„Interesse am Krankenhaus, als sie es für medizinische Ausbildungs-, Lehr- und Forschungszwecke*

entdecken ..." (Bischoff, 1992:74). Ein anderer Faktor ist die Industrialisierung und die damit verbundene demografische Entwicklung. Der industrielle Aufschwung der Gründerzeit begünstigt den Neubau von Krankenhäusern und Universitätskliniken. Davon profitieren auch die jungen klinischen Fächer. Sie werden institutionell eingebunden und erhalten entsprechende Gebäude oder Räumlichkeiten. Gründungen von Kinderkliniken oder Augenkliniken werden auf Initiative von privaten Stiftervereinen oder von Ärzt*innen selbst veranlasst. Erst am Ende des 19. Jahrhunderts übernimmt der Staat die Verantwortung und errichtet entsprechende Fachkliniken an den Universitäten.
Zunächst ergreift **Hermann Gutzmann sen.** die Initiative und finanziert aus eigenen Mitteln das 1891 eröffnete **Ambulatorium für Sprachkranke**. Erst 1907 wird das Ambulatorium der medizinischen Fakultät der Friedrich-Wilhelm-Universität zu Berlin (heute Humboldt-Universität) angegliedert und bezieht die Räume der III Medizinischen Klinik der Charité und firmiert dort als **„Ambulatorium für Stimm- und Sprachstörungen"**.

Im Januar 1905 habilitierte sich Hermann Gutzmann sen. mit dem Thema **„Die Atembewegungen in ihrer Beziehung zu den Sprachstörungen"** im Fach der Inneren Medizin. Auf dieser Grundlage gelang es ihm, ein neues Fachgebiet an der Berliner Charité, die Phoniatrie, zu

Hermann Gutzmann sen. (1865-1922) – Kurzbiografie

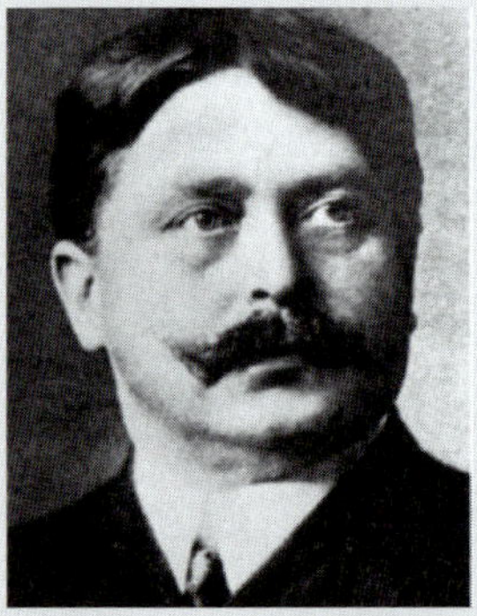
Hermann Gutzmann sen.

Hermann Gutzmann wurde am 29.1.1865 in Bütow geboren. Er legte sein Abitur in Berlin ab und studierte anschließend Medizin. 1887 promovierte er „Über das Stottern". Seine Approbation erhielt er 1888. Seine Assistentenzeit begann er bei dem bekannten Chirurgen Professor Ernst von Bergmann im Städtischen Krankenhaus Am Friedrichshain in Berlin. Er arbeitete als praktischer Arzt und eröffnete 1891 aus eigenen Mitteln eine Ambulanz für Sprachgestörte. Im selben Jahr gab er mit seinem Vater Albert Gutzmann die „Medizinisch-pädagogische Monatsschrift für die gesamte Sprachheilkunde" heraus. Im Januar 1905 habilitierte sich Hermann Gutzmann mit dem Thema „Die Atembewegungen in ihrer Beziehung zu den Sprachstörungen " an der Berliner Universität und schuf damit das neue Fachgebiet Phoniatrie. Hermann Gutzmann hat mit seinen wissenschaftlichen Veröffentlichungen zu den unterschiedlichsten Gebieten der Stimm-, Sprech- und Sprachstörungen den Grundstein gelegt für die interdisziplinäre Zusammenarbeit unterschiedlichster Disziplinen wie Medizin, Pädagogik, Linguistik/Phonetik. In zahlreichen wissenschaftlichen Arbeiten, Referaten und Lehrbüchern hat er sein Wissen publiziert und in Vorträgen auf Kongressen präsentiert. Dieses Wissen basierte auch auf seinen eigenen therapeutischen Erfahrungen in den Bereichen der Therapie von Redeflussstörungen und Aphasie.

etablieren. Seine Antrittsvorlesung am 30. Januar 1905 lautete: **„Die Sprachstörungen als Gegenstand des klinischen Unterrichts".** Im Jahr 1912, Hermann Gutzmann sen. war inzwischen zum Professor ernannt, holte ihn Professor Gustav Killian an die Universitätsklinik für Hals- und Nasenkranke der Charité, damit *„verfestigte sich vermutlich die Affinität zur Hals-Nasen-Ohrenheilkunde"* (Becker & Braun, 2000:16).

Diese Entwicklung schuf das Fundament für die klinische Etablierung der Phoniatrie als eigenständiges medizinisches Fachgebiet: *„Die Universitäten und ihre phonetischen und klinischen Institute übernehmen in den Nachkriegsjahren die Führung und werden Mittelpunkt für die theoretische und praktische Erforschung der logopädischen Probleme. Die zum akademischen Lehrfach erhobene Sprechkunde und die experimentelle Phonetik erweitern das Arbeitsgebiet der Sprachheilkunde; die Ergebnisse der Psychoanalyse und der Individualpsychologie führen zu neuen sprachtherapeutischen Methoden."* (Dirr, 1930:69).

Neben Berlin entstanden auch in anderen Städten Ambulatorien für Stimm- und Sprachkranke: Hamburg (Panconcelli-Calzia), Königsberg (Sokolewsky), Münster (Berger), Marburg (Loebell), Frankfurt/M. (Kickhöfel), Erlangen (Scheibe; Brock; Geissler), Heidelberg (Berendes), München (Nadoleczny), Freiburg (Schilling). Diese Ambulatorien wurden von Ärzten aufgebaut und geleitet.

Im sächsischen Chemnitz wurde ein anderer Weg eingeschlagen. 1918 erließ die sächsische Landesregierung eine Verordnung zur Verpflichtung der Lehrer*innen zur Fortbildung in der Stimmbildung und beauftragte den Volksschullehrer **Georg Zöppel** (1892-1963), diese Fortbildung umzusetzen. **Zöppel** selbst hatte Stimmprobleme und begab sich zu **Eduard Engel** nach Dresden in die Therapie. Nach erfolgreicher Therapie begann er sich fortzubilden. *„Er erhielt eine fachkompetente Ausbildung durch die beiden Gutzmannschüler Panconcelli-Calzia in Hamburg und Hugo Stern in Wien. Die Stadt Chemnitz besorgte auch die modernste Technik, so dass Georg Zöppel qualifizierte Stimmuntersuchungen durchführen konnte."* (Zehmisch, 2005:78). **Georg Zöppel** leitete von 1926-1963, zunächst nebenamtlich, die „Arbeitsstelle für Stimmpflege". Später entwickelte er daraus das „Institut für Stimm- und Sprachpflege", dessen Direktor er wurde. Durch Reihenuntersuchungen für Schulkinder, Beratung und Behandlung von Stimm- und Sprachgestörten, Aufklärungsvorträge sowie die Mitarbeit in den verschiedenen Fachgremien erwarb sich Georg Zöppel hohe Anerkennung bei den damals bekannten Phoniatern Hermann Gutzmann jun., Helmut Loebell, Gottfried Arnold und Emil Fröschels (Zehmisch, 2005:78).

Die Sprach-, Sprech- und Stimmheilkunde basiert auf dem Wissen unterschiedlichster Disziplinen und ist Ende des 19. Jahrhunderts stark von Medizinern mit einem hohen therapeutischen Interesse geprägt. So beschreibt Gutzmann sen. (1912) sein therapeutisches Vorgehen bei den unterschiedlichsten aphasischen Störungen. Jean Nadolovitch, Arzt und ausgebildeter Opernsänger, zeigt großes Interesse an der Therapie von Stimmstörungen.

4.2.2 Die Berliner und die Wiener Schule

Die natur- und geisteswissenschaftlichen Strömungen des 19. und 20. Jahrhunderts brachten theoretische Ansätze hervor, die als Schulen bezeichnet werden können. Ihre Mitglieder sehen sich als solche und werden im Sinne der jeweiligen Schule sozialisiert. Allen Schulen gemeinsam

weiter → S. 81

EXKURS

Das Ambulatorium für Stimm- und Sprachkranke an der Charité

Berlin, die Heimat von Albert und Hermann Gutzmann sen., war Ende des 19./Anfang des 20. Jahrhunderts das Ausbildungs- und Forschungszentrum für alle Lehrer*innen und Mediziner*innen, die sich für Sprach-, Sprech- und Stimmtherapie interessierten. Exemplarisch wird dies am Aufbau des Ambulatoriums für Stimme und Sprache an der Charité aufgezeigt.

Als Hermann Gutzmann sen., der seit vielen Jahren das Ambulatorium leitete, 1922 plötzlich verstirbt, übernimmt **Harold Zumsteeg** (1874-1963) bis 1924 die Leitung des Ambulatoriums. Ihm folgt dann 1924 **Hermann Gutzmann** jun. (1892-1972). Seine engsten Mitarbeiter sind **Theodor Simon Flatau** (1860-1937) und der Phonetiker **Franz Wethlo** (1877-1960). Da Flatau der ältere und erfahrenere Kollege ist, übernimmt er 1927 die Leitung des Ambulatoriums. Die Schwerpunkte zu diesem Zeitpunkt sind: *„Wir finden da die Einzelbehandlung und den Unterricht zurückgebliebener Kinder des vorschulpflichtigen Alters, phoniatrische Arbeit an schwerhörigen Kindern, Übungsbehandlungen bei einigen aphasischen Störungen Erwachsener, bei Kindern mit Littlescher Krankheit und von einigen Seiten der Erzeugung der Ersatzstimme bei Kehlkopflosen."* (Flatau, 1929:68).

Als 1933 die Nationalsozialisten die Macht erlangen, wird Flatau entlassen, weil er Jude ist (Kap. 5). Daraufhin übernimmt Hermann Gutzmann jun. wieder die Leitung des Ambulatoriums. Nach wie vor hat die Einrichtung große finanzielle Probleme, denn die Vergütung der Therapien ist völlig unzureichend (zur Vergütung siehe Beispiel Gebührentarife des Ambulatoriums für Stimm- und Sprachstörungen der Charité).

Gutzmann jun. wagt einen Vorstoß und bittet um die Verstaatlichung. Er schreibt dazu an den Reichs- und preußischen Minister für Wissenschaft Erziehung und Volksbildung und stellt einen „Antrag auf Verstaatlichung

Gebührentarife des Ambulatoriums für Stimm- und Sprachstörungen der Charité

1. „Pat. mit bis zu 250,- RM monatlichem Einkommen zahlen poliklinischen Wochenbeitrag von RM 1,-.
2. Pat. mit 250,- bis 400,- RM monatlichem Einkommen und Pat. von außerhalb Groß-Berlins zahlen für die erste Konsultation RM 3,-, für jede weitere Behandlung RM 1,-.
3. Krankenkassen zahlen pro Behandlung RM 1,-.
4. Erwerbslose und Invaliden werden gegen Ausweis kostenlos behandelt.

Zu 1. und 2.

In Ausnahmefällen werden den Patienten, die trotz ihres Verdienstes in schlechten wirtschaftlichen Verhältnissen leben (kinderreiche Familien, Krankheit usw.) nach Rücksprache mit der Krankenhausfürsorgerin Zahlungserleichterungen bzw. Zahlungserlass gewährt."

(Aktenzeichen ChVD.01, 2528-2535) (zitiert nach Macha-Krau, 2004:30)

Begründung für den Antrag auf Verstaatlichung des Ambulatoriums

„Im Laufe der Jahre, bes. seit 1926, wuchs die Zahl der Patienten ständig. Es wurde immer mehr Personal eingestellt. Zur Zeit sind außer mir für die 6 Unterabteilungen 7 Personen beschäftigt. Wegen der Verschiedenheit der Behandlungsarten bzw. des Krankenmaterials ist das die Mindestzahl von Angestellten.

Die Arbeitszeit ist nur knapp bemessen. Behandlungen finden statt:

Montags von	10–14 Uhr und 18–20 Uhr
Dienstags von	8.30–14 Uhr
Donnerstags von	8.30–14 Uhr
Freitags von	10–14 Uhr und 18–20 Uhr

Die nach dieser Aufstellung zur Verfügung stehende Zeit reicht nicht aus für die Behandlung der großen Zahl von Patienten. Täglich stattfindende Sprechstunde wäre dringend erforderlich." (Akten-Nr.-Char. Dir. 2528-2538)

des seit 1907 an der Charité bestehenden Ambulatoriums für Stimm- und Sprachstörungen, Ablesekursen für Schwerhörige und Ertaubte."

Ferner lässt Gutzmann jun. das Ministerium wissen, dass für die Behandlung jedes einzelnen Patienten 20-30 Minuten Therapiezeit unbedingt erforderlich sind. Aber durch die ständig steigende Patientenzahl sei eine erfolgreiche Therapie kaum noch möglich. Er übermittelt dem Ministerium folgende Aufstellung über die Patientenzahlen und die Einnahmen aus den Therapien.

Für das Jahr 1933 stellt Hermann Gutzmann jun. eine monatliche Aufschlüsselung von Behandlungen und Neuaufnahmen an, um die Situation zu verdeutlichen.

Aufstellung über die Patientenzahlen mit den Einnahmen

Jahr	Behandlungen	Neuaufnahmen	Einnahmen
1930	10863	770	8 585,54 RM
1931	9932	717	4 562,38 RM
1932	8168	602	3 894,90 RM

(Zusammenstellung nach Akten-Nr.-Char. Dir. 2528-2538)

Monatliche Behandlungen und Neuaufnahmen für das Jahr 1933

Monat	Behandlungen	Neuaufnahmen
Januar	551	42
Februar	719	50
März	837	60
April	353	25
Mai	654	40
Juni	417	33
Juli	618	49
August	Ferien	
September	712	83
Oktober	1017	58
November	952	58
Dezember	556	24

(Zusammenstellung nach Macha-Krau, 2004:28)

Der Antrag wird am 19. März 1935 mit folgender Begründung abgelehnt: *„Diese Mehrbelastung ist bei den gegenwärtigen finanziellen Verhältnissen des Staates nicht tragbar."* (Macha-Krau, 2004:28). Im Ambulatorium arbeiten nach der Ablehnung noch Professor Gutzmann jun., der Taubstummenlehrer Herr Hierdeis, Frau Quinkler als heilpädagogische Hilfskraft und Frau Gutzmann als Sekretärin.

1937 wird die phoniatrische Abteilung an die HNO-Klinik angegliedert. Dazu beigetragen hat sicherlich die neue Gesetzgebung, d. h. die Umsetzung des „Gesetzes zur Verhütung erbkranken Nachwuchses" vom 17. Juli 1933 und die damit verbundene Aufgabe, Menschen mit einer „sogenannten Erbkrankheit zu erfassen" (Kap. 5).

Seit dem 1. September 1939 führte Deutschland einen Angriffskrieg. Im Ambulatorium erhöhten sich noch einmal die Patientenzahlen insbesondere wegen der gestiegenen Zahl von Soldaten mit kriegsbedingten Verletzungen. Hermann Gutzmann vermerkt: *„Die Arbeit auf der phon. Abt. hat sich in den letzten Monaten um 50 % erhöht. Eine weitere zusätzliche Erhöhung der Patientenzahl brachte die Behandlung von Mannschaft und Offizieren nach erfolgtem Vertragsabschluss der phon. Abteilung mit der Wehrmacht."* (Akten-Nr. Char. dir. 2528-2538).

Durch den Krieg erfuhren die Ambulanzen für Stimm- und Sprachgestörte oder die Beratungsstellen für Stimm- und Sprachpflege eine Aufwertung durch die Behandlung der Kriegsverwundeten.

Zur Situation der ambulanten Versorgung von Kindern und Menschen aus Sprechberufen liegen keine Informationen vor.

ist, dass eine *„gemeinsame Idee (Paradigma) (...) in der Forschung erprobt, auf neue Fragestellungen angewandt, mit einem Begriffsnetz ausgestattet und in Form von Publikationen mit gegenseitigen Literaturverweisen (Zitaten), durch spezielle Tagungen, eigene Zeitschriften und wissenschaftliche Gesellschaften institutionalisiert und somit kräftig vorangetrieben"* (Lück, 1996:55) wird.

Im deutschsprachigen Raum geben zwei Schulen die Richtung vor: die **Berliner Schule** (Organiker) und die **Wiener Schule** (Psychologisten).

Die **Berliner Schule** vertritt den theoretischen Ansatz, ist „streng physiologisch" orientiert und ihre Vertreter werden auch die **„Organisten"** genannt (Wendler et al., 1996:8). Sie sehen das Stottern als eine phonetische Störung. Natürlich beeinflusst diese Auffassung auch den therapeutischen Ansatz.

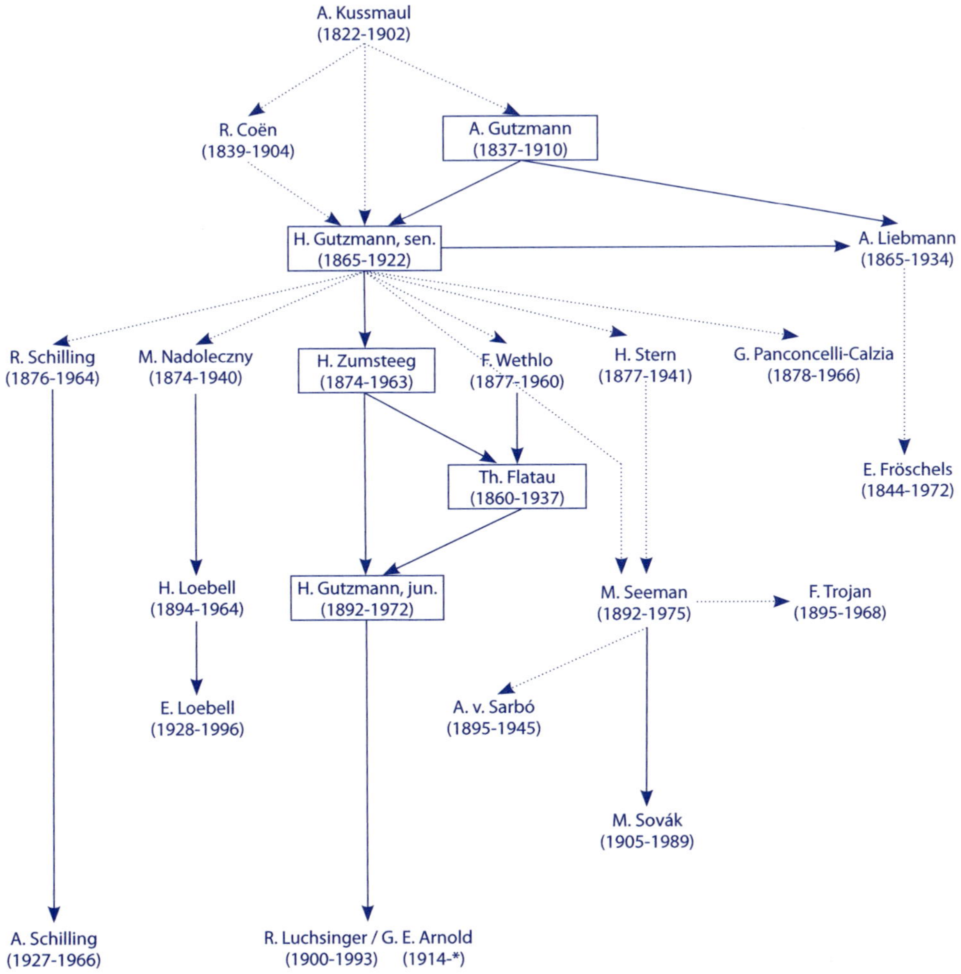

* Das Sterbejahr von G.E. Arnold konnte trotz intensiver Recherchen nicht ermittelt werden.

Beziehungsstruktur der „Berliner Schule" (Braun, 1997:119)

Die **Wiener Schule** verfolgt einen anderen Ansatz. Hier steht der wissenschaftstheoretische Ansatz von der Stufentheorie des Stotterns von Emil Fröschels im Mittelpunkt. Ausgangspunkt der Therapie ist für Emil Fröschels (1884-1972) das Bewusstsein des Betroffenen für die Störung des Redeflusses. Anhänger*innen der Wiener Schule verfolgten psychologische Begründungskonzepte, die von der Individualpsychologie beeinflusst sind. Der Therapieansatz ist heilpädagogisch-psychotherapeutisch zu verorten. Die Mitglieder der Wiener Schule werden als „Psychologisten" bezeichnet (Wendler et al., 1996:8).

Persönlichkeiten der Wiener und Berliner Schule (nach Wendler, 1979:16)

Die Wiener und die Berliner Schule (Wendler, 1979, 16)		
	Berliner Schule (Organiker)	**Wiener Schule (Psychologisten)**
Lehrer/Vorbilder	Adolf Kussmaul (Internist) Albert Gutzmann (Pädagoge)	Victor Urbantschitsch (Otologe) H. Liepmann (Neurologe)
Begründer	Hermann Gutzmann, sen.	Emil Fröschels
Schüler	M. Nadoleczny, H. Gutzmann jun., H. Zumsteeg, R. Schilling, M. Seeman, H. Stern, R. Sokolowsky, J. S. Greene, G. Panconcelli-Calzia, R. Imhofer, F. Wethlo, A. v. Sarbó	R. Segré, D. Weiss, G. E. Arnold, H. Freund, E. Freud, I. Stein, F. Hogewind, A. Mitrinowicz-Modrzejewská

Fundament beider Schulen ist die enge Zusammenarbeit zwischen Mediziner*innen und Pädagog*innen. In Berlin sind es der Pädagoge **Albert Gutzmann** und der Mediziner Hermann Gutzmann sen. In Wien sind es der Mediziner Emil Fröschels und der Pädagoge **Cornelius Rothe** (1880-1931), die erfolgreich zusammenarbeiten. Beide Schulen sind zu ihrer Zeit führend und genießen in der ganzen Welt eine hohe Reputation. Interessierte Mediziner*innen und Pädagog*innen kommen, um sich fortzubilden.
Schulgründungen basieren nicht nur auf der Initiative einer einzelnen Person, sondern sind auch Resultat der Beteiligung vieler interessierter Mediziner und Pädagogen. Allerdings sind Persönlichkeiten, die Initiative und Führung übernehmen, also zentrale Leitfiguren, für den Erfolg unabdingbar, wie man an den zahlreichen Leitfiguren der **Berliner** als auch der **Wiener Schule** ablesen kann (siehe Tab.).

4.2.3 Die Logopädin Ernestine Freud gibt Einblicke in ihre Ausbildung

Leider gibt es sehr wenige Hinweise darauf, wie die ersten Logopäd*innen ausgebildet wurden, da diese Ausbildung nur sporadisch erfolgte und zudem von der Persönlichkeit des jeweiligen Leiters inhaltlich geprägt und kaum dokumentiert wurde. Eine Ausnahme bilden die Aufzeichnungen von **Ernestine Freud** über ihre Ausbildung zur Logopädin in Wien bei Professor Fröschels, die sie 1926 als 30-Jährige begann: *„Die Ausbildung war rigoros. Jeden Morgen musste ich um neun in der Klinik sein und bis Mittag arbeiten. Für den Nachmittag wurden ausgewählte Texte zugewiesen. Dr. Fröschels hatte einen Vertrag mit dem öffentlichen Schulsystem. Kinder mit*

Sprech-, Sprach-, Stimm- und Gehörstörungen wurden in eigenen Klassen unterrichtet. Jeden Tag brachte ein Lehrer oder eine Lehrerin, die auf Kommunikationsstörungen spezialisiert war, ihre Klasse zur Klinik, wo die Schüler von Dr. Fröschels untersucht wurden. Sie saßen in einem Halbkreis um den Professor, dessen Unterricht darin bestand, die verschiedenen Fälle zu analysieren. Zu Beginn meiner Ausbildung diktierte ich die Fallgeschichten. Nach den Schulkindern wurden von verschiedenen Abteilungen des Krankenhauses zugewiesene Fälle gesichtet und mögliche Therapien erklärt. Dreimal wöchentlich gab es formelle Vorlesungen über eine große Bandbreite an Sprachstörungen wie Aphasie, Wolfsrachen, Stottern, Stimmverlust, die Folgen von Schwerhörigkeit usw. Bestimmt fehlte in diesen Vorlesungsreihen keine einzige wichtige Information über kommunikative Störungen." (Freud, 2006:115). *„Obwohl mich Fröschels mehrmals vor der gesamten Klinik als „dumme Gans" beschimpfte, wurde ich bald eine seiner Lieblingsschülerinnen, und als ich meine formale Ausbildung abgeschlossen hatte, lud er mich ein, seine – unbezahlte – wissenschaftliche Hilfskraft zu werden. Das blieb ich dann auch bis zur Besetzung Österreichs durch die deutschen Nationalsozialisten, die uns beiden den Job kostete."* (Freud, 2006:116). Sowohl Professor Fröschels als auch Ernestine Freud waren gezwungen zu emigrieren (Kap. 5). Aus dem Arbeitszeugnis, das Professor Fröschels Ernestine Freud am Ende ihrer Tätigkeit in Wien ausstellte, geht die ganze Bandbreite des damaligen Tätigkeitsspektrums einer Logopädin hervor.

Arbeitszeugnis für Ernestine Freud

UNIVERSITÄTS-KLINIK Für Ohren-, Nasen- und Kehlkopfkrankheiten –
Ambulatorium für Sprach- und Stimmstörungen (PROF. Dr. H. Neumann)
Wien, den 10. März 1938

„Frau Ernestine Freud ist in dem von mir geleiteten Sprach- und Stimmambulatorium obiger Universitätsklinik seit dem Jahre 1927 tätig. Von der praktischen Vortragskunst kommend, hat sie sich zunächst zu einem theoretisch-praktischen Kurs über Logopädie und Phoniatrie die nötigen Kenntnisse unseres Faches erworben, wofür auch ihre sehr gut bestandene Prüfung zeugt. Dann hatte sie mehr als ein Jahrzehnt lang Gelegenheit, die verschiedensten Fälle von Sprachstörungen und Störungen der Sprechstimme aufs erfolgreichste zu behandeln. Das große Material des Ambulatoriums und die weiteren Fortbildungsvorträge, an denen sich Frau FREUD gelegentlich auch selbst beteiligte, boten reichlich Gelegenheit, ihre sowohl theoretische als auch praktische Eignung für unser Fach auf deutlichste zu erweisen. Seit dem Jahr 1932 ist Frau Freud auch Universitätslektor für Atem- und Stimmbildung Sprechtechnik geworden, hatte in dieser Eigenschaft die Lehramtskandidaten der Universität zu unterrichten und hat Gelegenheit genommen, die pathologischen Fälle in Zusammenarbeit mit unserem Ambulatorium zu behandeln. Über diese beispielgebende Tätigkeit wurde des öfteren in der Literatur berichtet.

Frau FREUD erwies sich auch in mehreren wissenschaftlichen Veröffentlichungen, zahlreichen Vorträgen, wie auch in der eigenen fortgesetzten Tätigkeit als Vortragskünstlerin ihre vielseitigen Interessen und Fähigkeiten in unserem Fache, so dass sie als logopädische Therapeutin ersten Ranges aufs wärmste empfohlen werden kann."

Prof. Dr. Emil Fröschels

(Freud, 2006:116)

4.3 Stimmtherapeutische Konzeptbildungen entstehen

„In den Büchern und Schriften, welche sich mit diesem Thema befassen, ..., findet man die Anmerkung, daß häufig auch bei Phonasthenie nebenbei die Sprech- und bei Rheseasthenie die Singstimme von der Erkrankung ergriffen sei. ... Wenn sich etwa ein Sänger über die Abnahme der Kraft und Schönheit seiner Singstimme beklagt, so ist man gewohnt, Phonasthenie zu diagnostizieren, ... man muß aber dazu sagen, daß diese, ich möchte sagen, rein soziale Diagnostik nicht nach den sonst gebräuchlichen klinischen Gesichtspunkten vor sich geht und es wird sich außerdem erweisen, ... gewisse, noch unbeantwortete Fragen zu erledigen. Eine der wichtigsten scheint mir zu sein, wie es möglich ist, daß eine der beiden Stimmen in einer Lage geschädigt ist, in der anderen klaglos funktioniert."

(Fröschels, 1931:622).

Die Entstehung der Stimmheilkunde ist auf die Spezialisierung von Ärzten zurückzuführen, die sich den Problemen der menschlichen Stimme zuwandten. Unterstützung bekamen sie dabei von der Seite der Pädagog*innen und Phonetiker*innen.

4.3.1 Anfänge der Stimmtherapie

Die Beschäftigung mit der menschlichen Stimme erfolgte bis zum Ende des 19. Jahrhunderts unter medizinischen und künstlerisch-ästhetischen Aspekten. Neben den berühmten Ärzten Griechenlands, die sich mit der Ausbildung und Heilung der Stimme schon in der Antike beschäftigten, widmeten sich Redner, Schauspieler und Sänger der Leistungssteigerung und Gesunderhaltung der Sprechstimme (Kap. 1).

Im 17. und 18. Jahrhundert waren es Gesangslehrer und Rhetoriker, die sich intensiv mit der Ausbildung der Sing- und Sprechstimme befassten und ihre Erkenntnisse in zahlreichen Publikationen niederlegten: *„In einer wahren Flut von Hand- und Lehrbüchern gelangte diese Doktrin nach 1780 auf den Markt, als Teil dessen, was ich die Sprechkunstbewegung nennen möchte. Autoren, die zumeist Professoren der Rhetorik und Beredsamkeit waren, unterrichteten in der korrekten Aussprache von Buchstaben, Silben, Worten und Sätzen, untersuchten Akzente und Satzmelodien, die verschiedenen Stimmregister, Schwächen und Handicaps der Stimme, deren Physiologie und Diätetik, schließlich Gestik und Mimik."* (Meyer-Kalkus, 2001: 224).

Insbesondere der Pfarrer **H. H. Cludius** (1754-1835) und der Schriftsteller, Schauspieler und Deklamator Professor **G. A. von Seckendorff** (1775-1823) widmeten den Stimm- und Sprechstörungen ihre Aufmerksamkeit. Cludius beschrieb die Pathologie des Stimmorgans detailliert: *„Husten und Räuspern, hörbare Einziehung des Athems, Nasenrümpfen, Vorstrecken der Lippen, Lecken und Beißen auf die Lippen, Schlafköpfigkeit, Vorwärtssenken des Kopfs, wovon das >in den Bart murmeln< eine Folge ist, oder Zurückzwängen des Kopfes, so, daß Grallen davon entsteht."* (Cludius zitiert nach Meyer-Kalkus, 2001:225). Von Seckendorff charakterisiert die Pathologie des Sprechens und der Stimme als *„... das stete Belegtsein der Stimme, Räuspern, Stottern, Anstoßen mit der Zunge, Wispern, Zischeln, Schnarren, Mundart und Dialekte."* (Seckendorff zitiert nach Meyer-Kalkus, 2001:225).

Im Jahr 1887 beschrieb der Berliner Laryngologe Professor **Fränkel** detailliert eine Halserkrankung, die nicht von einer Erkältung oder Ansteckung herrührt, sondern durch *„Mißbrauch der Stimme hervorgerufen"* wurde (Ehlert, 1914: 27). Er bezeichnete sie als **Mogiphonie**.
In diese Zeit fällt auch die Beobachtung, dass die Stimme durch eine Überanstrengung gestört sein konnte. Dieses Phänomen wurde als **„Predigerkrankheit"** bezeichnet. **Theodor Flatau** nahm dies zum Anlass, um sich zu Beginn des 20. Jahrhunderts der Phonasthenie zu widmen (Flatau, 1906). Er erkannte, dass es funktionelle Veränderungen an der Stimme gibt, ohne dass pathologische oder mechanische Veränderungen vorliegen. Das war ein großer Schritt.

4.3.2 Anatomie und Physiologie der Stimme

Leonardo da Vinci fertigte um 1500 zahlreiche Kehlkopfzeichnungen an. Er stellte den Kehlkopf erstmalig in einer Seitenansicht dar, bezeichnete 24 Muskeln des Kehlkopfes (Böhme, 1983: 27) und beschrieb schon das Zusammenspiel zwischen Atembewegung und Stimmerzeugung: *„Ob das Kindlein im Körper seiner Mutter zu weinen oder irgend eine Art von Stimme zu bilden vermag? Ich antworte: nein, weil es nicht atmet und auch keine Möglichkeit zum Atmen da ist, und wo keine Atmung ist, da gibt es keine Stimme."* (da Vinci zitiert nach Habermann, 1987:75). Die Funktion der Stimmlippen war auch da Vinci noch ein Rätsel.
Um das Jahr 1600 verfasste **Fabricius ab Aquapendente** (1537-1616) eine detaillierte Abhandlung über den Kehlkopf von Mensch und Tier und schenkte den Stimmwerkzeugen besondere Beachtung. Bei seinen Beobachtungen im Inneren des Kehlkopfes entdeckt er zwei Bänder, *„die mit der dazwischen liegenden Spalte die Stimme erzeugen"* (Habermann, 1987:76).
Giovanni Domenico Santorini (1681-1737), italienischer Anatomieprofessor aus Venedig, stellte als Erster den Kehlkopf von oben dar und beschrieb den nach ihm benannten Santorini-Knorpel.
Mit der Auffassung, dass jede Gesundheitsstörung einer anatomischen Veränderung zuzuordnen sei, begründete der Arzt und Anatom **Baptista Morgagni** (1682-1771) die moderne Pathologie. Die **Morgagni-Tasche**, eine beidseitige Ausbuchtung des Kehlkopfes zwischen Taschenband und Stimmband, wurde nach ihm benannt.
Besondere Beachtung in der medizinischen Welt schenkte man der Arbeit des französischen Arztes **Antoine Ferrein** (1693-1769). Er experimentierte an herausgeschnittenen Kehlköpfen und beobachtete dabei, dass die Vibration der Stimmlippen für die Stimmerzeugung verantwortlich ist. Ferrein gilt als einer der Gründungsväter der experimentellen Stimmphysiologie (Heymann & Kronenberg, 1898:6).
Johannes Müller (1801-1858) gelangte durch experimentelle Untersuchungen zu dem Schluss, *„daß die Stimme allein durch die Schwingungen der wahren Stimmbänder entsteht."* (Habermann, 1987:6).
Mit der Ursache von Stimmstörungen beschäftigte sich in der ersten Hälfte des 19. Jahrhunderts der deutsche Arzt **Johann Friedrich Hermann Albers** in seiner 1829 veröffentlichten Monografie **Die Pathologie der Kehlkopfkrankheiten** (Habermann, 1987). *„Nervöse Kehlkopferkrankungen sind ihm (Albers) bekannt, er berichtet vom Krampf der Kehlkopfmuskeln und von verschiedenen Lähmungen, von denen einige nur mit Stimmlosigkeit einhergehen, andere dabei auch Atemnot zeigen. Als Ursache solcher Lähmungen führt er Druck auf den N. recurrens an, manchmal durch ein Aneurysma der Aorta bedingt."* (Habermann, 1987:79).

Bahnbrechend war daher 1855 die Entdeckung des Kehlkopfspiegels durch den spanischen Sänger und Gesangspädagogen **Manuel Garcia** (1780-1864). Er entstammte einer bekannten spanischen Sängerfamilie. Schon als 9-Jähriger erhielt Garcia Gesangsunterricht nach der altitalienischen Schule, die auf einer unphysiologischen Stimmschulung basierte, denn die jungen Sänger erhielten ihre Ausbildung während der Mutation. Als Folge davon war die Gesangskarriere Manuel Garcias nur von kurzer Dauer, weil seine Stimme überanstrengt war. So wandte er sich der wissenschaftlichen Gesangslehre und stimmphysiologischen Betrachtungen zu. 1855 gelang es ihm, mit einem Zahnarztspiegel die Bewegungsabläufe des Kehlkopfes beim Singen zu beobachten. Diese Beobachtung hatte nicht nur die Einführung des Kehlkopfspiegels in der Medizin zur Folge, *„sie diente Garcia, den Haböck (1927) den ‚Columbus der Stimme' nannte, vor allem zur physiologischen Orientierung der Gesangsausbildung"* (Seidner & Wendler, 1978: 12). Vor Manuel Garcia gab es bereits Versuche, das Kehlkopfinnere sichtbar zu machen. Als Vorläufer gelten **Türck** und **Czermak**. Medizinhistorisch betrachtet ist der eigentliche Erfinder des Kehlkopfspiegels der Brite Babington.

Die erste Laryngektomie am Menschen führte der Chirurg Theodor Billroth 1873 durch (Johannsen, 1995:5). Einige Jahre zuvor hatte Czerny, Oberarzt bei Prof. Billroth (1829-1894), den Versuch gewagt und bei Hunden den Kehlkopf entfernt, *„um eine von ihm entwickelte Stimmprothese im Tierversuch zu überprüfen"* (Johannsen, 1995:5).

Überlegungen, ohne Kehlkopf zu sprechen, ging schon Czermak 1859 nach (Johannsen, 1995). Es war Fränkel, der 1888 versuchte, bei einem Patienten die Ersatzstimme anzubilden, aber erst Hermann Gutzmann sen. gelang 1909 dieser Versuch. Die Bezeichnung der Ersatzstimme als „Ösophagusstimme" geht auf Prof. **Miloslav Seeman** (1892-1975) zurück.

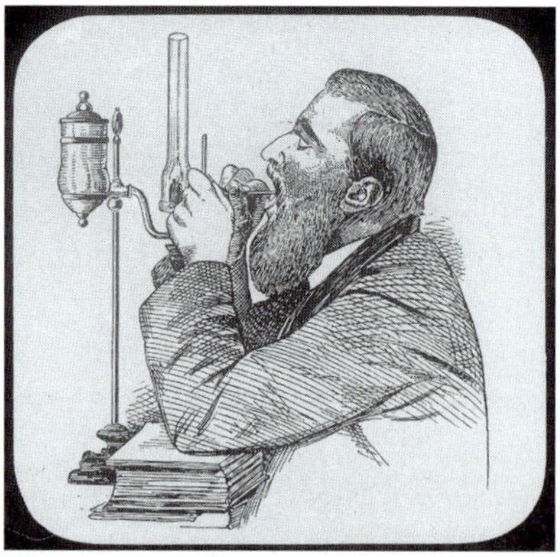

Garcia laryngoskopiert sich selbst mithilfe einer Öllampe (Historische Akustisch-Phonetische Sammlung – HAPS)

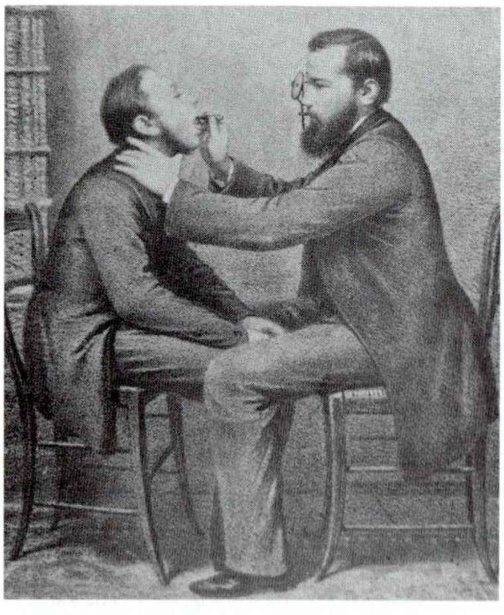

Czermak laryngoskopiert, indem er den Hohlspiegel zwischen den Zähnen hält (Historische Akustisch-Phonetische Sammlung – HAPS)

Hermann Helmholtz (1821-1894), ein Universalgelehrter, der Professuren in den Bereichen Physiologie und Pathologie in Berlin innehatte, leistete grundlegende Beiträge zum Verständnis der Physiologie und Psychologie des Hörens.
Ebenso wichtig war die Entdeckung von **Ernst Julius Richard Ewald** (1855-1921). Er konstruierte 1898 eine Gegenschlagpfeife oder auch Polsterpfeife genannt. Mit dieser Polsterpfeife wies Ewald den Mechanismus der Stimmentstehung nach.
Zu Beginn des 20. Jahrhunderts herrschten Uneinigkeit und Differenzen bezüglich der Terminologie des Kehlkopfes (Flatau, 1890). **Hermann Gutzmann sen.** gelang es, hier Klarheit zu schaffen: *„Der Ringknorpel ... als Basisknorpel, ... der Schildknorpel, ... also Spannknorpel, ... und die Gießbeckenknorpel, ..., die die verschiedenartigen Stellungen einnehmen können, heißen daher mit recht Stellknorpel."* (Gutzmann, 1906:28). Gleichfalls machte **Gutzmann sen.** auf die nach seiner Auffassung irreführende Bezeichnung der „Stimmbänder" für „Stimmlippen" aufmerksam (Gutzmann, 1906: 28). Die Funktion der Taschenfalten blieb bis in die 1930er-Jahre ungeklärt.

4.3.3 Einfluss der Gesangspädagogik und Sprechstimmbildung

Bis zum Ende des 19. Jahrhunderts wurde die Stimmbildung fast ausschließlich in einem gesangspädagogischen Kontext praktiziert. Später verlagerte sich die inhaltliche und institutionelle Ausrichtung auf die Sprechstimmbildung, der sprechkünstlerische Bestrebungen vorangegangen waren. In diesem Zusammenhang sind Martin Seydel und Emil Milan, Sprech- und Vortragskünstler, zu erwähnen. Als Lektoren für Vortragskunst unterrichteten sie Studierende aller Fachbereiche in Redekunst und Sprechweise. *„Erst Anfang unseres Jahrhunderts bricht das Bewußtsein für die Mündlichkeit vielerorts wieder hervor und findet seinen Ausdruck in verschiedenen Universitätslektoriaten: Stimmkunde (Martin Seydel, Universität Leipzig, 1900), Sprachheilkunde (Hermann Gutzmann, Universität Berlin, 1903), Vortragskunst (Emil Milan, Universität Berlin, 1905) Rhetorik (Ewald Geißler, Universität Halle, 1910)."* (Fuchs, 1996:2). Es formierte sich eine Stimmbildungsbewegung, die zunehmend einen großen Einfluss auf die Therapie von Stimmstörungen hatte. Diese Bewegung war geprägt durch das große Engagement von Persönlichkeiten, die das Fundament für die moderne Stimmtherapie legten.

Eduard Engel (1843-1926)

„Während die ärztliche Wissenschaft noch suchte, experimentierte und im Halbdunkeln nach Lösungen rang, hatte ein Praktiker, ein Stimmbildner, die ganze Frage praktisch bereits erkannt und gelöst." (Ehlert, 1914:27). Damit gemeint ist Professor Eduard Engel. Der in Hamburg geborene Eduard Engel erlernte zunächst einen kaufmännischen Beruf. Nach einigen Arbeitsjahren entschied er sich, die künstlerische Laufbahn einzuschlagen und sich in Italien zum Sänger ausbilden zu lassen. In den 1880er-Jahren kehrte er als Professor für Gesangskunst nach Deutschland zurück (Schöne, 1928:158) und behandelte vorwiegend Berufsstimmstörungen („Kommando-, Sing- und Sprechstimme") mit erheblichem Erfolg (Ehlert, 1914:28). Die Erkenntnisse aus seiner Gesangsausbildung waren die Grundlage seiner therapeutischen Arbeit. Die Stimmpflege für Lehrer*innen hatte einen hohen Stellenwert in Sachsen und so wird 1918 die Stimmbildung *„nach der von Prof. Engel (Dresden) geprägten Methode für alle Chemnitzer Lehrer zur Pflicht erklärt"* (Zehmisch, 2005:78). Bedauerlicherweise legte Engel seine Methode nie selbst schriftlich nieder.

Er war ein Praktiker und vertrat die Auffassung, dass sich gutes Sprechen und Singen nur *„von Ohr zu Ohr, von Mund zu Mund"* erlernen lasse (Liebing, 1926: 9). Er verzichtete auf *„unnötige Theorie und erfüllt vollständig die Hauptforderung, die an eine brauchbare, gute Stimmbildung zu stellen ist, d. h. sie erzielt bei denkbar geringstem Kraftaufwand ohne gesundheitswidrige Folgen das denkbar größte erreichbare Tonvolumen."* (Ehlert, 1914:29). *„Nach Professor Engels Stimmbildungslehre lernt der Schüler schnell und sicher bei geringstem Kraftaufwand lautrein, wohlklingend und volltönig sprechen und singen. Diese Methode verzichtet auf besondere Atemübungen, sie läßt alle Sprechwerkzeuge in der natürlichen Lage verharren, sie entlastet Kehlkopf, Rachen und weichen Gaumen dadurch, daß sie die Resonanzböden durch gesteigerte Zungenenergie zum Ω bildete."* (Hoffmann zitiert nach Ehlert, 1914:29).

Eduard Engel hatte viele begeisterte Schüler*innen und Patient*innen, die sich in einem Verein zusammenschlossen, um seine Stimmbildungslehre zu verbreiten. Diese Bewegung zählte 1928 schon 1000 Mitglieder. Das Lehr- und Übungsbuch, das vom Verein herausgegeben wurde, diente der Verbreitung der Stimmbildungslehre von Professor Eduard Engel. In diesem Lehr- und Übungsbuch **„Übungsstoff für den Unterricht im Sprechen"** ist sein Stimmbildungsprogramm niedergelegt, dabei stand für ihn jedoch zunächst das Sprechen, das es zu schulen galt, im Mittelpunkt seiner Stimmbildungslehre.

Stimmtherapieansatz nach Engel (zitiert nach Ehlert, 1914:30)

„Erst Sprechen, dann Singen:"

Methodisch wird mit steigendem Schwierigkeitsgrad vorgegangen:

1. Begonnen wird mit den Vokalreihen: a-e-i-o-u; ä-ö-ü-oi-ai-au
2. Dieselben mit anlautenden Konsonanten, die aus rein praktischen Gründen, in „zungenruhende" und „zungenbewegende" eingeteilt werden:
   b, p, f, w, m, h – d, t, l, n, r, g, k, q, j, s, x, z, sch.
   Alle Übungen werden buchstabierend geübt:
   pe-a-pa; pe-e-pe usw.
3. Konsonantenhäufungen: pl, pr, pf, pl usw.
   Auch hierbei alles erst buchstabierend.
4. Die Vokalreihen mit auslautenden Konsonanten:
   am / em / im / om / um /
   aem / oem / uem / oim / aim / aum
5. Einsilbige, zweisilbige, mehrsilbige Wörter.
6. Satzsprechen.
7. Lesen und freies Vortragen gebundener und ungebundener Stücke.
8. Freie Vorträge und Wechselgespräche.

Das Auswendiglernen der Gedichte und Prosastücke, die den Lehrstoff bilden, ist unbedingt nötig, damit der Schüler zunächst bei mühelos fließender, länger zusammenhängender Rede seine Gedanken nur auf die Sprechtechnik richten kann."

Martin Seydel (1871-1934)

Martin Seydel war gebürtiger Leipziger. Er studierte Philologie, ließ sich als Sänger ausbilden und arbeitete später als Gesangslehrer. Sein besonderes Interesse aber galt der sprecherischen Darbietung von Dichtungen. Schauspieler und Sprecher nahmen bei Martin Seydel privaten Unterricht. Er verband in seiner Arbeit die Wissenschaft mit der Praxis und entwickelte ein Konzept zur Stimmkunde und legte den Grundstein für die Institutionalisierung der Stimmkunde und Vortragskunst: *„Die Kunde muß sich die Resultate der wissenschaftlichen Forschung zu Nutze machen, hat aber selbst viel weniger die Aufgabe zu forschen und zu beweisen, als vielmehr aus der Erfahrung heraus Regeln zu geben, die sich bewährt haben, und diese mit der Vernunft und den wissenschaftlichen Erkenntnissen nach Möglichkeit in Einklang zu bringen."* (Seydel, 1929:184).

Seit 1908 lehrte Martin Seydel als Professor an der Universität in Leipzig. In seiner Theoriebildung wurde er stark von der Leipziger Schule beeinflusst, insbesondere von dem Begründer der experimentellen physiologischen Psychologie und Völkerpsychologie, **Wilhelm Wundt** (1832-1920). In einer Untersuchung stellte Wundt fest, dass 80% aller Sprachen, Dialekte und Mundarten die Bezeichnung für Mutter und Vater aus den Wortstämmen *pa* und *ma*, also folglich aus der Saugbewegung des Säuglings, entwickeln. **Seydel** sieht einen Zusammenhang von Nahrungsaufnahme und Sprechbewegung und folgert daraus, den aufgewendeten Kraftgebrauch bei der Stimmproduktion zu berücksichtigen. Er schlussfolgert: *„Man soll stets mit den geringsten Mitteln, mit dem geringsten Kraftaufwand das möglichst große Resultat zu erreichen suchen."* (Seydel, 1902:5).

Stimmbildungsansatz nach Seydel (1902)

Atmung: Grundfunktion der Stimme

Ausschlaggebend bei der Atmung ist für Seydel ein geringer Kraftaufwand, dies bedeutet *„... solange wie möglich mit der bloßen Reaktion, dem Zurückfallen der Einatmungsbewegung, auszukommen und eine aktive Ausatmung auf das mindeste Maß zu beschränken."* (Seydel, 1902:8). Die Einatmung soll, um *„eine passive Austragung zu erreichen"*, ein aktiver Vorgang sein. Um den Atmungsprozess zu realisieren, reiche die Thoraxbewegung allein nicht aus. Die Zwerchfellbewegung sei notwendig und somit die beste Atmungsweise für den Stimmgebrauch. Damit beschreibt Martin Seydel die kombinierte Brust- und Zwerchfellatmung, die für uns auch heute als bindend gilt.

Stimmeinsatz aus physiologischer Sicht

„Da wir den Verschluß in der Kehle beim Anhalten des Atems so gut wie gar nicht fühlen, ..., wohl aber fühlen, wenn die Luft durch die gelockerte Hemmung hindurchweicht, so kann man sagen, wir wollen normalerweise so sprechen, daß immer eine leichte Lösung des Kehlverschlusses zu fühlen ist und im übrigen Hals und Kehle von jedem Druck und jeder Anspannung so frei wie möglich sind." (Seydel, 1902:11).

Resonanz und Phonation
Martin Seydel war der erste Stimmbildner, der einen wissenschaftlichen Anspruch vertrat, dabei ließ er sich von der Experimentalphonetik leiten. Sein Interesse galt der Resonanz beim Sprechen und Singen. Bei seinen Untersuchungen stellte er fest, dass ein erzeugter Ton, wesentlich von der Umgebung der schwingenden Körper beeinflusst wird: *„Wir bezeichnen die Erscheinungen, die diese zweite Quelle der Klangeigenschaften betreffen, alle mit einem Ausdruck, als Resonanzerscheinung."* (Seydel, 1902:13).

Tonus
Für Seydel war eine lockere, physiologische Lage der Artikulationsorgane wichtig. Aus dieser Haltung heraus sollte die vokalische Lautgebung entstehen, die eine tragfähige Stimme hervorbringt.

Zwei Männer, **Emil Milan** und **Josef Kainz**, sollen, stellvertretend für viele andere, kurz Erwähnung finden, weil sie nach Ansicht der Autorinnen große Verdienste im Bereich der Stimmkunde und Vortragskunst erworben haben und damit auch die Stimmtherapie nachhaltig beeinflussten.

Emil Milan (1859-1917), Schauspieler und promovierter Literaturwissenschaftler, galt als einer der bedeutendsten Vortragskünstler seiner Zeit. Er entwickelte einen völlig neuen Vortragsstil, der sich von dem damals vorherrschenden schwülstigen und übertriebenen Stil deutlich unterschied, und gilt daher als Sprecher der neueren Zeit. Im Rahmen seiner Tätigkeiten als Lektor für Vortragskunst und Professor an der Berliner Universität trug er wesentlich dazu bei, das Fach Sprechkunde und Sprecherziehung zu entwickeln.
Josef Kainz (1858-1910) war einer der bedeutendsten Schauspieler und Rezitatoren seiner Zeit. Seiner Kunst und besonders „der Faszination seiner Stimme" erlagen viele Menschen. Kainz galt als einer *„der bedeutendsten Vortragsvirtuosen in Deutschland"* (Meyer-Kalkus, 2001:258). Durch ihn wurde die Sprecherziehung nachhaltig beeinflusst.

Die institutionelle Etablierung der Stimmbildung, Sprechkunde und Sprecherziehung entsprang der sprechkünstlerischen Vortragskunst. In dieser Tradition standen **Martin Seydel** und **Emil Milan. Engel** hatte die Schulbehörden in Sachsen und Baden überzeugen können, Lehrer*innen in Stimmbildung zu unterrichten. Auch **Erich Drach** kam zunächst aus dem künstlerischen Fach und entwickelte dann die wissenschaftliche Lehre der „Sprechkunde und Sprecherziehung". Auch ihm war es ein großes Anliegen, die stimmlichen Belastungen von Lehrer*innen an den Schulen bewusst zu machen. Er sah in *„dauernden beruflichen Stimmstörungen, Sprechmüdigkeit, Heiserkeit, sprechungewandte(n) Lehrer"* gravierende Missstände, die es zu beheben galt (Drach, 1929:167). Doch Erich Drachs Vorstellungen gingen noch weiter. Für ihn stand neben der Stimmbildung im Lehrberuf auch die ästhetische Vortragsweise von Literatur im Unterricht im Mittelpunkt seiner Überlegungen. In späteren Jahren bezieht er auch rhetorische Fragestellungen, Ausspracheregelungen (Drach, 1931) und die funktionelle Grammatik (Drach, 1939) mit ein.

Erich Drach (1885-1935) wurde in München geboren, studierte nach dem Schulabschluss Philologie und promovierte 1908 zur Bühnenreform Ludwig Tiecks. Danach studierte er Schauspiel bei Max Reinhardt in Berlin. Wegen eines Herzleidens wurde er aus dem Militärdienst entlassen und setzte dann seine Ausbildung bei Theodor Flatau in Anatomie und Physiologie der Stimme fort. Ab 1915 unterrichtete er in Bayern und Preußen als Oberlehrer in höherem Schuldienst und setzte sich mit didaktisch-methodischen Fragen der Sprechbildung auseinander. Darüber hinaus war er Leiter des Zentralinstituts für Erziehung und Unterricht in Berlin. Zusammen mit anderen Kolleg*innen gründete er 1920 die „Arbeitsgemeinschaft der wissenschaftlich gebildeten Fachvertreter der Stimmkunde, Vortragslehre und Sprachkunst". 1922 veröffentlichte er sein Buch „Sprecherziehung", aus dem hervorgeht, dass er die Bereiche Atmung, Phonation und Artikulation als wesentlich für den Bereich der Stimm- und Sprachbildung ansah.
Auf dem II. Internationalen Kongress für Logopädie und Phoniatrie 1926 in Wien gehörte er dem Präsidium an. Erich Drach gilt heute als wissenschaftlicher Begründer der Sprechkunde und Sprecherziehung.

Die Grundlagen der Sprecherziehung nach Drach

Erziehung zum Sprechen	Erziehung durch Sprechen
hygienische Sprechtechnik sinnvolles Wortgestalten freie Rede und freier Vortrag	eigenes Sprechen Lesen Vortragen Darstellen

(zusammengestellt nach Drach, 1922:5)

4.3.4 Einfluss der Reformpädagogik auf die Stimmbildung

In den ersten drei Jahrzehnten des 20. Jahrhunderts haben Strömungen aus der Pädagogik und Psychologie einen nicht unerheblichen Einfluss auf die Stimmbildungsbewegung. Dabei war die Reformpädagogik eine herausragende Strömung ihrer Zeit, die eine Art Aufbruchstimmung zum Ausdruck brachte: *„... zum ersten Mal in der Geschichte der Erziehung wurde ein völlig neuer Bildungsweg beschritten, ein Weg der geistig-künstlerischen Entwicklung, bei dem kein einzelner Sinn, keine besondere Gliederfertigkeit, kein Teilbezirk menschlicher Fähigkeiten in Tätigkeit versetzt und ausgebildet wurde, sondern bei dem der ganze Körper mit all seinen Organen, mit Sinnen und Nerven als Träger des Geistigen und Spiegel des Seelischen angerufen wurde und ins Spiel trat."* (Feudel, 1949b:5).
Ziel der Reformpädagogik war die Reform von Schule, Erziehung und Unterricht. Viele bekannte Persönlichkeiten schlossen sich dieser Bewegung an, darunter **Gerda Alexander**, **Gertrud Bäumer**, **Maria Montessori** und **Peter Petersen**. Dabei entstanden viele neue Konzepte, wie z. B. die Rhythmische Gymnastik in der Leibeserziehung. Ihr bekanntester Vertreter ist Émile Jaques Dalcroze, ein Genfer Musikpädagoge, der den reformpädagogischen Ansatz für die Stimmtherapie nutzbar machte.

Émile Jaques Dalcroze (1865-1950)

Das Ziel des Schweizer Musikpädagogen und Komponisten war es, die musikalische Ausdrucksfähigkeit des Menschen voranzutreiben. Dazu zählte er *„einerseits: Gehör, Stimme und Tonbewußtsein, und anderseits: de(n) gesamte(n) Körper (resonierende Knochengerüste, Muskeln, Nerven) und das Bewußtsein des körperlichen Rhythmus."* (Dalcroze, 1921:48). Durch den neugewonnenen Kontakt zum Körper entwickelte sich ein Körperbewusstsein und durch die Bewegung konnte ein freies Lebensgefühl geschaffen werden. Die „Neue Körperlichkeit" war geboren und beeinflusste die Kunst und Kultur auf das Nachhaltigste. Im Jahr 1911 eröffnete Dalcroze in der Gartenstadt Hellerau bei Dresden die **„Rhythmische Bildungsanstalt Dalcroze"**. Nach einem Jahr verzeichnete das Institut schon 500 Lernende. Besonderer Beliebtheit erfreuten sich die Kurse bei Pädagogen und Vertretern aus unterschiedlichen künstlerischen Berufen (Feudel, 1949a). **Dalcroze** ging es nicht um eine perfekte Körperbeherrschung, sondern der Mensch sollte wieder Kontakt zu seinem Körper bekommen.

Das Stimmbildungskonzept nach Dalcroze

Übungsbereiche

1. Allgemein: Atmung, Gleichgewicht, Kraft und Geschmeidigkeit der Muskeln
2. Rhythmische Marschübungen
3. Rhythmische Atemübungen
4. Verbindung von Marsch- und Atemübungen
5. Unabhängigkeitsübungen für verschiedene Gliedmaße
6. Übungen zur Entwicklung der spontanen Willenstätigkeit und für die Regelung der unbewussten Bewegungen
7. Marschunterbrechungsübungen
8. Übungen zum Abwechseln der verschiedenen Taktarten
9. Gehörübungen
10. Rhythmische Märsche mit Gesang und Klavierbegleitung

(zusammengestellt nach Dalcroze, 1921:36)

Die von **Dalcroze** entwickelte Methode findet Eingang in die Stimmbildung, indem sich die ganzkörperliche Betrachtung der Stimme durchsetzt und die Stimme nicht nur auf ihren Entstehungsort reduziert wird. Im Mittelpunkt dieser Betrachtungsweise wird das Stimmorgan als ein Teil eines (Muskel-)Systems betrachtet. Grundlage hierfür waren Beobachtungen, wie z.B. dass sich das Wiegen und Schwingen, gepaart mit der rhythmischen Stimmgebung positiv auf den Tonus auswirkt und diesen reguliert. Damit wurde erkannt, dass sich die Einbeziehung von grobmotorischen Bewegungen positiv auf die Stimmtechnik auswirkt. Die moderne Stimm- und Sprechbildung wurde durch die Arbeit von **Émile Jaques Dalcroze** außerordentlich geprägt.

Rhythmisches Stimmtraining und Eutonie bilden noch heute eine Grundlage der Stimmtherapie. Die therapeutischen Ansätze von **Svend Smith, Coblenzer** und **Muhar** und die **Funktionale Stimmbildung** fußen auf der Einbeziehung rhythmisch-melodischer Akzente.

Clara Schlaffhorst (1863-1945) und **Hedwig Andersen** (1866-1957) waren Atem-, Sprech- und Stimmlehrerinnen, deren Sprech-, Stimm-, Gesangs- und Therapieansätze auch heute noch vermittelt werden. Gepflegt und gelehrt wird dieses Erbe in und von der **Schule Schlaffhorst-Andersen** in Bad Nenndorf. Die beiden Frauen blieben zeitlebens eng miteinander verbunden und entwickelten ihre Methode ständig weiter, ohne sie aufzuzeichnen. Ihr Motto lautete: *„Diese Erkenntnisse können nicht durch Worte vermittelt werden, sie müssen persönlich erfahren werden."* (Saatweber zitiert nach Noodt). Erst die nächsten Generationen, vor allem **Margarete Saatweber** und der **„Freundeskreis der Schule Schlaffhorst-Andersen e.V."**, legten die Erkenntnisse der Frauen schriftlich nieder. Die Methode und das Menschenbild von **C. Schlaffhorst** und **H. Andersen** wurden beeinflusst von Strömungen ihrer Zeit, d.h. von der Reformpädagogik und der Waldorfpädagogik Rudolf Steiners. In allen Facetten des Alltags spiegelte sich dieses Lebensgefühl wieder: Lebensweise, Ernährung, Kleidung, Wohnen, Tanz und Körperbewusstsein. Im Mittelpunkt der Methode **Schlaffhorst-Andersen** stand die zentrale Bedeutung der Atmung für die Stimmgebung und den Sprechvorgang. Die Methode basierte auf dem Ansatz des Deutsch-Amerikaners **Leo Kofler**, publiziert als **„THE ART of BREATHING"**, das sie ins Deutsche übersetzten und unter dem Titel **„Die Kunst des Atmens – Als Grundlage der Tonerzeugung für Sänger, Schauspieler, Redner, Lehrer, Prediger usw. sowie zur Verhütung und Bekämpfung aller durch mangelhafte Atmung entstandenen Krankheiten"** veröffentlichten.
1926 traten sie zum ersten Mal an die Öffentlichkeit. Mit der „Rotenburger Woche" zeigten sie einer breiten Öffentlichkeit den Zusammenhang zwischen Singen, Sprechen, Bewegung und dem gemeinsamen Bindeglied: der Atmung. **Clara Schlaffhorst** und **Hedwig Andersen** hatten eine große Anhängerschaft und zahlreiche Unterstützer*innen. Wegen ihrer eigenen Erfahrungen, **Clara Schlaffhorst** hatte eine Stimmstörung und **Hedwig Andersen** war Asthmatikerin, stand die Rehabilitation immer im Fokus ihrer Betrachtungen und so lautete ihr Credo: *„Um den ganzen Menschen ging es und nicht um eine abgetrennte Behandlung spezieller Leiden der Stimme und des Atemapparates, wie manche Ratsuchenden es glaubten."* (Krüger zitiert nach Noodt).

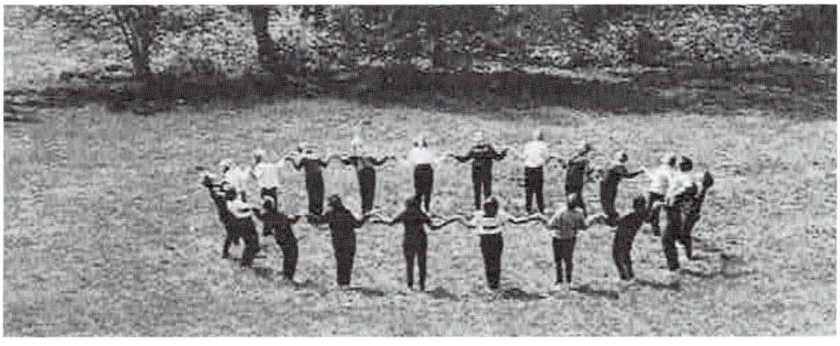

Schwingplatz im Wald
„Freundeskreis der Schule Schlaffhorst-Andersen e.V."

Methode nach Schlaffhorst-Andersen

Vorgestellt von Margarete Saatweber anlässlich einer Veranstaltung 1985

1. Sensibilisierung für das Atemgeschehen: den individuellen Atemrhythmus finden
2. Regenerationswege: Kreisen, Schwingen und rhythmische Bewegungen, verbunden mit Atmung und Tönen
3. Atmung, Stimme und Haltung müssen im Zusammenhang mit der Psyche gesehen werden
4. Übungen mit deutschen Sprachlauten, dabei werden die Laute unterteilt in Vokale, Konsonanten, Klinger, Halbklinger, Strömungslaute und Explosive
5. Hedwig Andersen vertrat die Meinung: *„Sprache dient nicht nur der Verständigung, sie ist bei physiologisch richtiger Lautbildung ein wesentliches Mittel, alle beteiligten Organe zu kräftigen"* (Saatweber, 283)
6. Atmung in Verbindung mit Tönen, Seufzen, Gähnen und anderen akustischen Impulsen regeneriert ebenso den ganzen Körper

Eine große Rolle wird den Vorstellungshilfen beim Sprechen, Singen und künstlerischem Gestalten zugesprochen.

7. Clara Schlaffhorsts Lebensmotto: *„Ich lebe nicht, um zu singen, ich singe, um zu leben!"* (Saatweber, 284)

Clara Schlaffhorst (1863-1945)

Geboren wurde Clara Schlaffhorst in Memel (Ostpreußen). Dort besuchte sie die Schule. Sie wuchs in einem kunst- und besonders musikbegeistertem Elternhaus auf. Ihr größter Wunsch war es, Tänzerin zu werden. Aber der Vater verbot der damals 24-Jährigen diesen Wunsch. Am Stern'schen Konservatorium in Berlin begann sie, Gesang zu studieren. Die dort vermittelte Gesangstechnik wirkte sich so ungünstig auf ihre Stimme aus, dass sie an der Stimme erkrankte und nach Memel zurückkehrte. Dort diagnostizierte ihr behandelnder Arzt eine unphysiologische Atmung und empfahl ihr das Buch von Leo Kofler. Es folgten viele erfolgreiche Jahre, in denen sie ihr Wissen an Schüler*innen und Patient*innen weitergeben konnte.

Hedwig Andersen (1866-1957)

Auch Hedwig Andersen wurde in Memel (Ostpreußen) geboren und besuchte dort eine städtische Schule. Mit 14 Jahren musste sie die Schule beenden und der kranken Mutter im Haushalt helfen. Hedwig Andersen wuchs in einem musikliebenden Elternhaus auf. Sie absolvierte eine Klavierausbildung am Sonderhausener Konservatorium. In Memel erteilte sie Klavierstunden. 1894 lernte sie nach einem Konzertbesuch Clara Schlaffhorst kennen und es erwuchs eine lebenslange berufliche und persönliche Freundschaft. Zusammen mit Clara Schlaffhorst gründete sie eine Ausbildungseinrichtung, die Schule für „Atem-, Sprech- und StimmlehrerInnen".

Joseph Rutz (1834-1895)

Der in Oberammergau geborene **Joseph Rutz** war bayrischer Zollbeamter, begeisterter Sänger und Gesangslehrer. Er hatte sich, bedingt durch eine Erkältung, eine Stimmstörung zugezogen. Aufgrund dieser Erfahrung beschäftigte er sich intensiv mit der Stimmbildung. Nachdem er infolge eines Augenleidens aus dem Staatsdienst entlassen wurde, widmete er sich dem Gesangsunterricht und hielt Vorträge. Der Erfinder der Rutz'schen Typenlehre hinterließ selbst keinerlei schriftliche Aufzeichnungen. Seine Frau Klara und sein Sohn Ottmar, ein Münchner Rechtsanwalt, machten durch Publikationen und Vorträge die Rutz'sche Typenlehre bekannt. Ottmar Rutz veröffentlichte die Erkenntnisse seines Vaters, entwickelte sie weiter und erreichte damit eine breite Öffentlichkeit.

Die Rutz'sche Typenlehre

Josef Rutz machte als Sänger die Erfahrung, *„daß die Art der Stimmgebung offenbar in enger Verbindung zum Muskelsystem des ganzen Körpers, insbesondere im Brust- und Unterleibsbereich steht; daß man durch körperliche Einstellungen oder Gesten Einfluß auf die Art der Stimmgebung nehmen kann: daß es andererseits Autoren und Komponisten gibt, die einer Stimme >liegen<, andere hingegen, bei denen der Sänger auf technisch allein nicht zu erklärende Schwierigkeiten stößt."* (Meyer-Kalkus, 2001:90). Diese Phänomene konnten durch Wilhelm Wundts Forschungen um 1900 erklärt werden: *„Demnach können Sinnesreize – je nach Veranlagung – motorische Reaktionen in der Spannung der körperlichen Muskulatur hervorrufen, andererseits kann die Motorik auf die Wahrnehmung der Sinne zurückwirken."* (Meyer-Kalkus, 2001:90). Nach Beobachtungen von Rutz machten sich psychische Spannungen besonders in der Rumpfmuskulatur bemerkbar. Er stellte fest, *„daß der Reiz, der von dem wiederzugebenden Werke ausging, so stark wurde, daß unter seinem Einfluß ein Umstellen der Rumpfmuskeln stattfand."* (Rutz, 1911:89). Ebenfalls bediente sich Rutz in seiner Arbeit der Temperamentenlehre (sanguinisch, phlegmatisch, cholerisch, melancholisch) nach **Hippokrates** (Rutz, 1911).

In seinem Buch **„Vom Ausdruck des Menschen. Lehrbuch der Physiognomik"** erarbeitete Ottmar Rutz einen Ansatz zur Typenanalyse, der *„im Geist der Ausdrucksästhetik der Jahrhundertwende"* angesiedelt war (Meyer-Kalkus, 2001:88). Als Quelle des Menschen wird das *„Seelenleben"* angesehen: *„Jeder Einzelne trägt in seinem Äußeren die Zeichen des Seelisch-Geistigen als physiognomische Merkmale mit sich herum ..."* (Rutz, 1925:88).

Ottmar Rutz (1911) klassifizierte drei Typen:

1. Typus: Dauerspannung des Zwerchfells, wölbt den Unterleib vor. Ich und erdgebunden, vital (Typ: Goethe und Haydn) (siehe Abbildungen)
2. Typus: Dauerspannung in gerader und queren Bauchmuskulatur, zieht den Unterleib ein (Typ: Schiller, Beethoven)
3. Typus: Dauerspannung in den schrägen Bauchmuskeln, drückt die Eingeweide gegen das Zwerchfell (Typ: Heine, J. S. Bach)

Im Folgenden wird der 1. Typus exemplarisch vorgestellt (Rutz, 1911:64).

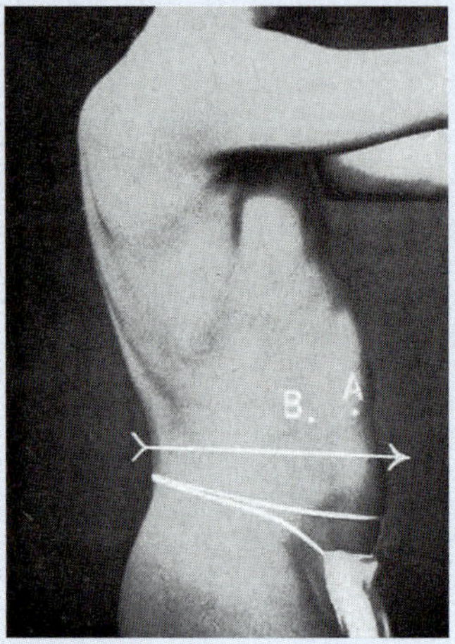

Die Rutz'sche Typenlehre (Rutz, 1911): Warme Unterart
Die Stimme wird beim Aufsteigen in die Höhe oben weiter, nach unten zu enger

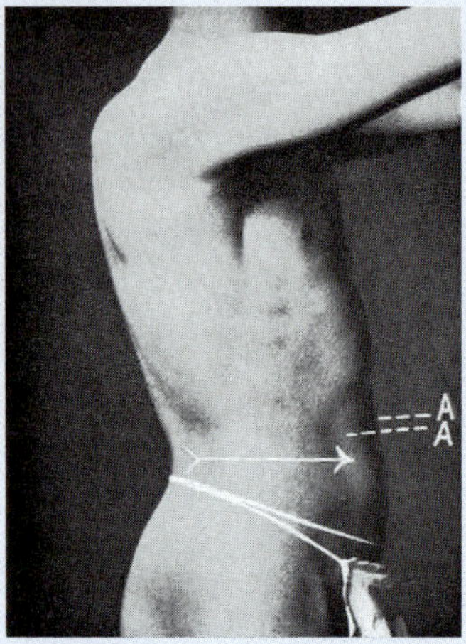

Die Rutz'sche Typenlehre (Rutz, 1911): Kalte Unterart
Die Stimme wird beim Aufsteigen in die Höhe oben enger, nach unten zu weiter

4.3.5 Die Phonetik beeinflusst die Stimm- und Sprachheilkunde

„Im 19. Jahrhundert erfuhr die vergleichende Sprachwissenschaft eine rasante Entwicklung. Dabei stellte sich heraus, dass die genaue Kenntnis der Phonetik das wichtigste Instrument dieser Entwicklung darstellte. Dies führte zu einer intensiven phonetischen Forschung, die sich in erster Linie auf die Artikulation beschränkte."
(Mehnert et al., 2017:10).

Eine euphorische Beschreibung zum Stand der phonetischen Wissenschaft zu Beginn des 20. Jahrhunderts gibt der Sprachpädagoge Hoffmann: *„Wenn ich heute die phonetische Wissenschaft mit ihren Auswirkungen rücklaufend verfolge, so kommt es mir vor wie ein Baum, der sich um die 90er Jahre mühsam einzuwurzeln begann, dann aber, nachdem er festen Fuß gefaßt, schnell emporschoß und nun mit weit verzweigter Krone vor uns steht."* (Hoffmann, 1930:24).
Infolge der wissenschaftlichen Erkenntnisse zur Physiologie der Stimme setzte ein wahrer Erfindergeist ein: Apparate wurden entwickelt, die die Stimme grafisch darstellten (Panconcelli-Calzia, 1956:19). Bei all diesen Wunderwerken der Mechanik wurde vergessen, den Menschen in seiner psycho-physischen Einheit zu betrachten. Theodor Flatau entwickelte einen Apparat zur elektromechanischen Tonbehandlung und stellte ihn in dem Fachbeitrag *„Die Heilung der Singstimme durch elektro-mechanische Tonbehandlung"* 1910 vor.

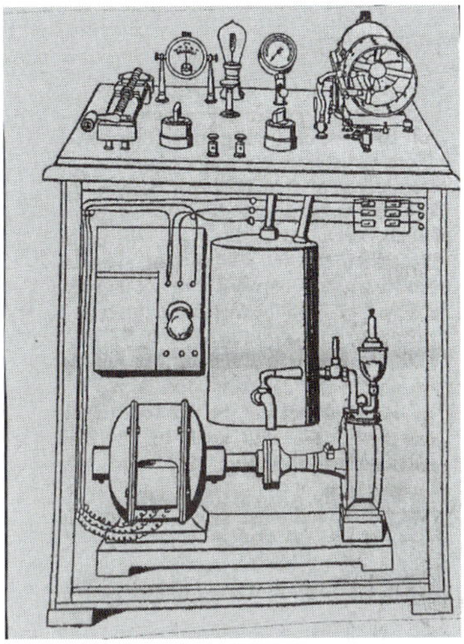

Apparat zur elektromechanischen Tonbehandlung nach Flatau (1914)

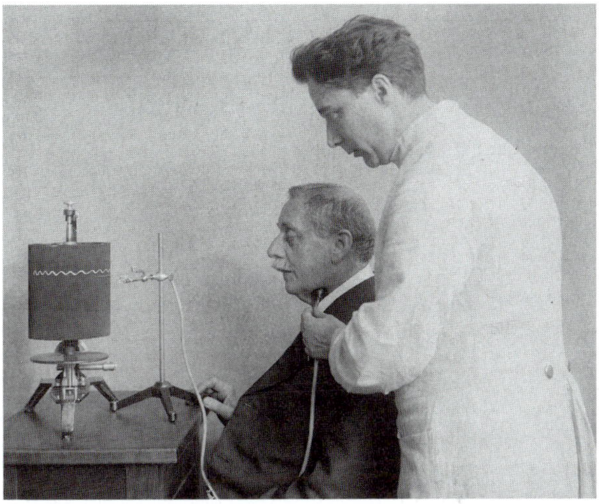

Henry Liort und Giuglio Panconcelli-Calzia im April 1914 bei der kymographischen Aufzeichnung des Blutdrucks im phonetischen Laboratorium Hamburg

Aber der Wert all der *„Knöpfchen, Hebelchen und Kapseln"*, wie Panconcelli-Calzia (1956:19) so treffend formulierte, wird überschätzt und der Mensch in seiner Gesamtheit als psycho-physische Einheit findet kaum Berücksichtigung.
Ganz im Gegensatz dazu steht die Entwicklung in Österreich. Fröschels und Kolleg*innen thematisieren die Bedeutung der psychischen Einflüsse auf Stimme und Sprache und legen damit eine wesentliche Grundlage zur Betrachtung des Menschen als psycho-physische Einheit (Fröschels, 1931).

In Hamburg wurde 1919 das erste **Phonetische Laboratorium** gegründet. Vorreiter für den Aufbau der phonetischen Laboratorien in Deutschland war Professor Wilhelm Viëtor in Marburg. Er legte damit auch gleichzeitig den Grundstein für die Experimentalphonetik in Deutschland.

Die phonetischen Laboratorien und die sich entwickelnde Experimentalphonetik stellten die Weichen zur Erforschung von Atmung, Phonation und Artikulation, die die Grundlage für die Prävention, Diagnostik, Therapie und Rehabilitation von Stimmstörungen bildeten.
Der erste Lehrstuhl für experimentelle Phonetik entstand 1889 in Paris. Jean-Pierre Rousselot (1846-1924) war der erste Lehrstuhlinhaber. Er prägte den Begriff „phonétique expérimentale" (Mehnert et al., 2017:11). Im Zuge dieser Gründungen entstand ein heftiger Streit zwischen der Sprachwissenschaft (Philologie) und der experimentellen Phonetik. Wie Panconcelli-Calzia und andere Experimentalphonetiker es ausdrückten, wollten sie *„keineswegs als Anhängsel der Philologien"* angesehen werden (Mehnert et al., 2017:12). Um sich von der Philologie abzugrenzen, bestand Panconcelli-Calzia darauf, dass die Phonetik eine *„Naturwissenschaft"* sei (Mehnert et al., 2017:12).

Giulio Edmondo Panconcelli-Calzia (1878-1966) – Kurzbiografie

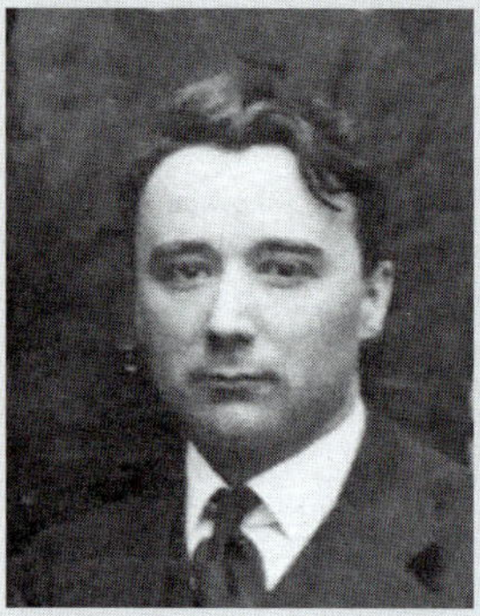

Giulio Edmondo Panconcelli-Calzia

Giulio Edmondo Panconcelli-Calzia wurde 1878 in Rom geboren. Nach dem Abitur studierte er Philologie mit dem Schwerpunkt orientalische Sprachen. 1898 ging er nach Deutschland und arbeitete als Sprachlehrer an der Berlitz-School in Kassel. Bestimmend für seinen weiteren Lebensweg war eine Vorlesung über „Physiologie der Stimme und Sprache", die er in Berlin hörte. Da er in Deutschland aufgrund seiner italienischen Abschlüsse keine Zulassung zur Promotion bekam, wechselte er 1902 nach Paris und studierte bei Rousselot Experimentalphonetik und promovierte dort 1904. Bald darauf kehrte er nach Deutschland zurück. Er wurde 1914 deutscher Staatsbürger. In diesem Jahr organisierte er auch den 1. Internationalen Kongress für Experimentelle Phonetik. Gemeinsam mit Hermann Gutzmann sen. gründeten sie die „Vox", das Internationale Zentralblatt für experimentelle Phonetik. 1920 habilitierte er sich an der Universität in Hamburg, wo er dann 1922 die Leitung des **Phonetischen Laboratoriums** als dessen Direktor übernahm.

Unter seiner Leitung erfolgte schon bald die Hinwendung der Phonetik zum medizinisch-sprach- und stimmtherapeutischen Bereich. Während des 1. Weltkrieges richtete er am Krankenhaus Hamburg-Friedrichsberg eine Sprachstation für verletzte und traumatisierte Soldaten ein, die eine Sprach- oder Sprechstörung hatten. In seinem Institut richtete Panconcelli-Calzia ebenfalls Sprechstunden für Stimm- und Sprachgestörte ein. Nach seiner Emeritierung 1947 unterrichtete er an der HNO-Klinik des Universitätskrankenhauses Eppendorf in Hamburg die Fächer Stimm- und Sprachtherapie.

Giulio Panconcelli-Calzia war außerordentlich produktiv und veröffentlichte sehr viele Artikel in unterschiedlichen Fachzeitschriften und Bücher.

Neben dem Phonetischen Laboratorium in Hamburg hat auch das Phonetische Laboratorium der Hals-Nasen-Ohren-Klinik an der Universität Berlin unter der Leitung von Franz Wethlo die Entwicklung der Sprach- und Stimmheilkunde in Deutschland maßgeblich vorangetrieben.

Franz Wethlo (1877-1960) – Kurzbiografie

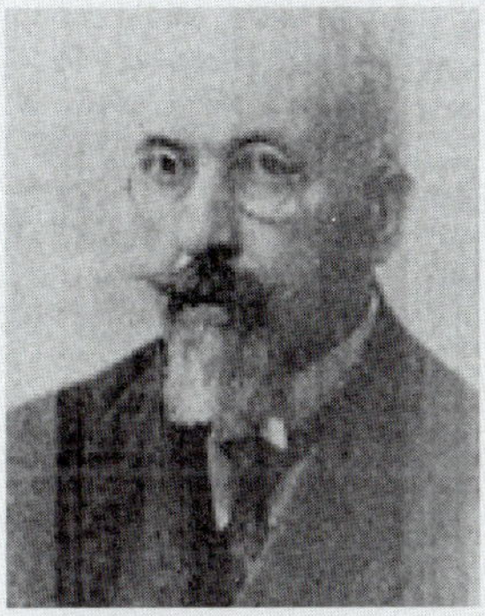

Franz Wethlo

Franz Wethlo wurde am 16.7.1877 in Berlin geboren. Nach dem Schulbesuch wurde er Lehrer und absolvierte einen Kurs als Sprachheillehrer. Hier wurde sein Interesse für die Stimme geweckt und er studierte ab 1904 an der Friedrich-Wilhelm-Universität zu Berlin die Fächer Physik, Physiologie, Psychologie, Philosophie, Stimm- und Lautkunde. Besonders gefördert wurde er durch Hermann Gutzmann sen., dessen Laboratoriumsassistent er ab 1907 war. Nebenher studierte Franz Wethlo Gesang und ließ sich in Sprechkunde ausbilden. Nach dem Tod von Hermann Gutzmann sen. trat Wethlo 1926 dessen Nachfolge an und übernahm das Phonetische Laboratorium der Hals-Nasen-Ohren-Klinik der Universität Berlin. Seine Vorlesungen hielt er vor Student*innen der Medizin und angehenden Sprachheil- und Gehörlosenlehrer*innen und vermittelte als Professor an der Hochschule für Musikerziehung Studierenden Kenntnisse in den Fächern „Stimme" und „Akustik". Franz Wethlo experimentierte mit künstlichen Kehlköpfen und trug mit einer Reihe von Konstruktionen zur Förderung der phonetischen Forschung bei. Er setzte sich für eine gemeinsame interdisziplinäre Arbeit aller Fachbereiche ein.
Professor Wethlo war jahrelang verantwortlicher Schriftführer bei der Zeitschrift „Die Stimme" und Mitbegründer der „Deutschen Gesellschaft für Sprach- und Stimmheilkunde".
Nach dem 2. Weltkrieg leitete Franz Wethlo das Laboratorium bis 1958.

4.4 Die Logopädie erhält ihren Namen

„Wenn ich in einem kurzen Vortrag über moderne Bestrebungen in der Logopädie berichten soll, so werden sie begreiflich finden, daß ich nur die Strömungen beschreiben kann, die mir persönlich wichtig erscheinen, da sonst die Zeit nicht ausreichen würde. Die ganze Sprach- und Stimmheilkunde ist noch jung, so daß eigentlich alles, was sie enthält, bis zu einem gewissen Grade modern genannt werden kann."

(Prof. Emil Fröschels, 1929, zitiert nach Schlenkrich, 1929:15)

Vom 3.-5. Juli 1924 lud Emil Fröschels in Zusammenarbeit mit seinen Kollegen die Herren Stern, Stein, Rothe und Trojan zum I. Internationalen Kongress für Logopädie und Phoniatrie nach Wien ein. Obwohl alle führenden Vertreter des Faches davon ausgingen, dass die Behandlung von Stimm- und Sprachstörungen auf der Grundlage der interdisziplinären Zusammenarbeit von Ärzten und Pädagogen erfolgt, ordnete Fröschels das Fach in den medizinischen Kontext ein. Von Fröschels wird die bis dahin übliche Bezeichnung „medizinische Sprachheilkunde" in Abgrenzung zur Phoniatrie, der medizinischen Stimmheilkunde, durch den Terminus **Logopädie** ersetzt.

Dieser Kongress legte den Grundstein für die professionelle Eigenständigkeit der Logopädie. Emil Fröschels Bemühungen um die Selbstständigkeit der Logopädie zieht sich wie ein roter Faden durch sein Werk. Die Reduzierung der Logopädie auf eine medizinische Hilfstätigkeit sah Fröschels nie. Für ihn war die Logopädie eigenständig.

Er gründete die Internationale Gesellschaft für Logopädie und Phoniatrie (IALP), die sich großer Beliebtheit erfreute, sowohl national als auch international. Sie war offen für Ärzte, Sprachheilpädagogen, Phonetiker, Sänger und Fachleute aus den unterschiedlichsten Disziplinen. Auf dem II. Kongress der IALP vom 15.-17. Juli 1926 bekräftigte der Präsident, Dr. Fröschels, diese fruchtbare Zusammenarbeit und betonte: *„Unsere Gesellschaft besteht aus Mitgliedern verschiedener Berufe. Neben den Ärzten nehmen die Pädagogen der Stimme und Sprache, nehmen die Psychologen einen ebenbürtigen Platz ein".* (Fröschels, 1926:3). Enthusiastisch bezeichnet Dirr die Entwicklung als **„logopädische Bewegung"** (Dirr, 1930:68), mit der gleichzeitig aber auch eine Abgrenzung zur Sprachheilkunde einherging. *„Mit der Zeit aber rückte die Logopädie von der Taubstummenwissenschaft ab, weil sie von ihrer eigentlichen Mutter nicht mehr voll gespeist werden konnte."* (Dirr, 1930:68). Zeitgleich bezeichnete Dr. Schumann die Sprachheilkunde als „Tochter der Taubstummenwissenschaft" auf der Tagung der Arbeitsgemeinschaft für Sprachheilpädagogik in Halle.

„Während zu Beginn der Bewegung das Interesse des Sprachheillehrers fast nur der Behandlung und Erziehung der Stotterer und Stammler gegolten hat, erweiterten mit der Zeit vor allem die medizinisch-wissenschaftlichen Vertreter das Gebiet der Sprachheilkunde immer mehr, so daß heute eine ganze Anzahl, zum Teil heterogener Wissenschaften und Disziplinen am Ausbau der Logopädie mitarbeiten. Stimm- und Sprachphysiologie, Phonetik, Psychologie, Neurologie und Psychiatrie, die moderne Pädagogik befruchten direkt und indirekt die Sprachheilkunde." (Dirr, 1930:68).

„Männer wie Gutzmann (Vater und Sohn), Denhardt, Liebmann, Hoepfner, Flatau, Nadoleczny, Fröschels sind zu Autoritäten der Logopädie geworden." (Dirr, 1930:69).

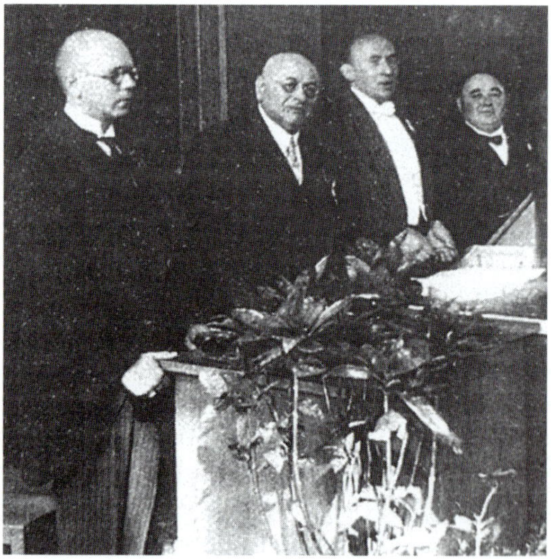

IALP-Kongress in Prag 1930

Von links: Miloslav Seeman, Richard Imhofer, Emil Fröschels, Hugo Stern

Aber auch die Phonetik, die Psychoanalyse und die Individualpsychologie beeinflussen die Logopädie nachhaltig und führen zu neuen therapeutischen Ansätzen. Beispielsweise untersuchte **Jean Piaget** (1923), ein Schweizer Psychologe, den Zusammenhang von Sprache und Sprechen und veröffentlichte seine Forschungsergebnisse in der Publikation **„Le Langage et la Pensée chez l'Enfant"**, die nachhaltigen Einfluss auf die Forschung im Bereich frühkindlicher Entwicklung hatte.

Die „logopädische" Bewegung erfasste auch andere europäische Länder. Durch den engagierten Einsatz von Branco van Dantzig konnte 1927 in den Niederlanden der erste Berufsverband auf europäischer Ebene, die **„Vereeniging voor Logopädie en Phoniatrie (Spraak- en Stemverbetering)"**, gegründet werden. In Großbritannien wurden **Sprachheilklassen** nach deutschem Vorbild gegründet und in Italien orientierte man sich bei der Einrichtung von Sprachheilschulen am Beispiel von Wien (Dirr, 1930).

Literatur

Becker, K. P., Braun, O. (2000). Geschichte der Sprachheilpädagogik in Deutschland, 1945-2000. Rimpar: edition von freisleben

Bischoff, C. (1992). Frauen in der Krankenpflege. Zur Entwicklung von Frauenrolle und Frauenberufstätigkeit im 19. und 20. Jahrhundert. Frankfurt a. M.: Campus-Verlag

Böhme, G. (1983). Klinik der Sprach-, Sprech- und Stimmstörungen. 2. Aufl., Stuttgart: Fischer

Braun, O. (1997). Das didaktische Heilverfahren Gutzmanns zur Behandlung des Stotterns: Konzeption und Wirkung. In: Teumer, J. (Hrsg.) (1997). Zum Beispiel: Albert Gutzmann. Leben und Wirken eines bedeutenden Gehörlosen- und Sprachheilpädagogen. Berlin: Edition Marhold im Wiss.-Verl. Spiess

Braun, O., Macha-Krau, H. (2005). Geschichte der Sprachheilpädagogik und Logopädie. In: Grohnfeldt, M. (Hrsg.) (2005). Lehrbuch der Sprachheilpädagogik und Logopädie. Band 1: Selbstverständnis und theoretische Grundlagen. Stuttgart: Kohlhammer, 47-77

Canguilhelm, G. (1979). Wissenschaftsgeschichte und Epistemologie. Frankfurt a. M.: Suhrkamp Verlag

Dalcroze, E. J. (1921). Rhythmus, Musik und Erziehung. Basel: Schwabe

Dirr, H. (1930). Die logopädische Bewegung. Blätter für die Taubstummenbildung 43, 68-71

Drach, E. (1929). Sprechkunde und Sprecherziehung. In: Karstädt, O. (Hrsg.) (1929). Methodische Strömungen der Gegenwart. Berlin, Leipzig: Beltz, 165-169

Drach, E. (1931). Deutsche Aussprachelehre für den Gebrauch im Ausland. Frankfurt a. M.: Diesterweg

Drach, E. (1939). Grundgedanken der deutschen Satzlehre. Frankfurt a. M.: Diesterweg

Ehlert, E. (1914). Stimmbildungslehre des Professor Engel: In: Wicke, R. (Hrsg.) (1914). Sprechen, Singen, Musik. Leipzig: Dürrsche Buchhandlung, 27-34

Ellger-Rüttgardt, S. L. (2019). Geschichte der Sonderpädagogik. München: Ernst Reinhardt Verlag

Feudel, E. (1949a). Durch das Rhythmische in der Erziehung. Stuttgart: Klett

Feudel, E. (1949b). Durchbruch zum Rhythmischen in der Erziehung. Stuttgart: Ernst Klett

Flatau, T. (1890). Laryngoskopie und Kynologie. Berlin: Otto Enslin

Flatau, T. (1906). Die funktionelle Stimmschwäche der Sänger, Sprecher und Kommandorufer. Berlin: Georg Bürkners

Flatau, T. (1910). Die Heilung der Singstimme durch elektro-mechanische Tonbehandlung. Die Stimme, Centralblatt für Stimm- und Tonbildung, Gesangsunterricht und Stimmhygiene. V. Jahrg. Berlin, Oktober 1910. Heft 1, 16-18

Flatau, Th. S. (1929). Arzt und Lehrer im Kampfe gegen die Sprachgebrechen. In: Schlenkrich, J. (Hrsg.) (1929). Das sprachkranke Kind. Bericht über die Verhandlung auf der Tagung in Halle (Saale) Mai 1929. Halle (Saale), 23-25

Freud, S. (2006). Im Schatten der Familie Freud. Meine Mutter erlebt das 20. Jahrhundert. Berlin: Classen

Fröschels, E. (1926). Begrüßung der Teilnehmer. In: Jellinek, A. (Hrsg.) (1927). Bericht über die Verhandlungen des II. Internationalen Kongresses für Logopädie und Phoniatrie (Sprach- und Stimmheilkunde). Wien 15. bis 17. Juli 1926. Leipzig, Wien: Franz Deuticke

Fröschels, E. (1929). Moderne Bestrebungen auf dem Gebiete der Logopädie. In: Schlenkrich, J. (Hrsg.) (1929). Das sprachkranke Kind. Bericht über die Verhandlungen auf der Tagung in Halle (Saale), 23.-25. Mai 1929. Halle (Saale), 15-19

Fröschels, E. (1931). Lehrbuch der Sprachheilkunde (Logopädie). 2. Aufl. Leipzig, Wien: Deuticke (1. Aufl. 1925)

Fuchs, F. (1996). Die Entwicklung der Sprechwissenschaft. Drei bedeutende Vertreter. In: Logo report 1996, 2-10

Gutzmann, A. (1879). Das Stottern und seine gründliche Beseitigung durch ein methodisch geordnetes und praktisch erprobtes Verfahren. Teil I. Berlin: Staude

Gutzmann, A. (1884). Über Sprachstörungen und ihre Bekämpfung durch die Schule. Berlin: Staude

Gutzmann, A. (1888). Das Stottern und seine gründliche Beseitigung durch ein methodisch geordnetes und praktisch erprobtes Verfahren. Teil II. Berlin: Staude

Gutzmann, A. (1891). Ueber die Fortschritte der öffentlichen Massnahmen in Preussen gegenüber der grossen Ausbreitung der Sprachgebrechen unter der Schuljugend. Medizinisch-pädagogische Monatsschrift für die gesamte Sprachheilkunde 1, 1-11

Gutzmann, A. (1893). Übungsbuch für die Hand stotternder Schüler. Im Anschluß an das Werk: „Das Stottern und seine gründliche Beseitigung durch ein methodisch und praktisch erprobtes Verfahren". Berlin: Staude

Gutzmann, A. (1894). Die Frage der Bekämpfung von Sprachgebrechen unter der Schuljugend auf den amtlichen Kreis-Lehrerkonferenzen. Medizinisch-pädagogische Monatsschrift für die gesamte Sprachheilkunde 4 (1894) 12, 336-358

Gutzmann, A., Gutzmann, H. (1892). Zur Notiz! Medizinisch-pädagogische Monatsschrift für die gesamte Sprachheilkunde 2, 95

Gutzmann, H. (1893). Die öffentliche Fürsorge für stotternde und stammelnde Schulkinder. Medizinisch-pädagogische Monatsschrift für die gesamte Sprachheilkunde Nr. 11 November (1893), 333-340

Gutzmann, H. (1904). Die soziale Bedeutung der Sprachstörungen. Klinisches Jahrbuch, Bd. 12. Jena

Gutzmann, H. (1906). Stimmbildung und Stimmpflege. München, Wiesbaden: Bergmann

Gutzmann, H. (1912). Sprachheilkunde, Vorlesungen über die Störungen der Sprache mit besonderer Berücksichtigung der Therapie. Berlin: Fischers Medicin Buchhandlung H. Kornfeld

Gutzmann, H. (1929). Das sprachkranke Kind. In: Schlenkrich, J. (Hrsg.) (1929). Das sprachkranke Kind. Bericht über die Verhandlungen auf der Tagung in Halle (Saale), 23.-25. Mai 1929, Halle (Saale)

Habermann, G. (1987). Zur Stimme und ihre Heilbehandlung. In: Gundermann, H. (Hrsg.) (1987). Aktuelle Probleme der Stimmtherapie. Stuttgart, New York: Fischer, 43-69

Hasenkamp, E. (Hrsg.) (1930). Das sprachkranke Kind. Halle (Saale) (Tagung in Halle 1929)

Hansen, K. (1929). Die Problematik der Sprachheilschule in ihrer geschichtlichen Entwicklung. Halle: Carl Marhold Verlagsbuchhandlung

Heymann, O., Kronenberg, E. (1898). Geschichte der Laryngologie. In: Hermann, O. (Hrsg.). Handbuch der Laryngologie und Rhinologie Bd. I. Berlin, Solingen: Alfred Hölder, 1-53

Hoffmann, A. (1930). Die Pflege der Aussprache als Aufgabe in der Schule. Dresden: Verlagsbuchhandlung. 1. Aufl. 1920

Johannsen, H. S. (1995). Stimmrehabilitation nach Laryngektomie Ösophagusstimme und Elektrolarynx. In: Maier, H., Johannsen, H. S. (Hrsg.). Stimmrehabilitation nach Laryngektomie. Ulm: Verlag Phoniatrische Ambulanz der Universität

Krüger, I. (1963). Werk und Unterricht (Teil 2). In: Noodt, H. (Hrsg.). Chronik der Schule Schlaffhorst-Andersen. Herausgegeben von dem „Freundeskreis der Schule Schlaffhorst-Andersen e.V.", 40-45

Kussmaul, A. (1877). Störungen der Sprache. Versuch der Pathologie der Sprache. Leipzig: Verlag von F. C. W. Vogel

Liebing, A. (1926). Lerne gesundheitsgemäß, lautrichtig und klangschön sprechen! Leipzig: Verlagsbuchhandlung

Macha-Krau, H. (2004). Die Institutionalisierung der Logopädie. Forum Logopädie, Heft 4, 26-30

Maier, H., Johannsen, H. S. (Hrsg.) (1995). Stimmrehabilitation nach Laryngektomie Ösophagusstimme und Elektrolarynx. Ulm: Verlag Phoniatrische Ambulanz d. Universität Ulm, 5-11

Mehnert, D., Pétursson, M., Hoffmann, R. (2017). Experimentalphonetik in Europa. Dresden: TUDpress Verlag der Wissenschaften GmbH

Meyer-Kalkus, R. (2001). Stimme und Sprechkünste im 20. Jahrhundert. Berlin: Akademie Verlag

Noodt, H. Chronik der Schule Schlaffhorst-Andersen. Herausgegeben von dem „Freundeskreis der Schule Schlaffhorst-Andersen e.V."

Orthmann, W. (1982). Die Geschichte der Sprachbehindertenpädagogik. In: Knura, G., Neumann, B. (Hrsg.). Pädagogik der Sprachbehinderten. Handbuch der Sonderpädagogik, Band 7. Berlin: Marhold, 67-91

Panconcelli-Calzia, G. (1921). Experimentelle Phonetik. Berlin, Leipzig: Vereinig. Wiss. Verleger

Panconcelli-Calzia, G. (1956). Nova Acta Leopoldina. Abhandlung d. dt. Akademie der Naturforscher Nr. 123 (1956), 5-73

Rössler, A. (1962). Festrede zum 25-jährigen Jubiläum der Sprachheilschule Halle/Saale. Zit. nach Heindorf, H.: 50 Jahre Sprachheilschule Halle. Zeitschrift für die gesamte Hygiene und ihre Grenzgebiete, 8. Jg. 1962, 1 Sonderdruck, 44-57

Piaget, J. (1923). Le Langage et la pensée chez l'enfant. Etudes de la logique de l'enfant. Neuchatel/Suisse: Delachau et Nestlé

Rutz, O. (1911). Musik, Wort und Körper als Gemütsausdruck. Leipzig: Verlag Breitkopf und Härtel

Rutz, O. (1925). Vom Ausdruck des Menschen. Lehrbuch der Physiognomik. Celle: Niels Kampmann

Saatweber, M. (1998). Grundzüge der Stimm-, Sprech- und Sprachtherapie nach Schlaffhorst-Andersen. In: Böhme, G. (Hrsg.). Sprach-, Sprech-, Stimm- und Schluckstörungen. Band 2: Therapie. 2. Aufl., Stuttgart, Jena, Lübeck, Ulm: Gustav Fischer

Saatweber, M.: Vortrag anläßlich des „Tages der offenen Tür" in der Schule Schlaffhorst-Andersen. In: Noodt, H. (Hrsg.). Chronik der Schule Schlaffhorst-Andersen. Herausgegeben von dem „Freundeskreis der Schule Schlaffhorst-Andersen e.V." 280-284

Schlenkrich, J. (Hrsg.) (1929). Das sprachkranke Kind. Bericht über die Verhandlungen auf der Tagung in Halle (Saale), 23.-25. Mai 1929. Halle (Saale)

Schöne, P. (1928). Sprechbildung nach den Grundsätzen des Deutschen Vereins für Stimmbildung. In: Zentralinstitut für Erziehung und Unterricht (Hrsg.) (1928). Musikpädagogische Gegenwartsfragen. Berlin: Quelle & Meyer, 158-160

Seidner, W., Wendler, J. (1978). Die Sängerstimme. Phoniatrische Grundlagen für den Gesangsunterricht. Berlin: Henschel Verlag Kunst und Gesellschaft

Seydel, M. (1902). Über Stimme und Sprache und wie man sie gebrauchen soll. Leipzig: Teubner

Seydel, M. (1920). Wilhelm Wundt und seine Beziehungen zur Stimmkunde. Die Stimme 15, 38-40

Seydel, M. (1925). Sprechübungen. Dresden: Teubner

Seydel, M. (1929). Sprechkunde an den Universitäten. Zeitschrift für Laryngologie, Rhinologie, Otologie und ihre Grenzgebiete, Heft 2, 183-187

Teumer, J. (1997). Heilkurse für Stotterer – ein wichtiger Schritt zum Aufbau der Sprachheilpädagogik. In: Teumer, J. (Hrsg.) (1997). Zum Beispiel: Albert Gutzmann. Leben und Wirken eines bedeutenden Gehörlosen- und Sprachheilpädagogen. Berlin: Edition Marhold im Wiss.-Verlag Spiess, 122-137

Thoms, P. (1929). Die pädagogische Arbeit an Sprachgeschädigten in ihren Wandlungen. Vox, 36-41

Uhlemann, A. (1997). Albert Gutzmann – der „Turnvater der Taubstummen". In: Teumer, J. (Hrsg.) (1997). Zum Beispiel: Albert Gutzmann. Leben und Wirken eines bedeutenden Gehörlosen- und Sprachheilpädagogen. Berlin: Edition Marhold im Wiss.- Verlag Spiess, 100-105

Verein zur Verbreitung der Stimmbildungslehre Prof. Ed. Engel (e.V.) Dresden: Übungsstoff für den Unterricht im Sprechen. Dresden: Holze & Prahl

Voigt, P. (1954). Beitrag zur geschichtlichen Entwicklung der Sprachheilschulen in Deutschland. Halle (Saale): VEB Carl Marhold Verlag

Wehler, H.-U. (1995). Deutsche Gesellschaftsgeschichte 1849-1914. München: Verlag C.H. Beck

Wendler, J., Seidner, W., Eyshold, U. (1996). Lehrbuch der Phoniatrie und Pädaudiologie. Stuttgart, New York: Thieme

Wethlo, F. (1914). Fortschritte in der Stimmforschung. Die Stimme 8, 198-201

Zehmisch, H. (2005). 100 Jahre Phoniatrie in Deutschland – eine Betrachtung aus sächsischer Sicht. Ärzteblatt Sachsen 2, 77-79

Logopädie im Nationalsozialismus 5

„Erst in diesem Zusammenhang wurde die tödliche gedankliche Kette geknüpft, die von der Ausgrenzung der >Anormalität< zu deren rassebiologischer Stigmatisierung und dann zur Bestimmung von >lebensunwertem Leben< führte. Der Theorie folgte im Nationalsozialismus die Praxis und im Zuge der Behandlung von Menschen als >lebensunwert<, >Ballastexistenzen< gewann das Konzept einer >Endlösung< durch Massentötung an Bedeutung. >Hadamar< liegt also vor >Auschwitz<. Das Menschenbild und die Techniken der massenhaften Ermordung wurden in den Euthanasieanstalten seit 1939 zur >Serienreife< entwickelt und fanden dann ihre millionenfache Anwendung."

(Peukert, 1987:59)

Das Menschen- und Gesellschaftsbild, das sich mit der Machtergreifung der Nationalsozialisten durchsetzte, war geprägt durch den Mythos der „Volksgemeinschaft", der Stilisierung des „Ariertums" und der Idealisierung des „gesunden Volkskörpers". In diesem System hatten „Kranke", Menschen mit Behinderungen und sogenannte „Asoziale" keinen Platz. Sie wurden separiert, unmenschlich behandelt, zwangssterilisiert und ermordet. Menschen mit Sprach- und Sprechstörungen waren von diesen Maßnahmen genauso betroffen wie psychisch Erkrankte, Gehörlose, Blinde, Menschen mit körperlicher Behinderung und Menschen mit Suchtproblemen. In der Literatur finden sich zur Zwangssterilisation von sprachgestörten Menschen wenig eindeutige Positionen. Menschen mit Lippen-Kiefer-Gaumenspalten fielen eindeutig unter das „Gesetz zur Verhütung erbkranken Nachwuchses". Auch wenn es in der Zeit von 1933-1945 noch keine Logopäd*innen gab, wurden Sprach-, Sprech- und Stimmtherapien von anderen Berufsgruppen durchgeführt. Wir als Logopäd*innen stehen in ihrer Nachfolge und müssen uns mit dieser überaus menschenverachtenden Zeit auseinandersetzen, damit dies nicht noch einmal passiert. Mit der Ausgrenzung, Zwangssterilisation und Ermordung behinderter Menschen wurde eine beispiellose Vernichtungskampagne eingeleitet, die in Auschwitz, Theresienstadt, Sobibor und vielen anderen Konzentrationslagern Millionen Menschen in den Tod schickte.

5.1 Der Sozialdarwinismus – Wegbereiter einer Vernichtungskampagne

Mit der zunehmenden Bedeutung der Biowissenschaften im 19. Jahrhundert wurden Wissenschaftler angeregt, sich mit der Ungleichheit der Menschen auseinanderzusetzen. Wesentliche Grundlagen bildeten hier die Evolutionslehre von Charles Darwin und die Vererbungslehre von Georg Mendel.

Im Mittelpunkt der teilweise sehr heftig geführten Diskussion stand dabei u. a. der Zusammenhang zwischen Gehirngröße und Intelligenz (Friedländer, 1997:27ff). *„Es bestehe eine „bemerkenswerte Beziehung zwischen der Entwicklung der Intelligenz und dem Gehirnvolumen", so* **Paul Broca** *(1824-1880) und weiter: „Untersuchungen, die sich auf diese Annahme stützten, hätten* *gezeigt, daß in der Regel das Gehirn bei reifen Erwachsenen größer ist als bei alten Menschen, bei Männern größer als bei Frauen, bei hervorragenden Männern größer als bei jenen mittelmäßiger Begabung und bei höherstehenden Rassen größer als bei minderwertigen Rassen."* (Broca zitiert in Friedländer, 1997:7).

Bereits im 19. Jahrhundert wurde der Grundstein zur Rassenhygiene und Eugenik gelegt, indem über allgemeine Erbfaktoren wie z.B. Intelligenz oder über Merkmale physischer und psychischer Gesundheit bzw. Krankheit debattiert wurde und die sog. Rassenanthropologie entstand, die die Menschen nach ethnischen Merkmalen einzuteilen versuchte (Keim, 2000:56). Erschreckend umfassend waren schon zur damaligen Zeit diese Maßnahmen, sie reichten von der Euthanasie und Sterilisation bis hin zu Eheverboten sowie einem Gesundheitszeugnis vor der Eheschließung. Inbegriffen war ebenso eine Warnung vor ungünstigen Erbanlagen.

Nach dem 1. Weltkrieg konzentrierten sich die Eugeniker zunächst auf *„die Fortpflanzung Erbgesunder"* (Friedländer, 1997:429). Rasse und ethnische Zugehörigkeit spielten zu diesem Zeitpunkt noch keine Rolle. In den 20er-Jahren des letzten Jahrhunderts wurden die „rassenhygienischen" Vorstellungen allerdings immer radikaler. Sie gipfelten in der Schrift des Juristen Karl Binding und des Mediziners Alfred Hoche mit dem Titel „Die Freigabe der Vernichtung unwerten Lebens".

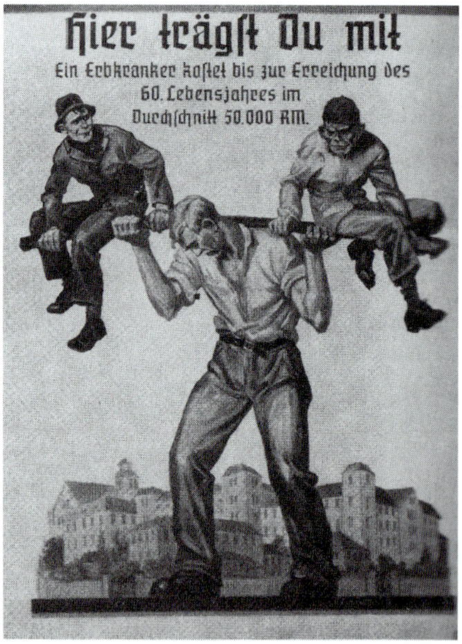

Hier trägst Du mit.
Propagandaplakat von Jacob Graf in „Volk und Rasse. Illustrierte Monatsschrift für deutsches Volkstum, Rassenkunde und Rassenpflege"

Der Rechtsgelehrte Binding plädierte hier für das **Selbstmordrecht bei unheilbar Kranken**, das er als Erlösung von unsäglichem Leid, das z.B. Krebspatienten im Endstadium erleiden, betrachtete. Friedländer sieht in Bindings Argumentation eine Polemik, weil unter dessen Auslegung von „lebensunwert" sowohl das Schicksal von Menschen fallen konnte, deren Leben infolge von Schmerzen und Krankheit nicht länger lebenswert war, als auch derer, die als derart minderwertig galten, dass man ihr Leben als lebensunwert bezeichnen konnte (Friedländer,

1997:49). Erstmals sprach Karl Binding auch den **Rentabilitätsgedanken** offen an. Nach seiner Meinung hing der Wert des Lebens nicht nur von jedem Einzelnen ab, sondern auch von seinem Wert für die Gesellschaft.
Für den Psychiater **Alfred Hoche** stellte sich die Frage, ob es *„... Menschenleben (gibt), die so stark die Eigenschaft des Rechtsguts eingebüsst haben, dass ihre Fortdauer für die Lebensträger wie für die Gesellschaft dauernd allen Wert verloren hat?"* (Binding & Hoche, 1920:27). Für Hoche ist klar, dass *„Blödsinnige* ***keinen subjektiven Anspruch auf Existenz*** *erheben"* können, und zwar *„aufgrund ihrer völligen Hilflosigkeit, das Fehlen von Gefühlen, Wesensregungen und jeglicher produktiver Leistungen"* (Bader, 2001:286). Weiterhin beklagte Hoche die **Kosten, die der Gesellschaft daraus erwachsen**: *„Es ist eine peinliche Vorstellung, dass ganze Generationen von Pflegern neben diesen leeren Menschenhüllen dahin altern, von denen nicht wenige 70 Jahre und älter werden. Die Frage, ob der für diese Kategorien von Balastexistenzen notwendige Aufwand nach allen Richtungen hin gerechtfertigt sei, war in den verflossenen Zeiten des Wohlstandes nicht dringend; jetzt ist es ganz anders geworden ..."* (Binding & Hoche, 1920:55).

Während des **„Dritten Reichs"** wurden diese Einstellungen der Eugeniker gegenüber Menschen mit Behinderungen von breiten Bevölkerungsschichten, allen politischen Parteien und den christlichen Kirchen toleriert.

In vielen europäischen Ländern und in den USA wurde ebenfalls eine rege eugenische Debatte geführt. Anders als im Dritten Reich konnten sich diese Ideen jedoch nicht durchsetzen. Mit der Machtergreifung der NSDAP 1933 wurde der Weg für eine beispiellose Vernichtungskampagne bereitet. Das politische Klima bestimmte die Ausgrenzung und dann den Mord an Tausenden von behinderten Menschen. Den Nationalsozialisten ging es um die „Reinerhaltung" des deutschen Blutes – *„Die NS-Volksgemeinschaft beruht auf dem Gedanken eines ‚rassereinen', arischen, erbgesunden und für den säkularen Rassenkampf durch permanente Leistungslese ertüchtigten Volkskörpers (Zeitvorgabe 600 Jahre)."* (Labisch, 2001:88). Damit verfolgten die Nationalsozialisten eine „Fortpflanzungsauslese", in deren Mittelpunkt Maßnahmen standen, die verknüpft waren mit einer Geburtenpolitik, die rassenhygienisch determiniert war (Bock, 2010:28).
Unmittelbar nach der Regierungsübernahme begannen die Nationalsozialisten mit der Umsetzung ihrer Ideologie, dabei fanden sie Unterstützung durch *„die bürokratische, berufliche und wissenschaftliche Legitimation, die das Regime zur reibungslosen Durchführung seiner Strategie benötigte."* (Müller-Hill, 1989:48). Im Nationalsozialismus wurden die Begriffe „Euthanasie", „Gnadentod" oder „Sterbehilfe", die die Ermordung von Menschen aus rassischen und eugenischen Gründen verschleiern sollten, als humanes Handeln postuliert. Dieses Handeln war kein individueller Gnadenakt, sondern ein geheimes, staatliches Tötungsprogramm.

5.2 Gesetzgebung im Dritten Reich

Zwei Gesetze der Nationalsozialisten, das „Gesetz zur Verhütung des **erbkranken** Nachwuchses" und das „Ehegesundheitsgesetz", bildeten die Grundlage dafür, die rassische Ideologie von „entartet" oder „unwert" in die Praxis umzusetzen.

Ausmerzung statt Therapie
„Die Stoßrichtung des Sterilisationsgesetzes lag in der ‚Ausmerzung' von Krankheitsanlagen, was eine fundamentale Wende in der Gesundheitspolitik implizierte: Prävention bedeutete nun nicht mehr eine Verhütung von Erkrankungen, sondern die Verhütung kranker Menschen".

(Roelcke, 2008:79)

5.2.1 Das Gesetz zur Verhütung erbkranken Nachwuchses

Nach der Machtergreifung der Nationalsozialisten wurde am 14. Juli 1933 das „Gesetz zur Verhütung erbkranken Nachwuchses" erlassen, dessen Leitgedanke Hitler vorgegeben hatte:

„Der völkische Staat ... muß dafür Sorge tragen, dass nur wer gesund ist, Kinder zeugt. Er hat die modernsten ärztlichen Hilfsmittel in Dienst dieser Erkenntnis zu stellen. Er hat, was irgendwie ersichtlich krank und erblich belastet und damit weiter belastend ist, zeugungsunfähig zu erklären und dies praktisch auch durchzusetzen."

(Hitler zitiert nach Lifton, 1998:47)

Die Nationalsozialisten hatten eine klare Vorstellung davon, welche Krankheit und welche Menschengruppen ihrer Meinung nach erbbiologisch minderwertig seien und zwangssterilisiert werden müssten. Das Sterilisationsgesetz legte in § 1 (1) fest: *„Wer erbkrank ist, kann durch chirurgischen Eingriff unfruchtbar gemacht (sterilisiert) werden, wenn nach den Erfahrungen der ärztlichen Wissenschaft mit großer Wahrscheinlichkeit zu erwarten ist, dass seine Nachkommen an schweren körperlichen und geistigen Erbschäden leiden werden."* (Reichsgesetzblatt Teil 1, Nr. 86, vom 25. Juli 1933).

Artur Gütt, Ministerialdirektor im Reichsinnenministerium versuchte in einer Rundfunkansprache am 26. Juli 1933 das Gesetz zu begründen: *„Ein Eingreifen des Staates sei notwendig geworden, weil sonst in drei Geschlechterfolgen die wertvolle Bevölkerungsschicht fast völlig verschwunden und nur noch Minderwertige übrig geblieben wären. Man habe aber auch die wirtschaftliche Seite zu sehen: Für Geistesschwache, Hilfsschüler, Geisteskranke und Asoziale müssten Millionen aufgewendet werden. Ein Hilfsschüler koste z. B. während seiner Ausbildung zwei- bis dreimal so viel wie ein gesundes Kind. Man solle auch nicht vergessen, dass Verbrecher, Arbeitsscheue und asoziale Menschen nach Meinung einzelner Experten zu 30-50 % aus den Schwachsinnigen und Minderwertigen rekrutierten. Die Unfruchtbarmachung stelle deshalb ‚eine Tat der Nächstenliebe' gegenüber den folgenden Generationen dar. Die Reinigung des Volkskörpers sei ‚wahrhaft sozialem Mitempfinden' entsprungen."* (Klee, 1994:37).

„Erbkrankheit" im Sinne des Nationalsozialismus

1) angeborener Schwachsinn
2) Schizophrenie
3) zirkuläres (manisch-depressives) Irresein
4) erbliche Fallsucht
5) erblicher Veitstanz (Huntingtonsche Chorea)
6) erbliche Blindheit
7) erbliche Taubheit
8) schwere erbliche körperliche Missbildung

„Ferner kann unfruchtbar gemacht werden, wer an schwerem Alkoholismus leidet."

(vgl. § 1 [2] Reichsgesetzblatt Teil 1, Nr. 86, vom 25. Juli 1933)

Zur schnellen Umsetzung des Gesetzes wurden Erbgesundheitsgerichte geschaffen, die jeweils aus drei Personen bestanden: einem Richter, einem verbeamteten Arzt und einem Arzt mit Kenntnissen aus der Vererbungslehre. Zur Anzeige verpflichtet waren *„Zahnärzte, Dentisten, Gemeindeschwestern, Masseure, Hebammen, Heilpraktiker, Anstaltsleiter, Amtsärzte, selbst Kurpfuscher."* (Klee, 1994:38).

Auch den Sonderschulen kam die Aufgabe zu, an der Durchführung des „Gesetzes zur Verhütung erbkranken Nachwuchses" mitzuarbeiten. Folgende Sonderschulformen fielen darunter: *„schulische Einrichtungen für taubstumme, schwerhörige und sprachkranke, für blinde und sehschwache, für leistungsschwache und bildungsfähige, für solche mit weiteren seelischen Abweichungen (Psychopaten usw.) und für körperlich gebrechliche Kinder."* (Sunderbrink, 1936:332). Wie Sunderbrink weiter ausführt, forderten *„die Erbgesundheitsämter (von) den Sonderschulen über einen Sonderschüler bestimmte Mitteilungen im Hinblick auf seine geplante Sterilisierung ..."* (Sunderbrink, 1936:332). Diese „Mitteilungen" umfassten *„ein ärztliches Urteil über den allgemeinen Gesundheitszustand und über die bestehende Ätiologie der bestehenden Anomalie nach Art und Umfang, ferner – in Zusammenarbeit mit Arzt und Sonderschullehrer – die Klarstellung der Erblichkeitsverhältnisse, wobei letztere sich zu erstrecken hätten auf den Sonderschüler und seine Geschwister, seine Eltern, deren Geschwister nebst Ehegatten und Kinder und schließlich auf die Großeltern beiderseits nebst deren Geschwister und Ehegatten. Die gewissenhafte Durchführung scheint mir bei der zur Verfügung stehenden Zeit von 6-10 Jahren nicht allzu schwierig. Zu all diesem käme dann noch von Seiten der Schule eine zusammenfassende Darstellung über den Sonderschüler in Bezug auf seinen Charakter und sein sittliches Verhalten, sein praktisches Können und sein schulisches Wissen. Den Abschluß der Darstellung bildet eine Angabe über die ‚Voraussichtliche Verwendungsfähigkeit im Leben.'"* (Sunderbrink, 1936:333). Diese Angaben wurden in einem Erfassungsbogen festgehalten, der Grundlage zur Umsetzung des Gesetzes zur Verhütung erbkranken Nachwuchses war (siehe Abb.).
Hatte das Gericht über die Sterilisation entschieden, konnte die Operation auch gegen den Willen der Betroffenen durchgeführt werden. Verweigerte jemand die Operation, sah das Gesetz eine Unterbringung in einer geschlossenen Anstalt vor. Eine Entlassung war nur bei Einwilligung in die Zwangssterilisation möglich, oder wenn Frauen den Abschluss des Klimakteriums

Lichtbild, 6×9 cm
(Kurz vor der Entlassung anzufertigen)

a) ganzer Körper (von vorn) b) Kopf-Brustbild (von der Seite)

1.[1] **Allgemeiner Gesundheitszustand:**

2. **Überstandene und derzeitige Krankheiten:**

3. **Ätiologie der bestehenden Anomalie nach Art und Umfang:**

4.[2] **Ergänzungen zur Sippschaftstafel.**
(Von allen Sippschaftsgliedern sind außer den vollständigen Personalien und Angabe der Altersfolge in der Geschwisterreihe vor allem etwa vorhandene körperliche und geistige Anomalien und deren vermutliche Ursachen sowie derzeitige oder überstandene schwere Krankheiten anzugeben. Wenn möglich, sind auch deren Lichtbilder beizufügen. Möglichst keine Werturteile, sondern Tatsachen und Auswertung.)

a) Die Geschwister des Sonderschülers:

b) Die Eltern des Sonderschülers:
der Vater:
die Mutter:
die Geschwister des Vaters, deren Ehegatten und Kinder:
die Geschwister der Mutter, deren Ehegatten und Kinder:

c) Die Großeltern des Sonderschülers:
väterlicherseits:
der Großvater, seine Geschwister und deren Ehegatten:
die Großmutter, ihre Geschwister und deren Ehegatten:
mütterlicherseits:
der Großvater, seine Geschwister und deren Ehegatten:
die Großmutter, ihre Geschwister und deren Ehegatten:

---

[1] Die Angaben zu 1, 2 und 3 sind die Feststellungen des Schularztes.
[2] Von Arzt und Sonderschullehrer auszufüllen.

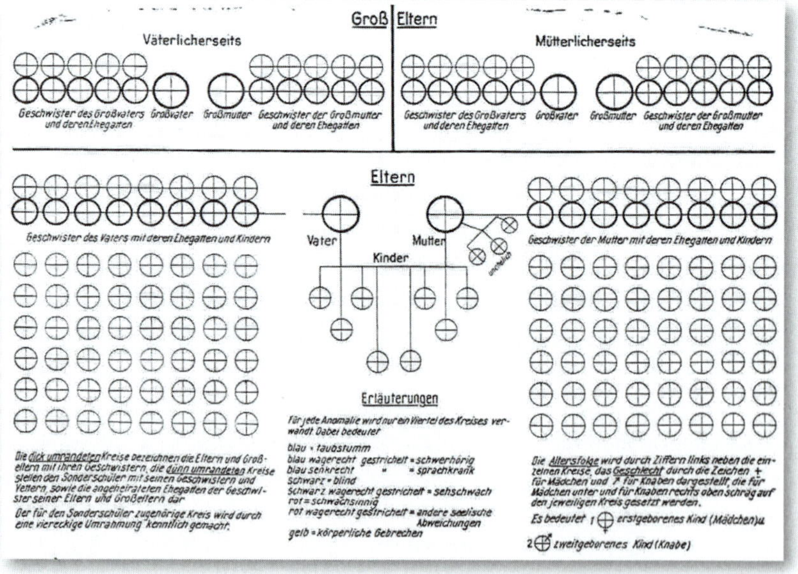

Erfassungsbogen für jeden Schüler oder jede Schülerin einer Sonderschule

und Männer ihre Zeugungsunfähigkeit nachweisen konnten. Der Sterilisationseingriff bei Kindern erfolgte nach dem 10. Lebensjahr und unter Zwangsanwendung nach dem 14. Lebensjahr (Werner, 1935:361).

5.2.2 Das Ehegesundheitsgesetz

Das „Ehegesundheitsgesetz" von Oktober 1935 wurde „zum Schutze der Erbgesundheit des deutschen Volkes" erlassen. Es hatte quasi präventiven Charakter, sollte es doch verhindern, dass **„erbkranke"** Menschen sich untereinander fortpflanzen oder aus Ehen zwischen **„erbkranken"** und „gesunden" Menschen Kinder hervorgehen. Im § 1(1) heißt es dazu: *„Eine Ehe darf nicht geschlossen werden ..., c) wenn einer der Verlobten, ohne entmündigt zu sein, an einer geistigen Störung leidet, die die Ehe für die Volksgemeinschaft unerwünscht erscheinen läßt, d) wenn einer der Verlobten an einer Erbkrankheit im Sinne des Gesetzes zur Verhütung erbkranken Nachwuchses leidet."* (Gesetz zum Schutze der Erbgesundheit des deutschen Volkes [Ehegesundheitsgesetz], RGBl 1935, S. 1246). Ohne ein „Ehetauglichkeitszeugnis" des Gesundheitsamtes (§ 2) war eine Eheschließung im Dritten Reich nicht mehr möglich (vgl. Klee, 1994:50). Die Ehe war zu diesem Zeitpunkt keine individuelle Entscheidung zweier Menschen, sondern sie sollte der Volksgemeinschaft von Nutzen sein. *„Ehe ist die von der Volksgemeinschaft anerkannte, auf gegenseitige Treue, Liebe und Achtung beruhende dauernde Lebensgemeinschaft zweier rassegleicher, erbgesunder Personen, verschiedenen Geschlechts zum Zweck der Wahrung und Förderung des Gemeinwohls durch einträchtige Zusammenarbeit und zum Zweck der Erzeugung rassegleicher, erbgesunder Kinder und ihrer Erziehung zu tüchtigen Volksgenossen"* (Mößmer zitiert nach Klinksiek, 1982:69). In Folge des Gesetzes wurde „die Überprüfung der gesamten Bevölkerung" angeordnet (vgl. Friedländer, 1997:62).

Zeitzeugenbericht von Herrn S.

„1943 lernte ich als Soldat meine Frau in Stadtlohn kennen. Als ich 1944 heiraten wollte, mussten wir alle Papiere und die Eheerlaubnis nach Ahaus einreichen und dann haben wir nie wieder was gehört.

Ich wurde als Einzelner nach Köln und dann nach Russland abkommandiert. Ich sehe da einen Zusammenhang zum Eheantrag."

Herr S. wurde aufgrund seiner LKG zwangssterilisiert.

(Quelle: Macha-Krau, 2000)

Grundlage der Überprüfung der „Erbgesundheit" waren u.a. auch Erhebungen der „Hilfsschulen". Am Beispiel der „Familienbiologischen Erhebung in einer schlesischen Hilfsschule" wird die zugrunde liegende Ideologie mehr als deutlich. Danach durfte sich ein Sterilisierter *„mit einer gleichfalls sterilisierten Person verheiraten; denn wenn er mit einer erbgesunden Person die Ehe eingeht, so wird diese an der Weitergabe ihres hochwertigen Erbguts und so die Volksgemeinschaft geschädigt."* (Gottschick, 1936:13). Auch der Phoniater Professor Gutzmann jun. war ein Verfechter der „Auslese". Er schrieb: *„Schafft gesunde Eltern mit gesunden Nervensystemen, und die funktionellen Störungen werden auf ein Minimum absinken."* (Gutzmann, 1939:27).

5.3 Zwangssterilisationen

„Das Interesse an der Sterilisation von Gesunden und Geheilten, von ‚leichten Fällen' und von jungen Menschen rückte in den Vordergrund, die Kriterien für Frauen und Männer wurden spezifiziert und ‚Schwachsinnige', die weder besonders auffällig noch anstaltsbedürftig waren, wurden zum Hauptobjekt."
(Bock, 2010:269)

Nach dem „Gesetz zur Verhütung erbkranken Nachwuchses" fielen „schwere körperliche Missbildungen" und Menschen mit der Diagnose „Schwachsinn" unter das Sterilisationsgesetz. Damit waren Menschen mit Lippen-, Kiefer- und Gaumenspalten, die zu den vererbbaren körperlichen Missbildungen gerechnet wurden, sowie Menschen mit Sprach- und Sprechstörungen, die als Symptom eines zugrunde liegenden „Schwachsinns" bewertet wurden, von Zwangssterilisationen betroffen.

5.3.1 Zwangssterilisationen bei Lippen-, Kiefer- und Gaumenspalten

Nach dem Verständnis der Nationalsozialisten wurden die Lippen-, Kiefer- und Gaumenspalten den „Erbkrankheiten" zugerechnet: *„Bei manchen derartigen Erbkrankheiten findet sich eine Häufung von verschiedenen Missbildungen, so dass in solchen Fällen bezüglich der Sterilisierung naturgemäß keine Zweifel mehr bestehen können."* (Werner, 1935:370).
Indirekt trug auch der medizinische Fortschritt im Bereich der Chirurgie zur Durchführung von Sterilisationen bei: *„Die moderne chirurgische Orthopädie ist in der Lage, einen Teil der oben erwähnten Missbildungen derart zu korrigieren, dass die betreffenden Menschen arbeitsfähig werden und auch in ihrem äußeren Anblick dem Durchschnitte der Bevölkerung nicht allzu ungünstig abstechen. So ist ein geschickter Kieferchirurg heute in der Lage, eine Hasenscharte oder einen Wolfsrachen, an sich außerordentlich entstellende Leiden, in der Weise zu operieren, dass später lediglich eine unauffällige Narbe zurückbleibt."* (Werner, 1935:370). Die Abwertung der Menschen mit Lippen-, Kiefer- und Gaumenspalten zeigte sich auch darin, wie die umgangssprachlichen Bezeichnungen „Hasenscharte" oder „Wolfsrachen" in die medizinische Nomenklatur Eingang fanden.

Zeitzeugenbericht von Herrn S.

„Ich bekam vom Gericht Marburg eine Aufforderung. Weder meine Eltern noch ich wussten, was los war. Wir waren Laien auf Deutsch gesagt. Und dann sind wir in Berufung gegangen beim Landesgericht in Kassel, und dann musste ich dann hin mit meinem Vater, und dann wurde ich nur nach dem Namen gefragt, und dann wurde uns gesagt, dass wir wieder heimgehen sollen. Und dann wurde das Urteil gesprochen. Es erfolgte keine Anhörung oder sonstiges."

(Quelle Macha-Krau, 2000)

Unter dem Aktenzeichen XIII 215/ 36 vom 13.08.1936 ist das Urteil des Erbgesundheitsgerichts, das die Sterilisation von Herrn S. dokumentiert, abgelegt. Dementsprechend wurde am 14.01.1937 in der Universitätsklinik Marburg die Zwangssterilisation von Herrn S. durchgeführt.

Aber es gab auch Menschen, die sich offen gegen die Zwangssterilisation von Spaltträger*innen stellten, wie z. B. Professor **Georg Axhausen** und Professor **Wolfgang Rosenthal**. Beide wehrten sich nach Erlass der Nürnberger Gesetze gegen die Diskriminierung von Spaltträger*innen als erheblich minderwertige Bürger und deren Zwangssterilisation (Koch, 1984:75).

5.3.2 Zwangssterilisationen bei Sprach- und Sprechstörungen

Im Fokus der Nationalsozialisten standen auch in besonderer Weise die sogenannten „Hilfsschulen". Hier unterstützten viele „Hilfsschullehrer" das Erbgesundheitsgericht und beteiligten sich eifrigst an der Sterilisationskampagne, indem sie den Erbgesundheitsgerichten Belastungsmaterial andienten (Klee, 1994:46). Die „Umwertung aller Werte" und deren Umsetzung mit Unterstützung der „Sonderschulen" und „Hilfsschulen" wird auch im nachfolgenden Zitat deutlich:

> *„Die nationalsozialistische Weltanschauung, die seit dem politischen Umbruch eine wahrhafte ‚Umwertung aller Werte' mit sich brachte, hat auch der Sonderschule im allgemeinen und der Hilfsschule im besonderen einen neuen Sinn und damit eine neue Bedeutung gegeben. ...*
> *In rassisch-völkischer Hinsicht ist aber keine Schulart so bedeutungsvoll wie gerade die Sonderschule, besonders die Hilfsschule, denn ihr ist entwicklungsmäßig die hohe Aufgabe zugefallen, verantwortungsbewusst an der Erbgesundheit des deutschen Volkes an erster Stelle mitzuarbeiten, da nicht nur die Sonderschule das Sammelbecken für diejenigen ist, die gegebenenfalls nicht in den Erbgängen des deutschen Volkes verbleiben können, sondern der Sonderschullehrer darüber hinaus gleich in der Lage ist, auf Grund seiner beruflichen Vorbildung, seiner sich auf Jahre erstreckenden Beobachtung, der Kenntnisse der Milieu- und Verwandtschaftsverhältnisse des Zöglings usw., ein genaues Gutachten über dessen körperliche, geistseelische und charakterliche Beschaffenheit abzugeben."* (Tornow, 1936:321).

Aber auch Ärzte aus den Reihen der Phoniatrie und Sprachheillehrer unterstützten das Regime tatkräftig. So bewertete Gutzmann jun. Artikulations- und Sprachstörungen als Indikatoren für die Diagnose „Schwachsinn": *„Denn wenn wohl niemandem einfallen wird, wegen Stottern einen Antrag auf Sterilisation zu stellen, wird man beim Stammeln in besonderen Fällen wegen Schwachsinns eine dahingehende Anordnung treffen müssen. Gerade bei den lavierten Fällen von Schwachsinn, die doch oft das größte Unheil anrichten, kann die mangelhafte Sprache zu einem wichtigen Erkennungszeichen werden."* (Gutzmann, 1939:487).

Ebenso stellte Gutzmann einen Bezug zwischen Sprachstörung und Rasse her: *„Es ist auffallend, daß sich diese Form des Stammelns sehr häufig bei jüdischen Patienten findet"* (Gutzmann, 1934:257).

Also: ihr müßt die Wörter zuerst ein paarmal durchlesen. Dann sollt ihr einen Satz daraus machen und diesen Satz auf das Schreibblatt schreiben. Dabei müßt ihr aufpassen, daß ihr kein Wort weglaßt; ihr dürft aber auch keins dazu tun und keins abändern, sondern ihr müßt die Wörter genau so nehmen, wie sie auf eurem Blatte stehen. Von jedem Worte braucht ihr nur den Anfangsbuchstaben zu schreiben. Wenn ihr aber einmal ein Wort ganz ausschreibt, so macht das auch nichts.

1. Hund treuen verloren leider haben unsern wir
2. Mutter Strauß Kind der bunten das einen pflückt
3. Zimmer Sonne jeden die mein scheint Mittag in
4. arbeiten Garten Sonne wir im die untergeht bis
5. Wagen an gebrochen ein meinem schon Rad ist
6. ich weil Arzt Mutter zum meine ist gehe krank
7. geschwommen Freund Fluß ist zweimal mein über tiefen den
8. das spät die in kommt fast Schule Mädchen Tag jeden zu
9. beide Flusses bepflanzt Ufer mit des sind Bäumen
10. Gewitter ihre ein Vögel wenn fliegen die kommt Nester in

Auswertung. Der Richtigkeitsgrad jeder Lösung wird durch eine Punktzahl bezeichnet:

Vollständig richtig	= 4 Punkte,
Sinnvolle Ordnung, aber 1 Wort weggelassen oder verändert oder zuviel	= 3 Punkte,
Sinnvolle Ordnung, aber 2 Wortfehler	= 2 Punkte,
Sinnvolle Ordnung, aber 3 Wortfehler	= 1 Punkt,
Sinnvolle Ordnung, aber 4 und mehr Wortfehler	= 0 Punkt,
Sinn- oder sprachwidrige Verbindung der Worte	= 0 Punkt.

Beispiele:

Das Kind pflückt der Mutter einen bunten Strauß	= 4 Punkte,
Das Kind pflückt seiner Mutter einen bunten Strauß	= 3 Punkte,
Das Kind pflückt — — einen bunten Strauß	= 2 Punkte,
Die Mutter pflückt dem Kind einen bunten Strauß	= 2 Punkte,
Die Mutter pflückt — — einen — Strauß	= 0 Punkt,
Das Kind pflückt der Mutter bunten einen Strauß	= 0 Punkt.

Sinnrichtige, aber hinsichtlich des Satzbaues unkorrekte Lösungen werden als halbrichtig gewertet, erhalten also 2 Punkte, z. B.:

Jeden Mittag die Sonne in mein Zimmer scheint	= 2 Punkte,
Mein Freund zweimal über den tiefen Fluß geschwommen ist	= 2 Punkte

Die Bildung eines Fragesatzes gilt als richtige Lösung, z. B.:

Scheint die Sonne jeden Mittag in mein Zimmer	= 4 Punkte,
Sind beide Ufer des Flusses mit Bäumen bepflanzt	= 4 Punkte.

3. Gegenteilversuch

An der Tafel steht untereinander: heiß, groß, oben, schnell, leer, hell, laut. Hinter jedem Wort ein Strich.

Lies das erste Wort. — Im Sommer ist es heiß. Im Winter ist es —? Wenn es heiß ist, schwitzt man. Wenn es kalt ist, friert man. Deshalb sagt man: Kalt ist das Gegenteil von heiß. Wie heißt also das Gegenteil von heiß? (Wird an der Tafel ausgefüllt.)

Lies das zweite Wort. — Das Pferd ist groß. Die Maus ist —? Wie heißt also das Gegenteil von groß? Das Gegenteil von groß ist klein. (Anschreiben.)

Lies das dritte Wort. — Das Dach ist oben. Der Keller ist —? Wie heißt also das Gegenteil von oben? (Wird ausgefüllt.)

(Nach Erledigung der 7 Beispiele erfolgt die Probe, ob die Aufgabe von allen Prüflingen verstanden ist: Die gefundenen Lösungen werden ausgelöscht. Die Prüflinge lesen einzeln nacheinander je eines der Reizwörter und fügen die Lösung bei. Das wird so lange [illegible]

Überprüfung der „intellektuellen Disposition"
von jugendlichen Schwachsinnigen in der Vor- und Pubertät

Der Sprachheillehrer **Heinrich Möhring**, dessen Lauttreppe bis in die 90er-Jahre des letzten Jahrhunderts zur Diagnostik eingesetzt wurde, war ebenfalls ein Befürworter der Sterilisation. Auch für ihn war gestörte Sprache ein wesentlicher Indikator für das Vorliegen von „Schwachsinn", da sie gleichzeitig auch Ausdruck „verminderter Intelligenz" sei. In der Zeitschrift „Die Sonderschule" schreibt er: *„Unsere Anfängerklassen sind jedoch oft ‚Sammelbecken' besser ‚Beobachtungsklassen'- Sichtungsstellen; sie wirken gleichsam als Sieb. Wenn wir sie nicht hätten, müßten wir sie aus den Erkenntnissen moderner Rassenbiologie herausfordern. Heißt es doch hier: Erbminderwertiges und Leistungsminderwertiges zu erkennen, Leistungsminderwertiges von Leistungsrückständigem zu trennen. (...) Leistungsminderwertiges gehört in die Hilfsschule."* (Möhring, 1940:396).
Für Möhring stellte die Schule einen Ort rassenhygienischer Selektion dar.
Außer Gutzmann jun. und Möhring äußerten sich noch viele Pädagog*innen und Therapeut*innen in ähnlicher Weise wie Sunderbrink (1936), Gottschick (1936) oder Lämmermann (1936).

Zeitzeugenbericht Frau A.

Frau A. wurde 1928 geboren, hatte eine Sprach-, Sprech- und Redeflussstörung und erhielt keine Sprachtherapie. Nachfolgend berichtet sie über ihren Schulbesuch und ihre Reaktion auf die Benachrichtigung zur Zwangssterilisation und deren Durchführung.

Schulbesuch

„Dann kam ich mit sieben Jahren in die Schule und von (mit) zehn Jahren wurde ich raus gewiesen. Kriegten wir 'nen Brief zu Haus hin. Ich doch nicht kann und so. Ich kann nicht lesen. Ich muss das sagen. Meine Mutter hat es in Kindertagen nicht gut gehabt. Sie (die Mutter) konnte nicht mit mir umgehen. Sie war dumm. Und meine Großmutter hat mich geschimpft und getan. ‚Du konntest zur Schule gehen. Aber du warst zu faul und so.' Und dann hab' ich gesagt: ‚Gut, dann war ich zu faul.' Auch meiner Kollegin wurde gesagt: ‚Ach, Lotte wollte nicht lernen. Die ist faul gewesen.' Dann hat meine Kollegin gesagt: ‚Nein, wenn Fräulein Lotte faul wär', ich wurde nur Fräulein Lotte genannt in Stellung, ‚dann könnte sie die Arbeit gar nicht machen. Und sie macht das, gewissenhaft.' "

Reaktion auf die Benachrichtigung zur Zwangssterilisation

„Dann traf ich meine Freundin Frau B.: ‚Sagen Sie mal, haben Sie auch einen Brief gekriegt?' ‚Ja, ich auch.' Und hab wieder geheult und bin weggegangen von die Frau und hab nur geheult. Und das möchte ich sagen, ich bin zusammengeklappt."

Reaktion auf die Durchführung der Zwangssterilisation 1938 in Rostock

Frau A. wird depressiv und soll in eine Psychiatrische Klinik eingewiesen werden: *„Und dann haben sie gesagt: ‚Lotte, wir schicken dich nach Nervenklinik hin.' Und da hab ich gesagt: ‚Ne, da will ich nicht hin. Und da geh ich nicht hin.' Und dann fragt sie: ‚Wie kommt es, das Sie nicht wollen?' ‚Nein', sage ich, ‚ich will da nicht hin. Lass mir doch bitte in Ruhe. Sie wollen mir unterdrücken und sagen, du bist nicht normal.' "* Die psychiatrische Klinik bleibt Frau A. erspart.

(Quelle: Macha-Krau, 2001)

Fürsorgerinnen missbrauchten nicht selten die Situation Zwangssterilisierter. *„Daß den beteiligten FürsorgerInnen die psychischen Belastungen der Zwangssterilisation bewusst waren, zeigt die Tatsache, dass einige von ihnen die „Angst der Zöglinge" sogar instrumentalisierten, indem sie ihnen eine Beurteilung als „schwachsinnig" androhten, um sie damit zu disziplinieren."* (Kuhlmann, 1989:140).

Wie systematisch der Staat versucht hat, potentiell „Schwachsinnige" festzustellen und einer Zwangssterilisation zuzuführen, wird am Beispiel eines ehemaligen „Hilfsschülers" (s. Kasten) einer „Hilfsschule" deutlich. Der Betroffene versucht eine Bescheinigung seiner ehemaligen „Hilfsschule" zu erhalten, aus der hervorgeht, dass er keine kognitiven Defizite hat, die eine Zwangssterilisation nach dem Gesetz rechtfertigen würden.

Werdegang eines ehemaligen „Hilfsschülers"

„So erzählte mir z. B. neulich ein Hilfsschulrektor, dass ein gut gekleideter Herr zu ihm in die Schule gekommen sei, der sowohl in seiner mündlichen Ausdrucksform als auch in seinem sonstigen Auftreten einen auffällig gewandten Eindruck machte, so dass der Gedanke, dass es sich um einen ehemaligen Hilfsschüler handeln könne, gar nicht aufkam. Im weiteren Gespräch stellte sich dann heraus, dass der Betreffende tatsächlich ein ehemaliger Hilfsschüler war, der nicht einmal aus einer 1., sondern nur einer 2. Klasse die Hilfsschule verlassen hatte. Selbst die Wirkung auf seinen ehemaligen Lehrer war so überraschend, dass so eine erhebliche Nachentwicklung ein so vorteilhaftes Ergebnis hatte zeitigen können. Es wird verständlich erscheinen, dass diesem ehemaligen Hilfsschüler der Gedanke, sterilisiert zu werden, untragbar erschien, da er sich seiner ganzen geistigen Verfassung nach nicht zu dieser Gruppe der Hilfsschüler rechnete. Die Verhandlung und Prüfung beim zuständigen Hilfsschularzt ergab dann auch, dass hier ein besonders augenscheinlicher Fall von Spätentwicklung vorlag, für den ein Antrag auf Sterilisation nicht in Frage kam."

(Tornow, 1936:322).

Das Beispiel verdeutlicht, dass unter den Kindern, die als sogenannte „Hilfsschüler" stigmatisiert wurden, viele Schüler*innen mit Entwicklungsverzögerungen waren. Diese Verzögerungen betrafen auch die Sprache und das Sprechen. Sprachtherapie im Vorschulalter war im Dritten Reich äußerst selten, Kinder mit Sprach- oder Sprechauffälligkeiten wurden erst mit dem Schuleintritt erfasst. Einige dieser Kinder besuchten, falls vorhanden, eine Sprachheilschule oder wurden der Hilfsschule zugewiesen.

Mit dem Ausbruch des 2. Weltkrieges wurde das „Gesetz zur Verhütung erbkranken Nachwuchses" für sprach- und sprechgestörte Menschen nochmals diskutiert. Jetzt brauchte das Deutsche Reich vor allem eins: Soldaten. *„Da der Weg der rassenhygienischen Ausmerzung der erblichen Sprachfehler heute in keiner Weise offen steht und auch in Zukunft kaum in nennenswertem Umfang beschritten werden dürfte, so bleibt zu ihrer Beseitigung nur der Weg der individuellen Heilbehandlung offen. Dies wird auch den bevölkerungspolitischen Erfordernissen der heutigen Zeit mehr gerecht als der Weg der Beseitigung durch Sterilisation, der erst bei einem ganz bedeutenden*

Geburtenüberschuß beschritten werden könnte. Heute wird jedoch auch für die nächsten Jahrzehnte jeder wehr- oder arbeitsfähige Mann gebraucht; es kommt vor allem darauf an, bei bestehenden kleinen Fehlern diese durch individuelle Heilbehandlung aufzuheben oder wenigstens zu bessern." (Steininger, 1942:56).

Vor dem Hintergrund von Großmachtsgedanken und dem Bedarf an „Kanonenfutter" gestand der NS-Staat seinen Bürger*innen ein Minimum an Therapien zu. Sprach- und sprechgestörte Menschen wurden daher zunächst von Zwangssterilisationen ausgeschlossen, dies galt jedoch nicht für Betroffene mit Lippen-Kiefer-Gaumenspalten.
Mindestens 400 000 Menschen wurden in den Jahren vor dem 2. Weltkrieg sterilisiert, während des Krieges waren die Sterilisationen rückläufig, betrafen aber noch weitere 75 000 Personen. Dieser Rückgang war dadurch bedingt, dass anstelle der Sterilisationen die Euthanasie trat, um die sogenannten „Minderwertigen" zu beseitigen.

Die betroffenen Menschen litten zum überwiegenden Teil unter der erfahrenen Gewalt und blieben zeit ihres Lebens traumatisiert, wie Heidrun Macha-Krau berichtete. Sie durfte von 2003-2005 an einigen Treffen vom **Bund der „Euthanasie"-Geschädigten und Zwangssterilisierten e. V.** teilnehmen.

EXKURS

Den Opfern ein Gesicht geben

An dieser Stelle sollen die Opfer von Zwangssterilisation, Euthanasie, Vertreibung und Ermordung durch die Dokumentation ihrer ganz persönlichen Geschichte als Individuen gewürdigt werden und so für die Nachwelt erhalten bleiben. *„Trauer in unserem Sinn heißt Erinnerungsarbeit, um sich vom Vergangenen langsam zu lösen, ohne zu vergessen. Nicht Verzweiflung ist die Folge, sondern mit der Erkenntnis der subjektiven Verantwortung wächst auch die Fähigkeit, an notwendigen Veränderungen bei sich und anderen teilzunehmen."* (Mitscherlich zitiert nach Cogoy et al., 1989:19).

Otto Heymann

Otto Heymann studierte Medizin und war später Schüler von Max Nadoleczny. Er musste 1933 seine Universitätslaufbahn in Frankfurt am Main aufgeben, weil er Jude war. Seine begonnene Habilitation konnte er nicht beenden.

Hugo Stern

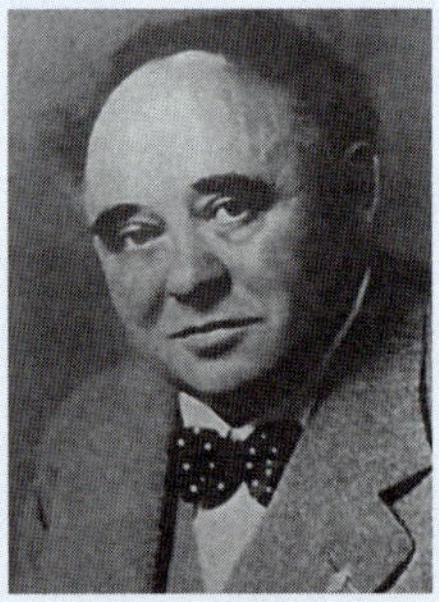

Hugo Stern (1877-1941) wurde in Prag geboren. Er soll den Begriff Phoniatrie als Erster geprägt haben. Zunächst war Hugo Stern Assistent bei Professor Hermann Gutzmann sen. in Berlin. Später übernahm er die Leitung der Ambulanz für Stimm- und Sprachstörungen an der Laryngologischen Klinik in Wien. Im Jahr 1928 veröffentlichte Hugo Stern eine Monografie mit dem Titel „Die Notwendigkeit einer einheitlichen Nomenklatur für die Physiologie, Pathologie und Pädagogik für die Stimme". Hugo Stern wurde 1938 aus dem Dienst entlassen, weil er Jude war. Er floh nach Nizza und verstarb dort 1941 (Höfler & Majer, 1979; Zehmisch et al., 1979).

Richard Imhofer

Richard Imhofer (1871- Sterbedatum unbekannt) wurde in Prag geboren. Er studierte an der deutschen Universität in Prag Medizin und promovierte 1896. Dort habilitierte er sich 1914 im Fachbereich Laryngologie und Phoniatrie. Einen Teil seiner Assistentenzeit verbrachte Imhofer in Berlin und wird der Berliner Schule um Hermann Gutzmann sen. zugerechnet. Imhofer wurde 1930 in Prag zum Professor ernannt. Er veröffentliche grundlegende Arbeiten zur Stimme, Sängerstimme und Kehlkopferkrankungen. Richard Imhofer war Jude. Er wählte den Freitod, wahrscheinlich nach dem Einmarsch der Wehrmacht in Prag (vgl. Bayrisches Ärzteblatt, Nummer 9, 1968).

Theodor Simon Flatau

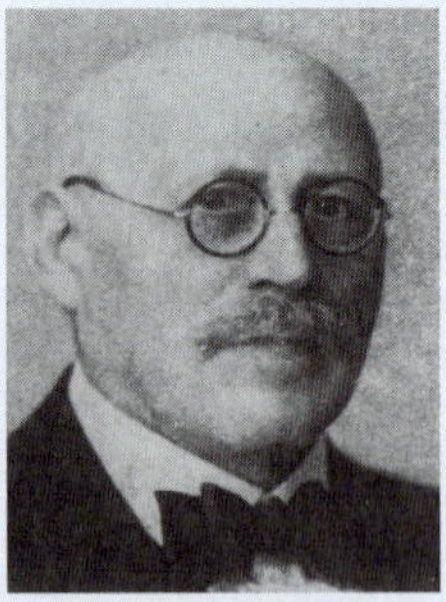

Theodor Simon Flatau (1860-1937) wurde in Lyck, Ostpreußen geboren. Er studierte zunächst Medizin und in späteren Jahren Musik. Ab 1905 leitete er die Abteilung für Stimm- und Sprechstörungen, für Schwerhörige und Ertaubte an der 1. Hals-Nasen-Ohrenklinik in Berlin und ebenso das Ambulatorium Ohrenkranke der Charité. Flatau veröffentlichte viele Artikel im Bereich der Sprech- und Singstimme. Der Begriff „Phonasthenie" wurde von Flatau eingeführt. Er war Mitherausgeber der Zeitschrift „Die Stimme". Von 1926-1933 leitete Flatau das Ambulatorium für Sprach- und Stimmstörungen an der Hals-Nasen-Ohren-Klinik der Charité gemeinsam mit Hermann Gutzmann jun. Diese Zusammenarbeit fand 1933 ein abruptes Ende. Theodor Simon Flatau war Jude und durfte nicht mehr an der Charité arbeiten. Er verstarb 1937 (Zehmisch et al., 1979).

Emil Fröschels

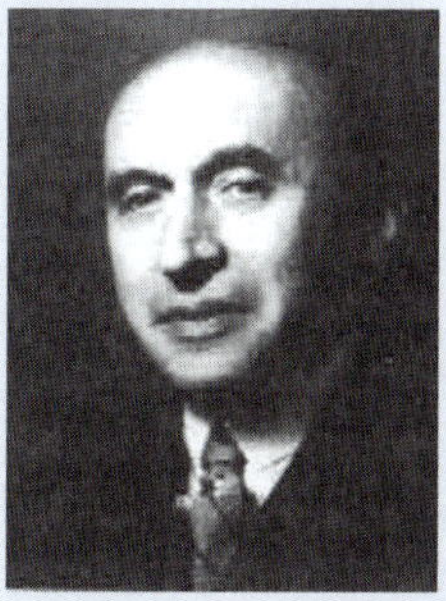

Emil Fröschels (1884-1972) wurde in Wien geboren und studierte an der dortigen Universität Medizin. Nach der Promotion spezialisierte er sich auf Hals-Nasen-Ohrenheilkunde mit dem Schwerpunkt Stimm- und Sprachstörungen. An der Wiener Klinik gründete er eine Ambulanz für Patienten mit Stimm- und Sprachstörungen. Im Jahr 1913 trat er mit seinem „Lehrbuch der Sprach- und Stimmheilkunde" an die Öffentlichkeit und trug damit zur Anerkennung dieser jungen Wissenschaft bei. 1914 folgte die Habilitation und während des 1. Weltkrieges wurde Fröschels Chefarzt der Abteilung für Kopfschüsse und Sprachstörungen am Wiener Garnisonsspital. Es folgten viele Jahre einer fruchtbaren Zusammenarbeit mit dem Pädagogen K. C. Rothe. Gemeinsam führten sie Kurse für Stotterer durch und richteten Sprachheilklassen ein. Fröschels ist Gründer der „Internationalen Gesellschaft für Logopädie und Phoniatrie (IALP)". Auf der ersten Tagung der IALP 1924 wird von ihm der Begriff „Logopädie" eingeführt.

1938 emigrierte Fröschels vor der rassistischen Verfolgung in die USA. Nahtlos konnte er dort seine Forschungen fortsetzen. Seine Veröffentlichungen publizierte er in englischer Sprache, später erschienen auch wieder Arbeiten auf Deutsch. Die Liste seiner Veröffentlichungen ist eindrucksvoll. Professor Emil Fröschels starb 1972 in New York.

Egon Weigl

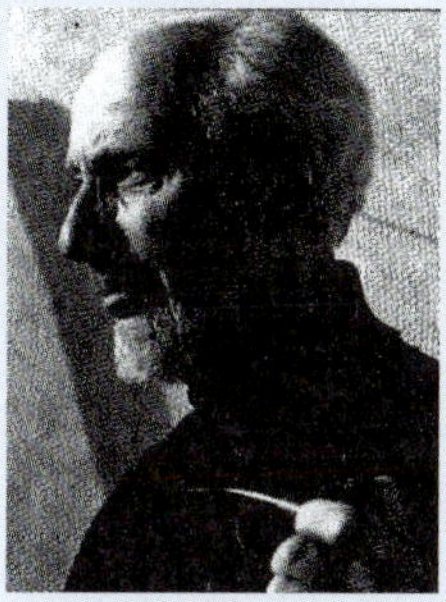

Egon Weigl (1901-1979) wurde in Hamburg geboren. Nach dem Abitur studierte er zunächst Elektrotechnik an der Technischen Hochschule in München. Die persönliche Bekanntschaft mit Alfred Adler weckte sein Interesse an der Psychologie. Nach Abschluss seines Vordiploms wechselte er nach Berlin und studierte experimentelle Psychologie, aber auch Mathematik und Physik. Nach der Hälfte seines Studiums zog es Egon Weigl an die Frankfurter Universität. Ausschlaggebend waren seine freundschaftlichen Kontakte zu Kurt Goldstein und die Möglichkeit an Untersuchungen von Patienten*innen teilzunehmen. Er promovierte bei Goldstein und Gelb „Zur Psychologie sogenannter Abstraktionsprozesse". Nach dem Studium arbeitete Weigl zunächst in Amsterdam und kehrte Ende der 1920er-Jahre nach Berlin zurück. Dort setzte er seine Zusammenarbeit mit Goldstein fort, der zwischenzeitlich an die Berliner Universität berufen wurde. Diese Zusammenarbeit wurde brutal unterbrochen, als 1933 die Nationalsozialisten die Macht übernahmen. Sowohl Egon Weigl als auch Kurt Goldstein wurden wegen ihrer jüdischen Herkunft entlassen und mussten flüchten. Egon Weigl flüchtete über Prag nach Rumänien. Nach dem Ende des Krieges konnte Weigl zwei Jahre an der Universität Bukarest als Universitätsprofessor arbeiten. Im Exil lernte er seine zweite Frau Irina kennen. Sie heirateten 1947. Dann fiel er der stalinistischen „Säuberungsaktion" in Rumänien zum Opfer. Es wurde ihm ein Berufsverbot auferlegt. Erst 1957 durfte er eine befristete Stelle am Bukarester Institut für Neurologie aufnehmen. Hier schrieb er die ersten Abhandlungen zur Deblockierungsmethode. Dank der Hilfe seiner Cousine, Helene Weigl-Brecht, durfte Egon Weigl mit seiner Familie 1961 Rumänien verlassen und in die DDR einreisen. In der Nervenklinik der Charité initiierte er 1963 die erste Arbeitsgruppe für Sprachpathologie. An der Sektion für Rehabilitationspädagogik und Kommunikationswissenschaften unterrichtete Egon Weigl Aphasielehre. Auch nach seiner Emeritierung war Professor Egon Weigl unermüdlich an wissenschaftlichen Fragestellungen interessiert und richtete sein Augenmerk in den letzten Jahren seines Lebens auf den Schriftspracherwerb. Egon Weigl starb 1979 in Berlin (Springer, 2000).

Franz, Heimkind aus Michaelshof (1930-1945)

In der Krankenakte heißt es: *„Sein Vater sei zu Hause, die Mutter gehe auf Arbeit, deshalb seien die jüngeren Geschwister und er nach Michaelshof gekommen (...) Er habe die Schule in Bastorf besucht (...) glaube etwa ein halbes Jahr in Michaelshof gewesen zu sein. Sie seien von Onkel Bernhard unterrichtet worden (...) Es sei Krieg mit den Russen u. den Anderen (...) ‚Ich meine die Fliegers, die immer abends kommen.' Er ist sprachlich sehr ungewandt u. unbeholfen. Bei der Untersuchung aber zugänglich, freundlich u. zutraulich (...).* Ab Mai 1944 erfolgen die Einträge von Dr. Leu: *„recht stumpf und unbeteiligt. Kommt beim Spielen mit den anderen Kindern nicht recht mit. 10.2.45 starke Erkältung, deutliche Pneumonie re. O. 17.2.45 heute an Pneumonie verstorben."* (www. Evangelische Stiftung Michaelshof / Stand 30.01.2020)

Herr S.

Herr S. wurde 1918 in Treysa mit einer Lippen-Gaumenspalte geboren, an der er 1928 in Marburg operiert wurde. Als Kind und Jugendlicher fühlte sich Herr S. in der Heimatgemeinde integriert und anerkannt. Von 1933-1936 absolvierte er eine Tischlerlehre und legte die Gesellenprüfung ab. Dann erhielten die Eltern auf einmal ein Urteil vom Erbgesundheitsgericht mit der Aufforderung zur Zwangssterilisation. Die Eltern legten Widerspruch ein, der jedoch abgelehnt wurde. Am 14.1.1937 wurde in der Uni-Klinik Marburg die Zwangssterilisation durchgeführt. Schnell sprach sich dies in der Kleinstadt herum und das Gerede am Ort wurde für den jungen Mann so belastend, dass er seinen Heimatort wechselte und nach Ostwestfalen zog. Dort wusste niemand von seinem Schicksal. Im Jahr 1941 wurde Herr S. eingezogen und nach Russland abkommandiert. Er wurde verwundet und erlebte das Kriegsende in einem Lazarett in Deutschland. Nach dem Krieg kehrte er in seinen Heimatort zurück und heiratete 1946. S. besuchte eine Tischlerfachschule und legte 1948 seine Werkmeisterprüfung ab. Im Jahr 1957 adoptierte das Ehepaar S. ein Kind. Herr S. hat sich nach dem Krieg um Aufarbeitung und Wiedergutmachung bemüht. Resigniert stellte er 2002 fest: *„Wir als Opfer sind heute noch Opfer geblieben. Unsere Versuche auf Wiedergutmachung werden auch heute noch als Bettelei gesehen."* (Quelle: Macha-Krau, 2000).

Frau A. aus Rostock

Frau A. wurde in Rostock geboren. Sie wuchs unter sehr schwierigen familiären Verhältnissen auf. Ihre Sprach- und Sprechprobleme begleiteten sie von Kindheit an. Eine logopädische Therapie war nicht möglich zur damaligen Zeit. Sie wurde mit sieben Jahren eingeschult und musste mit zehn Jahren die Schule verlassen, da sie nach der Meinung ihrer Lehrerinnen dem Schulstoff nicht folgen konnte. Mit elf Jahren war sie Gasttochter im Bodelschwingh-Haus (seit 1931 Michaelshof) in Rostock. Diese evangelische Stiftung führte ein sogenanntes Erziehungsheim mit einem heilpädagogischen Ansatz. Nach 1933 wurde die Stiftung gleichgeschaltet und der nationalsozialistischen Volksfürsorge übereignet. Über ein psychiatrisches Gutachten wurde ihre Zwangssterilisation angewiesen, die in einem Schweriner Krankenhaus durchgeführt wurde. Frau A. blieb ihr Leben lang traumatisiert. Sie lebte in Rostock und schloss sich in den 1990er-Jahren dem Bund der „Euthanasie"-Geschädigten und Zwangssterilisierten e.V. an und konnte in diesem Rahmen erstmals über das ihr zugefügte Unrecht sprechen.

Ernestine Freud

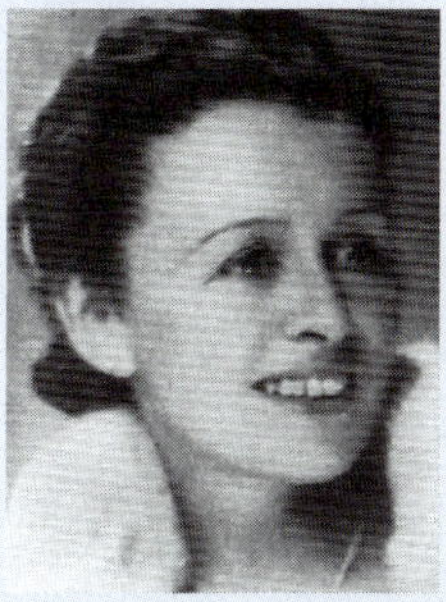

Ernestine Freud (1896-1980), geb. Drucker, wurde in Wien geboren. Sie heiratete 1919 den Juristen Martin Freud (1889-1967), den ältesten Sohn des Psychoanalytikers Sigmund Freud. 1926 begann sie ihre Ausbildung zur Logopädin bei Professor Emil Fröschels am Ambulatorium für Sprach- und Stimmstörungen in Wien und wurde 1927 dessen unbezahlte Assistentin. Nach dem „Anschluss" Österreichs an das Deutsche Reich 1939 durfte sie als Jüdin nicht mehr logopädisch tätig werden. Mit ihrer Tochter Sophie flüchtete sie über Frankreich, wo sie zwei Jahre als Logopädin arbeitete, 1941 in die USA. In New York übernahm sie eine Stelle als Logopädin. Am 9. März 1955 promovierte Ernestine Freud. Bis zu ihrem Tod am 29. Oktober 1980 arbeitete sie, trotz einer schweren Krebserkrankung, als Logopädin (Freud, 2006).

Wolfgang Rosenthal

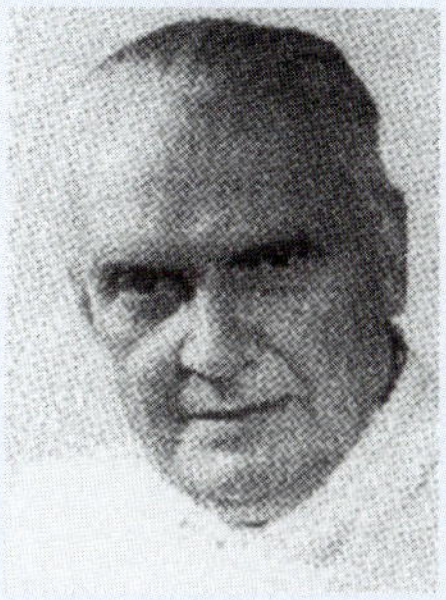

Wolfgang Rosenthal (1884-1971) wurde in Friedrichshagen bei Berlin geboren. Mit 12 Jahren wurde er Mitglied des Leipziger Thomanerchores. 1904 immatrikulierte er sich an der medizinischen Fakultät in Leipzig und vervollkommnete seine Gesangsausbildung. Nach der Beendigung seines Studiums absolvierte Wolfgang Rosenthal seine Facharztausbildung in der Chirurgie. Bedingt durch die Behandlung von Soldaten des 1. Weltkriegs spezialisierte er sich auf Kiefer- und Gesichtsverletzungen und habilitierte sich 1918. Durch die Vorstellung einer von ihm entwickelten Operationsmethode an einem bis dahin mehrmals erfolglos operierten Medizinstudenten mit einer Gaumen- und Segelspalte gelang Wolfgang Rosenthal der Durchbruch und machte ihn in Fachkreisen weltweit bekannt. Als der kieferchirurgische Lehrstuhl 1934 in Leipzig vakant wurde, bewarb sich Rosenthal und wurde abgelehnt, weil er nicht lückenlos seine „arische" Abstammung nachweisen konnte. Der 1936 erfolgte Ruf an die Universitätsklinik in Hamburg Eppendorf kam wegen des fehlenden Arier-Nachweises nicht zustande. Daraufhin zog er sich in seine Privatpraxis zurück. Mit Hilfe einer alten Thomanerfreundschaft konnte Wolfgang Rosenthal 1943 das Jagdschloss in Thallwitz bei Leipzig pachten und dort eine Klinik eröffnen, in der er erfolgreich Spaltträger*innen operierte. Nach dem 2. Weltkrieg baute er die Klinik weiter aus und kümmerte sich um die Rehabilitation von Spaltträger*innen. Im Mai 1950 nahm Rosenthal den Ruf an die Charité in Berlin an. Hochgeehrt verstarb Wolfgang Rosenthal 1971 in Berlin (Ost) (Augner, 1989).

Branco van Dantzig

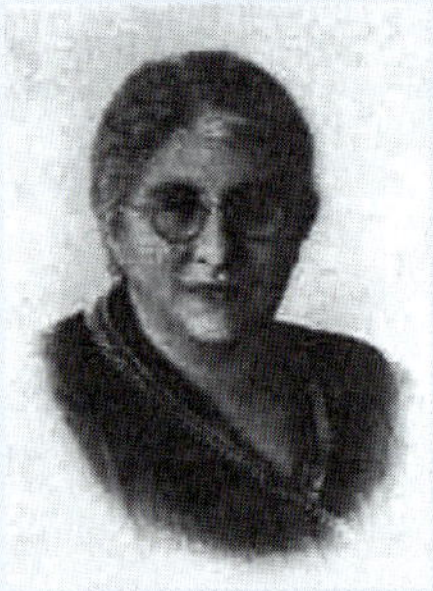

Branco van Dantzig (1870-1942) wurde in Harlingen, Friesland, Niederlande geboren. Ihre Eltern gestatteten ihr den Besuch einer Jungenschule zur höheren Bildung. Nach dem Schulabschluss ging Branco van Dantzig nach Großbritannien, um ihre englischen Sprachkenntnisse zu vervollkommnen. Nach ihrer Rückkehr in die Niederlande nahm sie Gesangsunterricht. Durch den Gesangsunterricht schulte sie ihre Stimme, erkannte aber auch die Wichtigkeit der Sprache und des Sprechens. Im Jahr 1896 kehrte sie in ihre Heimatstadt Rotterdam zurück und arbeitete als Sprachlehrerin in einem Kindergarten. Ebenfalls unterrichtete Branco van Dantzig in Amsterdam an einer Theaterschule das Fach Sprecherziehung. Dieses Fach unterrichtete sie auch von 1903-1935 an der „Gemeentelijke Kweekschool voor Bewaarschool-Onderwijzeressen". Schon sehr früh war ihr Interesse an der Pathologie von Stimme und Sprechen geweckt. Davon zeugen zahlreiche Publikationen. Durch ihre ausgezeichneten internationalen Kontakte zu den führenden Köpfen der Logopädie und Phoniatrie der damaligen Zeit wurde sie Mitbegründerin der Internationalen Gesellschaft für Logopädie und Phoniatrie (IALP) 1926 in Wien. Auf dem 2. IALP-Kongress wurde Branco van Dantzig zur Vizepräsidentin gewählt. Unermüdlich setzte sie sich für die Akademisierung der Logopädie ein. In den Niederlanden ist ihr das gelungen und das niederländische Königshaus würdigte ihre Verdienste mit dem Königlichen Orden von Oranien-Nassau. 1935 ging sie in den Ruhestand, zog nach Amsterdam und forschte an der dortigen Universität im Fachbereich experimentelle Phonetik. Im Jahr 1942 wurde Branco van Dantzig als Jüdin nach Auschwitz deportiert und ermordet. In ihrer Heimatstadt Rotterdam ist ein Park nach ihr benannt. Der niederländische Berufsverband „Nederlandse Vereniging voor Logopedie en Foniatrie" vergibt ihr zu Ehren jährlich den Branco van Dantzig Forschungspreis.

Max Nadoleczny

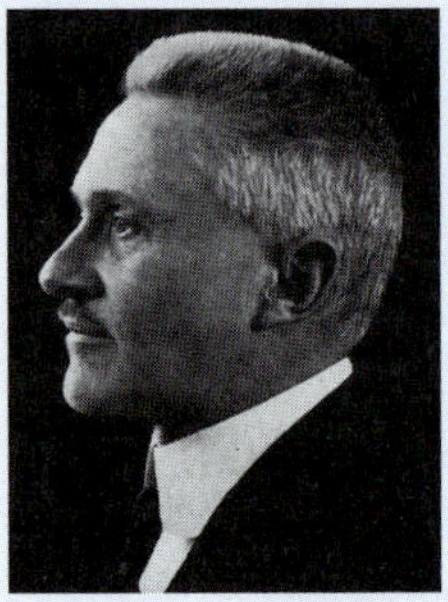

Max Nadoleczny (1874-1940) wurde in Zürich geboren. Er studierte Medizin an den Universitäten von München, Kiel und Berlin. Im November 1901 ließ sich Max Nadoleczny in München als Facharzt für Hals-Nasen-Ohren-Erkrankungen nieder. Seine Spezialisierung waren die Sprach- und Stimmstörungen. Auf Wunsch seines Lehrers, Hermann Gutzmann sen., habilitierte er sich 1922. Im Jahr darauf erhielt er einen Ruf nach Berlin. Max Nadoleczny sollte Gutzmanns Nachfolge antreten. Er lehnte jedoch ab. Die bayrische Regierung ernannte ihn zum a. o. Professor und erteilte ihm einen Lehrauftrag über Sprach- und Stimmstörungen. Seine Vorlesungen richteten sich an Hörer*innen aller Fakultäten, aber auch an Medizinstudent*innen. Ein großes Anliegen waren ihm seine Ferienkurse für mittellose sprachgestörte Schulkinder aus München. Gleichzeitig konnten interessierte Menschen aus aller Welt unter Nadoleczny ihre praktisch-therapeutische Ausbildung absolvieren. Im Jahr 1925 gründete er die „Deutsche Gesellschaft für Sprach- und Stimmheilkunde", deren Vorsitzender er bis 1936 war. Den Nationalsozialismus lehnte Max Nadoleczny von ganzem Herzen ab und kehrte in seine Schweizer Heimat zurück. Er starb mit 66 Jahren.
(vgl. www.karger.com, Article PDF)
(Stand 25.01.2020)

Kurt Goldstein

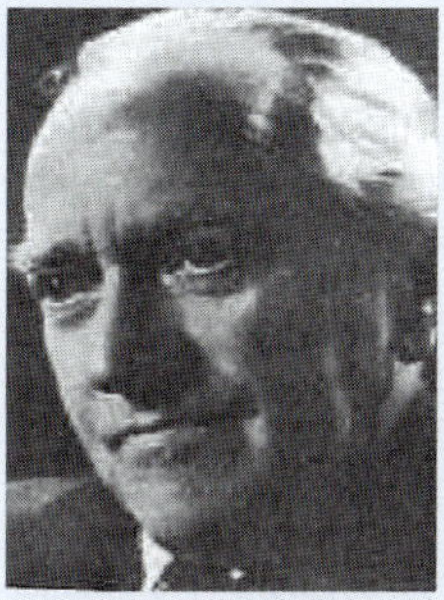

Kurt Goldstein (1878-1965) wurde in Kattowitz (Oberschlesien) geboren. Zunächst studierte er Philosophie in Heidelberg, wechselte dann das Studienfach und widmete sich der Medizin in Breslau. Er promovierte bei Carl Wernicke in Berlin und arbeitete an unterschiedlichen Instituten und Kliniken. Schon sehr früh befasste sich Kurt Goldstein mit dem Problem der Aphasie und stand der Lokalisationsverortung seines Doktorvaters Wernicke kritisch gegenüber. Im Jahr 1914 wurde er Leiter des „Instituts zur Erforschung der Folgeerscheinungen von Hirnverletzungen" in Frankfurt/Main. Nach vielen Jahren erfolgreicher Arbeit am Senckenbergischen Institut in Frankfurt/Main wurde Goldstein 1930 zum Professor für Neurologie und Psychiatrie nach Berlin berufen. Nach nur drei Jahren wurde er mit einem Berufsverbot belegt, da er Jude war. Über die Niederlande wanderte Kurt Goldstein nach Amerika aus. Er lehrte dort an verschiedenen Universitäten, verfolgte dort den Ansatz einer ganzheitlichen Aphasiologie und setzte sich für eine interdisziplinäre Sprachtherapie ein. Kurt Goldstein starb 1965 an den Folgen eines Schlaganfalls (Brauer et al., 2004; Tesak, 2005).

Jean Nadolovitch

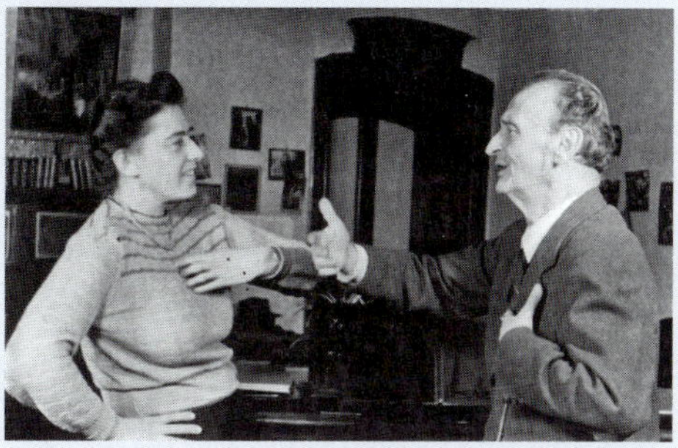

Jean Nadolovitch (1875-1966) wurde als Josef Nadelsohn in Rumänien geboren. Er studierte Medizin in Bologna, Paris und Wien. Schon während des Studiums ließ er seine Gesangstimme ausbilden. Nach dem ärztlichen Staatsexamen arbeitete er als Assistenzarzt in verschiedenen Kliniken. Er debütierte 1904 am Stadttheater in Graz und wurde 1905 an der neu gegründeten Komischen Oper Berlin als erster lyrischer Tenor verpflichtet. Bis 1911 war er dort in 10 Rollen zu hören. Der 1. Weltkrieg beendete seine künstlerische Karriere, weil er als rumänischer Staatsbürger ein Auftrittsverbot erhielt. Durch das Auftrittsverbot wandte er sich wieder seinem ärztlichen Beruf zu und spezialisierte sich auf dem Gebiet der Phoniatrie. 1917 gründete er das Internationale Institut für angewandte Atem- und Stimmphysiologie in Berlin. Die deutsche Staatsbürgerschaft erhielt Jean Nadolovitch 1928, sie wurde ihm 1935 durch die Nationalsozialisten wieder entzogen. Unmittelbar nach der Machtergreifung der Nationalsozialisten begann seine Verfolgung, die Reichsmusikkammer schloss sein Institut und er durfte offiziell nicht mehr als Gesangslehrer und Arzt arbeiten. Mit Hilfe seiner Freunde konnte er jedoch illegal seine Arbeit fortsetzen. Am 17. Juli 1944 wurde Nadolovitch von der Gestapo verhaftet und am 10. August 1944 in das Konzentrationslager nach Theresienstadt deportiert. Nach seiner Befreiung kehrte er 1945 nach Berlin zurück und konnte seine Arbeit in dem von ihm gegründeten Institut wieder aufnehmen.

5.4 Der Weg zur Euthanasie

„Am 1. September 1939, in der Frühe um 4.45 Uhr, rücken deutsche Truppen in Polen ein. Es ist Krieg. Damit ist jener Zeitpunkt gekommen, um sogleich mit der Vernichtung der „Minderwertigen" im eigenen Volk zu beginnen. An die Stelle der bisher geübten Sterilisationspraxis kann nun ungehemmt die ‚Euthanasie' treten."
(Klee, 1994:85).

Grundlage für die Abkehr von der bis zum Kriegseintritt 1939 geübten Sterilisationspraxis hin zur Euthanasie war der vom Reichsministerium des Inneren verabschiedete Runderlass über die „Meldepflicht für missgestaltete Neugeborene", der nie veröffentlicht wurde. Aus diesem Erlass ging die Verpflichtung von Hebammen und Ärzten hervor, Neugeborene und Kinder unter drei Jahren mit spezifischen Erkrankungen zu melden (s. Kasten).

Meldepflichtige Erkrankungen

1. Idiotie sowie Mongolismus (besondere Fälle, die mit Blindheit und mit Taubheit verbunden sind),
2. Mikrozephalie (abnorme Verkleinerung von Umfang und Inhalt des Schädels)
3. Hydrozephalus (Wasserkopf) schweren bzw. progressiven Grades
4. Missbildungen jeder Art, besonders Fehlen von Gliedmaßen, schwere Spaltbildungen des Kopfes und der Wirbelsäule usw.
5. Lähmungen einschl. Little'scher Erkrankung (spastische Diplegie)

(Friedländer, 1997:92)

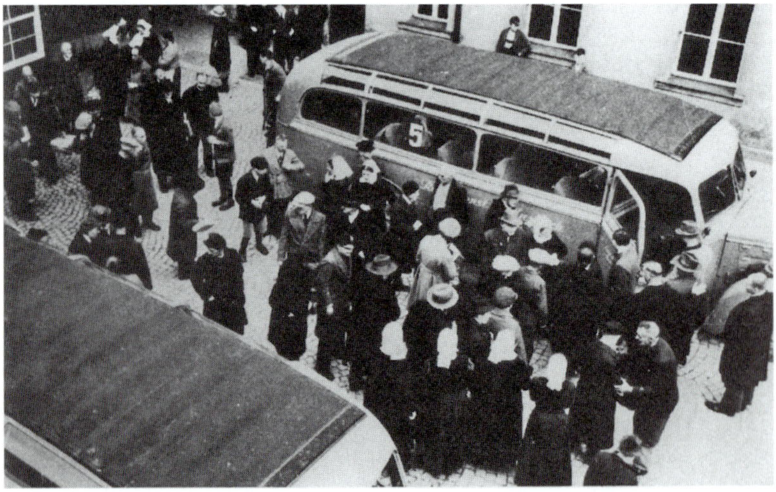

Verlegung von Behinderten im Rahmen der Euthanasie-Aktion T4

Hebammen und Ärzte waren verpflichtet, entsprechende Meldebögen auszufüllen und an das Gesundheitsamt zu schicken. Das Gesundheitsamt übernahm die Weiterleitung an den Reichsausschuss. Hier entschieden drei Gutachter lediglich auf der Grundlage der Meldebögen über das weitere Schicksal der Kinder. Es fand weder eine Untersuchung statt, noch setzten die Gutachter sich mit der Krankengeschichte der Betroffenen auseinander. *„Die dort für den ‚Reichsausschuß' tätigen Gutachter und Obergutachter entschieden in den einzelnen Fällen über die Euthanasie und stellten sogenannte ‚Ermächtigungen' aus, welche dann an die verschiedenen ‚Kinderfachabteilungen des Reichsausschusses' gesandt wurden."* (Mitscherlich & Mielke, 1995:272).
Die „Reichsausschusskinder", wie sie menschenverachtend genannt wurden, fanden Unterbringung in schnell eingerichteten Kinderfachabteilungen unterschiedlicher Kliniken und Heilanstalten.
Es war die Aufgabe der Amtsärzte, die Familien der in der Regel zu Hause lebenden Neugeborenen und Kleinkinder davon zu überzeugen, die Kinder in eine Klinik zu verlegen. Häufig wurde damit geworben, dass nur in dieser Fachklinik eine teure und auf dem neuesten Stand der Wissenschaft basierende Therapie durchgeführt werden könnte. Viele Eltern stimmten zum Wohle ihrer Kinder dieser Aufnahme zu. Widersetzten sich Eltern diesen Anweisungen, wurden sie durch den Reichsausschuss unter Druck gesetzt.

In seinem Buch „Euthanasie im NS-Staat" schildert Klee, wie der Vater eines Mädchens mit Down-Syndrom in der Hamburger Kinderfachabteilung Langenhorn (Ochsenzoll) durch falsche Versprechungen getäuscht wurde, einem operativen Eingriff zur „Gesundung des Kindes" zuzustimmen. Der Vater stimmte zu, weil er eine Aussicht auf Heilung sah, während der Arzt nach Berlin meldete: *„Die Eltern sind mit jeder Behandlung einverstanden und würden es nicht bereuen, wenn das Kind ‚von allem erlöst wäre'."* Das kleine zweijährige Mädchen wurde danach schrittweise getötet. Der Arzt ließ sich das Kind bringen und spritzte ihm ein Medikament. Die Spritze zeigt ihre Wirkung und das Mädchen fiel *„in einen tiefen Schlaf, stirbt jedoch nicht. Es wird nach ein, zwei Tagen erneut gespritzt, nach wiederum zwei Tagen noch einmal. Es wird buchstäblich ‚eingeschläfert'."* (Klee, 1994:305).

Zunächst waren es behinderte Kinder, die auf den „Kindermordstationen" (Friedländer, 1997:104) umgebracht wurden. Dabei töteten die dem System ergebenen Ärzte die Kinder auf unterschiedliche Art und Weise. Durch Nahrungsrationierungen führte man das allmähliche Verhungern ein. Bevorzugt wurde jedoch die Tötung durch Medikamente. Hier standen den willigen Vollstreckern Luminal und Morphium-Skopolamin zur Verfügung.

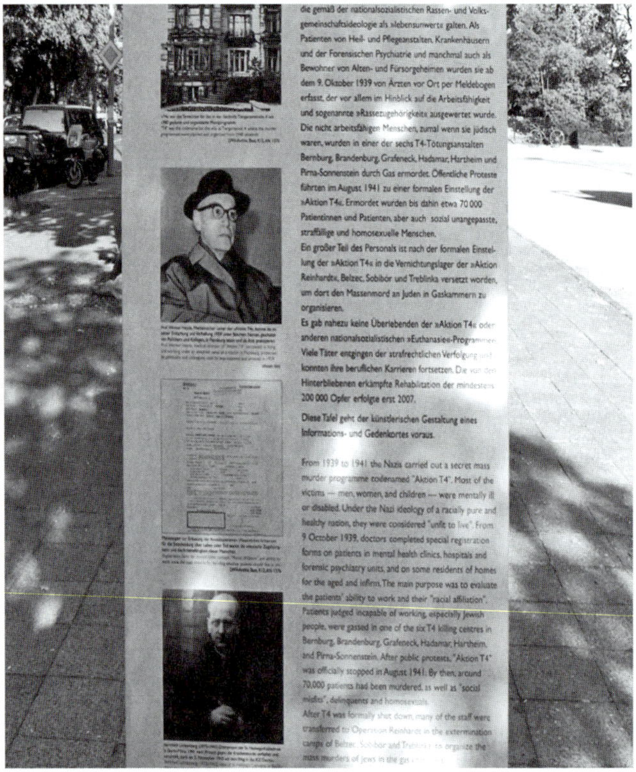

Gedenksäule am Tiergarten Berlin für Euthanasieopfer

5.5 Die Vertreibung und Ermordung jüdischer Ärzt*innen und Therapeut*innen

Am 11. November 1933 trafen sich in der Alberthalle in Leipzig Vertreter der akademischen Elite Deutschlands. Sie verfassten einen Aufruf: *„Bekenntnis der Professoren an den deutschen Universitäten und Hochschulen zu Adolf Hitler und dem nationalsozialistischen Staat".*
Viele Wissenschaftler*innen, Lehrer*innen, Lehrbeauftragte und Dozent*innen hatten diesen Aufruf unterschrieben, obwohl sie wussten, dass die Nationalsozialisten am 7. April 1933 das „Gesetz zur Wiederherstellung des Berufsbeamtentums" erlassen hatten. Dieses Gesetz ermöglichte es den Hochschulen, jüdische Lehrende sofort zu entlassen. Aber auch Beamte mit einer anderen politischen Orientierung, die nicht rückhaltlos den nationalsozialistischen Staat unterstützten, wurden aus dem Dienst suspendiert. Damit wurde die „beschworene" Freiheit der Lehre ad absurdum geführt. Auch Professoren aus den Bereichen der Hals-Nasen-Ohrenheilkunde, der Sprachheilpädagogik und Phonetik waren bei den Unterzeichnern. In der Liste der Unterzeichner finden sich Karl Hansen (Sprachheillehrer aus Hamburg), Dr. Helmut Loebell (HNO-Arzt aus Marburg) und Giulio Panconcelli-Calzia (Phonetiker aus Hamburg).

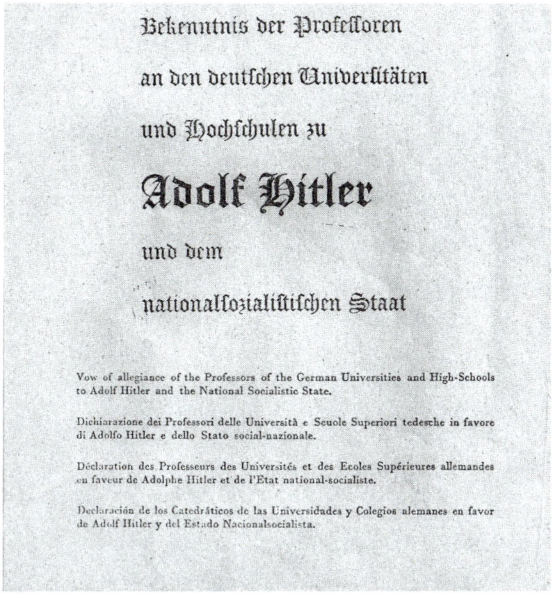

Bekenntnis der Professoren
an den deutschen Universitäten
und Hochschulen zu
Adolf Hitler
und dem
nationalsozialistischen Staat

Vow of allegiance of the Professors of the German Universities and High-Schools to Adolf Hitler and the National Socialistic State.

Dichiarazione dei Professori delle Università e Scuole Superiori tedesche in favore di Adolfo Hitler e dello Stato social-nazionale.

Déclaration des Professeurs des Universités et des Ecoles Supérieures allemandes en faveur de Adolphe Hitler et de l'Etat national-socialiste.

Declaración de los Catedráticos de las Universidades y Colegios alemanes en favor de Adolf Hitler y del Estado Nacionalsocialista.

Bekenntnis der deutschen Professoren zu Adolf Hitler

Die politisch bedingten Umwälzungen ab 1933 zogen grundlegende Veränderungen in der Geschichte der deutschsprachigen Logopädie nach sich. Durch den Nationalsozialismus kam es zu einem Bruch in der sich entwickelnden Disziplin. Dieser Bruch zog rassische und politische Entlassungen, Vertreibung, Flucht und Vernichtung nach sich. Mit der 4. Verordnung zum Reichsbürgergesetz vom 25. Juli 1938 erlosch für alle jüdischen Ärztinnen und Ärzte die Approbation. Mit dem Gesetz zur Wiederherstellung des Berufsbeamtentums wurde von den Nationalsozialisten eine konsequente Arisierung unterschiedlicher Berufsgruppen vorangetrieben. Beispiellos in der deutschen Geschichte war der Exodus von Wissenschaftler*innen vieler Disziplinen. Bernt Engelmann schreibt dazu: *„Eines aber können wir mit Gewißheit sagen: nämlich, daß die Deutschen gerade jenen Teil ihrer Mitbürger verjagt und ermordet haben, der auf nahezu allen Gebieten den relativ bedeutendsten Beitrag zu dem geleistet hat, was man gemeinhin die Kultur eines Volkes nennt."* (Engelmann, 1998:323). Harig spricht von *„der intellektuellen Verarmung Deutschlands, (die) speziell in Berlin u. a. das Ende der Blütezeit der Berliner Medizin bedingte."* (Harig, 1989:58).
Mit der Umsetzung der konsequenten Arisierung der Hochschulen setzte ein beispielloser Exodus, insbesondere jüdischer Wissenschaftler*innen unterschiedlichster Fachrichtungen ein. Max Nadoleczny, der bekannte Münchner Phoniater beklagte: „Fachärzte für Sprach- und Stimmheilkunde gibt es wohl in Zukunft nur noch außerhalb Deutschlands." (Zehmisch et al., 1979:23). Bis zum 30. September 1938 praktizierten in Deutschland 3.152 jüdische Ärzt*innen. Ihnen erteilte man nach dem 30. September ein Berufsverbot. Dazu gehörten neben den Phoniatern Otto Heymann, Theodor Simon Flatau, Emil Fröschels und Jean Nadolovitch auch der Gesichts- und Kieferchirurg Wolfgang Rosenthal, die Neurologen Kurt Goldstein, Max Isserling, Fritz Lotmar, Adhemar Gelb und der Psychologe Egon Weigl. Dem Nationalsozialismus zum Opfer fielen auch Logopädinnen, wie die niederländische Stimm- und Sprachheilpädagogin Branco van Dantzig

(→ Seite 122 f) oder Ernestine Freud (→ Seite 121), die in ihren Erinnerungen die Auswirkungen des Berufsverbotes eindrücklich beschreibt: *„In meinem persönlichen Leben war alles, was ich einst besessen hatte, dahin – meine Arbeit, meine Ehe, mein Heim. Was mir blieb, waren mein Leben und meine Gesundheit und, wie es sich später herausstellen sollte, auch ein gehöriges Maß an Kraft. Martin betonte die Sprachabhängigkeit meiner Arbeit als Logopädin; da ich kaum Englisch konnte, würde ich in England nicht arbeiten können und so zu einer Belastung für die unter starkem finanziellen Druck stehende Familie werden. Französisch sprach ich leidlich gut."* (Freud, 2006:170).

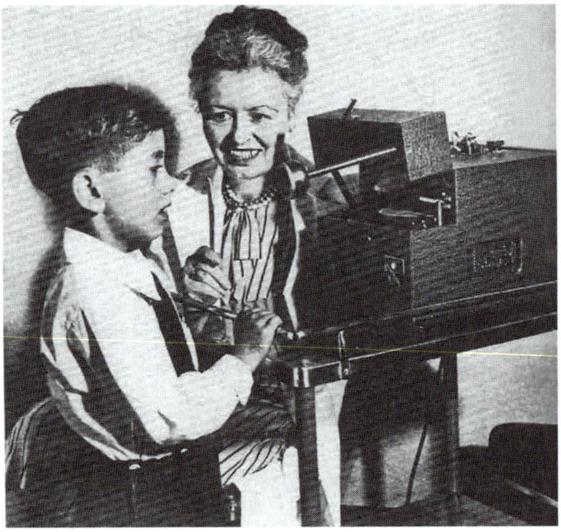

Dr. Ernestine Freud bei ihrer Arbeit in New York.
Sie floh vor den Nationalsozialisten über Paris, Casablanca und Lissabon nach Amerika

Viele wissenschaftliche Werke jüdischer Autor*innen fielen der Bücherverbrennung zum Opfer. Wertvolles Wissen ging damit unwiderruflich verloren. Sicherlich gab es neben den von uns erwähnten Frauen und Männern auch andere Therapeut*innen, die von den Nationalsozialisten verfolgt, diskriminiert oder ermordet wurden. Leider sind uns ihre Namen nicht bekannt. Diese Kolleg*innen schließen wir in unsere Erinnerung mit ein, um ein Zeichen gegen das Vergessen zu setzen.

5.6 Auswirkungen des Nationalsozialismus auf die Entwicklung der Logopädie und Sprachheilpädagogik

„Doch nirgends wird dieser Alptraum von Zerstörung und Schrecken weniger verspürt und nirgendwo wird weniger darüber gesprochen als in Deutschland."
(Hannah Ahrendt, 1960)

Zwölf Jahre Stillstand in Wissenschaft und Forschung und eine menschenverachtende Ideologie sind nicht ohne Auswirkungen auf die Entwicklung der Logopädie und Sprachheilpädagogik geblieben.
Konnte man in den 20er-Jahren des letzten Jahrhunderts von einer Blütezeit der Logopädie,

Sprachtherapie und Sprachheilpädagogik sprechen, folgte mit der Diktatur der Nationalsozialisten deren Niedergang. Hatte bis dahin die seit 1920 aufblühende „Arbeitsgemeinschaft für Sprachheilpädagogik in Deutschland", der alle Sprachheillehrer angehörten, in Zusammenarbeit mit der „Deutschen Gesellschaft für Sprecherziehung und Stimmbildung", der namhafte Gelehrte und Sprachärzte angehörten, die Sprachheilkunde noch wissenschaftlich fundiert und Fortbildungen angeboten, war das jetzt nicht mehr möglich (Heindorf, 1962:49).

In der Nazizeit konnten keine Tagungen oder Fortbildungen mehr stattfinden, daher gab es den mündlichen Erfahrungsaustausch mit Fachkollegen von anderen Sprachheilschulen, der für die eigene Fortbildung immer so bedeutungsvoll war, auf einmal nicht mehr. Auch die „Arbeitsgemeinschaft der Sprachheillehrer" löste sich auf. *„Es trat im gesamten Sonderschulwesen ein bedauerlicher Stillstand ein."* (Heindorf, 1962:48). Dieser „bedauerliche Stillstand" wurde aber ohne Aufbegehren stillschweigend hingenommen. Es ist erschreckend, dass es kaum Widerstand gegeben hat. Schnell und nahtlos haben sich die Beteiligten in das neue politische System eingefügt. Offen wurde über das „Gesetz zur Verhütung erbkranken Nachwuchses" diskutiert. Lehrer*innen, Ärzt*innen und Therapeut*innen bekannten sich öffentlich zu diesem Gesetz und beteiligten sich an dessen Durchführung (Kap. 5.2.1).

Auch wenn Ärzt*innen, Therapeut*innen, Lehrer*innen in der nationalsozialistischen Struktur fest verankert waren, waren sie doch bewusst handelnde Menschen, die mitunter über große Handlungsspielräume verfügten. *„Persönlich überzeugt und im Einklang mit ihrer Umgebung beteiligten sich Ärzte – und auch Ärztinnen – vom Kreiskrankenhaus bis zu den großen Heilanstalten und Universitätskliniken zum Beispiel an Zwangssterilisationen, als hätten sie darauf gewartet."* (Jachertz, 2019:390).

Einige lehnten die Zwangssterilisation aus sehr unterschiedlichen Gründen ab, tolerierten sie aber stillschweigend. Nur wenige widersetzten sich. *„Mediziner, Juristen und Theologen, die warnend ihre Stimme gegen ethische Dammbrüche und die tödliche Logik bloßer Kosten-Nutzen-Rechnung in der Bewertung des menschlichen Lebens erhoben, mochten wohl in Kreisen Gleichgesinnter auf Zustimmung stoßen, hatten aber den Geist der Zeit zunehmend gegen sich."* (Kaiser et al., 1992:XVII).

Nach dem Krieg war es sehr mühsam, Beratungsstellen, Sprachheilklassen und Sprachheilschulen wieder aufzubauen. Hinzu kam die Teilung in vier große Besatzungszonen: die amerikanische, britische, französische und sowjetische Zone. Berlin erhielt einen Viermächtestatus. Am 2.8.1945 wurde das „Potsdamer Abkommen" unterzeichnet. *„Es bestimmt u. a., das Erziehungswesen in Deutschland so zu überwachen, dass die nazistischen und militaristischen Lehren völlig entfernt werden und eine erfolgreiche Entwicklung der demokratischen Ideen möglich gemacht wird."* (Potsdamer Abkommen 1950,17 zitiert nach Becker & Braun, 2000:32).

Die Zeit der Entnazifizierung begann. NSDAP-Mitglieder sollten aus allen Institutionen entfernt werden, wobei dies wegen mangelnder Fachkräfte nur halbherzig gelang und ein großer Teil von ihnen zügig rehabilitiert wurde.

So kehrten dann nach dem 2. Weltkrieg auch Phoniater, Sprachheilpädagog*innen und Sprachheillehrer*innen ganz schnell in die sogenannte Normalität zurück. Aber es gab keine Normalität, die Vergangenheit war immer noch sehr präsent. Sprach- und sprechgestörte Menschen waren während der Nazizeit von ihren Sprachtherapeut*innen und Ärzt*innen, also von

Menschen, die sie auf ihrem Weg eigentlich unterstützen sollten, physisch und psychisch verletzt worden. Diese Menschen blieben ihr ganzes Leben lang traumatisiert. Aber dafür interessierte sich niemand mehr, weder in der BRD noch in der DDR.
Unmittelbar nach dem Krieg war der Sprachheillehrer Heinrich Möhring am Aufbau der Hamburger Sprachheilschule beteiligt. Derselbe Möhring, der kurz zuvor noch der Ansicht war, dass Sprachheilklassen der „Beobachtung" dienen sollten, um Kinder nach rassenhygienischen Gesichtspunkten zu selektieren.
Professor Hermann Gutzmann jun., der die Sterilisation bei Menschen mit der „Diagnose Schwachsinn" in Erwägung gezogen hatte, gründete 1962 die erste Lehranstalt für Logopädie. Alle Beteiligten waren Meister der Verdrängung. Es fand keine Auseinandersetzung mit der faschistischen Vergangenheit und Ideologie statt. Alexander Mitscherlich und Fred Mielke, die beide die Nürnberger Ärzteprozesse nach 1945 begleiteten, stellten fest: *„Keiner, der dem Apparat des Hitler mitgedient hatte, schob in seiner Verteidigung den einfachen Satz ein: Es tut mir leid."* (Mitscherlich & Mielke, 1995:18). Weder Möhring noch Gutzmann jun. haben öffentlich ihr Handeln während des Nationalsozialismus zur Diskussion gestellt.

Der Nationalsozialismus wirft lange Schatten, so wurde das „Gesetz zur Verhütung erbkranken Nachwuchses" erst 2007 durch den Bundestag geächtet. Zwangssterilisierte und Euthanasie-Geschädigte wurden 74 Jahre nach dem Ende des 2. Weltkrieges gesellschaftlich rehabilitiert. Der Aufbau der Logopädie und des gesamten Sprachheilwesens verlief in den vier Besatzungszonen sehr unterschiedlich. Mit der Bildung zweier deutscher Staaten – BRD und DDR – wurden unterschiedliche Versorgungsstrukturen etabliert, die sich sowohl auf die Ausbildung und Tätigkeit im Bereich Logopädie als auch auf die Versorgung von sprach-, sprech-, stimm- und schluckgestörten Menschen auswirkten (s. Kap. 6).

Literatur

Arendt, H. (1960). 1960. URL: www.commentarymagazine.com/articles/hannah-ahrendt/the-aftermath-of-nazi-rulerport-from-germany/ (03.12.2020)

Augner, P. M. (1989). Wolfgang Rosenthal. Biographien hervorragender Naturwissenschaftler, Techniker und Mediziner. Band 93. Leipzig: Teubner Verlagsgesellschaft

Becker, K. P., Braun, O. (2000). Geschichte der Sprachheilpädagogik in Deutschland 1945-2000. Rimpar: edition von freisleben

Binding, K., Hoche, A. (1920). Die Freigabe der Vernichtung lebensunwerten Lebens: Ihr Maß und ihre Form. Leipzig: Verlag Felix Meiner

Bock, G. (2010). Zwangssterilisation im Nationalsozialismus: Studien zur Rassenpolitik und Geschlechterpolitik. Münster: MV Wissenschaft Verlagshaus Monsenstein und Vannerdat OHG

Brauer, T., Aumüller, A., Schwarz, J. (2004). Logopädie – Wer ist wer? Idstein: Schulz-Kirchner Verlag

Cogoy, R., Kluge, I., Meckler, B. (Hrsg.) (1989). Erinnerung einer Profession. Erziehungsberatung, Jugendhilfe und Nationalsozialismus. Münster: Votum Verlag

Engelmann, B. (1998). Deutschland ohne Juden. Göttingen: Steidl Verlag

Freud, S. (2006). Im Schatten der Familie Freud. Meine Mutter erlebt das 20. Jahrhundert. Düsseldorf: Classen

Friedländer, H. (1997). Der Weg zum NS-Genozid. Von der Euthanasie zur Endlösung. Berlin: Berlin Verlag

Fuchs, P. (2001). „Körperbehinderte" zwischen Selbstaufgabe und Emanzipation. Selbsthilfe – Integration – Aussonderung. Neuwied, Kriftel, Berlin: Luchterhand

Gottschick, J. (1936). Ergebnisse familienbiologischer Erhebungen in einer schlesischen Hilfsschule. Die deutsche Sonderschule (3), 10-14

Gutzmann, H. jun. (1934). Sprachstörungen und Erblichkeit. In: Medizinische Klinik 30 (8), 256-258

Gutzmann, H. jun. (1939). Erbbiologische, soziologische und organische Faktoren, die Sprachstörungen begünstigen. Die deutsche Sonderschule (6), 485-496

Haack, K. (2020). Der Michaelshof Gehlsdorf in der Zeit des Nationalsozialismus. URL: https://www.michaelshof.de/evangelische-stiftung-rostock/chronik.html (02.10.2020)

Harig, G. (1989). Zur Vertreibung jüdischer Ärzte aus der Charité im Jahre 1933. In: Thom, A., Rapoport, S. M. (Hrsg.). Das Schicksal der Medizin im Faschismus. Auftrag und Verpflichtung zur Bewahrung von Humanismus und Frieden. Neckarsulm: Junghonn, 258-270

Heindorf, H. (1962). 50 Jahre Sprachheilschule Halle. Zeitschrift für die gesamte Hygiene und ihre Grenzgebiete 8, 44-57

Höfler, H., Majer, E. H. (1979). Österreich. In: Wendler, J. (Hrsg.). 75 Jahre Phoniatrie. Festschrift zu Ehren von Hermann Gutzmann sen. Berlin: Buchdruck Werdau

Jachertz, N. (2019). Auf der Suche nach Tätertypen. Deutsches Ärzteblatt Jg. 116, Juni 2019, 389-391

Jäckle, R. (1993). Pflicht zur „Gesundheit" und „Ausmerze". Medizin im Dienst des Regimes. Dachauer Hefte 4, Medizin im NS-Staat. Täter, Opfer, Handlanger. München: dtv, 59-77

Kaiser, J. C., Nowak, K., Schwartz, M. (1992). Eugenik – Sterilisation – Euthanasie. Politische Biologie in Deutschland 1985-1945. Berlin: Buchverlag Union GmbH

Keim, W. (2000). Die Eliminierung „rassisch" unerwünschter Kinder im „Jahrhundert des Kindes" – Rückfragen an die deutsche Pädagogik. In: Lingelbach, K. Ch., Zimmer, H. (Hrsg.). Jahrbuch für Pädagogik 1999. Das Jahrhundert des Kindes? Frankfurt a. M., Berlin, Bern, Bruxelles, New York, Wien: Peter Lang

Klee, E. (1994). „Euthanasie" im NS-Staat. Die „Vernichtung lebensunwerten Lebens". Frankfurt a. M.: Fischer TB

Klinksiek, D. (1982). Die Frau im NS-Staat. Schriftenreihe der Vierteljahreshefte für Zeitgeschichte Nr. 44. Stuttgart: Deutsche Verlagsanstalt

Koch, J. (1984). „Wolfgang Rosenthal" Deutsche Zeitschrift für Mund-Kiefer-Gesichts-Chirurgie 8, 72-79

Kuhlmann, C. (1989). Erbkrank oder erziehbar? Jugendhilfe als Vorsorge und Aussonderung in der Fürsorgeerziehung in Westfalen von 1933 bis 1945. Weinheim, München: Juventa Verlag

Labisch, A. (2001). Die „hygienische Revolution" im medizinischen Denken. Medizinisches Wissen und ärztliches Handeln. In: Ebbinghaus, A., Dörner, K. (Hrsg.). Vernichten und Heilen. Der Nürnberger Ärzteprozeß und seine Folgen. Berlin: Aufbau-Verlag

Lämmermann, H. (1936). Hilfsschul-Entlaßniveau und Sterilisierung. Die deutsche Sonderschule (3), 337-339

Lifton, R. J. (1998). Ärzte im Dritten Reich. Berlin: Ullstein

Macha-Krau, H. (2002). Herr S. – Zeitzeuge. Teilstrukturiertes Interview im Heimatort von Herrn S. im Jahre 2002, unveröffentlichtes Manuskript

Macha-Krau, H. (2003). Frau A. – Zeitzeugin. Teilstrukturiertes Interview im Heimatort von Frau A. im Jahre 2003, unveröffentlichtes Manuskript

Mitscherlich, M. zit. nach Cogoy, R., Kluge, I., Meckler, B. (Hrsg.) (1989). Erinnerung einer Profession. Erziehungsberatung, Jugendhilfe und Nationalsozialismus. Münster: Votum Verlag

Mitscherlich, A., Mielke, F. (Hrsg.) (1995). Medizin ohne Menschlichkeit: Dokumente des Nürnberger Ärzteprozesses. 2. Aufl., Frankfurt a. M.: Fischer Verlag

Möhring, H. (1940). Das stammelnde Schulkind. Die deutsche Sonderschule (7), 392-401

Müller, J. M. (2002). Und weinen darf ich auch nicht ... Ausgrenzung, Sterilisation, Deportation – Eine Kindheit in Deutschland. Berlin: Edition Parabolis

Müller-Hill, B. (1989). Tödliche Wissenschaft. Reinbek: Rowohlt

Peukert, D. J. K. (1987). Alltag und Barbarei. Zur Normalität des Dritten Reiches. In: Diner, D. (Hrsg.). Ist der Nationalsozialismus Geschichte? Zu Historisierung und Historikerstreit. Fischer Taschenbuch Verlag

Roelcke, V. (2008). Politische Zwänge und individuelle Handlungsspielräume: Karl Bonhoeffer und Maximinian De Crinis im Kontext der Psychiatrie im Nationalsozialismus. In: Schleiermacher, S., Schagen, U. (Hrsg.). Die Charité im Dritten Reich. Zur Dienstbarkeit medizinischer Wissenschaft im Nationalsozialismus. Paderborn, München, Wien, Zürich: Ferdinand Schöningh

Springer, L. (2000). In Memoriam Egon Weigl. Forum Logopädie, Heft 1, 42

Steiniger, F. (1942). Einiges über die Organisation des Sprachheilunterrichts in Deutschland. Die deutsche Sonderschule (9), 14-18 und 52-57

Sunderbrink, O. (1936). Sonderschule und Erbgesundheitsamt. Die deutsche Sonderschule (3), 332-335

Tesak, J. (2005). Die Geschichte der Aphasie. Idstein: Schulz-Kirchner Verlag

Tornow, K. (1936). Die Mitarbeit des Sonderschullehrers bei der Verwirklichung des Gesetzes zur Verhütung erbkranken Nachwuchses. Die deutsche Sonderschule (3), 321-332

Werner, M. (1935). Erbprognose Sterilisierungsbegutachtung. Die deutsche Sonderschule (2), 370-373

Zehmisch, H., Siegert, C., Wendler, J. (1979). 75 Jahre Phoniatrie. Festschrift zu Ehren von Hermann Gutzmann sen. Berlin: Buchdruck Werdau

Der Neuanfang: Logopädie in der Bundesrepublik Deutschland und in der Deutschen Demokratischen Republik

6

Als am 8. Mai 1945 das Deutsche Reich bedingungslos kapitulierte, mündete das in den Zusammenbruch des deutschen Staates und führte zur Auflösung der alten Ordnung. Der Krieg hatte rund 55 Millionen Tote gefordert.

Die alliierten Siegermächte – USA, Großbritannien, Frankreich und die Sowjetunion – übernahmen die Regierungsgewalt und teilten Deutschland in vier Zonen auf. Berlin, die ehemalige Reichshauptstadt, wurde ebenfalls in vier Sektoren aufgeteilt (Krimkonferenz vom 4.-11.2.1945). Besonders die westlichen Besatzermächte, insbesondere die USA, versuchten recht schnell, den Wiederaufbau (Marshall-Plan und Care-Pakete) und vor allem die Einführung demokratischer Strukturen voranzutreiben. Aber zwischen den Siegermächten zeichnete sich schon recht schnell ein heftiger Interessenkonflikt ab. Es gelang den Siegermächten nicht, eine Übereinkunft über die Durchführung gesamtdeutscher Wahlen zu treffen, die die Voraussetzung für eine Regierungsbildung waren (Potsdamer Konferenz vom 17.7.-2.8.1945). Unweigerlich führte dieser Konflikt zur Bildung zweier deutscher Staaten.

Im westlich besetzten Teil verfasste der dafür eigens von den Besatzermächten eingesetzte Parlamentarische Rat das Grundgesetz, in dem die Grund- und Menschenrechte verankert und eine repräsentative Demokratie als Staatsform festgelegt wurden. Am 14.8.1949 fand die erste Bundestagswahl in der Westzone und Berlin (West) statt, Voraussetzung zur Konstituierung des 1. Deutschen Bundestags am 7.9.1949 in Wiesbaden.

In der sowjetisch besetzten Zone wurde am 7.10.1949 die Deutsche Demokratische Republik (DDR) gegründet. Sie betrachtete sich als einen demokratischen, sozialistischen und antifaschistischen Staat. In der DDR hatte die Sozialistische Einheitspartei Deutschlands (SED) einen totalitären Herrschaftsanspruch. Die DDR war ein Einparteienstaat, der keine Gewaltenteilung vorsah.

Die Bildung von zwei deutschen Staaten wirkte sich auch auf die Entwicklung der Disziplinen Sprachheilpädagogik und Logopädie aus, u. a. an der Terminologie deutlich erkennbar. Während in der BRD die Begriffe „Logopädie" und „Sprachheilpädagogik" unterschiedlichen Tätigkeitsbereichen zugeordnet waren und immer noch sind, wurden sie in der DDR synonym verwendet.

6.1 Der Aufbau in der Bundesrepublik

Die Menschen in Deutschland haben natürlich nicht von heute auf morgen ihre Einstellungen *„weder ihre guten noch ihre schlechten, über Bord geworfen. Von einer Stunde Null im Sinne von Tabula rasa, einem Neubeginn ohne die Prägung der Vergangenheit, kann keine Rede sein"*, so der Historiker Daniel Siemens (Brahms, 2020:3).

Die Lage der Versorgung von Menschen mit Kommunikationsstörungen – und damit auch der Logopädie – nach 1945 war desaströs. Die Logopädie hatte bis 1933 gerade erst zarte Wurzeln geschlagen. Während des Nationalsozialismus war sie kaum noch vorhanden, denn Menschen mit einer Sprach- oder Sprechstörung wurden nicht mehr behandelt, weil sie im Sinne der Ideologie als „minderwertig" eingestuft wurden (Kap. 5). Diese Menschen waren hoch traumatisiert. *„Nur wenige waren bereit und fähig zu akzeptieren, daß sie 12 Jahre lang eine Regierung unterstützt oder toleriert hatten, die sich ungezählter Verbrechen gegen die Menschlichkeit schuldig gemacht hatte."* (Frevert, 1986:244). Die Situation im Nachkriegsdeutschland war verheerend. Das Ende des 2. Weltkrieges hatte in vielen Ländern zu tiefen Einschnitten geführt. Ein Großteil des Wohnraumes, besonders betroffen waren die Städte, war zerstört, es herrschte Mangel an Nahrungsmitteln, Kleidung, Heizmaterialien und Medikamenten. Die Versorgungsprobleme schienen kaum lösbar. Diese Situation war für Frauen besonders schwer. *„Millionen Frauen mußten sich mit ihren Kindern ohne männlichen ‚Ernährer' und Familienvorstand durchschlagen. Für sie bedeutete das Ende des ‚Dritten Reiches' keinen Neuanfang, keine ‚Stunde Null', sondern eine Fortsetzung ihrer Arbeit unter erschwerten Bedingungen."* (Frevert, 1986:246).

6.1.1 Vorläufer der logopädischen Ausbildung

Schon kurz nach dem 2. Weltkrieg fasste **Helene Fernau-Horn** (1892-1975) allen Widrigkeiten zum Trotz den Entschluss, wieder zu therapieren und auszubilden.

Ruth Dinkelacker, Schülerin von Fernau-Horn, erinnert sich an die Anfänge der Ausbildung: *„Wir waren zu zweit, zwei Schülerinnen also, und sie mußte das Ausbilden auch erst mal ausprobieren. Vormittags hatte sie uns Unterricht gegeben. Anatomie, Physiologie und dann sehr viel über die Störungen, in denen sie auch gearbeitet hat. Wir mußten viel lesen, sie forderte sehr das Selbststudium. Schon vom ersten Tag an therapierten wir selbst Patienten. Jede von uns hatte bis zum Examen, das damals schon nach zwei Jahren erfolgte, 50 Patienten behandelt."* (Franke, 1985:54).

Dr. phil. Helene FERNAU-HORN

Stimm- und Sprachtherapeutin

in STUTTTGART W, Bismarckstraße 66
Ruf: 60210
(Oktober bis April)

in Brand POST RUHPOLDING;
Obb., Ruf: Ruhpolding 565
(Mai bis September)

Alljährlich im Juli und August
Ferienkurse für Berufssprecher

Ruhpolding ist Bahnstation und hat mit der kleinen idyllischen Ortschaft Brand im Urschlauer Achental 4mal Postautoverbindung (5 km).

Herrliche Ausflugsziele: Rauschbergbahn, Hochfelln, Sonntagshorn, Chiemsee, Bad Reichenhall, Berchtesgaden mit Königsee, Salzburg, Salzkammergut.

Unterbringung von Kursteilnehmern und Privatpatienten in Brand (Einzel- und Doppelzimmer). Preis pro Bett mit Frühstück etwa 3 - 4 DM.

Verpflegung im Gasthof Brand, nahe beim Hause der Kursleiterin und bei der Postautohaltestelle. Die Reise mit Zimmer und Verpflegung kann auch durch das **Touropa-Reisebüro** erfolgen.

Stimmbildungslehrgänge:

1. Kurs:	Ankunftstag:	Samstag, der 15.7.61
	Abreisetag:	Samstag, der 29.7.61
2. Kurs:	Ankunftstag:	Samstag, der 29.7.61
	Abreisetag:	Samstag, der 12.8.61
3. Kurs:	Ankunftstag:	Samstag, der 12.8.61
	Abreisetag:	Samstag, der 26.8.61

Für jeden Kurs sind etwa 20 Stunden Theorie und Übungen vorgesehen. Samstag und Sonntag keine Übungen, um Gelegenheit zu größeren Ausflügen zu geben.

Kursgebühr: 50 DM. Für Spesen (Porto, Übungsbogen usw.): 2 DM.

Plan des Lehrganges:

Untersuchung:
Sorgfältige Kehlkopfuntersuchung und Stimmprüfung jedes Kursteilnehmers. - Tonbandaufnahmen.

Theorie:
Einführung in die Anatomie des Atem- und Stimmapparates sowie in die Stimmphysiologie an Hand von Diapositiven. Das Wichtigste über Stimmstörungen und Stimmhygiene. Tonbandbeispiele verschiedener Formen von Stimmstörungen.

Übungen:
Atemfehler und Atemschulung
Kehlhaltung und Kehlfederung
Stimmeinsätze und Stimmabsätze
Vokalformen und Klangfarbe
Dynamische und melodische Abstufung
Sprachrhythmus. - Singstimme.

Anmeldung wegen beschränkter Teilnehmerzahl und Zimmerknappheit möglichst umgehend erbeten.

Fahrpreisermäßigung bei der Bundesbahn.

Psychotherapeutische Einzelbehandlung
von **Sprachneurosen** (Stottern, Poltern, Sprechangst) in den Sommermonaten in Brand, in den Wintermonaten in Stuttgart.

Einladung zur Stimmfortbildung bei Frau Dr. Fernau-Horn

Helene Fernau-Horn (1892-1975) – Kurzbiografie

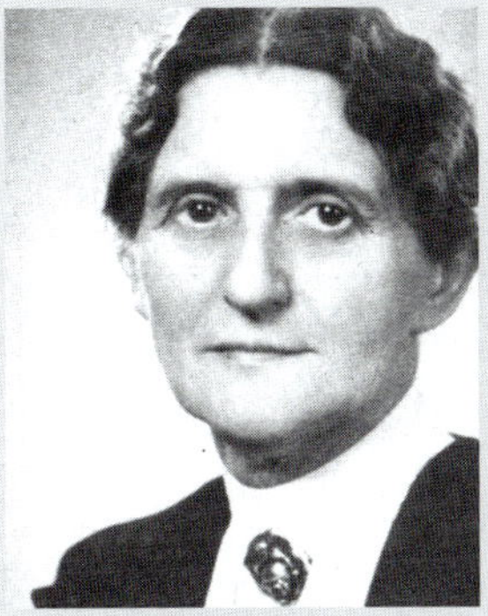

Helene Fernau-Horn

Helene Fernau-Horn (1892-1975) wurde in Berlin geboren. Sie studierte Philologie, absolvierte in Berlin ihre Lehramtsprüfung und promovierte 1920 an der Universität Greifswald. Sie war musikalisch und künstlerisch sehr interessiert und begabt und gastierte in vielen Ländern als Sängerin und Rezitatorin. Nach ihrer Heirat unterrichtete sie in Stuttgart Gesang und Rezitation. Noch während des Nationalsozialismus behandelte sie ihren ersten Patienten mit einer Redeflussstörung, den ihr ein Arzt überwiesen hatte. Sie nahm diese Aufgabe als Herausforderung an und arbeitete sich engagiert in die Thematik ein.

Nach dem 2. Weltkrieg baute sie sich eine Praxis in Stuttgart auf und leitete die sprachtherapeutische Ambulanz im Katharinenhospital Stuttgart. Parallel studierte sie einige Semester Medizin, d.h. vor allem Anatomie und Physiologie, um ihr Fachwissen zu erweitern. Schon 1947 begann sie mit der Ausbildung der ersten Logopädinnen in der BRD und engagierte sich hier bis 1958. Ruth Dinkelacker, eine ihrer ersten Schülerinnen erinnert sich: „Ja, das war, weil Frau Fernau-Horn nach der Evakuierung gerade wieder nach Stuttgart gezogen war und das Arbeitsamt informiert hatte, sie habe die Ausbildungserlaubnis und würde Schülerinnen aufnehmen." (Franke, 1985:54).

Bis ins hohe Alter hinein war sie sehr aktiv und hielt Vorträge und Ferienkurse ab. Sie veröffentlichte 1969 ihr Buch „Die Sprechneurosen". Ihre Publikation zu Störungen der Stimme konnte sie leider nicht mehr fertigstellen. Das Prinzip der Weitung und Stauung, der Atemwurf nach Fernau-Horn findet auch heute noch Anwendung in der Stimmtherapie.

Helene Fernau-Horn war Ehrenmitglied in der „Deutschen Gesellschaft für Sprach- und Stimmheilkunde", der „Arbeitsgemeinschaft für Sprachheilpädagogik" und dem „Zentralverband für Logopädie" (ZVL heute dbl). Sie wurde 1974 mit dem Bundesverdienstkreuz ausgezeichnet. Das sonderpädagogische Bildungs- und Beratungszentrum mit dem Schwerpunkt Sprache (SBBZ) in Stuttgart ist nach ihr benannt: Helene-Fernau-Horn-Schule.

Sie starb am 2. Januar 1975 in Ruhpolding.

Ursula Wieder (1920-2008) begann 1948 mit der Ausbildung zur Sprachheilpädagogin bei Professor Gutzmann jun. in Berlin. Doch es regte sich Widerstand beim Verband der Sprachheillehrer, der eine Verwechslung der Berufsbezeichnung mit den an den Sprachheilschulen tätigen Lehrer*innen befürchtete. *„Als im gleichen Jahr in England die Logopedics tagten, erinnerte man sich an den auch in den Niederlanden bereits etablierten Begriff Logopädie. Man kam deshalb in Berlin überein, dass das Ausbildungsziel für Ursula Wieder die ‚Logopädin' sein sollte."* (dbl, 2004:5). 1949 richtete Prof. Gutzmann jun. eine **„Zentralstelle für Stimm- und Sprachkranke"** in Berlin (West) ein und führte diese Klinik zunächst auf privater Ebene. 1952 übernahm die Stadt Berlin sie als Poliklinik, 1958 erfolgte dann die Anbindung der Klinik an die Freie Universität (Gutzmann,

1984:10). In Deutschland gab es zu diesem Zeitpunkt keine Ausbildung bzw. kein Studium der Logopädie. Therapeutisch tätige Sprachheilpädagog*innen bezogen ihr Wissen aus Kursen, die unterschiedliche Institutionen oder Einzelpersonen anboten. **Luise Gutzmann** (1984) erinnerte sich: *„Damals gab es in Deutschland nur drei Ambulatorien für Stimm- und Sprachkranke: in Berlin, München und Münster. Die leitenden Ärzte dieser Einrichtungen bildeten je nach Bedarf Sprachheilpädagoginnen zur Mitarbeit im jeweiligen Ambulatorium aus. Die Ausbildung richtete sich nicht nach irgendwelchen Lehrplänen – die gab es ja bekanntlich erst Jahrzehnte später – sondern ausschließlich nach den Interessenschwerpunkten des Leiters (...). Die Dauer der Ausbildung betrug zwei Jahre, an ihrem Ende stand eine Prüfung. Das Abschlußzeugnis hatte keinerlei offiziellen Charakter, war ein rein privates Dokument."* (Gutzmann, 1984:10).

1955 gründete Prof. **Julius Berendes** (1907-2001) in Heidelberg ein Ambulatorium für Stimm- und Sprachgestörte und bildete dort Sprachheilpädagoginnen aus. **Gabriele Reichow** war die erste Sprachheilpädagogin, die ihre Ausbildung in Heidelberg absolvieren konnte: *„In der Zeitung stand eine Annonce. Das Ambulatorium würde Sprachheilpädagoginnen ausbilden. Wer Interesse hätte, könne sich bewerben. Ich begann mit sechs anderen Frauen die Ausbildung. Voraussetzung für die Ausbildung war eine abgeschlossene Berufsausbildung, entweder aus dem pädagogischen oder sozialen Bereich. Eine weitere Voraussetzung war das Eingangsalter. Es sollte nicht unter 25 Jahren liegen."* (Reichow zitiert nach Macha-Krau, 1994:15).
Nach kurzer Zeit hörten 5 der 6 Frauen mit der Ausbildung auf, und Gabriele Reichow machte alleine weiter: *„An der Klinik mußte ich mit den anderen Studenten Vorlesungen hören. Außerdem ging ich regelmäßig in das Institut für Psychagogik. Vom ersten Tag an machte ich Therapien. Eine Kollegin aus Münster, Helga Salzwedel, kam und war, sozusagen, meine Lehrlogopädin. Behandelt haben wir alle Störungsbilder. Sehr viel SEV, Stotterer-Kinder und Jugendliche in Zusammenarbeit mit der Kinderklinik. Ich habe schon damals bei Prof. Biermann das autogene Training gelernt. Außerdem sehr viele Patienten, Spaltkinder und Stimmstörungen."* (Reichow zitiert nach Macha-Krau, 1994:15).
Einen Eindruck von der arbeitszeitlichen Belastung während der Ausbildung vermitteln die Angaben von Reichow. Danach hatte der Arbeitstag zwei Zeitfenster: von 8.00 bis 13.00 Uhr und von 16.00 bis 20.00 Uhr, wobei 60 Therapien wöchentlich zu leisten waren. Zeit für das Literaturstudium war erst am Ende eines langen Arbeitstages.

Die Prüfung am Ende der Ausbildung umfasste einen theoretischen und praktischen Teil: *„Eigentlich mußte ich über alles Bescheid wissen. Bei der theoretischen Prüfung waren Prof. Berendes, Prof. Kindler, Oberärzte, zwei Stimm- und Sprachärzte und Frau Salzwedel anwesend. Hauptsächlich aber stellte Prof. Berendes die Fragen. Prof. Berendes hat sich sehr persönlich um meine Ausbildung gekümmert."* (Reichow zitiert nach Macha-Krau, 1994:15).

Elfie Wolff (1908-2001) war auch eine Logopädiepionierin. Sie studierte Klassischen Gesang und arbeitete einige Jahre als Opernsängerin, als sie 1945 ihre Heimat in Schlesien verlassen musste und in Thüringen eine neue künstlerische Heimat fand. Bei einer Tournee zog sie sich eine Facialisparese zu und konnte nur noch unter Schmerzen singen. Sie wandte sich der Dramaturgie

zu und absolvierte zahlreiche Befähigungsnachweise, um die Dramaturgiebefähigung zu erlangen. Es folgten einige Jahre dramaturgischer Tätigkeit, die sie aus politischen Gründen beendete und 1957 in die BRD übersiedelte. *„Durch eine Information beim Arbeitsamt erfuhr sie vom Beruf der Logopädin, damals noch unter der Bezeichnung ‚Stimm- und Sprachheilpädagogin' bekannt. Die Ausbildung hierzu bot man ihr in der damaligen Stimm- und Sprachabteilung der Universitäts-HNO-Klinik in Heidelberg an, die zu dieser Zeit gerade aufgebaut wurde. Ihr Interesse für diesen Beruf erwachte spontan und nach Rücksprache mit dem damaligen Klinikdirektor Prof. Dr. med. Kindler kam es zur sofortigen Vereinbarung, das seinerzeit 4-semestrige Studium aufzunehmen. Im Wintersemester 1960 begann die Ausbildung."* (Paal, 1989:18).
Aufgrund ihrer beruflichen Vorerfahrungen konnte sie schon nach dem 3. Semester ihr Examen ablegen. Durch das Ausscheiden einer Kollegin konnte Elfie Wolff diese Stelle übernehmen und so war sie „für kurze Zeit Schülerin und Ausbildende". (Paal, 1989:18).
Große Verdienste erwarb sich Elfie Wolff bei dem Aufbau der **„Vereinigung der Kehlkopflosen e.V."**. Sie gründete den ersten Verband der BRD. *„Durch viele Bemühungen gelang es Frau Wolff, daß die Vereinigung in die Dachorganisation ‚Arbeitsgemeinschaft Hilfe für Behinderte' hineingenommen wurde und danach mit kleinen, aber sehr hilfreichen Mitteln eine staatliche Unterstützung möglich war. Außerdem wurden gesetzliche, soziale Erleichterungen für Kehlkopflose erarbeitet".* (Paal, 1989:18).

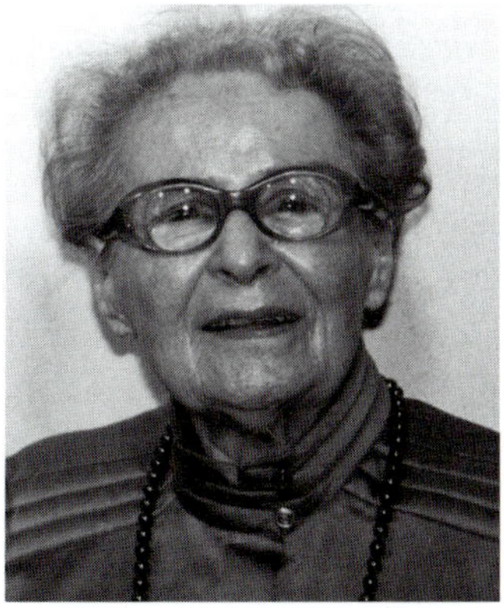

Elfie Wolff
Großer beruflicher und persönlicher Einsatz für laryngektomierte Menschen

Aus den geschilderten Zeitzeug*innenberichten geht der Enthusiasmus der Frauen hervor, mit dem sie sich den Herausforderungen ihres zukünftigen Berufes allen Widrigkeiten zum Trotz stellten. Sie waren hoch motiviert in diesem noch jungen Beruf zu arbeiten und blieben es ihr ganzes Berufsleben hindurch.

Schon seit 1957 arbeiteten Prof. Gutzmann jun., die Logopädin Ursula Wieder (1920-2008) und die Phoniaterin Dr. Gisela Boers (1914-2005) an einer Ausbildungsordnung und einem Studienplan für die zukünftige Ausbildung von Logopäden. Professor Gutzmann jun. verfolgte mit der Ausbildung von **Logopäden** in Abgrenzung zu den Sprachheilpädagogen folgende Zielstellung: *„Schon seit vielen Jahren wurde anerkannt, daß die Behandlung der in Rede stehenden Stö-*

rungen, dem Arzt ein Mitarbeiter beigegeben werden muß, der ihn von einigen fachlichen Aufgaben entlastet, ohne schon selbst als Arzt ausgebildet sein zu müssen. ... Wir nennen diesen Personenkreis ‚Logopäden' und folgen damit dem internationalen Brauch. Es ist sichtlich, diese Bezeichnung für den in Rede stehenden Personenkreis beizubehalten und dadurch scharf abzugrenzen gegen die Berufsgruppe der Sprachheilpädagogen, weil er einen wesentlich anderen Aufgabenbereich ausfüllen soll, als der Sprachheilpädagoge. (...) Der Logopäde ist ein Mitarbeiter des Facharztes mit einer besonderen Ausbildung. Der Sprachheilpädagoge ist stets ein voll ausgebildeter Lehrer mit einer zusätzlichen Ausbildung für Sonderschulen. Dennoch ist die Aufgabe des Logopäden die Behandlung der ihm vom Arzt zugewiesenen Sprach- und Stimmkrankheiten." (Gutzmann jun. zitiert nach Stürzbecher, 1994: 49).

Unter der von Gutzmann jun. formulierten Prämisse verabschiedete der Vorstand der Deutschen Gesellschaft für Sprach- und Stimmheilkunde (DGSS) im Juni 1954 folgende einheitliche Richtlinien für die Ausbildung von Logopäden: *„Die Ausbildung soll zwei Jahre, gleich vier Semester, umfassen. Falls die Kandidaten bereits eine anderweitige entsprechende (z. B. sozialpädagogische) Berufsausbildung nachweisen können, kann die oben geforderte Ausbildungszeit verringert werden. Die an einem Fachinstitut zu verbringende Ausbildungszeit muß aber jedenfalls immer mindestens zwei Semester betragen".* (Gutzmann zitiert nach Stürzbecher, 1994:50). Für Gutzmann jun. war klar, dass die *„Ausbildung dieser logopädischen Fachkräfte (...) von den Universitätsinstituten für Sprach- und Stimmheilkunde durchgeführt werden (muß). Nun tritt also (...) die Logopädin in unser Team ein."* (Gutzmann zitiert nach Stürzbecher, 1994:50).
Die Umsetzung der Ausbildung sollte noch 4 Jahre auf sich warten lassen.

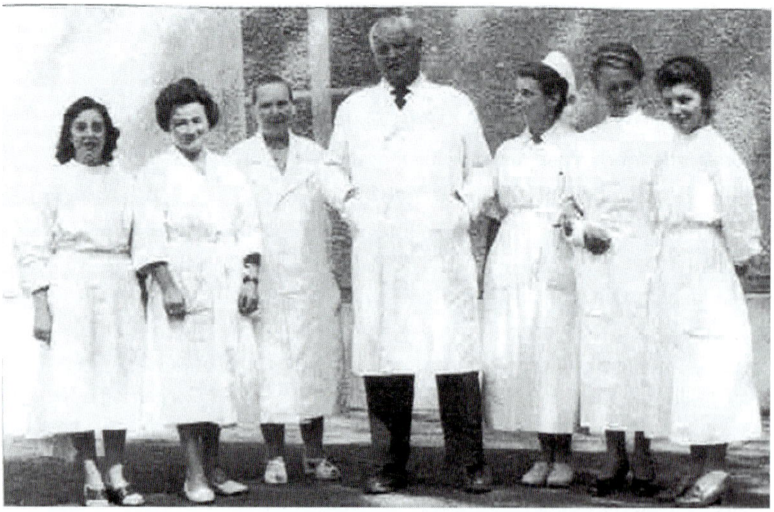

Der Phoniater Prof. Herrmann Gutzmann jun. 1957 im Kreis seiner Mitarbeiterinnen (v. l.): Ruth Börner (Logopädin), Frau Reimann (Sekretärin), Dr. Gisela Boers (Phoniaterin), Else Graupner (Krankenschwester), Annemarie Clausius (Logopädin), Ursula Wieder (Logopädin)

6.1.2 Die Gründung der ersten Lehranstalt

Seit den 60er-Jahren des letzten Jahrhunderts offenbarten sich die Mängel in der Bildungspolitik der BRD, auch als „Bildungskatastrophe" (Picht, 1964) bezeichnet. In diesem Kontext forderte der Philosoph und Soziologe Ralf Dahrendorf ein „Bürgerrecht auf Bildung", er begriff Bildung als soziales Grundrecht aller Bürger (Dahrendorf, 1965). Folge dieser Bildungsdebatte war eine regelrechte Bildungsexpansion in der BRD in den Jahren von 1965 bis 1980. Damit einher gingen auch der Ausbau und die Etablierung der Sonderpädagogik. Sonderpädagogische Einrichtungen wurden flächendeckend etabliert. Gesetze wie das Gesetz für Jugendwohlfahrt (JWG, 1961) und das Bundessozialhilfegesetz (BSHG, 1962) wurden verabschiedet, sie *„proklamierten mit der Würde des Menschen auch die des Behinderten."* (Orthmann, 1982:85).
Es waren aber nicht nur die sozialen Forderungen, die diese Entwicklung begünstigten, sondern auch ökonomische Postulate. Aus der ständig wachsenden Wirtschaft der BRD resultierte gleichzeitig ein steigender Bedarf an Arbeitskräften (Drechsler et al., 1992:52). Dies hatte auch Folgen für die Erwerbstätigkeit von Frauen. Es waren Frauen, die in der Nachkriegszeit aktiv den Wiederaufbau vorantrieben, die Familien unter katastrophalen Bedingungen versorgten und nachdem die Männer aus Krieg und Gefangenschaft zurückkehrten in die alte Rollenverteilung schlüpften, *„in der Männer für den Unterhalt der Familie sorgten und Frauen sich um Haushalt und Kindererziehung kümmerten"* (Frevert, 1986:254). Für den männlichen Lebenszusammenhang galt: Der Beruf steht an erster Stelle. Frauen und Mädchen dieser Generation folgten eher der Orientierung an dem Leitbild der Hausfrau und Mutter und der Beruf wurde zweitrangig betrachtet (Frevert, 1986). Aber „Wirtschaftswunder" und Arbeitskräftemangel ließen tradierte Rollenbilder, Modernisierungszwänge und Gleichberechtigungsbestrebungen gehörig aufeinanderprallen. Als Folge dieser Entwicklungen in den 60er-Jahren des 20. Jahrhunderts *„ist in mehreren Segmenten des Arbeitsmarktes eine Zunahme von Frauen in verschiedenen semiprofessionellen und subakademischen Positionen zu verzeichnen gewesen, allerdings nicht auf akademischem Niveau."* (Kaiser, 1999:60). Diese Semiprofessionen sollen in der Moderne an den weiblichen Lebenszusammenhang anknüpfen. Auch die Logopädie ist als ein zuarbeitender Beruf konzipiert worden. Hermann Gutzmann jun. hatte eine klare Vorstellung davon, wie das Aufgabenfeld von Logopädinnen aussehen sollte, und Gross formulierte es so: *„Gutzmann wollte den Beruf der Logopädin in den Reihen der medizinischen Hilfsberufe eingereiht wissen, und zwar sowohl wegen der Ausbildung als auch wegen der beruflichen Verantwortung. Er sah dabei die Logopäden als Mitarbeiter des Facharztes, die logopädische Spezialbehandlung der Sprach- und Stimmkranken aller Alters- und Gesellschaftsklassen genau so selbständig durchführen wie z. B. die medizinisch-technischen Assistenten ihre Untersuchungen im Laboratorium und der Psychagoge seine psychotherapeutischen Behandlungen. Der Facharzt muß sich auf die Arbeit des Logopäden voll verlassen können, um in Zusammenarbeit mit ihm eine Heilung oder wenigstens Besserung der Sprach- oder Stimmkrankheit zu erzielen".* (Gross, 1994:6).
Vor diesem gesellschaftlichen Hintergrund kam es zur Gründung der ersten **Lehranstalt für Logopädie** an der Poliklinik für Stimm- und Sprachkranke der Freien Universität Berlin „Im Dol", deren Leiter Prof. Hermann Gutzmann jun. wurde. Mit Unterstützung der HNO-Klinik im Westend-Krankenhaus und des Senats von Berlin (West) konnte 1962 die erste Lehranstalt in der BRD eröffnet werden, in der die ersten Frauen zu Logopädinnen ausgebildet wurden. Allerdings gab

es noch gar keinen Arbeitsmarkt für logopädische Dienstleistungen, auch war völlig offen, nach welchen professionellen Maßstäben die ausgebildeten Logopädinnen ihre berufliche Tätigkeit ausrichten sollten.

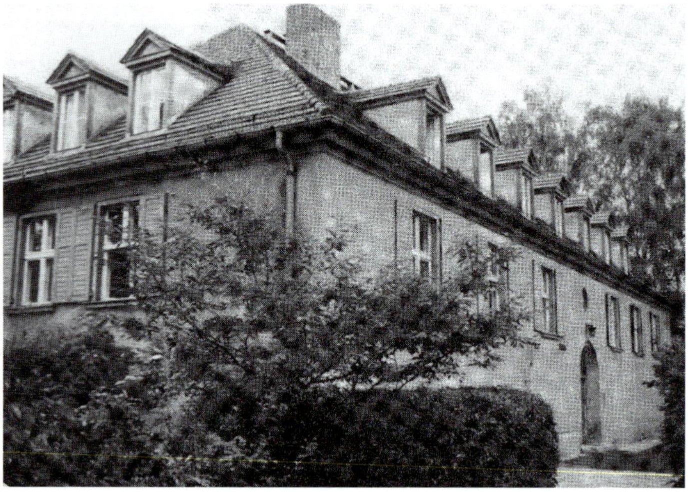

Lehranstalt für Logopädie „Im Dol" Berlin-Dahlem

Prof. Hermann Gutzmann jun. (1892-1972) – Kurzbiografie

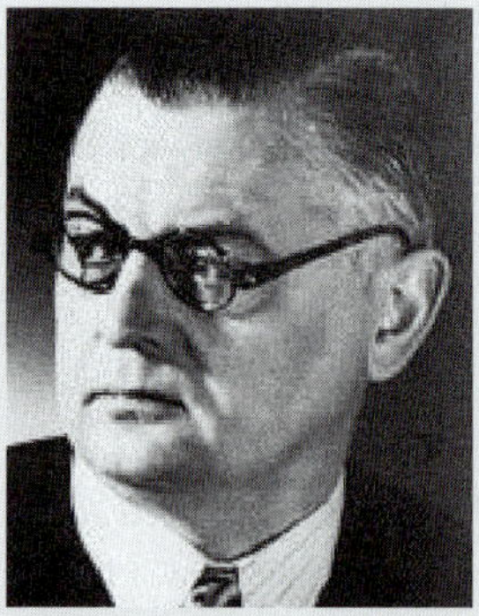

Hermann Gutzmann

Hermann Gutzmann jun. wurde 1892 in Berlin geboren und studierte nach dem Abitur Medizin an der Berliner Charité. Er unterbrach sein Studium, um als Reserveoffizier in den 1. Weltkrieg zu ziehen. 1922 beendete er sein Studium und promovierte 1923. Danach übernahm er die familiengeführte Privatklinik und wurde 1924 Leiter der Ambulanz für Stimm- und Sprachkranke, Ertaubte und Schwerhörige an der Charité in Berlin. Er habilitierte sich 1933 im Fach der Sprach- und Stimmheilkunde und wurde 1935 zum außerordentlichen Professor ernannt. 1936 wurde er Vorsitzender der Deutschen Gesellschaft für Sprach- und Stimmheilkunde. 1949 richtete Gutzmann jun. eine „Zentralstelle für Stimm- und Sprachkranke" in Berlin (West) ein. Zunächst führte er die Klinik auf privater Ebene. Die Stadt Berlin übernahm sie 1952 als Poliklinik, 1958 erfolgte die Anbindung der Klinik an die Freie Universität. Nach seiner Pensionierung gründete er die erste Lehranstalt für Logopädie an der FU Berlin. Er veröffentlichte zahlreiche Publikationen zu unterschiedlichen Themen der Sprach- und Stimmheilkunde.

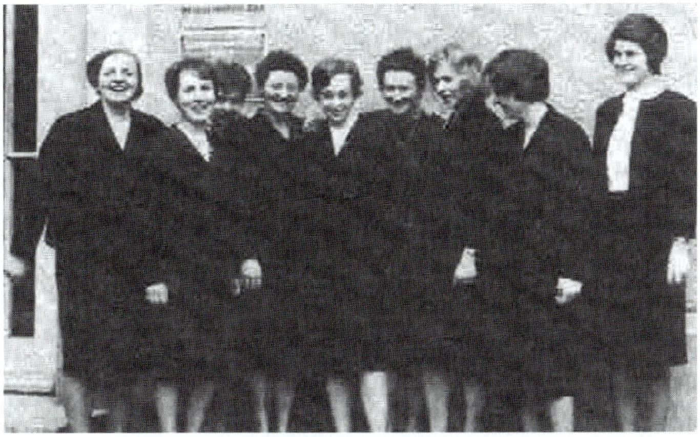

Der erste Kurs von Logopädinnen an der Lehranstalt für Logopädie in Berlin-Dahlem

Gisela Zrenner aus dem ersten Ausbildungskurs beschrieb die Situation an der Lehranstalt: *„Wir waren 9 Kolleginnen in einer Altersspanne von 19 bis 42 Jahren, aus den verschiedensten Berufen und häufig auch mit einer langen Wartezeit bis zum Beginn dieser neuen Ausbildung. Diese fand damals unter Bedingungen statt, die man sich heute nur noch schwer vorstellen kann."* (Zrenner, 1989:19). Die Ausbildung dauerte zwei Jahre und so legten die ersten Logopädinnen am 21.4.1964 ihr *„Staatsexamen (ab), das gleichzeitig auch die erste Staatsprüfung für Logopäden in der Bundesrepublik Deutschland war"* (Stürzbecher, 1994:52). Auch die Lehranstalt erhielt 1964 ihre staatliche Anerkennung durch den Berliner Senat.

Ausbildung von 1964-1966 „Im Dol"

„Schwerpunkt waren die medizinischen Fächer Anatomie, Physiologie, Pädiatrie, HNO, da war Phoniatrie mit drin. Audiologie war extra. Dann Psychiatrie und Pädagogik, Geschichte der Pädagogik, Heilpädagogik und Psychologie. Ach ja, und zum Schluss hatten wir dann nochmals Phoniatrie bei Dr. Schilling." (Dietlind zitiert nach Macha-Krau, 2011:16)

Die erste Generation von Logopädinnen erhielt ihre Ausbildung durch akademisch gebildete Professionelle, in erster Linie Ärzt*innen. Aber auch „Logopädinnen" waren darunter: *„Das waren Frauen, die irgendwie an diesen Beruf gekommen waren, aber keine Ausbildung dafür hatten. Also, die eine war Sängerin, eine war Erzieherin und bei den anderen weiß ich gar nicht so genau, was sie gemacht hatten. Die hatten einfach angefangen, Sprachbehandlungen zu machen, irgendwie im Zusammenhang mit Prof. Gutzmann. Wir haben ein klein wenig Stimmbildung und Atmung gemacht. Also, da hatten wir auch Unterricht bei dieser Logopädin, bei der Sängerin. Wir haben für uns Übungen gemacht. Das war der Schwerpunkt. ... Natürlich haben wir uns auch vorbereitet. Wir haben Spiele gebastelt und solche schönen Sachen gemacht, so dass die Therapien für die Kinder hübsch und rund waren. Aber ich kann mich an keine schriftlichen Vorbereitungen* *erinnern. Nein, glaub ich nicht. Also für die Prüfungsstunde, da ja."* (Dietlind zitiert nach Macha-Krau, 2011:17).

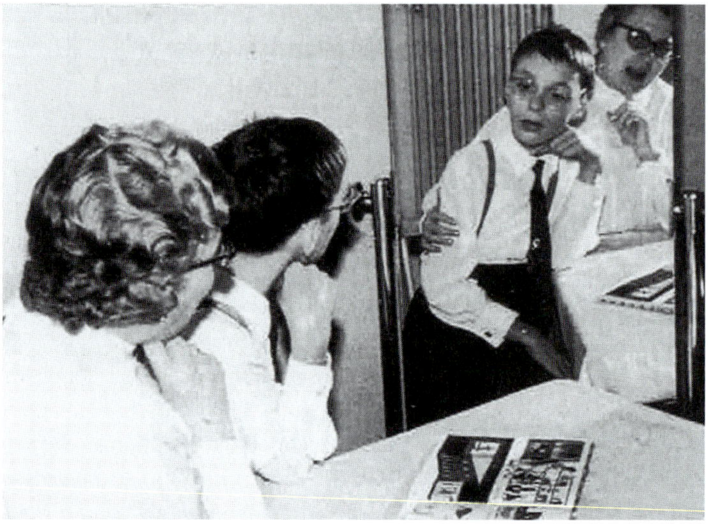

Luise Gutzmann, 1964 bei einer Therapie

6.1.3 Die Verberuflichung der Logopädie

Der Reformator Martin Luther sprach bezogen auf den Beruf von vocatio, dem Ruf Gottes. Schon in der christlich-scholastischen Tradition wird der Begriff mit weltlichen Tätigkeiten in Verbindung gebracht, durch Luther aber wird die beruflich geordnete Arbeit in eine ständisch verfasste Gesellschaft übertragen und zu Stand und Amt in Beziehung gesetzt (Weber, 1972:80). Unter dem Einfluss der Aufklärung erfolgte ein Perspektivwechsel des beruflichen Handelns: Der Beruf wurde nicht mehr nur als Dienst an Gott verstanden, sondern richtete sich aus in Hinblick auf das Allgemeinwohl und die Nützlichkeit für die Gesellschaft.

Moderner Berufsbegriff nach Max Weber

Der moderne Berufsbegriff, der sich in der bürgerlichen Gesellschaft herausgebildet hat, umfasst nach Max Weber *„jene Spezialisierung und Kombination von Leistungen einer Person ... welche für sie die Grundlage einer kontinuierlichen Versorgungs- oder Erwerbschance ist."* (Weber, 1972:80).

Der Leistungsgedanke im Berufsbegriff von Max Weber bezieht sich auf die *„Pflichterfüllung innerhalb der weltlichen Berufe als des höchsten Inhaltes, den die sittliche Selbstbetätigung überhaupt annehmen könne."* (Weber, 1975:67).

Mit Verberuflichung wird der Übergang von im Auftrag ausgeführten Tätigkeiten oder Verrichtungen hin zu einem eigenständigen systematischen Handeln verstanden. Die Phase des

Übergangs ist charakterisiert durch Sammlung von erfahrungsbasiertem Fachwissen, das die Berufsgruppe selbst systematisiert, um auf dieser Grundlage eine berufliche Identität herauszubilden.

6.1.3.1 Berufsausbildung

Die Ausbildung war zunächst einmal ziemlich weit entfernt davon, ein berufsspezifisches Fachwissen zu vermitteln, weil im Fokus der Vermittlung das theoretische Fachwissen anderer Fachdisziplinen stand: *„Wir haben Vorlesungen in Medizin, Sonderpädagogik und Germanistik besucht. Also die theoretischen Fächer haben wir mit den Studenten zusammen gehört."* (Dagmar [Ausbildung von 1968-1970] zitiert nach Macha-Krau, 2011:16).

Das Bewusstsein für die Notwendigkeit bestimmter Inhalte für die Berufsausübung war auch schon während der frühen Ausbildung ziemlich ausgeprägt: *„Auf jeden Fall fehlten Phonetik und Linguistik. Bei den medizinischen Fächern kann ich mich weder an Kinderheilkunde noch an Neurologie erinnern. Der entscheidende Unterschied ist für mich, dass wir nur Logopädie, die Stimmbildung und die Sprecherziehung für uns als Studierende alleine hörten; ansonsten liefen wir mit den Sonderpädagogen und Medizinern mit"* (Mechthild [Ausbildung von 1970-1972] zitiert nach Macha-Krau, 2011:16).

Wie die Aussagen zur theoretischen Ausbildung belegen, gab es noch kein einheitliches Ausbildungsspektrum. Da die ärztlichen Leiter der ersten logopädischen Lehranstalten Phoniater waren, standen Hals-Nasen-Ohrenheilkunde und Phoniatrie auf jeden Fall im Lehrplan. Pädiatrie und auch Neurologie wurden nicht an jeder Lehranstalt gelehrt. Zusammenfassend kann festgestellt werden, dass das theoretische Wissen der ersten Generation von Logopädinnen schwerpunktmäßig die Disziplinen Medizin, d. h. HNO und Phoniatrie, und Sonderpädagogik umfasste. Des Weiteren geht aus den Interviews aber auch hervor, wie selbstverständlich die angehenden Logopädinnen in die universitäre Ausbildung eingebunden wurden, d. h. sie nahmen an den regulären Vorlesungen von Pädagogik- und Medizinstudent*innen teil.

Die praktisch-therapeutische Ausbildung aus Sicht von Zeitzeuginnen

Dagmar (Ausbildung von 1968-1970): *„Wir haben richtig im Ambulatorium gelebt. Wenn ein Kind zur Therapie kam, haben wir zugeschaut. Oder eine Schülerin konnte auch behandeln. Wir haben auch allein behandelt."* (Dagmar zitiert nach Macha-Krau, 2011:16)

Mechthild (Ausbildung von 1970-1972): *„Wie wurde Kindertherapie durchgeführt? Tja, einfach durch Zuschauen und Nachmachen, keine Struktur, keine Zielformulierungen, sondern einfach nach den paar Methoden, die im ‚Böhme' standen. Positiv war, dass unsere Lehrlogopädin eine hervorragende Kindertherapeutin war; sie war im ersten Beruf Erzieherin gewesen und hatte einen tollen Kontakt zu Kindern. Da konnten wir tatsächlich beim Zuschauen lernen. Ich erinnere mich allerdings nicht, sie mit Aphasikern oder Stotterern arbeiten gesehen zu haben."* (Mechthild zitiert nach Macha-Krau, 2011:17)

Aus den Interviews wird ersichtlich, dass **„Lehrlogopädinnen"** ihre Erfahrungen aus einem anderen Berufsfeld mit einbrachten, wie z. B. als Erzieherin, und ihre pädagogischen Erfahrungen und Kenntnisse dann für die Therapie kindlicher Sprach- und Sprechstörungen nutzten. Ähnliches gilt für die Stimmtherapie. Hier waren es häufig Sängerinnen, die unterrichteten und ihr Wissen weitergaben.

Ferner dokumentieren die Interviews, dass die erste Generation von angehenden Logopädinnen durch „Zuschauen und Nachmachen" ihr erstes therapeutisches Wissen erlangten. Eine Qualifikation der Lehrlogopädinnen gab es zu diesem frühen Zeitpunkt noch nicht. Dies änderte sich allerdings schon 1974, als in Berlin (West) vom 7.10. bis 1.11.1974 eine erste Fortbildung angeboten wurde, die zukünftige Lehrlogopäden heran- bzw. weiterbilden sollte. *„Dieser Lehrgang wurde vom Senator für Gesundheit und Umweltschutz unter der fachlichen Leitung von Prof. Dr. med. von Arentschild durchgeführt."* (Koch, 1974:9).

Teil der Ausbildung waren auch schon externe Praktika in unterschiedlichen Einrichtungen, über die allerdings keine Aussagen zu Umfang und Qualität vorliegen.

Die Logopädinnen hatten in dieser frühen Phase bereits vage Vorstellungen davon, welches Wissen für ihren Beruf relevant sein könnte. Sie begannen verstärkt inhaltliche Fragen zu diskutieren. Einigkeit bestand für alle in einem Punkt und war von größter Wichtigkeit: eine verbesserte inhaltliche Ausbildung und die Anhebung der Dauer der Ausbildung, die in den 70er-Jahren des letzten Jahrhunderts zwei Jahre umfasste.

In einigen Bundesländern wurde die Ausbildungsdauer auf drei Jahre angehoben und entsprechende inhaltliche Veränderungen wurden festgelegt. Neben den bekannten medizinischen Fächern wurden Pädagogik und Psychologie in den Fächerkanon integriert. Ebenso wurde festgelegt, dass die fachlich-therapeutische Ausbildung durch die eigene Berufsgruppe erfolgen sollte (Macha-Krau, 2011). Verstärkt wurden Ansätze aus der Psychologie und Pädagogik in therapeutisches Vorgehen integriert (s. Kasten).

Beate-Maria (Ausbildung von 1975-1977)

„Wir haben sehr spielorientiert gearbeitet. Kinderzimmer eingerichtet. Wir durften sehr viel experimentieren. Mit den Kindern musste man handelnd arbeiten. Außerdem waren wir begeistert von der Verhaltenstherapie. Van Riper wurde übersetzt und handschriftlich weitergegeben, die ‚Familienkonferenz' von Gordon haben wir mit Begeisterung gelesen und diskutiert und in die Therapie eingebracht. Das Kind wurde als gleichwertiger Partner gesehen."

(Beate-Maria zitiert nach Macha-Krau, 2011:17)

6.1.3.2 Entwicklung des Therapiebegriffs

Die vorangegangenen Zitate spiegeln den Enthusiasmus wider, mit dem die ersten Logopädinnen studierten oder arbeiteten. Neben allen positiven Erfahrungen machte sich aber auch Unzufriedenheit breit, dafür gab es mehrere Gründe. Als Erstes sind hier die therapeutischen Ansätze der 1970er-Jahre zu nennen, wie Dagmar (Ausbildung von 1968-1970) es so treffend formulierte: *„Viele Logopädinnen waren unzufrieden. Sie suchten nach neuen Wegen"* (Dag-

mar zitiert nach Macha-Krau, 2011:17). Viele Logopäd*innen stellten fest, dass ihre Therapien nicht erfolgreich waren, was u. U. an der symptomorientierten Arbeit lag, die von den meisten Kolleg*innen praktiziert wurde. Die Theorienbildung in den 1960er-Jahren war den Disziplinen Medizin und Pädagogik verhaftet, die Übungstherapie war Standard bei therapeutischen Interventionen. Aber dieser Ansatz allein genügte nicht für die therapeutischen Anforderungen der Therapie von Sprach-, Sprech- und Stimmstörungen.
Für Motsch stellte sich die Situation 1983 folgendermaßen dar: *„Vor vier Jahren konnte konstatiert werden, daß sich im Erkenntnisbereich drei wesentliche Veränderungen vollzogen hatten: eine Relativierung der organischen Dimension, eine stärkere Gewichtung der psychischen Dimension und die Entdeckung der sozialen Dimension der Sprachbehinderung. Die damalige Situationsanalyse führte zu der Feststellung, daß diese Veränderungen im logopädischen Erkenntnisbereich noch keinen großen Eingang in die Praxis logopädischen Handelns gefunden hatten, daß der Erkenntnisbereich dem Handlungsbereich ‚davongelaufen' ist."* (Motsch, 1983:1). Motsch formulierte hier einen Anspruch, der den Logopäd*innen aus der Seele sprach: **die Forderung nach einer emanzipatorischen Logopädie**, was im medizinisch-phoniatrischen Lager allerdings auf Verständnislosigkeit und Widerspruch stieß: *„Der Phoniater Gundermann gestand Motsch zumindest ‚einige akzeptable Gedanken' zu, pochte aber auf das ‚Erbrecht der Medizin im sprachlichen Sektor' und sah in einer emanzipatorischen Logopädie die Gefahr all zu großer Psychologisierung und Soziologisierung der menschlichen Kommunikation."* (Motsch, 1983:1).
Diese Diskussionen und Auseinandersetzungen wurden auch von Logopäd*innen couragiert geführt, wie aus dem Stimmungsbild jener Zeit von Ursula Breuer, der damaligen Vorsitzenden des Zentralverbandes für Logopädie (ZVL), hervorgeht.

Anfang der 1970er-Jahre entbrannte in Berlin eine heftige Debatte um den Krankheitsbegriff und die damit verbundenen gesellschaftlichen Zusammenhänge. Im Fokus dieser Diskussion stand ein Therapieverständnis im Sinne von *„Heilverfahren oder Verbesserung eines krankhaften Zustandes".* Es wurde in Bezug auf Kommunikationsstörungen heftigst kritisiert, weil es kommunikationsgestörte Menschen als *„Mitmenschen mit Defiziten"* brandmarke, was dazu führe, dass kein gleichberechtigtes Verhältnis zwischen Therapeut und Patient bestehe (Breuer, 1994:92). In dieser Diskussion wurde der Therapiebegriff so aufgeweicht, dass jede Intervention, *„die auf eine Veränderung, Steuerung oder Verbesserung eines Verhaltens abzielte",* sofort zu einer therapeutischen Handlung deklariert wurde (Breuer, 1994:92). Die handelnden Personen wurden zu Therapeut*innen erklärt und ihre Arbeit zu einem therapeutischen Beruf erhoben. Sonderpädagog*innen warfen den Logopädinnen und Logopäden vor, ausschließlich an den Symptomen zu arbeiten und es nicht zu verstehen, die Therapie *„in ein ganzheitlich, alle psychosozialen Zusammenhänge einbeziehendes Konzept zu binden"* (Breuer, 1994:92). Mit der Symptombehandlung unterstellte man den Logopäd*innen, in der Therapie ausschließlich an der Wiederherstellung der Funktion des Sprechaktes therapeutisch anzusetzen. Energisch haben Logopäd*innen sich gegen diese Unterstellungen gewehrt und konnten sich als qualifizierte Therapeut*innengruppe etablieren. *„Diese Entwicklung wäre undenkbar, wenn Logopäden sich je als pure Sprechwerkzeugbehandler begriffen hätten"* (Breuer, 1994:92).

Die Diskussionen in der eigenen Berufsgruppe führten dazu, dass vermehrt psychotherapeutische Ansätze (wie Rogers oder Gordon) oder Methoden der Körperarbeit (wie Eutonie oder Feldenkrais) Eingang in die logopädische Arbeit fanden. Gleichzeitig erweiterten sie das Expert*innenwissen nachhaltig. Geradezu einen Paradigmenwechsel leitete die angewandte Linguistik ein. Der medizinisch-ätiologischen Einteilung von Sprach- und Sprechstörungen wurde eine linguistisch-phänomenologische Sichtweise entgegengesetzt, was der Logopädie neue Horizonte eröffnete. *„Eine derartige linguistische Aufarbeitung des Gebietes würde u. a. einen wichtigen Beitrag zur Differentialdiagnose von solchen Sprachstörungen leisten, die mittels der diagnostischen Methoden der Medizin und Psychologie nur schwer voneinander abzugrenzen sind."* (Peuser, 1977:159).

Berufliche Entwicklung am Beispiel der Aphasietherapie

Als 1974 in Bonn die erste Tagung der Arbeitsgemeinschaft für Aphasieforschung und Therapie stattfand, waren auch Logopäd*innen mit dabei: *„Der Ausschuß der Arbeitsgemeinschaft setzt sich aus allen vertretenen Berufsgruppen zusammen, nämlich Neurologen, Phoniatern, Logopäden, Linguisten, Psychologen und Sprachtherapeuten"* (Bader, 1974:12). Schon früh erkannten die Logopäd*innen, allen voran der „logopädische Leuchtturm" Luise Springer, die sich bietenden Chancen der neurologisch bedingten Sprach-, Sprech-, Stimm- und Schluckstörungen für die Logopädie (Clausen-Söhngen, 2011:14). Daher war es nur konsequent, dass Luise Springer 1977 die Herausforderung annahm, *„eine neue Schule aufzubauen, die erste, bei der die Neurologie in der Leitung (Prof. Poeck) eine entscheidende Rolle spielte, ein Novum, das zu wichtigen Impulsen in der logopädischen Therapie der neurologisch bedingten Sprachstörungen führte durch die gegebenen Möglichkeiten zur interdisziplinären Zusammenarbeit"* (Clausen-Söhngen, 2011:13). *„Wenn in den 70er Jahren die Logopäden den erfolgreichen Versuch unternahmen, insbesondere das Gebiet der neurologischen Sprachstörungen abzudecken (Braun & Macha-Krau, 2005:69), so bewirkte das zweierlei: Zum einen war Aphasie-Therapie unstrittig stets als Sprach- und niemals als bloße Sprechtherapie angesehen worden. Damit führte die Beschäftigung mit diesem Störungsbild zu einer Emanzipation unter den Berufen zu Gunsten der Logopädie. Zum zweiten bewirkte aber die im Verlaufe der nächsten Jahre zunehmend erkannte Bedeutung der Aphasiologie für das Verständnis sämtlicher Sprachprozesse, auch der Spracherwerbsprozesse, ein damit wachsendes Kompetenzniveau der Linguistik* ***und*** *der Logopädie unter gleichzeitigem Kompetenzverlust der Sprachheilpädagogik, die sich diesem Bereich (in der Zukunft der nächsten Jahre) nur äußerst reduziert zugewandt hatte."*

(Maihack, 2000:217).

6.1.3.3 Freiberufliche Tätigkeit

Nach Abschluss der Ausbildung und der darauf folgenden klinischen Tätigkeit wagten die ersten Logopädinnen den Schritt in die eigene Praxis, was mit zahlreichen Hürden verbunden war, wie aus der Schilderung von Mechthild Clausen-Söhngen hervorgeht: *„NRW war logopädisch ein leerer Raum, in Aachen gab es zu der Zeit gerade mal eine Kollegin an der HNO, eine in der Lebenshilfe und Jutta Blume und ich hatten seit 1975 die einzige Praxis in Aachen. Die Krankenkassen lehnten*

Verträge mit Logopäden ab, weil für sechs (!) Praxen im Bundesland der Aufwand nicht lohnte. Wer wusste damals, was Logopädie war und wozu sie gut war?" (Clausen-Söhngen, 2011:13). Zu diesem Zeitpunkt war das Rehabilitationsangleichungsgesetz (RehaAngGes.) gerade erst ein paar Monate in Kraft, das die Verpflichtung der Krankenkassen zur Übernahme der Kosten für eine logopädische Therapie regelte.

Rehabilitationsangleichungsgesetz (RehaAngGes.) vom 15.08.1974, § 10
„Die medizinischen Leistungen zur Rehabilitation sollen alle Hilfen umfassen, die erforderlich sind, um einer drohenden Behinderung vorzubeugen, eine Behinderung zu beseitigen, zu bessern oder eine Verschlimmerung zu verhüten, insbesondere
(...)
3. Heilmittel einschließlich Krankengymnastik, Bewegungstherapie, Sprachtherapie und Beschäftigungstherapie (...)"
(Bundesgesetzblatt, Teil 1, 1974, Nr. 92 vom 15.08.1974, S. 1883)

„Als Folge dieser neuen Regelung bemühen sich seit kurzem die Krankenkassen, mit den Logopäden zu vertraglichen Regelungen zu kommen. Der Bundesverband der Ersatzkassen (VDAK) z. B. ist dringend an einem bundeseinheitlichen Vertrag interessiert." (Spiecker-Henke, 1974:9). Der am 1.7.1976 zustande gekommene Vertragsabschluss zwischen dem Verband der Angestellten-Krankenkassen (VDAK) und dem Zentralverband für Logopädie (ZVL) kann als Meilenstein für die Berufsausübung bezeichnet werden, da er maßgeblich dazu beitrug, freiberufliche Logopäd*innen ökonomisch abzusichern.

6.1.3.4 Berufliche Identität

Die Systematisierung des logopädischen Fachwissens impliziert eine berufliche Identität. Dazu bedarf es einer fachlichen Legitimation, die von allen Berufsangehörigen anerkannt wird und sich selbst in eine *„Beziehung setzt, z. B. zu etwas Kollektivem"* (Macha-Krau, 2011:19). *„Im Falle der Logopädie ist das Kollektive die Diagnostik, Therapie und Beratung von sprach-, sprech-, stimm- und schluckgestörten Menschen jeden Alters."* (Macha-Krau, 2011:18).

Die Herausbildung einer beruflichen Identität spiegelt sich auch in der öffentlichen Wahrnehmung wider: *„Damals ging es zunächst darum ... unsere Identität als nichtärztlicher Heilberuf erst einmal zu finden ..., denn zu dieser Zeit wurde das Wort ‚Logopädie' eher mit orthopädischem Handwerk als mit Stimm- und Sprachtherapie verbunden."* (Breuer, 1994:91). In diesem Zusammenhang war es ebenso wichtig, wie andere Menschen Logopäd*innen und ihre Tätigkeiten wahrnahmen. Logopäd*innen haben sehr viel Kraft investiert, um logopädische Arbeit bekannt zu machen und somit ihre Berufsidentität zu stärken. Dazu gehören Elternabende in Kindertagesstätten und Schulen, Informationsstände auf Schul- und Gesundheitsmessen, der jährliche europäische Tag der Logopädie u.v.m. Diese Aktivitäten stärken nicht nur das Selbstbewusstsein der Berufsinhaber*innen, sondern *„verankern die Logopädie als einen festen Bestandteil in Städten und Gemeinden"* (Macha-Krau, 2011:19).

Die Verberuflichung der Logopädie kommt in der Herausbildung einer beruflichen Identität zum Ausdruck, die sich auch in der öffentlichen Wahrnehmung widerspiegelt: Daher engagierte sich der Verband von Beginn an in Öffentlichkeitsarbeit zur Vermittlung des Berufsbildes und formulierte in Grundsatzpapieren sein Verständnis beruflicher Identität (Exkurs 5: Vom ZVL zum dbl).

Die Berufsidentität stellt Logopäd*innen auch vor die existentielle Frage, *„welchen Einfluss die Berufsangehörigen haben, wie sie die Beziehung zu den Patient(inn)en gestalten und welche Verantwortung sie tragen. Darüber bezieht sich die Berufsidentität auch auf die eigene Persönlichkeit der Berufsangehörigen und damit auch auf die Fragen: Wer bin ich? Welches Welt- und Menschenbild habe ich? Welche Werte und Normen leiten mich bei meiner logopädischen Arbeit?"* (Macha-Krau, 2011:20). Zur Berufsidentität tragen ebenso Teamfähigkeit, Berufszufriedenheit, Berufsstatus, aber auch die Institution, in der Berufsangehörige tätig sind, bei. Den Grundstein für die Berufsidentität legen jedoch die Ausbildungsstätten.

6.1.3.5 Systematisierung von logopädischem Wissen

Das Fehlen einer Logopädie bezogenen Grundlagen- und Therapieforschung hat Logopäd*innen nicht davon abhalten können, das Wissen ihres Faches zu vertiefen und voranzutreiben. Logopäd*innen haben sich in relativ kurzer Zeit ihrer Berufsgeschichte ein fachlich-theoretisches und therapeutisches Wissen erarbeitet. *„Die Funktion dieses Wissens besteht darin, relevante Bereiche des systematischen wissenschaftlichen Grundwissens so zu spezifizieren, dass damit konkrete individuelle oder soziale Handlungsprobleme gelöst werden können. Expertenwissen erscheint aus der Sicht dieses Theorieverständnisses als eine technologische Form des Dienstleistungswissens, das sich in einer konkreten Handlungskompetenz niederschlägt ... Die Ausbildung solcher Handlungskompetenzen ist freilich nicht unbedingt an den Erwerb eines zertifizierten theoretischen Grundwissens gebunden, sondern kann auch bei beruflichen Praxisfeldern gewonnen werden."* (Wienand, 2003:73).

Aus diesem Wissen heraus haben Logopäd*innen Therapieansätze aufgearbeitet und weiterentwickelt, beispielhaft seien hier folgende Veröffentlichungen aufgeführt:

- Logopädische Diagnostik von Sprachentwicklungsstörungen (Dickmann et al., 1993)
- Myofunktionelle Therapie (Kittel, 1997)
- Therapie neurogener Schluckstörungen (Nusser-Müller-Busch, 1998)
- Leitlinien der Stimmtherapie (Spiecker-Henke, 1997)
- Die Behandlung des schweren Agrammatismus (Schlenk & Schlenk & Springer, 1994)
- Die Behandlung des Stotterns (Van Riper, übersetzt von Andreas Starke, 1986)
- Logopädisches Hand-Lexikon (Franke, 1985)

„Vergleicht man die Tätigkeiten der ersten Logopädinnen mit der Situation heute, wird ein grundlegender Wandel deutlich, der auch durch den wissenschaftlichen Fortschritt der logopädischen Grundlagendisziplinen (Linguistik, Medizin, Psychologie) bedingt ist." (Schrey-Dern & Rausch, 2014:15). Waren die 70er-Jahre des letzten Jahrhunderts durch die Etablierung der neurologisch bedingten Sprach-, Sprech- und Stimmstörungen geprägt, folgte in den 90er-Jahren die Therapie von Schluckstörungen.

Ricki Nusser-Müller-Busch gilt als Pionierin und Autorität in der Therapie von schluckgestörten Menschen und berichtet den Autorinnen von ihren Anfängen: *„1987 konnte ein Patient mit Wallenberg-Syndrom seinen Speichel nicht mehr schlucken. Der Arzt meinte, das gibt sich in ein paar Tagen. Aber, es gab sich nicht. Der Patient konnte weder das Essen noch den Speichel schlucken. Niemand fühlte sich zuständig. Ich begann mit dem Literaturstudium: HNO und Neurologie. Das war die Zeit, da wurden die Schluckstörungen als psychiatrisch-psychogene Störungen verortet. Dann nahm ich mir die Patientenakte, v. a. die klinisch-neurologischen Untersuchungsergebnisse. CT und MRT gab es damals noch nicht, oder noch nicht flächendeckend. Durch die Auflistung der betroffenen Hirnnerven begann ich mich mit den Hirnnerven zu beschäftigen, um herauszufinden, warum der Patient ‚was' nicht kann. Ja, und dann habe ich einen Apfel gegessen und geschaut: was mache ich. Das war meine erste Selbsterfahrung. Die Selbsterfahrung sollte ich später auch bei meiner englischen Lehrerin Kay Coombes als äußerst hilfreiche Technik kennenlernen. Das Thema „Know the normal!" Ich begriff, dass ich viel zu wenig über normale Funktionen wusste. Mit diesen Tools – Patientenakte, Literaturstudium und Selbsterfahrung – und nicht zuletzt mit meinem logopädischen Grundwissen habe ich begonnen, einen ersten logopädischen Therapieansatz für Schluckstörungen zu erstellen. Dabei halfen mir vor allem die damals neuen Erkenntnisse und Erfahrungen aus der Stimmtherapie, wo es nicht nur um den Kehlkopf und die Stimmbänder ging, sondern der Einfluss der Haltung, Tonus und Atmung auf den Stimmtrakt verstanden und fokussiert wurden. Es lag also auf der Hand, dass diese Bereiche auch für den Schluckakt gelten mussten. Anatomisch werden für das Sprechen und die Nahrungsaufnahme – zumindest teilweise dieselben Strukturen genutzt. Und bei den CP-Kindern hatte ich den Einfluss von gestörtem Tonus und Bewegung sowohl auf das Sprechen und die Nahrungsaufnahme erlebt."* (Interview Nusser-Müller-Busch zitiert nach Macha-Krau, 2020).

Die ersten Logopäd*innen hatten Visionen und diese Visionen halfen ihnen, ihre Vorstellungen und Zielsetzungen umzusetzen. Sie zeigten Geduld, Durchhaltevermögen, Mut und Kampfgeist, aber auch Energie und Ausdauer. Dies gilt für alle logopädischen Therapiebereiche.
„Heute sind Logopädinnen und Logopäden u. a. auch in der Versorgung von Menschen mit Demenz, Cochlea Implantat sowie in Prävention und Sprachförderung tätig." (Schrey-Dern & Rausch, 2014:15).

Die Logopäd*innen der ersten Stunde haben, trotz des Fehlens einer, auf ihr Fach bezogenen, Grundlagen- und Therapieforschung, Hervorragendes geleistet. Sie haben berufliches Wissen gesammelt, analysiert, kategorisiert und somit Schritt für Schritt eine hohe fachliche Kompetenz erreicht. So konnte im Laufe der Jahre ein Expert*innenwissen für den Logopädie-Beruf entwickelt werden, das sich folgendermaßen kennzeichnen lässt:

a) *„Ein systematisches und spezialisiertes Wissen, dessen Wert zur Lösung wichtiger gesellschaftlicher Probleme anerkannt ist*

b) *die Kontrolle über die zuvor festgelegten Standards hinsichtlich des beruflichen Wissens bzw. Handelns und damit die Überwachung des Zugangs zum Beruf*

c) *das Vorhandenseins eines spezifischen Berufsethos und*

d) *die Organisation der Berufsinhaber/in in Form von Berufsverbänden"*
(Bohle & Grunow, 1981:151)

Alle diese Kriterien sind auch Kennzeichen von Professionalisierung und trotzdem fehlen entscheidende Kriterien: *„Eine erfolgreiche Weiterentwicklung der Logopädie zur Erfüllung der Professionalisierungskriterien bedarf daher weiterer und nachhaltiger Anstrengungen der gesamten Berufsgruppe der Logopädinnen."* (Lauer, 2014:27).

6.2 Der Aufbau des Sprachheilwesens in der DDR

Das Territorium der späteren Deutschen Demokratischen Republik (DDR) stand ab 1945 unter der Hoheit der Sowjetunion. Jede der vier Militärkommandanturen verfolgte ihre eigenen staatlichen Interessen. Dazu gehörte auch die schulische Neuordnung. Die Kommunistische Partei Deutschlands (KPD) rief am 11. Juni 1945 auf zur *„Säuberung des gesamten Erziehungs- und Bildungswesens von dem faschistischen und reaktionären Unrat (und zur) Pflege eines wahrhaft demokratischen, fortschrittlichen und freiheitlichen Geistes in allen Schulen und Lehranstalten"* (Mietzenheim, 1973:192). Dies wirkte sich unmittelbar auf die damalige Schullandschaft aus: Nach dem 2. Weltkrieg war die sonderpädagogische Arbeit unter dem Nationalsozialismus nahezu zum Erliegen gekommen: *„Von dem einst für bürgerliche Verhältnisse beispielhaften deutschen Sonderschulwesen waren nur noch Reste vorhanden."* (Breitsprecher et al. zitiert nach Ellger-Rüttgardt, 2019:310). Schulen waren geschlossen, viele Kinder wurden aus den Großstädten evakuiert und lebten von ihren Familien getrennt. Die Versorgungssituation war in allen Besatzungszonen vergleichbar schlecht, d. h. die Situation in der Sowjetischen Besatzungszone (SBZ) unterschied sich nicht von der in den Westzonen.

6.2.1 Antifaschistisch-demokratische Schulreform und die Ausbildung von Sonderpädagogen

Das Ziel dieser Reform sollte eine tiefgreifende Veränderung des bisherigen bürgerlichen Bildungswesens nach sich ziehen.

In einem Flugblatt riefen das Zentralkomitee der KPD und der Zentralausschuss der SED am 18. Oktober 1945 zur demokratischen Schulreform auf. Darin forderten die Parteien die Beseitigung des Bildungsprivilegs für vermögende Schichten, die Schaffung einer Einheitsschule und die Besetzung der Schulleitungen mit Antifaschisten. Auch der Lehrkörper sollte aus demokratisch gesinnten Menschen neu gebildet werden. Schule und Kirche sollten eine Trennung erfahren und ebenso sollten die Hochschulen reformiert werden (Mietzenheim, 1973:193).

Schon 1947 begannen im Osten Deutschlands die Neuordnungen der universitären Ausbildung von Lehrer*innen für Hör- und Sprachgeschädigte. Der in der SBZ und späteren DDR eingeschlagene Weg erlaubte, bedingt durch die zentralistische Struktur, eine einheitliche akademische Ausbildung: *„Zum ersten Mal in der deutschen Geschichte setzte damit die einheitliche akademische Ausbildung für alle Sonderschullehrer ein."* (Becker et al., 1984:62). Mit großem Enthusiasmus widmete sich der Pädagoge Professor Reinhold Dahlmann (1893-1972) dieser Aufgabe, indem er die Ausbildung *„von Anfang an als ein gemeinsames ‚Wissenschaffen' von Hochschullehrern und*

Studenten" gestaltete (Becker & Braun, 2000:42). Dabei spielte sowohl die Forschung als auch die Erfassung aller sonderschulbedürftigen Kinder für ihn eine wichtige Rolle, um das Sonderschulwesen systematisch aufzubauen. Die ersten Sprachheillehrer*innen schlossen ihre Ausbildung und das Staatsexamen auch „als Taubstummen- und Schwerhörigenlehrer" ab (Becker & Braun, 2000:43).

Taubstummen- und Schwerhörigenlehrer: Studienkanon

„... eine gründliche Kenntnis des defekten Kindes bzw. Jugendlichen als Voraussetzung für Erziehung und Unterricht anstrebt. Lehrgegenstände waren und sind außerdem die geschichtliche Entwicklung und der derzeitige Stand auf dem speziellen Gebiet sowie eine gründliche Kenntnis der Didaktik und Methodik in Verbindung mit der praktischen Schulung und die gesetzlichen Grundlagen, wie sie im Schulgesetz von 1946 und in den Durchführungsbestimmungen von 1947 formuliert worden sind. (...) Zu den gemeinsamen Vorlesungen gehörten stets die Sprachheilkunde, die Anatomie und Physiologie des Nervensystems, die Psychopathologie und die Organisation des Sonderschulwesens. ..."

(Dahlmann 1956 zitiert nach Becker & Braun, 2000:42)

Das Studium in der Fachrichtung Sonderpädagogik mit dem Schwerpunkt ‚Pädagogik der Sprachgestörten' war auf 2 Semester ausgelegt. Die zukünftigen Studierenden mussten ein abgeschlossenes Lehrerexamen vorweisen sowie ein *„einjähriges Vorpraktikum an einer Sonderschule entsprechend der gewählten Spezialrichtung"* nachweisen (Becker & Braun, 2000:79). Später konnten auch Erzieher*innen und Kindergärtner*innen das Studium absolvieren. Das Erweiterungsstudium wurde auf insgesamt zwei Jahre, also 4 Semester erhöht. Es war immer eine Delegierung durch den jeweiligen Arbeitgeber nötig. Ebenso mussten die zukünftigen Studierenden eine Eignungsprüfung ablegen. *„Ich war nach dem Studium als Unterstufenlehrerin an einer Hilfsschule tätig. Denn ich wollte ja Sprachheilpädagogik studieren und da war es nötig, im Sonderschulbereich tätig zu sein. In dieser Zeit musste ich mich fortbilden und hospitierte auch an der Sprachheilschule. Und dann kam das Angebot, eine Sonderpädagogische Beratungsstelle einzurichten. Ich wurde dann von zwei Kollegen aus Meißen betreut. Ja, ich habe Kinder therapiert und wartete auf meine Delegierung zum Studium nach Berlin. Nach vier Jahren durfte ich dann von 1974-1976 zum Studium."* (Interview Silvia zitiert nach Macha-Krau, 2020).

Auch das Ambulatorium für Stimm- und Sprachgestörte an der HNO-Klinik der Charité hatte seine Arbeit unter der Leitung von Professor Hermann Gutzmann jun. wieder aufgenommen und beteiligte sich an der akademischen Ausbildung der zukünftigen Lehrer*innen für Hör- und Sprachgeschädigte. Die Ausbildung der angehenden Lehrer für Hör- und Sprachgeschädigte in seinem Fach übernahm der bekannte experimentelle Phonetiker Wethlo (Becker & Braun, 2000:42).

Professor Hermann Gutzmann jun. blieb bis 1950 Leiter des Ambulatoriums. Nach vielen Auseinandersetzungen mit der Klinikverwaltung und dem Chefarzt der HNO-Klinik Professor von Eicken reichte Gutzmann seine Kündigung ein und verließ nach 26 Jahren das Ambulatorium für Stimm- und Sprachkranke, Ertaubte und Schwerhörige an der Hals-Nasen-Ohrenklinik der Charité.

6.2.2 Die sonderpädagogischen Beratungsstellen

Schon sehr früh wurde auch über eine ambulante oder – wie es hieß – außerschulische Therapieform nachgedacht. Am 21.1.1954 gab es eine **Verordnung über die Berufsausbildung und Berufsausübung von außerschulisch tätigen Sprach- und Stimmheillehrern**. Dadurch konnten sich ausgebildete Fachkräfte für die ambulante Tätigkeit spezialisieren. Die Aufgabe der **sonderpädagogischen Beratungsstellen für Sprach-, Stimm- und Hörgeschädigte** war *„Kinder sonderpädagogisch zu betreuen, die nicht oder noch nicht in Vorschulgruppen oder Klassen von Sonderschulen aufgenommen wurden. Sie diagnostizierten in Zusammenarbeit mit Medizinern und Psychologen sprach- und hörgeschädigte Kinder und leiteten Maßnahmen für die Überwindung oder Minderung der Schädigung ein. Hauptziel der Arbeit der Beratungsstellen war es, sprachliche Auffälligkeiten schon im Vorschulalter zu erkennen, zu überwinden oder soweit zu mindern, daß eine altersgerechte Einschulung in eine Oberschule, eine Sprachheilschule oder eine andere Sonderschule möglich wurde. Die Pädagogen der Beratungsstellen arbeiteten vorwiegend in den regulären Kindergärten, arbeiteten mit den Kindergärtnerinnen zusammen und führten Elternanleitung und Beratung durch."* (Heinzel, 1990:18).

1951 wechselte das Ambulatorium für Sprach- und Stimmstörungen von der I. HNO-Klinik der Charité an das Institut für Sonderschulwesen der Humboldt-Universität zu Berlin. Ab den 1960er-Jahren übernahm Frau Professorin **Ruth Becker** die Leitung des Ambulatoriums und zugleich die Leitung der Fachrichtung Pädagogik der Sprachgeschädigten.

Auch in der DDR gab es wie in der BRD in den 1950er- bis in die 1960er-Jahre hinein den Streit um die „wissenschaftliche Dominanz" zwischen den Ärzten und den Pädagogen (Becker & Braun, 2000:96). So sahen die Mediziner in den Sprachheilpädagogen „medizinisch-technisches Personal" (Becker & Braun, 2000:96). Dies rief natürlich den Widerspruchsgeist der Berufsgruppe hervor, wie den Worten von Klaus-Peter Becker zu entnehmen ist: *„Es geht nicht um die Unter- oder Überordnung des einen oder anderen, sondern je größer das gegenseitige Verständnis und die Achtung sind, desto enger wird sich eine echte sozialistische Gemeinschaftsarbeit gestalten und desto größere Fortschritte wird die Sprach- und Stimmheilkunde in Theorie und Praxis machen."* (Becker, 1960:37).

In den späteren Jahren verbesserte sich die Zusammenarbeit sehr. *„Die Zusammenarbeit mit den HNO-Ärzten und den Neurologen war wirklich hervorragend. In der DDR war diese Zusammenarbeit wirklich gut."* (Interview Dieter zitiert nach Macha-Krau, 2020).

6.2.3 Das Gesetz über das einheitliche Bildungssystem

Am 8.4.1968 trat die Verfassung der DDR in Kraft. Die Bevölkerung der DDR wurde zur „Schaffung des entwickelten Systems des Sozialismus" aufgerufen (Verfassung der DDR 1968). Diese Forderung wurde schon am 25. Februar 1965 bei der Verabschiedung des **„Gesetz(es) über das**

einheitliche sozialistische Bildungssystem" zum Ausdruck gebracht und in § 1. (1) das Ziel wie folgt formuliert: *„Das Ziel des einheitlichen sozialistischen Bildungssystems ist eine hohe Bildung des ganzen Volkes, die Bildung allseitig und harmonisch entwickelter Persönlichkeiten, die bewußt das gesellschaftliche Leben gestalten, die Natur verändern und ein erfülltes, glückliches Leben führen".* Des Weiteren wurde die Umsetzung dieses Ziels bezogen auf die Sprachheilschulen in der „Fünfte(n) Durchführungsbestimmung zum Gesetz über das einheitliche sozialistische Bildungssystem" geregelt.

Die allgemeinbildende polytechnische Oberschule für Sprachgestörte (Sprachheilschule) (Fünfte Durchführungsbestimmung zum Gesetz über das einheitliche sozialistische Bildungssystem) (5. DB vom 20. Dezember 1968 [GBl. II Nr. 3, S. 33])
(2) Die sonderpädagogische Behandlung Sprach- und Stimmgeschädigter erfolgt in der Regel durch ambulant tätige Pädagogen in sonderpädagogischen Beratungsstellen. Kinder mit solchen Sprachstörungen, für deren Behandlung die Bedingungen der Beratungsstelle nicht genügen, sind in Vorschulgruppen oder Sprachheilschulen zu überweisen. In den Vorschulgruppen für sprachgestörte Kinder sind der Bildungs- und Erziehungsprozeß und die logopädische Arbeit komplex zu gestalten, so daß möglichst alle Kinder nach Erreichen des Schulpflichtalters in die zehnklassige allgemeinbildende polytechnische Oberschule aufgenommen werden können.
(4) Stotterer, bei denen keine wesentliche Besserung erreicht werden konnte, sind einer medizinisch-pädagogischen Kur zur komplexen Behandlung zuzuweisen.
(5) Vom Ministerium für Volksbildung wird in Übereinstimmung mit dem Ministerium für Gesundheitswesen festgelegt, welche Sprachheilschulen in Verbindung mit fachmedizinischen Einrichtungen für die Bildung, Erziehung und logopädische Behandlung von Alalikern und Aphatikern verantwortlich sind und welche Sprachheilschulen Zentren für die logopädische Behandlung der Kinder mit Gaumenspalten bilden."

In einem persönlichen Briefwechsel zwischen Mewes und Becker beschreibt der Sprachheilpädagoge Mewes die Arbeit der Logopäd*innen in den Beratungsstellen: *„Diese Arbeit sicherte ab, dass alle sprach- und stimmgestörten Kinder registriert wurden. Sprachheilunterricht erhielten die sprachentwicklungsrückständigen und die stotternden Kinder vom 3. Lebensjahr an aufwärts. Das Gros bildeten die fünf- bis sechsjährigen Vorschulkinder. Von allen erfassten Kindern konnten 90 % bis 94 % behandelt werden, der größte Teil erfolgreich.*
Sprach- und stimmgestörte Erwachsene machten 5 % bis 10 % der Behandelten aus. Dabei standen stimmgestörte Pädagogen an erster Stelle. Sie wurden meistens vom HNO-Arzt für vier Wochen krankgeschrieben und täglich stimmheilpädagogisch behandelt." (Mewes zitiert nach Becker & Braun, 2000:123).
Ebenso wird betont, dass die Einrichtung von Sprachheilkindergärten auf die Initiative von Logopäd*innen aus den Beratungsstellen vorangetrieben wurde, die eigenständig arbeiteten und über eine hohe fachliche Kompetenz verfügten, wie folgende Zeitzeugendokumente bele-

gen: *„Ich habe in Oranienburg einen Sprachheilkindergarten aufgebaut, der sehr gut angenommen wurde"* (Interview Silvia zitiert nach Macha-Krau, 2020).
„Wir hatten in Neuruppin sehr viele sprachgestörte Kinder und so war mein Vorschlag, einen Sprachheilkindergarten aufzubauen. Ich suchte also eine Kindergärtnerin und wir eröffneten den Kindergarten; die Kollegin ging dann auch zum Studium." (Interview Dieter zitiert nach Macha-Krau, 2020).

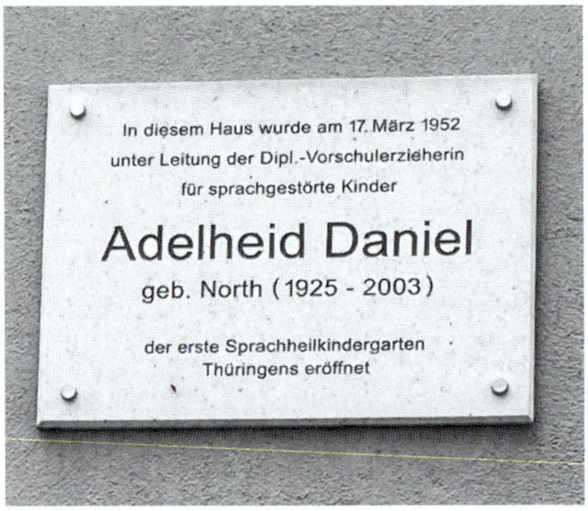

Gedenktafel für den ersten Sprachheilkindergarten und dessen Leiterin Adelheid Daniel in Erfurt

6.2.4 Früherkennung, Früherfassung und Frühbehandlung

Die **Früherkennung, Früherfassung und Frühbehandlung** rückten immer mehr in den Fokus der Sprachheilpädagog*innen der DDR. Führend war die Forschungsgruppe um Professorin Ruth Becker. Entwickelt wurden eine Reihe von Diagnostiktests und Übungsmaterialien für die Therapie, wie z. B. ‚Lautprüfmittel in Bildern' nebst Beiheft (R. Becker, Chr. Wuttke u. I. Brockel, 1965). Praktiker wurden angeregt, sich an der Entwicklung von Übungsmaterial für den Sprachheilunterricht stammelnder Kinder zu beteiligen. Der ersten Serie (R. Becker u. a., 1970) folgten weitere bis in die 1980er-Jahre (Becker & Braun, 2000:113).

Seit 1968 gab es in der DDR eine „Anordnung (Nr. 1) über die Meldung von Körperbehinderungen, geistigen Störungen, Schädigungen des Sehvermögens und Schädigungen des Hörvermögens". I. d. F. des Gesetzes vom 12.1.1968 (Gesetzblatt I Nr. 3, 1968, S. 101) wurde die Erfassung geschädigter Kinder und Jugendlicher geregelt, um die Organisation und Durchführung ihrer gesundheitlichen Betreuung sicherzustellen. Die Anordnung bezog sich auf Kinder und Jugendliche bis zum vollendeten 18. Lebensjahr.

Zur Meldung über bestehende oder drohende Schädigungen waren durch das Gesetzblatt verpflichtet:

a) Ärzte, Zahnärzte, Heilpraktiker
b) Krankenpflegepersonen (Schwester, Pfleger, Fürsorgerinnen u. a.)
c) Angehörige pädagogischer Berufe
d) Eltern und sonstige Erziehungsberechtigte (a. a. o.)

Professorin Ruth Becker (1928) – Kurzbiografie

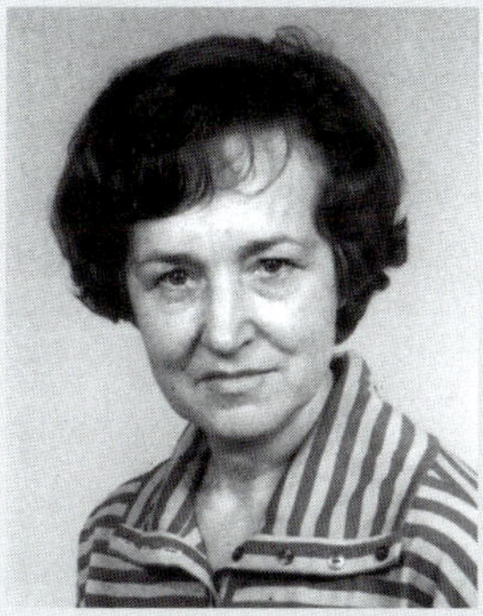

Ruth Becker

Ruth Becker wurde 1928 in Dresden geboren. Sie besuchte bis 1945 eine Lehrerbildungsanstalt und trat nach Kriegsende 1945 in ihrer Heimatstadt Dresden in den Schuldienst. Im Jahr 1949 legte R. Becker die Lehrerprüfung ab. Sie bewarb sich um ein Erweiterungsstudium am Institut für Sonderschulwesen an der Humboldt-Universität zu Berlin, wo sie als Lehrerin für Sprachgestörte 1951 ihr Staatsexamen ablegte und dort als wissenschaftliche Assistentin 1957 promovierte. Im selben Jahr übernahm Ruth Becker die Leitung des Ambulatoriums für Sprach-, Stimm- und Hörgeschädigte der Charité. Sie bekleidete diese Stelle bis zu ihrer Emeritierung 1988.

Ebenso war sie von 1969-1988 Leiterin der Fachrichtung Sprachheilpädagogik an der Sektion Rehabilitationspädagogik und Kommunikationswissenschaften der Humboldt-Universität, an der sie sich 1969 habilitierte. Ihre Forschungsschwerpunkte lagen im Bereich der Früherkennung, -erfassung und -behandlung hochgradig sprachentwicklungsverzögerter Kinder. Des Weiteren schuf sie die Grundlagen für die schulische Behandlung von Kindern mit einer Lese-Rechtschreib-Störung.

Die Meldung hatte an die Abteilung Gesundheitswesen (Mütterberatung oder Kinder- und Jugendgesundheitsschutz) des Stadtbezirkes zu erfolgen. Alle Neugeborenen mussten auf bestehende oder drohende Leiden im genannten Sinne untersucht werden (Heinzel, 1990:15).

6.2.5 Gesellschaftlich-ideologische Forderungen an Sprachheilpädagogen

Als 1950 die Wahlen zur Volkskammer der DDR durchgeführt wurden, übernahm die **Sozialistische Einheitspartei Deutschlands** (SED) die Führung. Grundlage bildete der demokratische Zentralismus, dem sich alle Staatsorgane unterordnen mussten. Immer ausgeprägter wurde die Verbindung zur **Kommunistischen Partei der Sowjetunion** (KPdSU) und in der Folge der Marxismus/Leninismus zur dominierenden Ideologie.

Definition: Ideologie

„Als Ideologie wird generell ein Wert- und Überzeugungssystem bezeichnet, das eine hohe Verbindlichkeit für das handelnde Individuum hat sowie eine zeitliche Stabilität im Unterschied zu temporären Einstellungen und Meinungen aufweist. Sie hat eine große Reichweite im Sinne von Totalitätsbezug und Weltanschauung und ist gekennzeichnet durch die Geschlossenheit der Wertorientierung."

(Schmoll, 2000:75).

Auf der 2. Parteikonferenz im Juli 1952 verkündete die SED, die Grundlagen des Sozialismus in der DDR „planmäßig und systematisch" aufzubauen (Becker & Braun, 2000:73). Dies wird auch in den von Günther und Uhlig formulierten Forderungen an das Bildungswesen deutlich.

Forderungen an das Bildungswesen (Günther & Uhlig, 1974)

Nach Günther und Uhlig wurden an das Bildungswesen folgende Anforderungen gestellt:

- „die Einheit von Bildung und Erziehung, von Wissenschaftlichkeit und Parteilichkeit auf der Grundlage des Marxismus-Leninismus
- die Einheit der Schule mit dem Leben der sozialistischen Gesellschaft, des Unterrichts mit dem Kampf um den Aufbau des Sozialismus
- die Verwirklichung der polytechnischen Bildung
- die Verstärkung der führenden Rolle der Partei der Arbeiterklasse bei der gesamten Bildung und Erziehung der heranwachsenden Generation
- die Verantwortung der sozialistischen Staatsorgane für die Qualität der Bildungs- und Erziehungsprozesse und eine entsprechende Weiterentwicklung ihrer Arbeitsweise
- die Einheit der Träger der sozialistischen Erziehung, vor allem der Schule, der Pionierorganisation und der Elternschaft
- die politische Verantwortung der Lehrer und das ständige Bemühen um ihre politische, fachliche und pädagogisch-psychologische Weiterbildung"

(Günther & Uhlig, 1974:111)

Immer deutlicher kristallisierte sich die Ausrichtung der Bildungseinrichtungen an die Leitlinien der SED heraus. Die Sprachheileinrichtungen, auch die sonderpädagogischen Beratungsstellen, waren Teil dieses Systems und unterstanden dem **Ministerium für Volksbildung** und hatten diese Prinzipien entsprechend umzusetzen. Die Sprachheilpädagog*in/ Logopäd*in (beide Bezeichnungen waren gebräuchlich) sollte auch in dem therapeutischen Setting den Kindern eine politische, weltanschauliche und moralische Erziehung vermitteln. *„In unserer Beratungsstelle in Z. hatte sich der stellvertretende Direktor der Sprachheilschule aus Potsdam, dem wir fachlich unterstellt waren, zur Hospitation angesagt. Es war kurz vor dem 1. Mai und der war ja bekanntlich ein Feiertag in der DDR. Da mein zu behandelndes Kind im Vorschulalter war, habe ich den 1. Mai nicht in der Therapie berücksichtigt. Daraufhin bekam ich den Hinweis, dass dieser Bezug gefehlt hätte, und ich hätte es sehr gut in die Therapiestunde einbauen können."* (Interview Marlies zitiert nach Macha-Krau, 2020).

Ab 1956 erschien, um das Autor*innenkollektiv K. Winde, K. P. Becker und L. Hammer, die Zeitschrift „Die Sonderschule". Neben den positiven Erfolgen, die das gesamte Sonderschulwesen der DDR aufweisen konnte, wurde auch eine „ideologische Offensive" (Ellger-Rüttgardt, 2019:318) besonders gegen die BRD, aber auch gegen andere nicht sozialistische Länder geführt.

Unterschied des Sonderschulwesens in der DDR und der BRD (Winde et al., 1955)

„Die Entwicklung des Sonderschulwesens in der Deutschen Demokratischen Republik wird (...) nur dann richtig verstanden werden können, wenn der grundlegende qualitative Unterschied erkannt wird, der zwischen dem Sonderschulwesen in einem kapitalistischen Staat und dem in einem Staate der Arbeiter und Bauern besteht. Es ist ein Unterschied, der auf der Grundlage der verschiedenen ökonomischen Strukturen der Gesellschaft, der verschiedenen Produktionsverhältnisse in diesen beiden Staatstypen gesehen werden muß.

Betrachten wir (...) aus dem Zusammenhang dieser gesellschaftswissenschaftlichen Darlegung heraus das Sonderschulwesen in einem kapitalistischen Staat, so müssen wir erkennen, daß es in diesem Staat für das Sonderschulwesen keine allseitige Entwicklung geben kann. Der kapitalistische Staat besitzt als Ausbeuterstaat keine wirtschaftlich-organisatorische und keine kulturell-erzieherische Funktion.

Das Sonderschulwesen in einem kapitalistischen Staat wird, im großen und ganzen gesehen, vernachlässigt, weil die defekten Kinder und Jugendlichen nur bedingt als billige Ausbeutungsobjekte benutzt und kaum in die Eroberungskriege der Ausbeuter entsandt werden können."

(Winde et al., 1955 zitiert nach Ellger-Rüttgardt, 2019:318)

Das Sprachheilwesen in der DDR blieb bis zur Wende, ohne große Veränderungen, bestehen. Um mit Becker und Braun zu sprechen: *„Das System bot besonders den Sprachheilpädagogen in den Sonderpädagogischen Beratungsstellen genügend Freiraum für Kreativität. Die Ende der 80er Jahre zunehmend materiellen „Engpässe" wirkten sich nicht so gravierend auf logopädische Einrichtungen wie beispielsweise auf Teile des Gesundheitswesens aus. Abgesehen vom selbstherrlichen Agieren der Führungsspitze der DDR und dem zunehmenden Realitätsverlust des Politbüros der SED und der Regierung der DDR, unter denen die Bevölkerung in ihrer überwiegenden Gesamtheit zu leiden hatte, blieb das Sprachheilwesen arbeitsfähig."* (Becker & Braun, 2000:147).

6.2.6 Die wissenschaftliche Entwicklung

Als am 1.5.1969 aus dem Institut für Sonderschulwesen am Institut für Praktische Pädagogik der Pädagogischen Fakultät und aus dem Institut für Phonetik und Kommunikationswissenschaften die neue Sektion **Rehabilitationspädagogik und Kommunikationswissenschaften** der Humboldt-Universität zu Berlin gegründet wurde, lag zwar eine Genehmigung für die Gründung vor, aber die Bezeichnung der neuen Fachrichtung ‚Rehabilitationspädagogik' stieß auf den Unmut sowohl des Ministeriums für Volksbildung als auch der Akademie der Pädagogischen Wissenschaften. Der von der Sektion für Rehabilitationspädagogik und Kommunikationswissenschaften eingeschlagene Weg war dem Ministerium und der Akademie zu eigenständig. Die Sektion wurde mit der Beschuldigung konfrontiert: *„Die Sektionsstruktur, die seit der Gründung der Sektion gewachsen ist, hemmt die kontinuierliche Entwicklung der notwendigen praxiswirksamen schulpolitischen Ausbildung von Lehrern für das sozialistische Sonderschulwesen der DDR."* (Bericht 1972 zitiert nach Becker & Braun, 2000:153).

Die Sektion musste sich des Vorwurfs erwehren, dass es angesichts der bestehenden Wissenschaft der Defektologie in der Sowjetunion keine Veranlassung gäbe, davon abweichende, eigenständige wissenschaftliche Schulen zu bilden. Dabei hatten gerade die beschrittenen Wege auch das Interesse von Wissenschaftlern der Sowjetunion und anderer sozialistischer Länder geweckt. Um eine Eskalation der festgefahrenen Situation zu verhindern, griffen die Prorektoren der Humboldt-Universität zu Berlin ein und erreichten in dieser wissenschaftspolitischen Auseinandersetzung eine Pattsituation für die Sektion für Rehabilitationspädagogik und Kommunikationswissenschaften: *„Derzufolge blieb die Sektion bestehen und konnte, wenngleich unter latenten Schwierigkeiten, ihren Wissenschaftsanspruch weiter vertreten."* (Becker & Braun, 2000:153).

Wie sehr das Ministerium für Volksbildung und die Akademie der Pädagogischen Wissenschaften in die Autonomie der Sektion für Rehabilitationspädagogik und Kommunikationswissenschaften eingriffen, veranschaulicht folgendes Beispiel.

IV. Wissenschaftliche Konferenz der Sektion Rehabilitationspädagogik und Kommunikationswissenschaften

Die Sektion hatte zur IV. Wissenschaftlichen Konferenz nach Berlin (Ost) geladen. Das Interesse der Kolleg*innen aus den sozialistischen Ländern und der Sowjetunion war sehr groß und spiegelte sich in den Anmeldungen wider. Vielleicht gerade deshalb machten das Ministerium für Volksbildung und die Akademie der Pädagogischen Wissenschaften *„von ihrem Weisungsrecht Gebrauch"* und erklärten die Konferenz *„formell als eine Vollversammlung"* (Becker & Braun, 2000:153). Diese Einschränkung wurde noch bizarrer, als – ohne Kenntnis der Sektionsleitung – alle Teilnehmer*innen am Morgen des Konferenzbeginns zu einer offiziellen Rundreise *„durch die DDR"* eingeladen wurden, um sie *„von der Teilnahme an der Vollversammlung abzuhalten"* (Becker & Braun, 2000:153). Sämtliche Teilnehmer*innen fanden diesen Eingriff empörend und brachten dies zum Ausdruck und nahmen selbstverständlich an der Konferenz teil.

(Becker & Braun, 2000:153).

Aber nicht nur das tägliche Berufsleben wurde von den ideologischen Forderungen des Staates dominiert, sondern auch die Vermittlung wissenschaftlicher Erkenntnisse, wie folgendes Beispiel eindrucksvoll belegt.

Auch die nächste Begebenheit dokumentierte die Gratwanderung der Wissenschaftler*innen in der DDR: Schon in den 70er-Jahren des letzten Jahrhunderts wurden in der Zeitschrift ‚Die Sonderschule' kaum noch Artikel von logopädischer Relevanz veröffentlicht. Auch hier war das Ministerium für Volksbildung, dessen langer Arm überall hin reichte, tonangebend. Jeder wissenschaftliche Meinungsaustausch in der Sonderpädagogik scheiterte *„an der Terminologie der Rehabilitationspädagogik"* mit der Begründung, *„weil sie ‚Praktiker' verunsichern könnte"* (Becker & Braun, 2000:153).

Professor Klaus-Peter Becker (1926) – Kurzbiografie

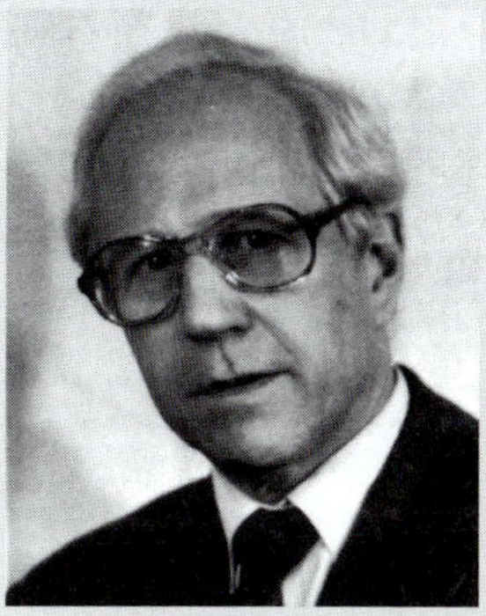

Klaus-Peter Becker

Klaus-Peter Becker wurde 1926 in Dresden geboren. Nach dem Abitur wurde er im letzten Kriegsjahr noch zum Kriegsdienst eingezogen. 1946 trat K.-P. Becker in den Schuldienst ein und absolvierte eine berufsbegleitende Lehrerausbildung. Nach der 1. und 2. Lehrerprüfung folgte das Staatsexamen als Lehrer für Hör- und Sprachgeschädigte an der Humboldt-Universität zu Berlin. Dort promovierte und habilitierte er sich. Sein Ruf auf den Lehrstuhl für Sprachheilkunde/Rehabilitationspädagogik an die Humboldt-Universität zu Berlin erhielt Professor Becker 1964, wo er die Leitung des Instituts für Sonderschulwesen übernahm und ab 1968 auch die Sektion Rehabilitationspädagogik und Kommunikationswissenschaften der Humboldt-Universität zu Berlin bis 1991 leitete. Professor Becker hat die Sprachheilpädagogik/Logopädie der DDR nachhaltig beeinflusst und erhielt zahlreiche Ehrungen der DDR. Sein mit M. Sovak veröffentlichtes „Lehrbuch der Logopädie" wurde zum Standardwerk.

Neben der Zeitschrift „Die Sonderschule" erschienen im Volkseigenen Verlag (VEB) Volk und Gesundheit die von der Sektion herausgegebenen **„Beiträge zum Sonderschulwesen und zur Rehabilitationspädagogik"**. Diese Schriftenreihe unterlag nicht dem Einfluss des Ministeriums für Volksbildung und konnte sehr erfolgreich, auch in der BRD und anderen Ländern, zu wissenschaftlichen logopädischen Themen veröffentlichen.

Im Jahr 1970 konnte dann zum ersten Mal der akademische Grad „Diplomlehrer oder Diplomerzieher oder Diplomkindergärtnerin für Sprachgeschädigte" vergeben werden (Becker & Braun, 2000:139).

Neben den Studiengängen an der Humboldt-Universität gab es seit 1956 an der Martin-Luther-Universität Halle-Wittenberg das Universitätsfach ‚Sprechwissenschaft'. Interessierte Absolvent*innen konnten eine Zusatzausbildung absolvieren, die in enger Kooperation mit der Abteilung für Phoniatrie und der HNO-Klinik durchgeführt wurde und mit dem Titel ‚Klinischer Sprechwissenschaftler' abschloss (Exkurs 4, S. 188ff).

6.3 Die Wende: Ihre Folgen für die Logopädie

Dem Zusammenbruch der DDR folgte ein Systemwechsel in allen ökonomischen, gesellschaftlichen und sozialen Bereichen. *„Die DDR existierte 40 Jahre lang und hat in all ihren Besonderheiten Spuren hinterlassen. Um diese Spuren zu verstehen und damit angemessen umzugehen, gilt es, zu würdigen, was war und was ist".* (Baer, 2020:10). Nach der Wende fand jedoch diesbezüglich erst einmal keinerlei Reflexion darüber statt. Stattdessen wurde eine rasante Anpassung an das westdeutsche Gesellschaftssystem installiert. Dieser Umbruch war gravierend, auf einmal wurden kulturelle Deutungen und persönliche Einstellungen infrage gestellt. Berufsverläufe wurden unsicher und Chancen und Risiken mussten neu ausgelotet werden. Die Menschen im Osten Deutschlands standen vor tiefgreifenden gesellschaftlichen Veränderungen und hatten nicht nur den Übergang von der Plan- in die Marktwirtschaft zu bewältigen, sondern auch einen damit einhergehenden kulturellen Wandel.

Die ostdeutschen Kolleg*innen der Wendezeit waren in ihrem bisherigen beruflichen und individuellen Handeln erfolgreich, verfügten über einen etablierten beruflichen Status in der DDR, der mit einem entsprechenden Lebensstandard einherging. Sie arbeiteten vorwiegend in staatlichen Beratungsstellen, vereinzelt auch im klinischen Bereich. Das ihnen vertraute System der Gesundheitsversorgung wurde innerhalb kürzester Zeit „abgewickelt", was dies beinhaltete, schilderte Gabriele Iven 1991: *„Bedauerlicherweise lösen sich die Polikliniken in der Mehrzahl auf, obwohl im Einigungsvertrag eine Fortführung bis 1995 vorgesehen war – Kostenträger sollte die gesetzliche Krankenversicherung (GKV) sein. Es ist undurchsichtig, warum sich diese medizinischen Ambulatorien auflösen. Die Beratungsstellen werden von den Kommunen bezahlt, vom Ressort ‚Bildung'. Auch hier sind Auflösungstendenzen sichtbar oder zumindest Einschränkungen z. B. in Bezug auf Erwachsenentherapien, d. h. Stimmstörungen.*

Langfristig wird sich die Trennung der Kostenträger durchsetzen wie in den alten Ländern, d. h. die pädagogischen Maßnahmen wird der Staat bezahlen, wobei er sicherlich z. T. auf die Beratungsstellen zurückgreifen wird, die medizinischen Maßnahmen muß die GKV übernehmen." (Iven, 1991:13).

Viele engagierte Frauen und Männer in den neuen Bundesländern stellten sich den neuen Herausforderungen. Sie bauten Praxen auf, übernahmen den Aufbau von logopädischen Abteilungen an Kliniken, lehrten an den Schulen für Logopädie und waren in den Landesverbänden des dbl aktiv. Stellvertretend für alle seien hier genannt: Barbara Stoll, Dr. Regina Zscherpe, Elisabeth Honnef, Iris Rosinski, Carola Keilfer, Kristina Zinlach, Bärbel Kieschnick, Gundula Sachse, Wolfram Syring, Christine Morgenstern, Steffi Hunger, Evelyn Rohr.

6.3.1 Anerkennung der Berufsabschlüsse

Mit dem Tag der Wiedervereinigung am 3.10.1990 wurde die politische und rechtliche Einheit Deutschlands besiegelt. Ab diesem Zeitpunkt hatte die bis dahin nur für Westdeutschland geltende Gesetzgebung auch in den „neuen" Bundesländern Geltung und damit galt nun auch das Logopädengesetz im Bereich der ehemaligen DDR. *„In der ehemaligen DDR gab es zwar kein Logopädengesetz, aber die, die sich Logopäden nannten, hatten etwas, was wir nicht haben: eine Hochschulausbildung und einen akademischen Abschluß.",* so Uschi Breuer, die damalige Präsidentin des dbl (Breuer, 1990:1). Dieser Abschluss nützte den Kolleg*innen aus den neuen Bundesländern wenig. Wenn sie als Logopäd*innen tätig werden wollten, mussten sie eine Herabsenkung ihres akademischen Status in Kauf nehmen. *„Den Kollegen im Osten fällt es schwer, sich zwischen pädagogischer und klinisch-therapeutischer Arbeit zu entscheiden. Die Anerkennung als Logopäde wollen viele nicht beantragen wegen unseres schlechten Schulstatus, z. T. verständlich, da ihnen unsere Ausbildungsinhalte möglicherweise nicht ausreichend bekannt sind. Der Antrag auf Anerkennung als Logopäde macht in der Regel große Probleme wegen der Unsicherheit in den Verwaltungen."* (Iven, 1991:13).

Der dbl engagierte sich von Beginn an für die Kolleg*innen und veranstaltete bereits am 17.11.1990 eine Informationsveranstaltung in Berlin, zu der sich über 100 interessierte Sprachheilpädagog*innen, klinische Sprechwissenschaftler*innen und Audiologie-Phoniatrieassistent*innen einfanden. Alle für die logopädische Versorgung in der DDR zuständigen Berufsgruppen waren hier vertreten.

Berufsgruppen im Bereich der Sprech-, Sprach- und Stimmstörungen in der DDR

- Diplomlehrer(in) für Sprachgeschädigte
- Diplomerzieher(in) für Sprachgeschädigte
- Diplomvorschulerzieher(in) für Sprachgeschädigte
- Klinische Sprechwissenschaftler(in)
- Audiologie-Phoniatrie-Assistentin

Neben den vier akademischen Studiengängen gab es eine Fachschulausbildung zur Audiologie-Phoniatrie-Assistentin. *„Diese Berufsgruppe wird im wesentlichen in audiologischen und phoniatrischen Abteilungen von klinischen Einrichtungen eingesetzt, wo sie den Facharzt für Hals-, Nasen- und Ohrenheilkunde bei seiner diagnostischen Tätigkeit unterstützen, unter seiner Anleitung die Behandlung von Stimm- und Sprachstörungen durchführen sowie in seinem Auftrage Hörgeräte ausgeben und anpassen."* (Burmester, 1991:25).

Der Informationsbedarf der Kolleg*innen war riesig, denn die Ausbildungen waren anders geregelt, die Arbeitsfelder verschieden und dementsprechend die Berufsbilder auch. Es ging um Fragen zur Anerkennung des Studiums, des Berufsabschlusses und der bisherigen Berufstätigkeit sowie zur Niederlassung. Freie Praxen für Logopädie gab es in der DDR nicht.

Viele Kolleg*innen waren von der Sorge getrieben, ihren Arbeitsplatz zu verlieren. Denn die Auflösung der Ambulatorien stand kurz bevor, wie dies aus den eindringlichen Worten einer Kollegin hervorgeht: *„Wir stehen praktisch ab 1.1.1991 auf der Straße, wenn wir nicht die Anerkennung als Logopädin kriegen oder unsere Stellen in den Ambulatorien behalten dürfen."* (Breuer, 1990:1). Auch Bärbel Kieschnick, Audiologie-Phoniatrie-Assistentin, besuchte die Informationsveranstaltung des dbl: *„Ich bin gleich nach der Wende zu einer Veranstaltung nach Berlin gefahren. Da hatte ich eine sehr aufschlussreiche Begegnung. Ich bin in diesem Hotel gelandet, wo die Veranstaltung* *stattfinden sollte, und ich war zu früh da. Kein Mensch kannte mich natürlich, und ich bekam ein Gespräch zwischen Frau Breuer und einer Kollegin mit, die eine Wertung darüber abgaben, welche Berufsgruppen als Logopäd*innen anerkannt werden sollten und welche nicht. Das war erst mal ein Schock für mich, denn meine Berufsgruppe sollte zunächst nicht die Anerkennung als Logopäd*in erhalten. Die Veranstaltung hat mich aber insofern überzeugt, dass für mich klar war, keinen eigenen Berufsverband zu etablieren, sondern dass wir uns zusammentun sollten. Meine Motivation bestand darin, für meine Berufsgruppe eine neue berufliche Heimat zu finden."* (Kieschnick, 2014:16).

Um dem Beratungsbedarf in den neuen Ländern überhaupt gerecht werden zu können, mussten Kontakte vor Ort aufgebaut werden. Daher installierte der dbl 1991 im Bundesvorstand einen neuen Beisitz für die neuen Bundesländer, den Heidrun Macha-Krau übernahm. Ihre zentrale Aufgabe bestand darin, in den neuen Bundesländern Landesverbände aufzubauen. Schon am 30.8.1991 wurde in Rostock der erste Landesverband für Mecklenburg-Vorpommern gegründet: *„Besonders froh stimmt es uns, daß die Initiative von den engagierten KollegInnen vor Ort ausging, die sich nach längerem Kennenlernen sehr bewußt für unseren Verband entschieden haben.",* so die Schriftführerin Ricki Nusser-Müller-Busch.
Und dann folgten 1992 die Landesverbände von Thüringen und Sachsen-Anhalt, 1993 der Landesverband Sachsen und schließlich 1994 der Landesverband Brandenburg, damit gab es 1995 in allen neuen Bundesländern dbl-Landesverbände.
Neben der Beratung der Kolleg*innen wurden von der **Anerkennungskommission** im dbl Übergangsregelungen zur Anerkennung von Logopäd*innen aus den neuen Bundesländern erstellt, um den Bundesländern eine fachlich fundierte Grundlage zur Entscheidung an die Hand zu geben. Dies war dringend erforderlich, weil hier offenbar sehr unterschiedliche Maßstäbe an den Tag gelegt wurden: *„So erhielten Diplomlehrer ohne ausreichende Berufspraxis in der Stimmtherapie von einigen Gesundheitsbehörden in den alten und neuen Bundesländern die Erlaubnis zur Führung der Berufsbezeichnung „Logopäde/in". Dagegen lehnten andere Behörden vergleichbare Anerkennungsanträge ab oder machten unzumutbare zusätzliche Auflagen. Die Anerkennungskommission des dbl e. V. setzte sich deshalb für eine einheitliche Regelung ein und erarbeitete verschiedene Stellungnahmen, die an Ministerien und Prüfungsämter weitergeleitet wurden. In Anbetracht der schwierigen Versorgungssituation für Sprach- und Stimmgestörte in den neuen Bundesländern schlug die Anerkennungskommission berufsbegleitende Weiterqualifikationsmöglichkeiten (sog. Anpassungslehrgänge) für Diplomlehrer, Diplomerzieher und Diplomvorschulerzieher für Sprachgestörte ohne Stimmtherapieausbildung vor. Eine Unterbrechung der Berufstätigkeit und langfristige ganztägige Ausbildung an einer Logopädenlehranstalt erschien dagegen nicht praktikabel und zumutbar.*
In Abstimmung mit der Anerkennungskommission wurde von ‚dialog interdisziplinäre Fort- und Weiterbildungen für Therapeuten' auf der Grundlage der Ausbildungs- und Prüfungs-Ordnung für Logopäden ein Anpassungslehrgang entwickelt, der in 18 Monaten die theoretischen und praktischen Lehrinhalte für die Bereiche Stimmstörungen und Laryngektomie vermittelt, die sich aus dem Curriculum für die Ausbildung des Logopäden ergeben. Ab Juni 1993 soll nun ein Lehrgang in Zusammenarbeit zwischen dbl e. V. und dialog durchgeführt werden." (dialog, 1993:28).

6.3.2 Berufstätigkeit und Versorgungslage

Sicherlich gab es kaum berufstätige Menschen in der DDR, die während und nach der Wende nicht erhebliche Unsicherheiten bezüglich der eigenen beruflichen Existenz erlebt haben. Im Bereich logopädischer Versorgung war die Verunsicherung geprägt durch das Bangen um Anerkennung des Berufes und um die Arbeitsmöglichkeiten, sei es als Angestellte oder Freiberuflerin. Dorothea Pilchowski aus Halle/Saale war Audiologie-Phoniatrie-Assistentin und beschreibt ihre damalige Situation so: *„Die Zeit der ‚Wende' warf, wie bei vielen anderen auch bei mir die Frage der beruflichen Anerkennung auf. Wir suchten unseren Platz in den neuen Berufsstrukturen. Unsere Studien ergaben, daß unsere Ausbildung und Tätigkeit einer Logopädin in den Altbundesländern gleichgestellt werden kann. (...) … in den sich auflösenden oder umstrukturierenden ambulanten Einrichtungen des Gesundheitswesens für die bisher in der Stimm- und Sprachtherapie tätigen Phoniatrie-Audiologie-Assistentin ist ohne die Logopäden-Anerkennung auch die Niederlassung in eigener Praxis nicht möglich, was bleibt, ist der Umstieg in einen anderen Beruf."* (Pilchowski, 1992:20).

Anfang der 1990er-Jahre war die gesamte berufliche Situation für Logopäd*innen durch Verunsicherung geprägt und die Versorgungslage in den ostdeutschen Bundesländern geradezu katastrophal.

Berufliche Situation und Versorgungslage 1991

„Aufgrund der sich verschlechternden beruflichen Situation überlegen viele Kollegen, sich niederzulassen, wozu man ihnen im Sinne einer Sicherstellung der Patientenversorgung auch raten müßte. Nur wenige haben den Mut, ihr Vorhaben zu realisieren. Trotz intensiver Verhandlung (mit unserem neuen Kassenausschußmitglied aus Rostock) werden jetzt ab 1.7.91 bis 28.2.92 nur 60 % der hessischen Gebühren vergütet. Das ist zwar mehr, als im Einigungsvertrag vorgesehen war, aber bei den insbesonderen hohen Mietkosten für gewerblich genutzte Räume (zw. 20 u. 500 DM pro qm) für eine Existenz nicht ausreichend. (...)
Das Patientenpotential ist groß, die logopädische Versorgung mangelhaft bis ungenügend: insbesondere Aphasiker und behinderte Kinder wurden in der Regel nicht therapiert. Ich denke, ich kann den Kollegen doch Mut machen, sich niederzulassen, wo sie Lust dazu haben oder mehr oder weniger dazu gezwungen werden."

(Iven, 1991:13)

Die Situation der freiberuflichen Kolleg*innen in den neuen Ländern war durch finanzielle Schwierigkeiten infolge der niedrigen Vergütungssätze gekennzeichnet. Dies ergab eine 1993 in den neuen Bundesländern in 33 logopädischen Praxen durchgeführte Fragebogenaktion des dbl. Am Beispiel einer Kollegin aus Thüringen wird sowohl die Arbeitszeitbelastung als auch die geringe Verdienstmöglichkeit deutlich. De facto verdiente eine freiberufliche Logopädin danach ca. 9,80 DM in der Stunde.

Freiberufliche Tätigkeit in Thüringen 1993

Arbeitsumfang – wöchentlich

- Therapiezeit/wö: 50 Therapien, Vor- und Nachbereitung
- Büroarbeiten/wö: 8 Stunden

Budget: monatlich

Kostenstelle	Einnahmen	Ausgaben
200 Therapien à DM 33,95	6790,00	
Betriebsausgaben		2500,00
KFZ		200,00
Investitionen		300,00
Einkommensteuer		640,00
Krankenversicherung		450,00
Lebensversicherung		360,00
BFA		64,00
Gesamt	6790,00	4514,00

Verdienst: 2.276,00 DM bei 232 Arbeitsstunden im Monat
Unberücksichtigt: Urlaub, Krankheit, Fort- und Weiterbildung, Therapieausfall

(dbl, 1993)

Sorgen bereiteten dem dbl aber auch die beruflichen Perspektiven für die Absolvent*innen der neu gegründeten Schulen für Logopädie. Den angehenden Logopäd*innen standen nur begrenzt Stellen in Kliniken und Reha-Einrichtungen zur Verfügung. Niedergelassene Logopäd*innen waren zwar bereit, Arbeitsplätze zur Verfügung zu stellen, aber die damaligen Bedingungen ließen dies kaum zu. Darum wurde eine Abwanderung von Logopäd*innen in die Altbundesländer befürchtet.

Der dbl wandte sich in dieser Situation an den Bundesverband der Freien Berufe (BFB) und schilderte die dramatische Situation der Kolleg*innen in den neuen Bundesländern und bat um Unterstützung auf politischer Ebene. Der BFB schilderte dem damaligen Bundeskanzler Dr. Helmut Kohl die überaus schwierige Situation in den neuen Bundesländern. Dabei wurden die Anliegen des dbl *„im Gespräch mit dem Bundeskanzler als exemplarische Beispiele für die unterschiedliche Entwicklung bei den Freien Berufen in den neuen Ländern angeführt"* (Arno Metzler an Dr. Heidrun Macha-Krau, 1994).

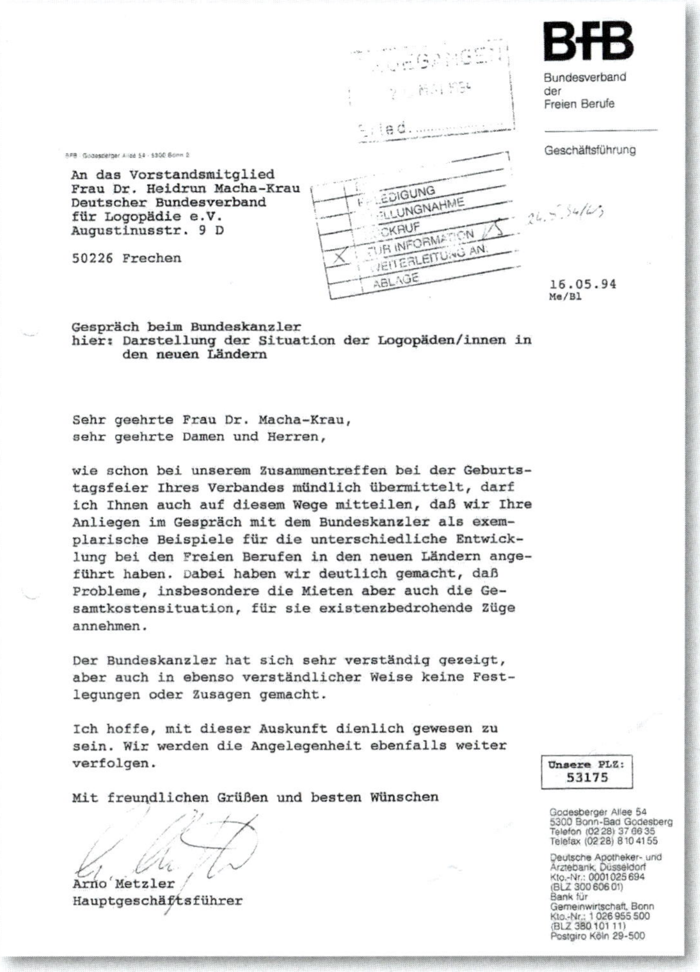

BFB

Bundesverband
der
Freien Berufe

Geschäftsführung

BFB · Godesberger Allee 54 · 5300 Bonn 2

An das Vorstandsmitglied
Frau Dr. Heidrun Macha-Krau
Deutscher Bundesverband
für Logopädie e.V.
Augustinusstr. 9 D

50226 Frechen

16.05.94
Me/Bl

Gespräch beim Bundeskanzler
hier: Darstellung der Situation der Logopäden/innen in den neuen Ländern

Sehr geehrte Frau Dr. Macha-Krau,
sehr geehrte Damen und Herren,

wie schon bei unserem Zusammentreffen bei der Geburtstagsfeier Ihres Verbandes mündlich übermittelt, darf ich Ihnen auch auf diesem Wege mitteilen, daß wir Ihre Anliegen im Gespräch mit dem Bundeskanzler als exemplarische Beispiele für die unterschiedliche Entwicklung bei den Freien Berufen in den neuen Ländern angeführt haben. Dabei haben wir deutlich gemacht, daß Probleme, insbesondere die Mieten aber auch die Gesamtkostensituation, für sie existenzbedrohende Züge annehmen.

Der Bundeskanzler hat sich sehr verständig gezeigt, aber auch in ebenso verständlicher Weise keine Festlegungen oder Zusagen gemacht.

Ich hoffe, mit dieser Auskunft dienlich gewesen zu sein. Wir werden die Angelegenheit ebenfalls weiter verfolgen.

Mit freundlichen Grüßen und besten Wünschen

Arno Metzler
Hauptgeschäftsführer

Unsere PLZ:
53175

Godesberger Allee 54
5300 Bonn-Bad Godesberg
Telefon (02 28) 37 66 35
Telefax (02 28) 8 10 41 55

Deutsche Apotheker- und Ärztebank, Düsseldorf
Kto.-Nr.: 0001 025 694
(BLZ 300 606 01)
Bank für Gemeinwirtschaft, Bonn
Kto.-Nr.: 1 026 955 500
(BLZ 380 101 11)
Postgiro Köln 29-500

Brief des BFB an den dbl: Gespräch mit dem Bundeskanzler Dr. Helmut Kohl über die Situation von Logopäd*innen in den neuen Ländern

Um sich auf politischer Ebene in den neuen Bundesländern mehr Gehör zu verschaffen, veranstalteten die dbl-Landesverbände in den neuen Bundesländern am 19.8.1994 unter Schirmherrschaft von Regine Hildebrandt, Sozialministerin von Brandenburg, das Sommersymposium in Potsdam zum Thema **„Logopädie-Therapie von 150.000 stimm- und sprachgestörten Patienten – ein Thema im Gesundheitswesen der Neuen Länder?“**. Aus den Forderungen, die die Kolleg*innen im Workshop Gesundheit erarbeitet haben, wird die Problematik der Situation der Logopädie deutlich, und zwar nicht nur bezüglich der Situation in den neuen Ländern, sondern in Westdeutschland, weil hier nicht nur die hochschulische Ausbildung für den Beruf gefordert wird, sondern auch die Zusammenarbeit mit den Ärzten auf Augenhöhe und der Direktzugang zu logopädischen Leistungen.

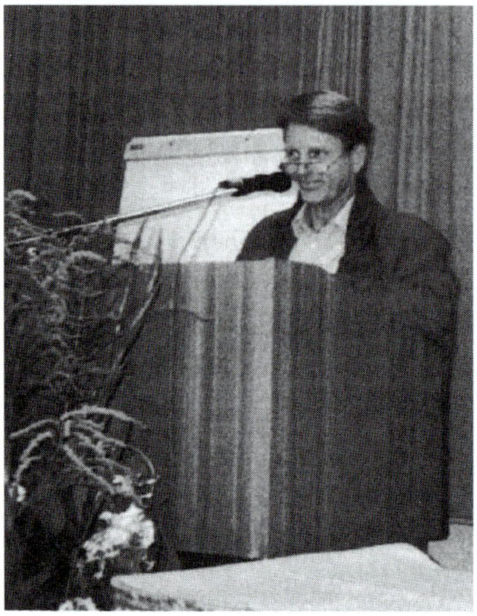

Wolfram Syring, Vorsitzender des Landesverbandes Brandenburg Eröffnungsrede auf dem Symposium „Logopädie – Therapie von 150.000 stimm- und sprachgestörten Patienten – ein Thema im Gesundheitswesen der Neuen Länder?"

Fünf Forderungen an die Politik (Workshop Gesundheit)

1. Logopäden/innen als gleichberechtigte Partner in alle sie betreffenden Entscheidungsfindungen einbeziehen
2. Die Budgetierung aussetzen und die Reallohnsummenanbindung durch die Grundlohnsummenanbindung ablösen
3. Arbeitsplätze in Kliniken schaffen und leistungsgerecht bezahlen, freiberufliche Logopäden/innen bei der Schaffung von Arbeitsplätzen unterstützen
4. (Fach)Hochschulausbildung, adäquate Bezahlung, Therapiefreiheit, Freiheit von der Verordnung des Arztes, gleichberechtigte Partner des Arztes, Überweisung statt Rezept

(Macha-Krau, private Notizen)

Bärbel Kieschnick, damalige Vorsitzende des Landesverbandes Sachsen-Anhalt, schildert den Ablauf des Symposiums in Erinnerung so: *„Ich denke aber auch an Potsdam, an die große Veranstaltung, die der dbl mit den Ost-Landesvorständen organisierte, um auf die Lage der Kolleginnen und Kollegen aufmerksam zu machen. Als Gast war doch Regine Hildebrandt geladen und hielt einen Vortrag. Aber es waren auch die Vorbereitungen zu dieser Veranstaltung. Wir hatten alle so viel Spaß an der Arbeit, und wir hatten eine tolle Resonanz. Im Nachhinein muss man sagen, es war eine anstrengende, aber auch unglaublich kreative Zeit. Es brauchte jedoch alles seine Zeit, und wir hätten all das auch nicht schneller schaffen können. Was natürlich blöd war, dass die ersten Kassenverhandlungen so mies ausgefallen waren. Die Grundlohnsummenanbindung, die uns ja heute noch anhängt. Das bedeutete für die Kolleginnen, dass sie so finanziell nie richtig hochkamen."* (Kieschnick, 2014:16).

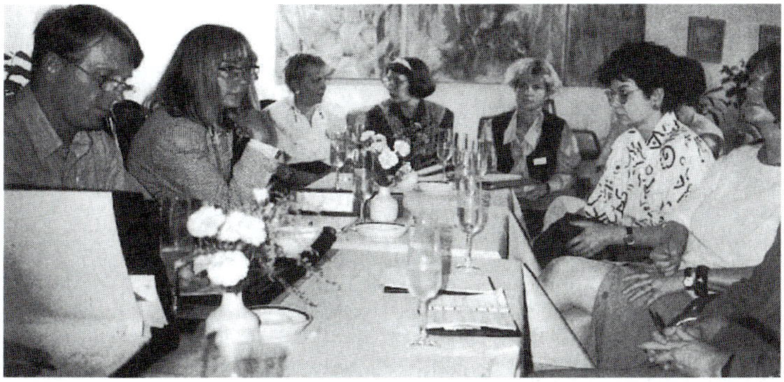

Schlussbesprechung nach einer erfolgreichen Tagung: dbl-Vorstand, Vertreter*innen LV Brandenburg, Vertreter*innen LV Mecklenburg-Vorpommern

Auch 26 Jahre nach diesem Symposium sind in einer vereinigten Bundesrepublik die aufgezählten Forderungen nach wie vor aktuell. Erst 2019 wurde der Ost-West-Ausgleich vollzogen und die freiberuflichen Kolleg*innen werden bundesweit einheitlich vergütet, Hochschulausbildung und Direktzugang liegen jedoch immer noch in weiter Ferne.

6.3.3 Die Wende im Spiegel von Zeitzeug*innen

„Die Freiheit als Sehnsucht hatte eine verlockende Kraft, sie war ungeschmälert schön. Die Freiheit als Wirklichkeit ist nicht nur Glück, sondern auch Beschwernis."
(Joachim Gauck, 2009:335)

Als 1990 von heute auf morgen die Wende vollzogen wurde, mussten sich die Menschen auf sehr viele Veränderungen einstellen und lernen, irgendwie damit umzugehen. Da war keine Zeit, das eigene Leben in der DDR zu reflektieren oder sich damit auseinanderzusetzen. Häufig wurde „Vergangenheitsbewältigung" eher aus einem westdeutschen Blickwinkel betrieben und führte bei den Ostdeutschen nicht gerade zu „einem guten Gefühl". Vorherrschend war eher ein Gefühl von Abwertung und mangelnder Anerkennung für die bisherige Lebensleistung in der DDR. *„Die DDR war rein zeitlich betrachtet eine Arbeitsgesellschaft, Individuen – unabhängig von ihrem Geschlecht – verbrachten durchschnittlich sehr viel mehr Wochen-, Jahres- und Lebenszeit mit Lohnarbeit als westdeutsche Personen. Arbeit stellte einen zentralen Wert innerhalb des offiziellen Wertekanons der DDR dar."* (Sackmann et al., 2000:54).
Wie stark die persönlichen Einschnitte für jede, jeden Einzelne*n sind, geht aus den berufsbiografischen Interviews hervor, die die Autor*innen mit Kolleginnen und Kollegen geführt haben, die in der DDR ihre berufliche Sozialisation durchlaufen haben.
„Das Lebenslaufregime der DDR führte zu hochstandardisierten, erwerbszentrierten Lebensläufen mit vielen Elementen direkter Steuerung." (Sackmann et al., 2000:54).
Die Lebensläufe in den geführten Interviews zeigen auf, wie der Staat bestimmte Dinge, wie z.B. Studienzulassungen, reglementierte, andererseits die Interviewten ihre individuellen beruflichen Vorstellungen aber trotzdem verwirklichen konnten. Wie sich das Leben von

Sprachheilpädagog*innen, klinischen Sprechwissenschaftler*innen, Audiologie-Phoniatrie-Assistent*innen oder Logopäd*innen durch den Systemwechsel veränderte, wird in den Interviews mehr als deutlich.
Auch 31 Jahre nach der Wende waren die Gespräche aufwühlend, bei einigen der interviewten Kolleginnen zogen sie sogar schlaflose Nächte nach sich. In den autobiografisch-narrativen Interviews wurde versucht, den beruflichen Lebenslauf unserer Interviewpartner*innen im historischen Kontext zu erfassen und dem ganz eigenen Erleben Raum zu geben.

Wir danken allen Kolleg*innen, die sich auf unsere Interviews eingelassen haben, die sie nochmals mit ihrer DDR-Vergangenheit konfrontiert haben und – wie es eine dieser Kolleg*innen bemerkte – ihnen „schlaflose Nächte" bereiteten, was keinesfalls unsere Absicht war. Unser Bestreben war und ist es, diesen Kolleg*innen Raum zu geben, ihre ganz eigene Geschichte zu erzählen und auf diese Weise dazu beizutragen, auch unsere gemeinsame Geschichte ein Stück weit „neu" zu erzählen.

6.3.3.1 Um- und Aufbruch

„Ein Berufsleben in zwei verschiedenen Welten" – Silvia Schirmer

„Ich war 14 Jahre alt, als ich mit dem Beruf Sprachheillehrerin und Logopädin konfrontiert wurde durch den Schulleiter der Sprachheilschule Meißen, Herrn Schmieder. In meinem Heimatort Großenhain gab es einen Stadtchor, in dem ich Mitglied war. Dieser wurde durch Herrn Schmieder als Sprecherzieher betreut. Er fischte mich hier heraus und begeisterte mich für die Sprachheilpädagogik. Denn er hatte den Auftrag, Nachwuchs für die Sprachheilpädagogik zu finden. In jeder Kreisstadt sollte eine Beratungsstelle für Sprach- und Stimmgestörte entstehen. Zunächst absolvierte ich ein Studium am Institut für Lehrerbildung als Unterstufenlehrerin, denn ein pädagogischer Beruf war Bedingung für eine Zulassung zum Studium an der Humboldt-Universität Berlin. Nach dem abgeschlossenen Studium als Unterstufenlehrerin setzte man mich an der Sonderschule als Klassenlehrerin ein.
Schon bald erhielt ich den Auftrag vom Rat des Kreises, in Großenhain eine Beratungsstelle für Sprach- und Stimmgestörte einzurichten, da der Bedarf an Sprach- und Stimmtherapien hoch war. Mit geliehenen Möbeln von anderen Einrichtungen, die ich mit dem Handwagen selbst transportierte, startete ich in einem Nebenraum einer Arztpraxis. Die Beschaffung des Arbeits- und Anschauungsmaterials war nicht einfach. Vieles musste selbst hergestellt werden. In der eingerichteten Beratungsstelle arbeitete ich unter Anleitung und Kontrolle erfahrener Sprachheilpädagogen.
Seit 1968 wartete ich auf meine Delegierung zum Studium an der Humboldt-Universität Berlin. Da nur eine begrenzte Anzahl von Studienplätzen alle zwei Jahre zur Verfügung stand, musste ich bis 1974 warten.
In der Zwischenzeit hatte ich geheiratet. Wir hatten zu diesem Zeitpunkt unseren Hauptwohnsitz in Riesa (Sachsen), wo mein Mann tätig war, und ich hatte eine Studentenwohnung zur Miete in Berlin. Aber es war sehr, sehr hart für mich. Ich musste unser 3 Monate altes Baby in eine Wochenkrippe geben. Mein Mann, der dienstlich oft unterwegs war, brachte montags unsere Tochter in die Wochenkrippe und ich fuhr freitags mit dem Zug nach Hause und holte sie

ab. Das war eine bittere Zeit für das Kind und die Eltern. Nach 7 Monaten wurde die Kleine sehr krank. Ich erhielt einen Anruf über das Sekretariat der Fakultät. Mein Kind lag im Krankenhaus, ich solle sofort kommen, das Kind verweigere jegliche Nahrung. Mir wurde schnell klar, das war psychisch bedingt.

Also das Studium abbrechen? Meine Eltern boten uns eine Lösung an und übernahmen die Betreuung des Kindes in der Woche und wir hatten unsere Tochter am Wochenende.

Nach meinem Studium mit Diplomabschluss konnte ich nicht wie geplant in meinen Heimatort zurückkehren. Mein Mann hatte sich beruflich verändert und arbeitete jetzt in Berlin, was einen Wohnortwechsel für die Familie erforderlich machte. Ich fand eine freie Stelle im Randgebiet von Berlin in Oranienburg. Dort arbeitete ich in der Beratungsstelle für Sprach- und Stimmgestörte mit Außenstellen in Hennigsdorf und Liebenwalde. Wir waren 5 Sprach- und Stimmheilpädagogen, welche die Berufsbezeichnung Logopäden führten. Mit Kinderärzten, Psychologen und HNO-Ärzten arbeiteten wir eng zusammen. Zu unserem Aufgabenbereich gehörte es auch, Kindergärtnerinnen durch Fortbildungen zu befähigen, Sprachauffälligkeiten bei Kindern zu erkennen und entsprechend darauf zu reagieren.

Wöchentlich besuchte ich verschiedene Kindereinrichtungen, um dort sprachtherapeutisch Kinder in Kleinstgruppen zu betreuen. Die Eltern der betroffenen Kinder begrüßten das sehr. Die meisten Mütter waren ja voll berufstätig. Elternabende und Elternberatungen führte ich in den Kindergärten durch. Ein weiteres Betätigungsfeld war die LRS-Diagnostik beim Aufnahmeverfahren in eine LRS-Klasse, die einer Grundschule angeschlossen war. Die lese- und rechtschreibschwachen Schüler hatten hier die Möglichkeit, die 1. Klasse zu wiederholen und in der 2. Klasse ihre Fähigkeiten zu festigen. Die Lehrer waren dafür extra ausgebildet.

1977 wurde unser Sohn geboren und ich nahm erst einmal ein Mütterjahr. Die anteilige Gehaltszahlung lief weiter und der Arbeitsplatz war gesichert. 1978 stieg ich wieder voll in das Berufsleben ein. Ich übernahm viele Stimmpatienten, Lehrer, Erzieher und Armeeangehörige, die ihre Stimme überanstrengt hatten. Aphasiepatienten vermittelte ich an andere Kollegen. Mit Kollegen aus anderen Kreisen des Bezirkes Potsdam fanden regelmäßig Treffen in Arbeitsgruppen statt. So tauschten wir unsere Erfahrungen zu festgelegten Themen untereinander aus. In Abständen fanden Fortbildungen an der Sprachheilschule Potsdam statt. Im Frühjahr 1989 erkrankte ich schwer und war ein Jahr nicht arbeitsfähig.

Die Wende mit der Grenzöffnung im November 1989 kam ja überraschend schnell und ich war noch nicht wieder berufstätig. Bei meinem Wiedereinstieg in das Berufsleben gab es die Beratungsstelle für Sprach-, Stimm- und Hörgeschädigte in der bisherigen Form nicht mehr. Auch die Sprachheilgruppen in dem Kindergarten wurden abgeschafft. Mein Lebenstraum, als Logopädin bis zur Rente arbeiten zu können, war zerstört. Nicht einmal die Berufsbezeichnung Logopädin konnte ich mehr führen. Mein Antrag darauf wurde abgelehnt, weil ich in Berlin wohnte und im Land Brandenburg arbeitete. Eine eigene Praxis war mir nicht möglich, wir bauten gerade ein Haus in Oranienburg. Für mich war das alles eine psychische Katastrophe. So wechselte ich zum Schulpsychologischen Dienst. Zwei Jahre später begann meine Tätigkeit als Lehrerin für Deutsch an der Förderschule für verhaltensauffällige Schüler. Von meinem Stundensoll konnte ich 10 Stunden pro Woche für Sprachtherapie verwenden. Vorschulkinder und Schulkinder mit verschiedenen Sprach- und Sprechstörungen betreute ich. Inzwischen schloss man die Sprachheilschule Potsdam mit dem Internat. Es war nicht mehr möglich,

schwerst sprachgestörte Schüler dort beschulen zu lassen. Der Bedarf jedoch stieg weiter. Nach hartem Ringen endlich ein Lichtblick.
Ich bekam den Auftrag, an einer Grundschule eine Sprachförderklasse aufzubauen. Ein Jahr später sollte eine zweite Sprachförderklasse dazukommen. Die Schüler kamen aus verschiedenen Regionen. Ich war weiterhin an der Förderschule für verhaltensauffällige Schüler tätig. Ein Jahr später startete ich selbst als Klassenlehrerin einer Sprachförderklasse – Klasse 1. Mit der Kollegin bildeten wir ein gutes Team. Nach Abschluss der zweiten Klasse gingen die Schüler zurück an ihre Heimatschulen. Der Grundschuldirektor unterstützte uns hervorragend. Anfangs hatten wir 15 Stunden Sprachtherapie für jede Klasse. Später wurde der Stundensatz leider reduziert. Als Klassenlehrer zu arbeiten war für mich fast Neuland. Aber ich ging sehr zufrieden in dieser Tätigkeit auf. Ich arbeitete außerdem mit einigen Stunden in der Sonderpädagogischen Förder- und Beratungsstelle mit. Hier gab es viel Arbeit bei der sprachlichen Beurteilung von Kindern in den notwendigen Förderausschüssen. Jahrelang hatte ich Studenten der Uni Potsdam und Berlin sowie anderer Bildungseinrichtungen für Sonderpädagogik zur theoretischen und praktischen Ausbildung zum Sonderpädagogen für Sprache. Das war kraft- und zeitmäßig sehr, sehr anstrengend. So konnte ich jedoch alle meine beruflichen Erfahrungen weitergeben. Glücklich, aber ausgepowert, durfte ich im Alter von 60 Jahren mit Rentenabzügen in den Ruhestand gehen.
Noch heute treffe ich manchmal ehemalige Schüler, die sich dankbar an ihren schweren Start mit erheblichen Sprachproblemen in der 1. Klasse erinnern."

„Etwas Berufsfremdes zu machen, war für mich undenkbar" – Marlies Kröhnert

Aus den Schilderungen von Marlies Kröhnert (1992) wird deutlich, wie der Arbeitsplatz in der **Beratungsstelle für Sprech-, Stimm- und Hörgeschädigte** im Kreis Gransee vor der Wende beschaffen war: *„Seit 1974 arbeite ich in der Beratungsstelle für Sprach-, Stimm- und Hörgeschädigte im Kreis Gransee. Die Sonderpädagogischen Beratungsstellen sind Einrichtungen, die dem Bildungsministerium unterstehen. Die Tätigkeit umfaßt das breite Aufgabenspektrum von Prävention, Beratung, Diagnostik, Förderung und Therapie von Sprach- und Stimmgestörten. Es werden Kinder aller Altersgruppen sowie Jugendliche und Erwachsene gefördert und betreut. Die Beratungsstelle in Gransee ist mit Möbeln, Spiel- und Therapiematerial recht gut ausgestattet. Der Therapieraum hat eine Größe von ca. 23 qm. Ein großes Wartezimmer mit Möglichkeiten zum Spielen, Toben und Turnen erleichtert das Warten. Der Behandlungsbeginn in der Beratungsstelle findet montags von 7.30-12.30 Uhr und dienstags von 13.00-18.00 Uhr statt. Die Kinder aus dem benachbarten Kindergarten kommen teilweise alleine zur Behandlung (die schriftliche Genehmigung der Eltern liegt vor). Zuvor wird die Behandlung mit den Eltern abgesprochen, in größeren Zeitabständen erfolgt die Therapie im Beisein der Eltern. Vorteilhaft wirkt sich auch der enge und ständige Kontakt zu den Kindergärtnerinnen aus, die zur Unterstützung der Therapie angeleitet werden können.*
Seit 20 Jahren fahre ich einmal wöchentlich auch in die beiden größeren Städte in unserem Kreis, Fürstenberg und Zehdenik, um dort Sprachtherapie zu erteilen. In Fürstenberg dient das Erzieherzimmer des Kindergartens als Therapieraum. Es ist recht klein und eng und als Therapieraum völlig ungeeignet, ganz abgesehen von dem Lärm aus den umliegenden Gruppenräumen und dem Spielplatz. Leider verlassen sich viele Eltern in der Therapie aus-

schließlich auf die Logopädin und die Erzieherin – oft fehlen sogar das Mitteilungsheft und die mitgegebenen Materialien. Fürstenberg ist fahrtechnisch ungünstig zu erreichen, so daß ich mittwochs bereits um 6.30 Uhr zum Zug muß. Im vierzehntägigen Wechsel findet die Behandlung in Fürstenberg mittwochs von 7.00-11.00 Uhr oder von 14.00-18.00 Uhr statt.
Jeden Donnerstag arbeite ich in Zehdenik von 7.00-13.00 Uhr oder von 13.00-18.00 Uhr. Für die Therapie werden seit 20 Jahren die Räume des Gesundheitsamtes genutzt. Viele telefonische und persönliche Anfragen, die nicht meine Arbeit betreffen (Impfungen, Sportarzt, Gesundheitsausweis usw.), wirken oft störend. Für Fürstenberg und Zehdenik muß das meiste Material aus der Beratungsstelle Gransee mitgenommen werden, d. h. am Dienstagabend wird der „Koffer" für die nächsten beiden Tage gepackt. Das empfinde ich als recht belastend, da das benötigte Material für ca. 20 Patienten ständig geistig parat sein muß. Freitags behandle ich dann wieder in Gransee in der Beratungsstelle von 7.00-12.00 Uhr. Der frühe Termin findet auf Wunsch der Eltern statt, da diese die Therapie noch vor Arbeitsbeginn nutzen wollen." (Kröhnert, 1992:73).
Im Rückblick 28 Jahre später schildert Marlies Kröhnert, wie es nach 1992 bei ihr weiterging: *„Es begannen drei Jahre der Verunsicherung. Die Beratungsstellen wurden, so wie sie bestanden, aufgelöst. Ich wollte mich dann selbstständig machen und suchte in meiner Heimatstadt Räume für eine Praxis. Aber die Räume waren so überteuert und ich brauchte ja auch noch die ganze Praxisausrüstung und Therapiematerialien. Es erschien uns zur damaligen Zeit als unmöglich umsetzbar. Dann fassten mein Mann und ich den Entschluss zu bauen, um Praxisräume zu schaffen. Im Erdgeschoss entstanden die Praxisräume. Auch diese Phase war doch von Angst und Unsicherheit geprägt; wie schafft man das, reicht es aus, finde ich eine Kollegin, die mitzieht? Das waren alles ganz existentielle Fragen. Leider fand ich keine Kollegin. Ich wusste in dieser Zeit nicht, wie ich das alles bewerkstelligen sollte. Aber ich wollte auch nicht in einen anderen Beruf gehen. Etwas Berufsfremdes zu machen war für mich undenkbar, denn mein Beruf brachte mir ja viel Spaß und Befriedigung. Nun war unser Haus fertig und dann kamen familiäre Sorgen, die schwere Krebserkrankung meines Schwagers und der Tod meines Vaters. Plötzlich kam die Nachricht, dass wir doch von der Bildung übernommen werden, müssten aber die Hälfte der Stunden in einer Schule absolvieren und die andere Hälfte war für die Beratungsstelle reserviert. Ich war aber auch nach wie vor in Fürstenberg, Zehdenik und Gransee beschäftigt. Also Koffer und Tasche packen blieben auch weiterhin an der Tagesordnung. Das muss man sich mal vorstellen, Lehrer*innen gab es ja, aber es gab im ganzen Kreis niemanden für die Sprachtherapie. Für mich war das eine Riesenherausforderung. Ich hatte ja nur noch die Hälfte der Stunden für die Therapie. So habe ich dann sehr viel in Kleingruppen gearbeitet. Habe Eltern nur kurz angeleitet und Material mitgegeben und sie dann wieder nach Hause geschickt. Außerdem hatte ich in Zehdenik auch noch den Integrationskindergarten zu betreuen. Jeden Freitag bin ich nach der Schule dann dort hingegangen und habe die Kinder behandelt. Unterwegs war ich nach wie vor mit Bus und Bahn. Manchmal wusste ich nicht mehr, wo mir der Kopf stand. Gott sei Dank kam dann die erste Logopädin nach Zehdenik. Wir haben uns sehr gut verstanden und viele Dinge miteinander abgesprochen und so konnte ich viele Sachen an die Kollegin abgeben. Das Arbeiten wurde dadurch für mich wieder entspannter. Stress gab es, als plötzlich zu viele Lehrer*innen an den Schulen tätig waren, wir aufgefordert wurden, voll zu arbeiten, aber zunächst mit 80 % des Gehaltes einverstanden zu sein. Einige Wochen später*

wurde es nochmals auf 60 % abgesenkt. Die Argumentation lautete, damit niemand entlassen wird, sollten wir uns solidarisch zeigen und auf ein volles Gehalt verzichten. Der Witz war, wir haben es alle gemacht und dann wurden wir nach 2 Wochen wieder hochgestuft. So verlief dann meine weitere Berufslaufbahn wie folgt: An 2 Tagen in der Woche arbeitete ich als Lehrerin an der Förderschule mit dem Schwerpunkt geistige Entwicklung. Das war eine enorme persönliche Herausforderung für mich – eigentlich für uns alle, denn in der DDR wurden Kinder mit diesem Schwerpunkt nicht gebildet, sondern nur gefördert. Ich unterrichtete dann die Fächer Deutsch und Musik. Meine bisherige Arbeit in der Beratungsstelle umfasste ja therapeutisches Handeln und keinen Unterricht. Im Nachhinein kann ich sagen: Es war eine spannende, aufregende, aber auch aufreibende Zeit. Wenn ich heute zurückblicke, war es dennoch eine schöne Zeit. Die Arbeit in der Beratungsstelle hat große Freude bereitet. Ich habe unheimlich viele Fortbildungen mitgemacht, alle spannenden neuen Sachen gelesen und habe, neben der Kindertherapie, auch Aphasiker und Stimme behandelt. Ein großes Problem waren jedoch die wenigen Stunden, die wir in der Beratungsstelle zur Verfügung hatten. So ging man morgens früher hin und kam abends später zurück. Ich habe mir immer gesagt, versetze dich in die Lage der Patienten. Meine Arbeit hat mir unheimlich viel Freude bereitet." (Interview Kröhnert zitiert nach Macha-Krau, 2020).

„Ich fühlte mich immer der Sprachheilpädagogik verbunden" – Gertrud Dammholz

„Für mich stand fest, als ich schon auf der Fachschule für Kindergärtnerinnen war, dass ich nach dem Studium weitergehen möchte. In welche Richtung es gehen sollte, war mir auch noch nicht so klar. Fest stand, ich musste ein Anerkennungsjahr im Kindergarten absolvieren. So wandte ich mich an den Rat des Kreises und man schickte mich in die Beratungsstelle für Sprach-, Stimm- und Hörgestörte. Ich begeisterte mich so sehr für die Logopädie, dass es für mich feststand: genau das möchte ich machen. Mein Arbeitspensum sah damals so aus: Vormittags war ich in der Beratungsstelle und ab dem frühen Nachmittag musste ich noch vier Stunden im Kindergarten arbeiten. Das war eine anstrengende Zeit.

Dann bewarb ich mich an der Fakultät für Rehabilitationspädagogik und Kommunikationswissenschaften und habe nach drei Jahren die Zulassung bekommen. Also, man brauchte eine Delegierung, eine Beurteilung und eine Zusage, dass der Kreis dich wieder benötigte. Dann der ersehnte Studienplatz. Nach dem Examen kehrte ich nach Salzwedel zurück und in dieser Zeit wurde auch unser Sohn geboren. Familiärer Mittelpunkt sollte aber Magdeburg werden. Danach bin ich dann an die Bezirkssprachheilschule in Magdeburg gekommen. Und das war für mich wie ein Sechser im Lotto! An der Sprachheilschule gab es auch eine überregionale Beratungsstelle und so konnte ich an der Beratungsstelle und an der Sprachheilschule arbeiten. Nun war ich mit zehn Kolleginnen und Kollegen in der Beratungsstelle tätig und habe am Anfang viel von ihnen lernen können. Dort therapierten wir alle kindlichen Sprachstörungen und Stimmpatienten. Aus familiären Gründen bin ich dann wieder zurück in meinen Heimatort und konnte sofort in der dortigen Beratungsstelle arbeiten. In Kalbe (Milde), einer Kreisstadt in meiner Nähe, gab es eine Beratungsstelle, die von der Beratungsstelle in Gardelegen als Halbtagsstelle mit betreut wurde. So wurde ich mit dem Aufbau dieser Beratungsstelle betraut. Das war ein richtiger Neuanfang: Räume besorgen, einrichten und Kindergärten aktivieren. Ich habe dann die

Arbeit alleine gemacht. 1987 wurde dann der kleine Kreis Kalbe (Milde) aufgelöst, betrieblich änderte sich aber nichts, ich war jetzt nur für den Kreis Gardelegen tätig. Da ich in der Beratungsstelle alleine war, habe ich die Weiterbildungen sehr genossen. Für mich waren die Fortbildungen immer sehr anregend gewesen. Wir trafen uns in sogenannten Stützpunkten und führten Fallbesprechungen durch. Das war sehr hilfreich, dann wurde so manches besprochen, wo man nicht in der Therapie weiterkam. Dies war Normalität und die Fortbildungen waren die Höhepunkte, nach meinem Empfinden.
Am 9. November 1989, es ist immer noch sehr präsent, fiel die Mauer und die Wende kam mit Riesenschritten. Ich war total euphorisch, meine Vorstellung, was ich kann und die Dinge, die wir mitbrachten, dachte ich, das wird richtig toll. Und dann wollte man uns nicht mehr in der Bildung haben. Das war ein echter Schock. Die Beratungsstellen wurden zwar nicht aufgelöst, aber die Selbstständigkeit wurde propagiert. Diese Alternative kam für mich nicht infrage, denn ich habe mich immer als Sprachheilpädagogin gesehen. Dann kam eines Tages der Direktor der Schule für geistig behinderte Kinder zu mir und offerierte mir, dass ich jetzt der GB-Schule zugeordnet sei. Dies bedeutete für mich, einen Tag in der Woche arbeitete ich an der GB-Schule und habe dort Sprachheilunterricht erteilt. Wohlgemerkt, das war keine Therapie, sondern Unterricht. In der anderen Zeit hatte ich Räumlichkeiten in einer ganz normalen Sekundarschule für die Beratungsstelle.
Dann kamen die neuen Möglichkeiten: Ich habe in einem Jahr 11 Fortbildungen besucht und natürlich alles sofort ausprobiert. Das war unglaublich innovativ. 1997 erkrankte mein Vater sehr schwer und ich stellte einen Versetzungsantrag nach Salzwedel, der auch genehmigt wurde. So wechselte ich zur Förderschule mit dem Schwerpunkt Lernen, da war ich dann an einem Tag in der Woche. Damit verbunden war wiederum die Erteilung von zwei Unterrichtsstunden. Später wurden zwei Tage daraus. Als sehr belastend empfand ich die Zeit, als ich als zweite Lehrkraft in einer Integrationsklasse arbeiten musste. Unterrichtsvorbereitungen und natürlich den Unterricht erteilen gehörten zu meinen neuen Aufgaben. Das kostete sehr viel Kraft. Unter anderem war ich dann zuständig für den LRS-Unterricht. Diese zwei Tage wurden dann relativiert durch das schönste Arbeiten auf der Welt, die drei Tage in der Beratungsstelle Salzwedel." (Interview Dammholz zitiert nach Macha-Krau, 2020)

6.3.3.2 Studieren in der Wendezeit

„Plötzlich hatten wir ganz andere Zugänge, Möglichkeiten und Perspektiven" – Bianka Muhl

„Bei mir war es eher ein Zufall. Ich habe damals in einem Sport-Kindergarten gearbeitet. Da gab es sogenannte Eislaufgruppen, die gefördert wurden. Da bin ich in Kontakt gekommen mit einer Kollegin, mit der ich mich sehr gut verstanden habe. Die hatte mir dann berichtet, dass es ein Studium in dem Fach Rehabilitationspädagogik geben würde. Das fand ich so spannend. Ich wollte einfach mehr machen und so bin ich dann in den Sprachheilkindergarten gewechselt. Im Sprachheilkindergarten konnte ich fachlich viel lernen. Ich musste dann allerdings 6 Jahre auf den Studienplatz warten. Das lag daran, dass man in einer Führungsposition tätig sein musste und aus dieser Position heraus zum Studium delegiert wurde.
Dann kam die Wende. Ich begann 1990 mit dem Studium an der Humboldt-Universität. Wir fingen mit dem Studium noch nach „DDR-Plan" an. Ein paar Wochen später war alles anders.

Wir hatten doch keine Ahnung! Forschungsergebnisse gab es nur aus der DDR oder den anderen sozialistischen Ländern. Es gab einen großen Namen: Professor Becker, das Aushängeschild der Sektion. Er war die Autorität, dagegen gab es nichts, so war mein Gefühl damals. Plötzlich konnten wir auch in andere Bibliotheken gehen, nach West-Berlin. Wir hatten ganz andere Zugänge und Möglichkeiten und Perspektiven. So knüpften wir zu West-Berliner Vorschuleinrichtungen Kontakte, wo wir hospitieren konnten. Es war sehr interessant zu sehen, wie dort gearbeitet wurde. Bei uns war doch alles sehr strukturiert und reglementiert. Wir waren sehr beeindruckt von der offenen Arbeit, so etwas kannten wir nicht. Auch unsere Dozenten und Dozentinnen waren alle in der Findungsphase, aber alle wollten demonstrieren, hier herrscht Offenheit. Das war auch nötig, denn wir sind ja vorher ziemlich eingleisig gefahren und plötzlich öffnete sich der Vorhang und es kam ganz viel Neues und Spannendes zum Vorschein. Fakultativ wurde auch „Stimme" angeboten. Die Teilnahme und der Abschluss waren für mich im Nachhinein betrachtet genau das Richtige, da dies eine Voraussetzung für meine spätere Anerkennung als Logopädin war. Meine Diplomarbeit habe ich gemeinsam mit einer Studienkollegin zum Thema „Einsatzmöglichkeiten des Frostig-Programms im Regel- und Sprachheilkindergarten" geschrieben. Hierbei wurden wir gut von Frau Dr. Ricken betreut.

*Meine Situation war sehr speziell. Die meisten wurden ja zum Studium delegiert, das schloss die Zusage ein, an die alte Arbeitsstelle zurückzukehren. Aber ich musste einen Aufhebungsvertrag unterzeichnen, das wurde mir von meinem Arbeitgeber „Volksbildung" so aufgezwungen. So hatte ich, als ich zum Studium ging, keine Arbeit mehr und ich hatte große Sorge, wie es weitergeht. Da waren dann auch schon die ersten Gedanken bei mir, will ich überhaupt wieder in den Sprachheilkindergarten zurück. Zumal ja das ganze Leben sich durch die Wiedervereinigung veränderte, sowohl beruflich und natürlich auch im Privaten. Die Volksbildung gab es nicht mehr und ich habe mich dann umgeschaut, welche Möglichkeiten gibt es. Dann hatte ich zwei Angebote: Mir wurde eine Arbeitsstelle in Berlin-Buch, auf der Unfall-Intensivstation, angeboten. Außerdem hatte ich ein Angebot einer Kinderarztpraxis als Sprachtherapeutin zu arbeiten. Ich habe beide Angebote nicht mehr verfolgen können, da mein Mann ebenfalls seine Arbeitsstelle wechselte und nach Bielefeld ging. Parallel hatte ich mich natürlich weiter beworben. Aber der Arbeitsplatz meines Mannes war sicher und so zog die ganze Familie nach Bielefeld. Dann begann meine Orientierungsphase. Ich war zunächst arbeitslos und in dieser Zeit habe ich meine Studienabschlüsse anerkennen lassen. Das war gar nicht einfach und auch eine sehr aufreibende Zeit. Denn die Behörden waren irgendwie überfordert. Aber ich hatte Glück, es wurde alles anerkannt und ich konnte die Berufsbezeichnung „Logopädin" tragen. Von Hause aus war ich ja Sprachheilpädagogin. Dann habe ich Kontakte geknüpft und bin beim Gesundheitsamt gelandet und arbeitete dort auf Honorarbasis. Aber der Gedanke, nur auf Honorarbasis zu arbeiten, war nicht befriedigend. Dann lernte ich Heidrun Macha-Krau, die in Bielefeld lebte, kennen. Sie leitete damals den Beisitz neue Bundesländer und beriet Kolleg*innen, die aus der DDR kamen. Da sie damals eine Mitarbeiterin suchte, konnte ich in der Praxis in einer festen Anstellung arbeiten. Nach zwei Jahren gründeten wir eine Praxisgemeinschaft und führten diese 20 Jahre gemeinsam."* (Interview Muhl zitiert nach Macha-Krau, 2020)

6.3.3.3 Ein Arbeitsleben in Ost und West

„Beruflich war es das Beste, was mir passieren konnte" – Dieter Fuchs

„Ich besuchte acht Jahre die Volksschule. Da mein Vater während des Dritten Reiches Lehrer und überzeugter Nationalsozialist war, wurde er aus dem Schuldienst der DDR entlassen und damit war mir ein höherer Bildungsabschluss verwehrt. Auch den gewählten Beruf als Bäcker und Konditor konnte ich nicht verwirklichen, da, nach Meinung der Schule, das ein „Mädchenberuf" sei. Also wurde ich Bierbrauer. Noch während der Ausbildung bot man mir an, gleich nach der Gesellenprüfung die Meisterschule zu besuchen. Das wollte ich aber nicht; mein Entschluss stand fest, ich wollte Lehrer werden. Das ging aber nicht so leicht, obwohl ich jetzt selber Arbeiter war (in der DDR wurden Kinder, deren Eltern Arbeiter und Bauern waren, für das Abitur und Studium bevorzugt. Anmerk. H. M-K). *Also ging ich freiwillig zur Volksarmee. Nachdem ich zwei Jahre Armeedienst geleistet hatte, spielte die Herkunftsfamilie keine Rolle mehr. Danach begann mein Lehrerstudium für die Unterstufe, ein sogenannter Werktätigenkurs. Das waren Werktätige unterschiedlichen Alters, die Lehrer oder Lehrerin werden wollten. Nach dem Studienabschluss konnte man sich die Schule aussuchen. Ich ging dann in die Nähe von Röbel an der Müritz. Mein Vater wurde dann, noch während meines Studiums, rehabilitiert und ging an die Sprachheilschule nach Altenburg. Dort lernte ich einen Kollegen kennen, der mir von seinem zukünftigen Studium der Sprachheilpädagogik in Berlin erzählte. Mit ihm traf ich mich dann des Öfteren in Berlin und er schwärmte mir von seinem Studium vor. Aber ich brauchte ja ein Vorpraktikum, und so bewarb ich mich an der Sprachheilschule in Rostock und hospitierte dort. Danach habe ich die Delegierung vom Landkreis Röbel zum Studium bekommen und konnte dann von 1962-1964 dort studieren.*

*Nach dem Studium bin ich nach Röbel zurückgegangen. Damals war ich weit und breit der einzige Sprachheilpädagoge. In der DDR waren wir sehr gefragt und so kam es, dass mich ein Neurologe und ein Psychologe aus dem Krankenhaus in Neuruppin angesprochen haben und mich „abwarben" – und so bin ich nach Neuruppin gegangen. Da es kaum Kolleginnen und Kollegen in der Umgebung gab, musste ich die umliegenden Orte mitversorgen. Einmal pro Woche nach Wittstock und Gransee. In Neuruppin gab es sehr viele Kinder mit Sprach- und Sprechstörungen und so war mein Vorschlag, einen Sprachheilkindergarten aufzubauen. Dieser Vorschlag konnte dann zügig umgesetzt werden und wurde sehr gut angenommen. In Neuruppin gab es niemanden, der aphasische Patienten therapierte. Daraufhin wurde ich von dem Psychologen Dr. Drommer gefragt, ob ich mich der Patienten annehmen könne. 1970 bot mir das Krankenhaus eine zusätzliche Stelle als Logopäde an. Mit der Zustimmung meines Arbeitgebers, der Volksbildung, wurde der Vertrag unterzeichnet und ich konnte dann nach meiner regulären Dienstzeit, also in meiner Freizeit, Aphasiker*innen therapieren. Dadurch hatte ich auch einen sehr guten Nebenverdienst.*

Die „Sonderpädagogische Beratungsstelle" in Neuruppin gehörte zur Sprachheilschule Potsdam und dort trafen wir uns alle drei Monate zur fachlichen Weiterbildung. Der Kollege Dr. Klaus Sack war im Ministerium und steuerte die ganzen Sprachheilsachen; er holte Referenten und organisierte fachliche Weiterbildungen. Wir hatten auch einen sogenannten Stützpunkt und ich war deren Stützpunktleiter. Meine Aufgabe war es, die Kolleginnen und Kollegen aus dem Umkreis nach Neuruppin zu einem fachlichen Austausch einzuladen. Die Themen waren sehr

vielfältig gewichtet und das fachliche Gespräch war für alle sehr wichtig, da die Kolleginnen und Kollegen häufig alleine in den Beratungsstellen waren und diesen Austausch vermissten.
Ein Schwerpunkt meiner logopädischen Arbeit war der Aufbau einer Klasse für Kinder mit einer Lese-Rechtschreibschwäche. Jedes Jahr musste ich Schülerinnen und Schüler für die 2. Klasse dahingehend diagnostizieren, sie begutachten und dann ein Aufnahmeverfahren einleiten und durchführen. Die Kinder blieben zwei Jahre und wurden dann wieder zurück geschult. Über Nacht kam dann buchstäblich die Wende und es hieß dann: LRS gibt es nicht mehr und wir mussten alles einstellen.
Ich hatte einfach ein Riesenglück mit meiner Arbeit. Die Beratungsstelle war in den Räumlichkeiten der Poliklinik untergebracht. Bei mir ging alles so weiter. Ich habe weder Einbußen noch irgendwelche Verschlechterungen gehabt. Es ist alles so geblieben, wie es vorher war. Bis zu meiner Berentung und auch darüber hinaus war ich sehr, sehr gerne Logopäde. Beruflich war es das Beste, was mir passieren konnte." (Interview Fuchs zitiert nach Macha-Krau, 2020)

„Von der Planwirtschaft in die Marktwirtschaft" – Sunhild Sauck

„Mein Vater war Sprachheillehrer und hat an der Sprachheilschule gearbeitet. So durfte ich in den Ferien oft als Ferienbetreuerin arbeiten, um mein Taschengeld aufzubessern. Nach dem Schulabschluss studierte ich in Halle die Fächer Deutsch und Musik für das Lehramt. Nach dem Studium habe ich an einer Allgemeinbildenden Polytechnischen Oberschule gearbeitet und nach zwei Jahren erfolgte der Wechsel an die Sprachheilschule. Sofort bewarb ich mich dann für das Studium der Rehabilitationspädagogik und Kommunikationswissenschaften an der Humboldt-Universität zu Berlin und konnte zum nächstmöglichen Immatrikulationszeitpunkt beginnen.
Nach dem Studium wurde ich in Rostock in einer Sonderpädagogischen Beratungsstelle für Sprach-, Stimm- und Hörgeschädigte eingesetzt. Jedes Stadtviertel hatte ein Büro und dort saß eine Kollegin und die Eltern kamen mit ihren Kindern zu uns in die Sprechstunde. Natürlich haben wir neben den Beratungen auch die Therapien durchgeführt. Angefangen von Sprachentwicklungsstörungen bis zum Stottern. Stimmpatienten, überwiegend aus pädagogischen Berufen, wurden in der Beratungsstelle therapiert. Patienten und Patientinnen nach Schlaganfall und anderen neurologischen Störungen tauchten nur sporadisch in den Beratungsstellen auf. An Hausbesuche kann ich mich nicht erinnern. Jeden Freitag besuchte ich die Südstadt-Klinik und habe mit einer HNO-Ärztin Stimmbegutachtungen durchgeführt. Zukünftige Lehrerinnen und Erzieherinnen in der DDR mussten sich dieser Überprüfung unterziehen, bevor sie das Studium beginnen konnten.
Bis zur Wende, 1990, lief es so weiter. Dann wurden die Sonderpädagogischen Beratungsstellen aufgelöst und ich bekam ein Angebot von der Sprachheilschule wieder als Lehrerin zu arbeiten, ansonsten müsste ich mich selbstständig machen. Also habe ich den Schritt gewagt. Es war alles neu. Von der Planwirtschaft in die Marktwirtschaft. Natürlich musste ich meine Ausbildung anerkennen lassen. Das Prozedere war sehr aufwändig und aufregend. Schließlich ging es um die Existenz. Aber ich habe die Zulassung und die Anerkennung als Logopädin erhalten. Ich war „ebenbürtig". Trotzdem hatten wir durch die Berufsbezeichnung Logopädin/Logopäde nach den neuen Bestimmungen keinen akademischen Abschluss, da die neuen Bundesländer das Ausbildungssystem der alten Länder übernommen hatten. Auf dem Praxisschild und

Briefpapier haben wir jedoch mit beiden Abschlüssen firmiert.
Dann der Neubeginn: es ging um Kredite, das war völliges Neuland. Wer nahm in der DDR schon einen Kredit auf. Kannten wir doch gar nicht. Das Nächste waren die Praxisräume und das war auch nicht einfach. Meine erste Praxis befand sich in einem Privathaus im Keller. Dann wurden Möbel angeschafft und Diagnostik- und Therapiematerial gesichtet. Anschließend habe ich gefühlt hunderte von Briefen an Ärzte der unterschiedlichsten Fachrichtungen verschickt. Auch dies war totales Neuland für uns. 1993 bin ich dann mit zwei Kieferorthopäden in ein Haus gezogen, denn ich hatte mich auf die Therapie von myofunktionellen Störungen spezialisiert. Zur damaligen Zeit gab es für dieses Störungsbild sehr wenig ansprechendes Therapiematerial und so reifte der Wunsch in mir, etwas Entsprechendes zu entwickeln. Ich nahm Kontakt zu dem Graphikdesigner Marco Pahl auf und wir haben gemeinsam unsere Ideen umgesetzt. Zusammen entwickelten wir Spiele und Übungsmaterialien, z. B. das Comic-Buch „Die Geschichte von Frau Zunge“. Um unsere Spiele und Übungsmaterialien zu verlegen, gründeten wir den PS-Verlag. Da mein Mann 1998 arbeitslos wurde, konnte er sich um den Verlagsaufbau kümmern. Gemeinsam mit der Kieferorthopädin Heidrun Engel schrieb ich das Buch „Mit Erfolg therapieren“. Im Rückblick war das eine unglaublich intensive und spannende Zeit; wir haben viele Tagungen und Kongresse besucht und so konnte ich mein Wissen durch Vorträge weitergeben.
Auch die Landesverbandsarbeit fand ich damals enorm wichtig und engagierte mich für einige Zeit. Motiviert durch Andreas Starke, gründete ich 1991 die erste Stotterer-Selbsthilfegruppe in Rostock. Das war auch ein völlig neues Terrain, sowohl für Betroffene als auch für die Therapeutinnen und Therapeuten. In der DDR gab es keine Selbsthilfegruppen, der Tenor lautete: „Im Sozialismus ist so etwas nicht nötig“. Für mich war diese Arbeit, auf einer anderen Ebene, sehr wichtig.
Bereut habe ich den Schritt in die Selbstständigkeit nie. Ungerecht war nur die Vergütung unserer Leistungen, aber zum Glück ist sie ja aufgehoben worden.“ (Interview Sauck zitiert nach Macha-Krau, 2020)

Literatur

Bader, L. (1974). Tagung der Arbeitsgemeinschaft für Aphasieforschung und -therapie. ZVL-Mitteilungen, IV/Dezember, 12-16

Baer, U. (2020). DDR – Erbe in der Seele. Erfahrungen, die bis heute nachwirken. Weinheim, Basel: Beltz

Becker, K-P. (1962). Gedanken zu einer Theorie der Logopädie. In memoriam H. Krech. Wissenschaftliche Zeitschrift der Martin-Luther-Universität Halle-Wittenberg, Gesellschafts- und sprachwissenschaftliche Reihe XI/XII, 1537-1540

Becker, K.-P. (1960). Die Logopädie als medizinische und pädagogische Wissenschaft. Die Sonderschule 5, 32-38

Becker, K-P. et al. (1984). Rehabilitationspädagogik. 2. Aufl., Berlin (Ost): Volk und Wissen volkseigener Verlag

Becker, K. P., Braun, O. (2000). Geschichte der Sprachheilpädagogik in Deutschland, 1945-2000. Rimpar: edition von freisleben

Becker, K-P., Große, K-D. (2007). Sechzig Jahre Pädagogik für Behinderte an der Humboldt-Universität zu Berlin. Ein geschichtlicher Abriss. Münster, New York, München: Waxmann

Bohle, H., Grunow, D. (1981). Verberuflichung der sozialen Arbeit. In: Projektgruppe Soziale Berufe (Hrsg.). Sozialarbeit. Professionalisierung und Arbeitsmarkt. Expertisen III. München: Juventa, 151-176

Brahms, S. (2020). Eine große Zäsur, aber keine Stunde Null. Interview mit dem Historiker Daniel Siemens. Neue Westfälische. 6.5.2020, 4

Braun, O., Macha-Krau, H. (2000). Geschichte der Sprachheilpädagogik und Logopädie. In: Grohnfeldt, M. (Hrsg.). Lehrbuch der Sprachheilpädagogik und Logopädie. Band 1: Selbstverständnis und theoretische Grundlagen. Stuttgart: Kohlhammer, 47-77

Breuer, U. (1994). Logopädie im Umfeld therapeutischer Berufe. In: Gross, M. (Hrsg.). 30 Jahre Logopädie in Deutschland. Berlin: R. Gross Verlag, 91-98

Breuer, U. (1990). Vorwort, Forum Logopädie, Heft 4, 1

Burmester, B. (1991). Ausbildungsvergleich von Sprachtherapeuten. Universität Lüneburg

Clausen-Söhngen (2011). Für Luise – ein Brief. In: dbl (Hrsg.). Logopädie als Diskurs. Dankschrift für Luise Springer. Frechen: dbl

Dahrendorf, R. (1965). Bürgerrecht. Plädoyer für eine aktive Bildungspolitik. Die Zeit-Bücher. Hamburg: Nannen-Verlag

dbl, Deutscher Bundesverband für Logopädie e.V. (Hrsg.) (2011). Logopädie als Diskurs. Dankschrift für Luise Springer. Frechen: dbl

dbl, Deutscher Bundesverband für Logopädie e.V. (2004). 40 Jahre Deutscher Bundesverband für Logopädie. Frechen: dbl

dbl, Deutscher Bundesverband für Logopädie e.V. (1993). Zur Situation der freiberuflichen Logopäden/innen in den neuen Bundesländern. Unveröffentlichtes Manuskript, 1-2

dialog (1993). Anpassungslehrgang für Diplomlehrer/innen, Diplomerzieher/innen und Diplomvorschulerzieher/innen für Sprachgestörte zur Erteilung der Berufsbezeichnung Logopäde/Logopädin. Forum Logopädie, Heft 2, 28

Drechsler, H., Hilligen, W., Neumann, F. (Hrsg.) (1992). Gesellschaft und Staat. München: Franz Vahlen

Ellger-Rüttgardt, S. (2019). Geschichte der Sonderpädagogik. München: Ernst Reinhardt

Franke, U. (1985). Das Interview. In: Zentralverband für Logopädie, Mitteilungen August: 53-56

Frevert, U. (1986). Frauen-Geschichte. Zwischen Bürgerlicher Verbesserung und Neuer Weiblichkeit. Neue Historische Bibliothek. Frankfurt a. M.: edition suhrkamp

Gross, M. (Hrsg.) (1994). 30 Jahre Logopädie in Deutschland. Berlin: R. Gross Verlag

Gross, M. (1994). Logopädie und Phoniatrie – ein historischer Rückblick. In: Gross, M. (Hrsg.). 30 Jahre Logopädie in Deutschland. Berlin: R. Gross Verlag, 1-19

Gauck, J. (2009). Winter im Sommer – Frühling im Herbst. Erinnerungen. 3. Aufl., München: Siedler Verlag

Gesetz über das einheitliche sozialistische Bildungssystem der DDR vom 25. Februar 1965

Günther, K.-H., Uhlig, G. (1974). Geschichte der Schule in der Deutschen Demokratischen Republik 1945 -1971. Berlin (Ost): Volk und Wissen volkseigener Verlag

Gutzmann, L. (1984). 20 Jahre Zentral-Verband für Logopädie e.V. In: Zentralverband für Logopädie, Mitteilungen August, 10-12

Heinzel, U. (1990). Betreuung Behinderter Kinder und Jugendlicher in der DDR insbesondere in Ost-Berlin. Senatsverwaltung für Jugend und Familie, Abteilung II, Zentrale Beratungsstelle für Integration (ZBI)

Iven, G. (1994). Eine Geburtstagsfeier, viele Gespräche und ein optimistisches „Wir-Gefühl". Forum Logopädie, Heft 3, 41-44

Iven, G. (1991). Situation in den neuen Bundesländern. Forum Logopädie, Heft 3, 13-14

Kaiser, A. (1999). Professionalisierung von Frauenberufen. In: Deutscher Bundesverband für Logopädie e.V. (Hrsg.). Logopädie braucht wissenschaftliche Kompetenz, Plädoyer für eine Hochschulausbildung. Idstein: Schulz-Kirchner Verlag, 59-62

Kieschnick, B. (2014). Aufbauarbeit in den neuen Bundesländern. Forum Logopädie, Heft 3, 16-17

Koch, A. (1974). Bericht über den Lehrlogopädenkurs. ZVL-Mitteilungen, Dezember, 9-10

Kröhnert, M. (1992). Beratungsstelle für Sprach-, Stimm- und Hörgeschädigte im Kreis Gransee. Forum Logopädie, Heft 2, 73

Lauer, N. (2014). Gestern Arbeit – heute Beruf – morgen Profession? Forum Logopädie, Heft 3, 25-27

Macha-Krau, H. (2020). R. Nusser-Müller-Busch. Teilstrukturiertes Interview in Berlin im Jahr 2020, unveröffentlichtes Manuskript

Macha-Krau, H. (2011). Logopädisches Selbstverständnis im Wandel. Die Entwicklung des logopädischen Selbstverständnisses. Studienbrief 2, Health Care Studies-Logopädie. Hamburger Fernhochschule HFH

Macha-Krau, H. (1994). Die Entwicklung der Logopädie Teil II. Forum Logopädie, Heft 2, 14-18

Maihack, V. (2001). Sprachheilpädagogik und Sprachtherapie. Zur historischen Entwicklung klinischer-therapeutischer Handlungsfelder von Sprachheilpädagogen unter der besonderen Berücksichtigung der Zeit von 1945-1990. Dissertation, Universität Dortmund. URL: https://eldorado.tu-dortmund.de/bitstream/2003/2926/1/Maihack.pdf (28.10.2020)

Metzler, Arnold an Dr. Heidrun Macha-Krau: Gespräch beim Bundeskanzler hier Darstellung der Situation der Logopäden/innen in den neuen Ländern. 16.05.1994

Mietzenheim, P. (1973). Lehrerin gestern und heute. Eine historische Betrachtung. Berlin (Ost): Volk und Wissen

Motsch, H. J. (1983). Wandlungen im Bereich der Logopädie. Unveröffentlichtes Manuskript

Nusser-Müller-Busch, R. (1991). Vorwort, Forum Logopädie, Heft 4, 1

Orthmann, W. (1982). Geschichte der Sprachheilpädagogik. In: Knura, G., Neumann, B. (Hrsg.). Pädagogik der Sprachbehinderten, Handbuch der Sonderpädagogik. Band 7. Berlin: Marhold: 67-91

Paal, K. (1989). Zum 80. Geburtstag von Elfie Wolff. Forum des Zentralverbandes für Logopädie e.V., Heft 1/89, 18

Peuser, G. (1977). Patholinguistik: ein neues Gebiet der Angewandten Sprachwissenschaft. In: Gutknecht, C. (Hrsg.). Grundbegriffe und Hauptströmungen in der Linguistik. München: Wilhelm Finck, 193-210

Picht, G. (1964). Die deutsche Bildungskatastrophe. Analyse und Dokumentation. Freiburg im Breisgau: Olten

Pilchowski, D. (1992). Eine Phoniatrie-Assistentin/Logopädin aus den neuen Bundesländern stellt sich vor. Forum Logopädie, Heft 4, 20

Sackmann, R., Weymann, A., Wingens, M. (2000). Die Generation der Wende, Berufs- und Lebensverläufe im sozialen Wandel. Wiesbaden: Westdeutscher Verlag

Schmoll, J. (2000). Das Prinzip der „Nachhaltigkeit" auf dem Weg zur Ideologie. Berliner Beiträge 2, 72-75

Schrey-Dern, D., Rausch, M. (2014). Der dbl auf dem Weg wachsender Professionalisierung. Forum Logopädie, Heft 3, 14-15

Spiecker-Henke, M. (1974). Rehabilitationsgesetz und Kassensituation. ZVL-Mitteilungen, Dezember, 7-9

Stürzbecher, M. (1994). Die Familie Gutzmann, die Berliner Universitäten und die Entwicklung der Stimm- und Sprachheilkunde. In: Gross, M. (Hrsg.). 30 Jahre Logopädie in Deutschland. Berlin: R. Gross Verlag, 20-57

Verfassung der Deutschen Demokratischen Republik vom 6. April 1968. GBL. I Nr. 8, 199

Weber, M. (1975). Die protestantische Ethik und der Geist des Kapitalismus. Bd. 1. hrsg. von J. Wickelmann. München, Hamburg: Siebenstern

Weber, M. (1972). Wirtschaft und Gesellschaft. Grundriss der verstehenden Soziologie. Tübingen: Mohr

Wienand, E. (2003). Public Relations als Beruf. Kritische Analyse eines aufstrebenden Kommunikationsberufes. Wiesbaden: Westdeutscher Verlag

Zrenner, G. (1989). Vor 25 Jahren. Forum des Zentralverbandes für Logopädie e.V., Heft 1/89, 19

Vom Hilfsberuf zur Profession 7

„Die Geschichte der Logopädie war und ist geprägt durch einen ständigen Kampf um Anerkennung."
(Macha-Krau, 1994:14)

Der lange Weg der Logopädie nach dem 2. Weltkrieg vom Hilfsberuf über den Gesundheitsfachberuf hin zur Profession in Deutschland hat sowohl mit seiner Verankerung im Gesundheitssystem zu tun als auch damit, dass bis zu 95 % aller Berufsangehörigen weiblich sind und bis heute die Benachteiligung von Frauen ein gesamtgesellschaftliches Problem darstellt. *„Trotz gleichwertiger Anforderungen wird in Frauenberufen weniger bezahlt"* (Lillemeier, 2016:3), dies geht aus der Analyse von Tätigkeiten mit dem „Comparable Worth Index" hervor, der eine *„geschlechtsneutrale Arbeitsbewertung"* beinhaltet, die nach den Faktoren Wissen und Können, Physische Anforderungen, Psychische Anforderungen und Verantwortung die Berufe bewertet. Auch für den Beruf Logopäd*in ist die Benachteiligung deutlich erkennbar. Der im Logopädengesetz (LogopG) von 1980 festgelegte Ausbildungsstatus auf Berufsfachschulniveau trägt auch im Jahre 2020 dazu bei, dass die Weiterentwicklung als Profession behindert und den Berufsangehörigen keine der Tätigkeit angemessene Vergütung gezahlt wird.

Zu Beginn des 20. Jahrhunderts entwickelten sich verschiedene Tätigkeitsfelder im Bereich der Stimm-, Sprech- und Sprachstörungen. Die bis dahin parallel verlaufende Entwicklung in der Medizin und Pädagogik, dokumentiert in der *„Medizinisch-pädagogischen Monatszeitschrift für die gesamte Sprachheilkunde"* (Jahrgänge: 1891-1912), spaltete sich auf. Die Sprachheilpädagogik widmete sich schwerpunktmäßig der Förderung und Unterrichtung sprachauffälliger Kinder, während die „medizinische Sprachheilkunde", von Fröschels als „Logopädie" bezeichnet, sich inhaltlich auf die klinische Untersuchung und Behandlung von sprach- und stimmgestörten Patienten bezog (vgl. Rausch & Schrey-Dern, 2007) (Kap. 4.4).
Neben der „medizinischen Sprachheilkunde" gab es im Gesundheitsbereich die „medizinische Stimmheilkunde" (Phoniatrie), die eine entsprechende medizinische Ausbildung erforderte und die die medizinische Untersuchung der Patienten verantwortete. Beide Berufsbereiche standen gleichberechtigt nebeneinander: *„Für Emil Fröschels war eine akademische Ausbildung von Logopäden als gleichrangig mit Phoniatern zweifelsfrei"* (Grohnfeldt, 2013:8).

„Das Jahr 1926, in dem beim Wiener Kongress der IALP eine Resolution mit der Forderung nach einer speziellen wissenschaftlichen Ausbildung (mit akademischem Abschluss) für die Logopädie verabschiedet wurde, kann daher als die Geburtsstunde der Logopädie bezeichnet werden."
(Rausch & Schrey-Dern, 2007:122).

Die Entwicklung der Logopädie zu einem eigenständigen, wissenschaftlich fundierten Beruf im Gesundheitswesen kam im „Dritten Reich" vollständig zum Erliegen (Kap. 5). Nach dem 2. Weltkrieg *„wurde [in Westdeutschland] weitgehend auf das duale System von Medizin und Pädagogik zurückgegriffen"* (Grohnfeldt, 2013:7). Dabei entstand ein Nebeneinander von zwei Berufen, der „Logopäde ... als Assistent des Arztes" und der „Sprachheilpädagoge ... als Lehrer", deren fachliche Kompetenz allerdings *„nicht von der Qualifikation, sondern vom Handlungsfeld, in welchem er tätig ist"*, abgeleitet werden (Maihack, 2001:105), d.h. Sprachheillehrer*innen in Sprachheilschulen und Logopäd*innen als Behandler*innen von Sprachstörungen, aber keine Tätigkeit im Arbeitsfeld des jeweils anderen. Maihack (2001) ist in seiner Dissertation differenziert auf dieses „Paradoxon" eingegangen.

Die Ausbildung von Sprachheilpädagog*innen war immer hochschulisch, während der Beruf der Logopäd*in als „Heilhilfsberuf" im Gesundheitswesen verankert wurde und mit der Verabschiedung des Logopädengesetzes (LogopG, 1980) auf Berufsfachschulniveau etabliert wurde. (Exkurs 7: Berufsgesetz)

Die Situation in der „DDR" unterschied sich erheblich von der in der BRD, weil es in der DDR vier hochschulisch ausgebildete Berufe gab (Kap. 6). Die mit der Wende einhergehende Hoffnung, dass sich die hochschulische Ausbildung auch in Westdeutschland durchsetzen könnte, wurde zunichtegemacht. Das Logopädengesetz wurde auf die „neuen" Länder übertragen (Kap. 6.3). Folglich wurde auch nach der Wende die Weiterentwicklung des Berufes zu einer Profession in Deutschland durch das unverändert geltende Logopädengesetz von 1980 behindert.

Eine weitere Hürde in Hinblick auf die **Professionsentwicklung** ist die mit der Zuordnung des Berufes als Beruf im Gesundheitswesen einhergehende Beschränkung der Arbeitsmöglichkeiten, d.h. eine Tätigkeit als Logopädin im Bildungswesen ist im Gegensatz zu Europa in der Regel nicht möglich. Dabei wird in Deutschland außer Acht gelassen, welche Ressourcen der Beruf insbesondere in Kindergarten und Schule zur Verfügung stellen kann. Der Anspruch der Berufsgruppe, auch im Bildungswesen tätig zu sein, ist von Monika Rausch als Präsidentin des dbl (2002-2011) mit vorangetrieben worden. Unter ihrer Ägide wurde die Leistungsbeschreibung Sprachförderung (2006) erstellt, die Konzeption zur alltagsintegrierten Sprachförderung in der Erzieherinnenfortbildung Sprachreich (dbl, 2020c) umgesetzt und die Kompetenz der Logopäd*innen im Bereich des kindlichen Spracherwerbs mithilfe der Wanderausstellung „Sprich-mit-mir" (2007-2009) sowie in Foldern und Fragebögen zur kindlichen Sprachentwicklung visualisiert.

Die sektorale Zuordnung der Berufe in Deutschland, als Beruf entweder im Bildungs- oder im Gesundheitswesen, stellt in Hinblick auf die Umsetzung von Inklusion ein erhebliches Problem dar, wie aus dem Positionspapier zur Inklusion (dbl, 2014) deutlich wird: *„Inklusion erfordert, dass die logopädische Versorgung an der Zielsetzung der Teilhabe für den Betroffenen ansetzt und dort angeboten wird, wo betroffene Menschen leben, betreut und ausgebildet bzw. versorgt werden. Zur Sicherstellung dieser Versorgung und Gewährleistung der Interdisziplinarität sind in den entsprechenden Einrichtungen entweder Therapeuten anzustellen oder aber Kooperationsverträge mit Praxen zugelassener Leistungserbringer, die den gesetzlich vorgeschriebenen Qualitätsanforderungen entsprechen, abzuschließen."*

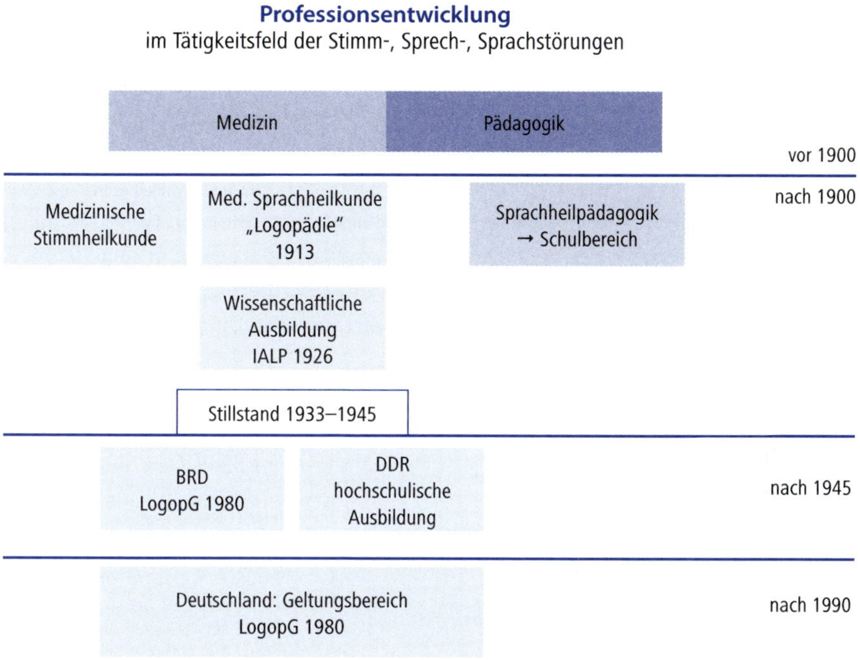

Die Tätigkeit von Logopäd*innen im Bereich des Bildungswesens wird wahrscheinlich durch eine hochschulische Ausbildung erleichtert, da Hochschulabsolvent*innen, auch im Bereich reglementierter Berufe, in sehr unterschiedlichen Arbeitsfeldern tätig werden können und der Ausbildungsabschluss keine mit dem Berufsfachschulabschluss vergleichbare Hemmschwelle darstellt.

7.1 Tätigkeit als Heilhilfsberuf in der BRD

„Wenn Sie einen Patienten therapieren, ist das so, als ob ich durch Sie den Patienten therapiere."

In diesem Zitat aus den 80er-Jahren des letzten Jahrhunderts eines hier ungenannten Phoniaters kommt das Grundverständnis eines Mediziners zur Rolle von Logopäd*innen im klinischen Alltag zum Ausdruck, das durch „Abhängigkeit", „Unselbstständigkeit", aber auch geringe Wertschätzung der Tätigkeit der Berufsgruppe gekennzeichnet ist. Dieses Verständnis von Logopäd*innen als Hilfskräfte von Phoniatern – „Heilhilfsberuf" – hatte sich nach dem 2. Weltkrieg etabliert. *„Der Logopäde wird als Assistent des Arztes definiert"* (Maihack, 2001:105).
Die erste Generation von Logopäd*innen, vor Inkrafttreten des LogopG (1980), wurde von Mediziner*innen unterschiedlichster Fachrichtungen ausgebildet, wobei in der Regel Ärzte, d. h. Phoniater, die Leitung der ersten Ausbildungseinrichtungen innehatten (Macha-Krau, 2011).

„Schwerpunkt waren die medizinischen Fächer Anatomie, Physiologie, Pädiatrie, HNO, da war Phoniatrie mit drin, Audiologie war extra. Dann Psychiatrie und Pädagogik, Geschichte der Pädagogik, Heilpädagogik und Psychologie. Ach ja, und zum Schluss hatten wir dann noch Phoniatrie bei Dr. Schilling. (Dietlind, Ausbildung von 1964 bis 1966)"
(Macha-Krau, 2011:16).

Schon damals stand das eigene berufliche Selbstverständnis zu dieser ärztlichen Auffassung in unmittelbarem Widerspruch. Der Berufsverband bezeichnete den Beruf in den 1970er-Jahren des letzten Jahrhunderts als „nicht-ärztliche(n) Medizinal-Fachberuf", der „eigenverantwortlich und selbstständig" tätig wird und zu dessen Tätigkeiten auch die „Diagnostik" zählt (ZVL, 1976):

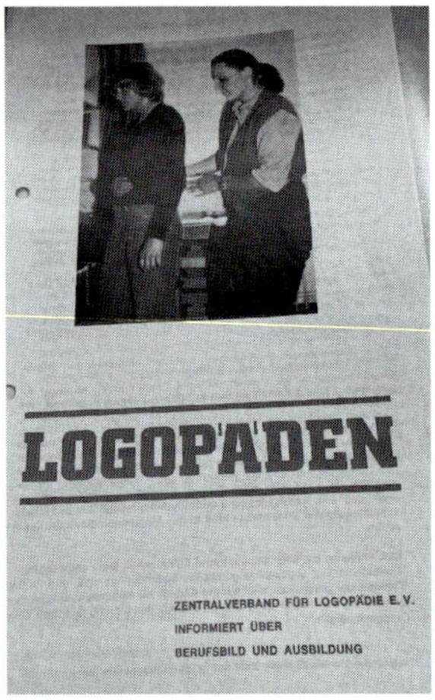

Deckblatt der Broschüre Logopäden, ZVL

Diesen Anforderungen an den Beruf entsprachen auch die Ausbildungsvoraussetzungen, wie sie in den 1970er-Jahren vor Inkrafttreten des LogopG an den 13 staatlichen Ausbildungseinrichtungen mehrheitlich an Universitätskliniken üblich waren (s. unten).

Ausbildungsvoraussetzungen

„Als Eingangsvoraussetzung für die Ausbildung muß zum gegenwärtigen Zeitpunkt nachgewiesen werden:

- Das Abitur (allgemeine Hochschulreife bzw. Fachhochschulreife) und ein in der Regel halbjähriges, ganztägiges, sozial-pädagogisches oder pflegerisches Praktikum
- Die mittlere Reife und eine abgeschlossene sozial-pädagogische oder nicht-ärztlich medizinische Berufsausbildung aus dem therapeutischen oder pflegerischen Bereich."

(ZVL, 1976)

Von den Anforderungen an eine qualitativ angemessene Ausbildung, wie sie der Berufsverband im Gesetzgebungsverfahren gefordert hatte, blieben wesentliche Teile unberücksichtigt. Immerhin wurde bei Inkrafttreten des Gesetzes über den Beruf des Logopäden (LogopG) 1980 die Befunderhebung als Bestandteil der Ausbildung und Staatsexamensprüfung im praktischen Teil übernommen.

Logopädische Ausbildungs- und Prüfungsordnung (LogAPro):
§ 7 Praktischer Teil der Prüfung
„(1) Der praktische Teil der Prüfung erstreckt sich auf die angewandte Logopädie. Er umfaßt die folgenden Aufgaben:
1. Der Prüfling hat an einem Patienten oder einer Gruppe von solchen die Anamnese und den Befund zu erheben und einen Behandlungsplan mit den dazugehörigen Erörterungen und Begründungen unter Einbeziehung der sozialen, psychischen, beruflichen und familiären Situation aufzustellen. ..."

Die Durchführung der „Befunderhebung" – besser gesagt der logopädischen Diagnostik – war von Beginn an Teil der logopädischen Tätigkeit (ZVL, 1976), was in den Rahmenempfehlungen gemäß § 125 Absatz 1 SGB V, die die Leistungserbringung in freier Praxis regeln, deutlich zum Ausdruck kommt. Trotzdem besteht nach wie vor die Abhängigkeit von ärztlicher Verordnung, die insofern einen Anachronismus darstellt, als dass hier eine Verordnung ausgestellt wird, bevor auf der Grundlage der logopädischen Diagnostik die Behandlungsbedürftigkeit in Hinblick auf eine logopädische Störung festgestellt wird.
Gleichwohl wurde mit Inkrafttreten des Logopädengesetzes, d. h. mit der Einführung einer gesetzlich geschützten Berufsbezeichnung und der Vereinheitlichung der theoretischen und praktischen Ausbildung, der Rahmen für eine Verberuflichung von „Logopäd*innen" geschaffen.
Auf politischer Ebene wird die mangelnde Wertschätzung der Berufsgruppe in den Folgejahren auch daran deutlich, dass die Zugangsvoraussetzungen zur Ausbildung herabgesetzt wurden, d. h. das 18. Lebensjahr bildet keine Voraussetzung mehr für die Aufnahme der Ausbildung (s. unten).

LogopG (1980): § 4
„(2) Voraussetzung für den Zugang zur Ausbildung ist eine abgeschlossene Realschulbildung, eine andere gleichwertige Ausbildung oder eine nach Hauptschulabschluss abgeschlossene Berufsausbildung von mindestens zweijähriger Dauer."

In diesen Kontext passt auch, dass die zweijährige Berufserfahrung in Vollzeit als Bedingung für die Niederlassung in freier Praxis **abgeschafft** wurde und es damit staatlich anerkannten Logopäd*innen ermöglicht wurde, sich unmittelbar nach Abschluss ihrer Ausbildung sofort in freier Praxis niederzulassen. Damit ist es theoretisch denkbar, dass eine 16-jährige Realschulabsolventin nach Abschluss ihrer 3-jährigen Ausbildung freiberuflich tätig wird. Der Widerstand der Berufsgruppe gegen den Wegfall der berufspraktischen Erfahrungszeit lief ins Leere, da die Bundesregierung mit der Umsetzung der EU-Anerkennungsrichtlinie (2005/36/EG) in Deutschland argumentierte. Dabei wurden wahrlich „Äpfel mit Birnen" verglichen, wenn man bedenkt, dass schon damals die Kolleg*innen in Finnland über eine 5-jährige hochschulische Ausbildung verfügten, bevor es ihnen erlaubt war, selbstständig die Verantwortung für die Versorgung von Patient*innen zu übernehmen (Schrey-Dern, 2003a).

In der Zuschreibung der Berufsgruppe als „Heilhilfsberuf" kommt ein tief verwurzeltes Abhängigkeitsverhältnis der Berufsgruppe von Ärzten zum Ausdruck, das bis heute die Professionalisierung erschwert. Die Bestrebungen zur Anhebung des Qualifikationsniveaus durch Akademisierung der Berufsgruppe stellen dieses Abhängigkeitsverhältnis zur Disposition.

7.2 Logopäd*in „Gesundheitsberuf – Gesundheitsfachberuf – Heilberuf"?

Der Versuch einer Einordnung des Berufes in ein System der Berufe im Gesundheitswesen in Deutschland scheitert daran, dass es an einer einheitlichen Terminologie oder gar Systematisierung mangelt (vgl. Igl, 2016). Das Bundesministerium für Gesundheit (BMG) stellt dazu Folgendes fest: *„Eine Definition des Begriffs der Gesundheitsberufe gibt es nicht. Allgemein werden darunter alle die Berufe zusammengefasst, die im weitesten Sinne mit der Gesundheit zu tun haben. Nur für einen Teil der Gesundheitsberufe ist der Staat zuständig; viele entwickeln sich auch ohne Reglementierung, das heißt, ohne dass es eine staatliche Ausbildungsregelung gibt."* (BMG, 2020). Dabei lassen sich die Berufe danach unterscheiden, ob sie reglementiert oder nicht-reglementiert sind, ob sie bundes- oder landesrechtlich geregelt sind, wobei die Heilberufe Bundesrecht unterliegen. Im Konzert der Berufe im Gesundheitswesen können Logopäd*innen sowohl den „Gesundheitsfachberufen" als auch zur Kategorie „anderer Heilberuf" zugeordnet werden.

Definition Gesundheitsfachberuf

„Zu den Gesundheitsfachberufen kann man all diejenigen Angehörigen von Berufen rechnen, die spezifische Güter (Waren und Dienstleistungen) im Zusammenhang mit der Gesundheit herstellen und dafür eine besondere staatlich geregelte Ausbildung genossen haben."

(Igl, 2016:424)

Logopäd*innen sind Dienstleister im Sinne von „Leistungserbringern", d.h. sie erbringen die im Heilmittelkatalog der in der Heilmittelrichtlinie (G-BA, 2020) festgelegten „Maßnahmen der Stimm-, Sprech-, Sprach- und Schlucktherapie" (G-BA, 2020:29ff) und repräsentieren daher einen Gesundheitsfachberuf im Sinne der Definition nach Igl (2016).

Die Gruppe der Heilberufe umfasst neben den Ärzten auch „nicht-ärztliche“ oder auch „andere Heilberufe“, zu denen auch die Therapieberufe wie der des/der Logopäd*in zählen.

Heilberuf

„Zu den Heilberufen zählen diejenigen Berufe, deren Tätigkeit die Heilung von Krankheiten und die medizinisch-helfende Behandlung und Betreuung von Patienten erfasst.“ Dazu rechnet das BMG auch die Berufsgruppe der Logopäd*innen (BMG, 2020).

Eindeutig wird die Zuordnung zu den Heilberufen auch in der Definition des Berufes im Berufsprofil des CPLOL, dem sich der dbl als Gründungsverband des CPLOL verpflichtet fühlt, und das neben den zentralen Tätigkeiten von Prävention, Diagnostik und Therapie auch eine Forschungsverpflichtung beinhaltet, in der das berufliche Selbstverständnis als „Clinical Researcher“ zum Ausdruck kommt.

„The speech and language therapist is the professional responsible for the prevention, assessment, treatment and scientific study of human communication and related disorders. In this context human communication encompasses all those processes associated with the comprehension and production of oral and written language, as well as appropriate forms of non-verbal communication.“
(CPLOL, 1997).

Dieses auf europäischer Ebene formulierte Selbstverständnis des Berufes wurde in einem Konsenspapier zwischen den Berufsverbänden im Bereich Logopädie/Sprachtherapie 1999 aufgegriffen und artikulierte deutlich den Anspruch nach einer wissenschaftlich fundierten Ausbildung, indem *„die Sprachtherapeutin als eigenständiger wissenschaftlich begründeter Heilberuf mit selbständigem wissenschaftlichen Gegenstand“* (dba et al., 1999) bezeichnet wird. Diese Forderung steht in unmittelbarem Zusammenhang mit der Tatsache, dass schon 1999 berufsfachschulisch und hochschulisch ausgebildete Behandler*innen im Bereich Logopädie/Sprachtherapie tätig waren (s. Exkurs 4).

weiter → S. 195

Behandlergruppen im Bereich Logopädie/ Sprachtherapie

Der GKV-Spitzenverband hat 12 unterschiedlich ausgebildete Behandler*innen im Bereich der „Stimm-, Sprech- und Sprachtherapie" als Leistungserbringer*innen zugelassen (GKV, 2018:15) (siehe unten). Dies ist auf unterschiedliche Ursachen zurückzuführen, die alle mehr oder weniger mit dem Versorgungsauftrag der GKV in Zusammenhang stehen:

- Unklare Zuständigkeiten von Bildungs- und Gesundheitswesen
- „Fachkräftemangel"
- Berufsausbildungen in Niedersachsen
- Anerkennung von Berufsgruppen aus der „DDR"

12 unterschiedlich ausgebildete Behandlergruppen
in der Logopädie/Sprachtherapien
nach § 124 SGB V (Zulassungsempfehlungen GKV)

LogopG (Bundesgesetz)
Logopäd*innen mit BFS-Abschluss sowie mit akadem. Abschluss (Modellstudiengänge-Modellklausel Studiengänge: ausbildungs-integrierend,-begleitend, additiv)

Sonstige
Atem-, Sprech- und Stimmlehrer*innen mit BFS-Abschluss (NIESA)
Teil- oder Vollzulassungen: Absolvent*innen der akademischen Sprachtherapie mit BSc- oder MA-Abschlüssen

Ausbildungen auf BFS- und Hochschulebene

12 Behandlergruppen

1 Unklare Zuständigkeiten von Bildungs- und Gesundheitswesen

Die Förderung von „sprachbehinderten" Kindern nach dem 2. Weltkrieg in Westdeutschland lag zunächst im Aufgabenbereich des Sonderschulwesens, das eine Differenzierung nach 10(!) unterschiedlichen Behinderungsarten vorsah. Aus dem KMK-Beschluss von 1972 ist bereits eine Zweigleisigkeit der Versorgung von „sprachbehinderten" Kindern im Bildungs- und Gesundheitswesen in den Regelungen für die „Schule für Sprachbehinderte (Sonderschule)" erkennbar: *„Die Schule für Sprachbehinderte hat wie die ambulante Behandlung die Aufgabe, die sprachlichen Fehlleistungen der Schüler sachgerecht zu beheben, ihre sprachliche Kontaktfähigkeit und ihr sprachliches Ausdrucks- und Mitteilungsvermögen und ihre Gesamtentwicklung so zu fördern, daß sie nicht nur die Scheu vor der Gemeinschaft überwinden, sondern ihr mit Selbstvertrauen mitteilsam begegnen."* (KMK, 1972, zitiert nach KMK, 1994:36). Diese Zweigleisigkeit wird auch deutlich am gängigen Sprachgebrauch, wie aus den Erinnerungen von Gregor Heinrichs, dem ehemaligen Mitglied der Bundesangestelltenkommission (BAK) des dbl, zum Aufnahmeverfahren in die Sonderschule hervorgeht: *„Kinder, die eine Sonderschule für Sprachbehinderte, eine sogenannte Sprachheilschule, besuchten, wurden dort aufgrund eines Sonderschulaufnahmeverfahrens unterrichtlich und sprach-sonderpädagogisch beziehungsweise sprachtherapeutisch betreut. Für das Sonderschulaufnahmeverfahren wurde dem Schulrat ein pädagogisches Gutachten über das sprachbehinderte Kind vorgelegt. Darin war zu klären, ob im Sinne der Gesetzeslage eine Behinderung vorliegt, von der auszugehen ist, dass das betroffene Kind in der Regelschule nicht adäquat gefördert werden kann, und somit die Aufnahme in die jeweilige Sonderschule geboten erscheint. Der Unterricht war in kleinen Klassen und sollte therapieimmanent durchgeführt werden. Daneben gab es zusätzliche sprachsonderpädagogische Hilfen, die einfach auch Sprachtherapie genannt wurden. Die Grund-*

Diplomierte Sprachheilpädagogen (Heinrichs, 2020)

„Wenn die sprachliche Beeinträchtigung nicht so gravierend war, wurde das Kind in Ermangelung logopädischer Praxen im Normalfall von Sprachheillehrern außerschulisch betreut. Das hatte eine lange Tradition. So wurden in Düsseldorf 1888 vom Hilfsschulrektor Horrix, der beim Phoniatrie-Professor Gutzmann (sen) an einem entsprechenden Kurs teilgenommen hatte, Sprachheilkurse zunächst für Stotterer und später auch für Stammler eingerichtet. Diese Kurse endeten in Düsseldorf mit einer öffentlichen Prüfung, in der der Stotterer zeigen musste, dass er gelernt hatte, fließend zu sprechen. Dieser zusätzliche ‚Sprachheilunterricht' lag also in der Trägerschaft des Schulamtes. Die ersten Behandler waren fortgebildete Hilfsschullehrer. Daneben gab es kurz nach 1900 in der Düsseldorfer Uni-Klinik schon eine erste Logopädin, die sich um Stimmgestörte zu kümmern hatte. Nicht die Existenz der Sprachheilschule mit ihrem sprachimmanenten Unterricht, sondern diese außer-unterrichtlichen Hilfen für sprachgestörte Schulkinder war die Grundlage für die sich später entwickelnde Konkurrenz zu anderen sprachtherapeutischen Berufsgruppen. Nachdem das Bundessozialhilfegesetz im Juni 1962 in Kraft trat, ging die Kostenträgerschaft dieser Hilfen vom Schulamt zum Sozialamt über. Dann war aber nicht mehr die Klientel nur auf Schulkinder beschränkt. Das entsprechende Sachgebiet bekam den Namen ‚Sprachheilfürsorge'. In Nordrhein-Westfalen sorgten nun die Landschaftsverbände als überörtliche Sozialhilfeträger dafür, dass in den Kommunen die Stelle des Sprachheilbeauftragten geschaffen wurde. Im Normalfall wurde als fachkundige Person der Leiter der Sprachheilschule in dieses Amt berufen. In Essen war das zeitweise auch ein Arzt des Gesundheitsamtes. Er hatte die Aufgabe, für das Gemeindegebiet die ambulanten Sprachheilhilfen zu organisieren und geeignetes Personal auf Honorarbasis zu gewinnen.

Da es einige Sprachheilpädagogen gab, die nicht den Schuldienst antraten, sondern privat mit Stunden in der Sprachheilfürsorge ihren Lebensunterhalt verdienten, schufen Hochschullehrer z. B. in Dortmund im Rahmen der 1970 geschaffenen Diplom-Studienordnung auch einen Studiengang mit dem Studienschwerpunkt ‚Sondererziehung und Rehabilitation Sprachbehinderter', den sie um das Jahr 1995 in ‚Sprachtherapie' umbenannten. Damit entstand die Behandlergruppe der diplomierten Sprachheilpädagogen, die sich zunächst als ‚Arbeitsgemeinschaft der außerschulisch tätigen Sprachheilpädagogen' innerhalb der Deutschen Gesellschaft für Sprachheilpädagogik formierte, obwohl diese eigentlich die Sprachheilschule als Schwerpunkt ihrer berufspolitischen Bemühungen ansah."

lage für dieses Vorgehen waren die jeweiligen Landesschulgesetze." (Heinrichs, 2020).

Mit dem im Oktober 1974 in Kraft getretenen Rehabilitations-Angleichungs-Gesetz wurden die bis dahin außerschulisch erbrachten sprachheilpädagogischen Leistungen rechtlich als medizinische Leistungen definiert, für die nicht mehr die Sozialhilfeträger, sondern die Krankenkassen Kostenträger wurden. Die kommunale ambulante Versorgung „Sprachgestörter" gelangte auf diese Weise in den Bereich des Öffentlichen Gesundheitsdienstes (ÖGD). Die bisherige „Sprachheilfürsorge", die sich gelegentlich auch „Beratungsstelle für Sprachbehinderte" genannt hatte, wurde vielerorts umbenannt in „Sprachtherapeutischer Dienst" oder wie in Düsseldorf „Logopädischer Dienst". Die Behandler waren in der Zwischenzeit dort nicht mehr nur Sprachheillehrer, sie kamen aus verschiedenen sprachtherapeutischen Berufen. Auch das Tätigkeitsfeld erweiterte sich. So wurden z. B. im Rahmen des Gesundheitsamtes Düsseldorf epidemiologische Untersuchungen in Kindertagesstätten durchgeführt, um festzustellen, wie hoch in den einzelnen Stadtteilen der Anteil sprachauffälliger Kinder ist und mit welchen Maßnahmen man im Bedarfsfall zu reagieren hat. Die Regelung nach dem Rehabilitations-Angleichungsgesetz bewirkte, dass es für die Sprachambulanzen zwischen den einzelnen Kommunalverwaltungen und den Krankenkassen zu einer vertraglichen Kostenvereinbarung kam. Dies ist auch in Zusammenhang mit dem seitens des Sozialgerichts Münster 1971 gefällten Urteil zu sehen. *„Auch für eine Sprachstörung bei einem Kind habe die Gesetzliche Krankenversicherung aufzukommen“* (dbl, 2004:8). Schon 1972 wurde der erste Kassenvertrag mit der Ortskrankenkasse Württemberg-Baden geschlossen, der als Mustervertrag für alle nachkommenden Kassenverträge Geltung bekommen sollte. Dies trifft insbesondere auch für den späteren, 1976 abgeschlossenen ersten Rahmenvertrag zwischen ZVL und VdAK mit bundesweiter Geltung zu. Diese Entwicklung ist nicht zuletzt auch das Verdienst des Berufsverbandes ZVL unter Leitung von Marianne Spiecker-Henke, die während ihrer Amtszeit (1971-1977) als eine zentrale Aufgabe die Etablierung der freiberuflichen Tätigkeit als Logopädin ansah (vgl. dbl, 2004). Mit Inkrafttreten des Logopädengesetzes (LogopG) im Jahre 1980 war der Beruf „Logopäde/Logopädin“ dann als staatlich anerkannt etabliert.

Die Zweigleisigkeit der Versorgung von Kindern mit Sprach-, Sprech-, Stimm- und Hörstörungen bis in die 2000er-Jahre wird auch daran deutlich, dass die Zielgruppen in den Schulen für Sprachbehinderte und in den logopädischen Praxen sich de facto nicht unterschieden. Noch 1994 heißt es dazu in einem Beschluss der KMK zur Aufnahme von Kindern und Jugendlichen in die Schulen für Sprachbehinderte: *„Schüler mit verzögerter Sprachentwicklung, Seelentaubheit, motorischer Hörstummheit, Aphasie, Dysgrammatismus, Poltern, Stottern, psychogener Stummheit, funktionell oder organisch bedingtem Stammeln und Stimmstörungen.“* (KMK, 1994:35).

Es ist daher nicht erstaunlich, dass Sonderschullehrer*innen oder Sprachheilpädagog*innen (Diplompädagog*innen mit Schwerpunkt Sprachbehindertenpädagogik) in zunehmendem Maße therapeutisch tätig wurden. Der Aufbau von Studiengängen zur „Sprachtherapie“ im Bereich der Sprachheilpädagogik Ende der 90er-Jahre des letzten Jahrhunderts an der TU Dortmund durch Prof. Dupuis und an der LMU München durch Prof. Dr. M. Grohnfeldt folgte im Prinzip dieser Entwicklung.

2 Fachkräftemangel

Im Mittelpunkt von Gesundheitspolitik steht die Sicherstellung der Versorgung, dies bedeutet dann auch, unter bestimmten Voraussetzungen andere Berufsgruppen zuzulassen; im Bereich Logopädie ist dies zu unterschiedlichen Zeitpunkten passiert.

Ende 1976 gab es 13 Lehranstalten an Kliniken und Krankenhäusern mit einer geschätzten Ausbildungskapazität von 200 Ausbildungsplätzen pro Jahr (vgl. ZVL, 1976).

Nach Inkrafttreten des LogopG 1980 wurde der Versorgungsmangel im Bereich Logopädie offenbar, dies geht aus dem Erfahrungsbericht zum Gesetz über den Beruf des Logopäden vom 2. Dezember 1982 (DBMFJG, 316-4353-1/1) hervor, der von einem Bedarf von 3500 Logopäden ausgeht, das Statistische Bundesamt hatte zum 31.12.1981 aber lediglich 698 berufstätige Logopäden bundesweit erfasst (DBMFJG, 1983:32). Des Weiteren wird vermerkt, dass Niedersachsen die dort bestehende Ausbildung zum Sprachtherapeuten beibehalten und nicht in das LogopG integrieren möchte. Die Anzahl derjenigen, die nach § 8 Abs. 5 (mindestens 10 Jahre in der Sprach- und Stimmheilkunde tätig, ohne staatliche Prüfung) eine Anerkennung als Logopädin beantragt hatten, belief sich auf insgesamt 49 Personen in 7 Bundesländern, mit 12 Antragstellern aus Baden-Württemberg und 15 aus dem Saarland. Es hat also nur ein sehr geringer Anteil von Betroffenen die Möglichkeit wahrgenommen, sich im Rahmen von § 8 Abs. 5 als Logopäd*in anerkennen zu lassen. Dies hat evtl. auch damit zu tun, dass schon zu diesem Zeitpunkt klar war, dass aufgrund der angespannten Versorgungslage in der Heilmittelrichtlinie Ausnahmeregelungen für andere Berufe geschaffen werden sollten. Mit der Änderung der Heilmittelrichtlinie am 10. Dezember 1985 wurde tatsächlich eine Öffnung für andere Berufe beschlossen, die Durchführung von Sprachtherapie war nicht länger auf Ärzte und staatlich anerkannte Logopäden beschränkt: *„ ... sowie staatliche Sprachtherapeuten (sprachtherapeutische Assistenten) (...) Angehörige anderer Berufe können auf Verordnung des Arztes mit der Durchführung von Sprachtherapie betraut werden ..."* (Bundesausschuß Ärzte und Krankenkassen, 1985).

Trotz des festgestellten Bedarfs an zusätzlichen Ausbildungsstätten vergrößerte sich die Anzahl der Lehranstalten in öffentlicher Trägerschaft nicht, was sicherlich auch mit der Finanzierung durch die Länder zu tun hatte. Der Gesetzgeber versuchte daher auf anderem Wege diese Ausbildungslücke zu schließen, indem er eine Finanzierung der Ausbildung als Umschulungsmaßnahme beschloss. Seit Beginn der 1980er-Jahre war damit die Finanzierung der Ausbildung von Umschülern gesichert, was gleichzeitig auch zur Folge hatte, dass immer mehr private Anbieter diesen Ausbildungsmarkt für sich entdeckten. Die „Lehrerschwemme" bescherte dem Arbeitsmarkt damals viele arbeitslose Lehrer*innen, aber auch Sozialpädagog*innen gab es wie Sand am Meer. Trotz der Zunahme an Umschulungsmaßnahmen konnte der Bedarf an Therapeut*innen so schnell nicht gedeckt werden: *„Noch 1988 gab es in Düsseldorf wenig Logopäden. Die logopädische Arbeit wurde noch vorrangig von Sprachheilpädagogen geleistet. Da zu der Zeit die Logopäden durch die Begutachtungsanleitung von den Krankenkassen bevorzugt wurden, haben die Sprachheilpädagogen oft die Logopäden wegen deren medizinischer Ausbildung beneidet."* (Heinrichs, 2020).

Nach der Wende stieg die Anzahl der Ausbildungsstätten steil an, nicht nur in den „neuen" Bundesländern, sondern auch in den „alten" Bundesländern. Private Anbieter profitierten bis 2003 von der Finanzierung der Umschulung durch die Bundesagentur für Arbeit (BAG). Die Kürzung der Umschulungsfinanzierung von 3 auf 2 Jahre hatte allerdings nicht zur Folge, dass die Anzahl der privat geführten Berufsfachschulen zurückging. Dies ist auch an den Zahlen von 2019 erkennbar, von 84 Ausbildungseinrichtungen in der Logopädie waren lediglich 20 in öffentlicher Trägerschaft (AK Berufsgesetz, 2019:2).

Die Berufsgruppen aus dem Bereich der „Sprachpathologie" sind aus einem inhaltlichen Interesse heraus in den 70er-Jahren des letzten Jahrhunderts entstanden, wie aus den Beiträgen „zu den neuropsychologischen und linguistischen Grundlagen der Phänomenologie, Diagnostik und Therapie gestörter Sprache" hervorgeht. *„Mit dem wachsenden Interesse an der Sprachpathologie läßt sich in den letzten Jahren auch bei nicht-medizinischen Disziplinen eine verstärkte Zuwendung zur*

Sprachpathologie beobachten." (Peuser, 1979: Klappentext). Die Studiengänge „Patholinguistik" an der Universität Potsdam (Ria de Bleser) und „Klinische Linguistik" an der Universität Bielefeld (Gerd Rickheit), etabliert Ende der 1990er-Jahre, waren beide von Beginn an darauf ausgerichtet, eine linguistisch fundierte Ausbildung zu gewährleisten. Erst im Laufe der Zeit wurde ein entsprechend therapeutisches Profil entwickelt, das für die Zulassung als Leistungserbringer erforderlich geworden war. Der Fachkräftebedarf im Bereich der neurologischen Rehabilitation trug das Seine dazu bei, die beiden Berufsgruppen langfristig als Leistungserbringer zu etablieren.

3 Berufsausbildungen in Niedersachsen

Neben den staatlich anerkannten Logopäd*innen gab/gibt es in Niedersachsen zwei Ausbildungen.

Die Ausbildung zur **staatlich geprüften Atem-, Sprech- und Stimmlehrer*in** gibt es seit Beginn des 20. Jahrhunderts an einer eigens dafür geschaffenen Ausbildungsstätte zunächst in Hessen, dann seit 1984 in Bad Nenndorf. Seit den 1990er-Jahren des letzten Jahrhunderts hat sich das Ausbildungscurriculum der LogopAPro angenähert, auch um bundesweit therapeutisch arbeiten zu können, wobei das eigene Ausbildungsprofil, dem das Konzept Schlaffhorst-Andersen zugrunde liegt, bewahrt wird (s. S. 93-94).

Die **staatlich anerkannten Sprachtherapeut*innen** wurden in einer Ausbildungsstätte der AWO in Oldenburg ausgebildet und haben Ende der 1990er-Jahre die Ausbildung an die Erfordernisse des LogopG angepasst und die Einrichtung als staatlich anerkannte Ausbildungseinrichtung für Logopädie anerkennen lassen. Daher erhielten alle Absolvent*innen dieser Ausbildungseinrichtung eine Anerkennung mit bundesweiter Zulassung als Therapeut*in. Die Einrichtung selbst bildet seitdem staatlich anerkannte Logopäd*innen aus.

4 Anerkennung von Berufsgruppen aus der „DDR"

„Zu DDR-Zeiten gab es eine Vielzahl verschiedener Berufsgruppen, die alle, mit Ausnahme der audiologisch-phoniatrischen Assistentinnen, an Hochschulen ausgebildet wurden. Alle in der Stimm- und Sprachtherapie tätigen Berufsgruppen waren naturgemäß Angestellte im Gesundheits- und Bildungswesen der DDR. Sie arbeiteten in Sonderpädagogischen Beratungsstellen, Sprachheilkindergärten und Schulen, in Kliniken und speziellen medizinischen Einrichtungen. Nach der Wende gab es zahlreiche Bemühungen, die Ausbildung an den Hochschulen zu belassen. Dies scheiterte jedoch, weil das politische Interesse eindeutig in Richtung Berufsfachschule zielte." (Dorit Körner von der LA Cottbus zitiert nach Macha-Krau, 1994:34).

Insgesamt wurden Absolvent*innen von vier unterschiedlichen Abschlüssen als „Leistungserbringer" im Bereich Stimm-, Sprech-, Sprachtherapie zugelassen. Die Diplomlehrer, die Diplomerzieher und die Diplomvorschulerzieher für Sprachgeschädigte/Sprachgestörte haben ihre Abschlüsse an der Humboldt-Universität Berlin erworben. Die Studiengänge wurden nach der Wende nicht fortgeführt, auch weil die logopädische Versorgung nun nach LogopG erfolgte.

Im Gegensatz dazu haben die Diplom-Sprechwissenschaftler (Halle) die Wende „überlebt", d.h. sowohl die Absolvent*innen vor der Wende als auch nach der Wende können unter bestimmten Voraussetzungen als Behandler*innen im Bereich Stimm-, Sprech-, und Sprachtherapie arbeiten. Warum dies so ist, wird aus der Darstellung von Susanne Voigt-Zimmermann deutlich (s. Kasten).

Klinische Sprechwissenschaftler*innen (Voigt-Zimmermann, 2020)

*„Die Klinische Sprechwissenschaft in Halle hat schon immer für die wissenschaftlich-therapeutische Tätigkeit in Kliniken (vornehmlich Univ.-Klinika) ausgebildet, während die Studiengänge an der Humboldt-Universität für die Tätigkeit in Schulen und Kindergärten ausgebildet haben. Zudem gab es vor der Wende auch noch sog. „Phoniatrisch-pädaudiologische Assistent*innen", die HNO-Ärzten vorrangig in Kliniken zugearbeitet haben. Das ist mit der damaligen Ausbildungssituation in Westdeutschland so nicht vergleichbar.*

Nach der Wende bestand die Befürchtung, dass die Versorgung im klinischen und (damals wirklich nahezu neu) ambulanten Bereich zusammenbrechen könnte. Da waren wir letztlich die einzige klinisch tätige Berufsgruppe, die helfen konnte, die drohende Behandlungslücke zu schließen. Die berufsschulische Qualifikation der phoniatrisch-pädaudiologischen Assistentinnen entsprach nicht dem westdeutschen Ausbildungssystem und -standard.

*Da seit den 60er-Jahren eine sowohl enge fachliche als auch wissenschaftliche Zusammenarbeit bestand, unterstützten uns anfänglich einige DDR-Phoniater in unserem Bemühen, den Studiengang zu erhalten und die Zulassung zu bekommen, um die Versorgung der Patient*innen in den neuen Bundesländern sichern zu können. Ursprünglich gehörten wir Klinische Sprechwissenschaftler*innen ja als AG ‚Klinische Sprechwissenschaft' zur Gesellschaft für Oto-Rhino-Laryngologie und cervicofaciale Chirurgie der DDR, was ebenfalls die faktische Nähe zu den Phoniater*innen und HNO-Ärzt*innen erklärt.*

Zur berufsrechtlichen Situation sei erwähnt, dass die Klinische Sprechwissenschaft organisatorisch der Medizinischen Akademie der DDR unterstellt war. Der Status klinisch tätiger Diplom-Sprechwissenschaftler war dem eines Facharztes vergleichbar. Nach bestandener Prüfung und erfolgreicher Postgraduierung bekamen die Kollegen von der Akademie den Titel „Fachsprechwissenschaftler der Medizin" verliehen.

Erst nach der Wende haben wir unsere eigene Interessenvertretung, den Deutschen Bundesverband Klinischer Sprechwissenschaftler e. V. (DBKS e. V.), gegründet.

Den Studiengang zu erhalten, war die eine Sache, die andere war es, eine Zulassung bei den Krankenkassen zu bekommen, dies war dann doch mit ganz erheblichen Hürden verbunden. Ich hatte mich auf Anraten meines Chefs nach der Wende vorsichtshalber als Logopädin anerkennen lassen, um auf Nummer sicher zu gehen. Aber eigentlich wollte ich als Klinische Sprechwissenschaftlerin anerkannt werden.

*Als dann das LogopG auch in den neuen Bundesländern galt, musste ich quasi einen finanziellen und reputativen Absturz miterleben. Klinische Sprechwissenschaftler*innen haben in der DDR gleichberechtigt mit den Ärzten in der Abteilung für Phoniatrie gearbeitet, d. h. mit gleicher Vergütung und Position wie Fachärzte. Mir wurde dann (es galt ja ab Wiedervereinigung die bundesrepublikanische Gesetzgebung in der ehemaligen DDR) auf einmal ein komplett neuer Arbeitsvertrag mit neuer Eingruppierung vorgelegt, der eine Herabstufung von BAT 2a nach BAT 5 vorsah. Doch damit nicht genug, ich musste auch erleben, dass sich auf einmal ein deutlich hierarchisches Gefälle zwischen Ärzten und Therapeut*innen einstellte, obwohl sich die Tätigkeit in nichts zu der vorherigen unterschied. Diese Tendenz verschärfte sich noch*

EXKURS

*mit der Einsetzung und Anstellung von Verwaltungsangestellten, ärztlichen Kolleg*innen bzw. Vorgesetzten bundesrepublikanischer Provenienz. Sie wussten nicht, was sie taten und hörten oftmals auch nicht zu bzw. interessierten sich nicht dafür.*
*An der Martin-Luther-Universität Halle-Wittenberg als einziger Studieneinrichtung für Klinische Sprechwissenschaft haben seit Beginn der 90er-Jahre und bis heute sowohl personelle als auch strukturelle und institutionelle Entscheidungen der Bedeutsamkeit und Tradition der Klinischen Sprechwissenschaft Rechnung getragen. Diesen seit über 30 Jahren währenden Kampf haben viele Kolleg*innen der Sprechwissenschaft in Halle geführt und mitgetragen. Und immer hat es Unterstützer*innen gegeben, sowohl innerhalb der Universität, des Bundeslandes Sachsen-Anhalt, Deutschlands und der gesamten Science und Therapeutic Community, und nach wie vor in den Reihen der Ärzt*innen und berufspolitischen Entscheidungsgremien. Unser Status als zulassungsberechtigte Heilmittelerbringer im Bereich Sprach-, Sprech-, Stimm- und Schluckstörungen stabilisierte sich nach und nach in den 90er- und Anfang der 2000er-Jahre trotz der allmählichen Etablierung von staatlichen und privaten Logopädieschulen in den neuen Bundesländern. Die Bestrebung des dbl nach einer akademischen Ausbildung einerseits und die Bündelung aller Kräfte der akademischen Sprachtherapie im dbs andererseits setzte dann in den 2010er-Jahren zunehmend neue und stark motivierende Hoffnungen und Kräfte auch in den Reihen der Klinischen Sprechwissenschaft frei."*

Prof. Dr. Susanne Voigt-Zimmermann – Kurzbiografie

Von 1986 bis 1990 absolvierte Susanne Voigt-Zimmermann das Diplom-Studium der Sprechwissenschaft an der Martin-Luther-Universität, danach erfolgte bis 1994 die Postgraduale Ausbildung zur „Klinischen Sprechwissenschaftlerin". 1998 promovierte sie zum Thema: *„Untersuchungen zu quantitativen Stimmerkmalen bei hörgestörten und normal hörenden Kindern."* Bis 2014 war sie wissenschaftliche Mitarbeiterin in der Sektion „Sprechwissenschaft und Sprecherziehung" der Ruprecht-Karls-Universität Heidelberg. Seit WS 2009/10 hatte sie die Vertretung von Lehrveranstaltungen „Stimm-, Sprech-, Sprach- und Schluckstörungen" für Prof. Dr. phil. habil. Lutz Christian Anders inne. Danach arbeitete sie als wissenschaftliche Mitarbeiterin an der Universitätsklinik für Hals-, Nasen- und Ohrenheilkunde, Medizinische Fakultät der Otto-von-Guericke-Universität Magdeburg und übernahm dort ab Sommersemester 2016 die Vertretungsprofessur am Seminar für Sprechwissenschaft und Phonetik. 2017 habilitierte Susanne Voigt-Zimmermann mit dem Thema *„Sprechwissenschaftliche und interdisziplinäre Untersuchungen zur menschlichen Stimme und ihren Störungen – Wirkung, Diagnostik, Therapie und Prävention"*, erwarb ihre Venia Legendi für Sprechwissenschaft und Phonetik und wurde zur Universitätsprofessorin an der MLU Halle-Wittenberg ernannt.

7.3 Der Weg zur Professionalisierung

Die in den vorangegangenen Kapiteln beschriebene Entwicklung des Berufes zeigt auf, dass die Berufsgruppe von Beginn an den Anspruch an eine von ihr selbst gestaltete berufliche Tätigkeit verfolgt hat, was auch ein wesentliches Merkmal von Professionen darstellt.
Legt man das Modell von Hartmann (1968) zugrunde, wird deutlich, dass mit dem Begriff „Beruf" in Deutschland „traditionell Tätigkeiten auf dem mittleren Qualifikationsniveau" gekennzeichnet werden (Meyer, 2015:26). Im Gegensatz dazu zeichnen sich Professionen durch eine akademische Ausbildung, ein hohes Einkommen, Ansehen und Prestige, einen starken Berufsverband und die Bindung an Verhaltensregeln aus. Kennzeichnend für Professionalisierung ist auch, dass der Grad der Systematisierung des Wissens und der sozialen Vergemeinschaftung (Niekrenz, 2011:23ff) immer weiter zunimmt.

Kriterien von Professionen

„Die Ausformung einer Profession erfordert eine systematische Weiterentwicklung des Berufs. Dabei müssen verschiedene Kriterien vorliegen, um von einer Profession sprechen zu können (Kellnhauser, 1994; Meyer, 2013; Hartmann, 1968):

- Systematisierung des Wissens
- Autonomie, Selbstverwaltung und Interessenvertretung
- Verbindlicher Ethikkodex
- Hochschulausbildung
- Hohes Berufsprestige und hohes Einkommen
- Forschung." (zitiert nach Lauer, 2014:25)

Nachfolgend wird versucht die historische Entwicklung des Berufes vom 2. Weltkrieg bis heute unter Berücksichtigung der genannten Kriterien aufzuzeigen. Dabei spielt der Berufsverband eine herausragende Rolle (Exkurs 5) sowie seine Zusammenarbeit auf internationaler und europäischer Ebene (Exkurs 6). Die Etablierung der Logopädie als Profession ist letztendlich auch abhängig vom Berufsgesetz, das den gesetzlichen Rahmen für die Ausbildung, Tätigkeit und wissenschaftliche Weiterentwicklung festlegt (Exkurs 7).

7.3.1 Systematisierung des Wissens

Eine Systematisierung des Wissens artikuliert sich einerseits darin, dass die Berufsgruppe sich fachwissenschaftlich austauscht, z. B. im Rahmen von Kongressen oder Veröffentlichungen, aber andererseits auch selbst definiert, welche Inhalte für die eigene Profession von Relevanz sind und sich dementsprechend auch an der Erstellung von Leitlinien und Festlegung von Terminologien beteiligt. Die Entwicklung der Profession Logopädie ist deutlich ablesbar an der Systematisierung von Fachwissen, die der Berufsverband von Beginn an betrieben hat. Im Jahre 2020 ist der dbl mit mehr als 10 000 Mitgliedern der maßgebliche Berufsverband für die Berufsgruppe der Logopäd*innen in Deutschland.

7.3.1.1 Tagungen und Kongresse

Der Berufsverband, gegründet als der Zentralverband für Logopädie (ZVL), hat bereits 1970, also 6 Jahre nach seiner Gründung, die erste Jahresfortbildungstagung in Travemünde für seine Mitglieder organisiert, wobei die Vorträge der Tagungen von 1971 und 1973 bereits in den „ZVL-Jahresheften" veröffentlicht wurden.

Erinnerungen an vergangene Zeiten

Die ersten *„Tagungen fanden in räumlicher Nähe zur Deutschen Gesellschaft für Sprach- und Stimmheilkunde (DGSS) statt, die Themen waren übergreifend logopädisch-phoniatrisch"* und *„Logopädinnen ‚zierten' die Gesellschaftsabende der Phoniater"* (Iven, 1994:41). Wie G. Iven weiter ausführte, hatte sich 1994 allerdings schon ein deutlicher Wandel in Hinblick auf Eigenständigkeit vollzogen, *„die einseitige, abhängige Verbindung zur Phoniatrie wurde ersetzt durch eine breite Kooperation mit Ärzteverbänden."* (Iven, 1994:44), auch erkennbar daran, dass Tagungsorte unabhängig von der DGSS ausgewählt wurden und der Verband Einladungen an die Ärzteschaft aussprach.
Legendär sind die Tagungen des ZVL in Berchtesgaden. Nicht nur das Kongresszentrum, sondern auch eine Grundschule (für die Seminare am Samstag) wurden von den Teilnehmer*innen mit Beschlag belegt. Der Ort war fest in logopädischer Hand, wurde dann aber in den 1990er-Jahren zu klein. Mehr als 600 Teilnehmer*innen passten nicht in den Tagungsraum, der bei langatmigen Vorträgen durch seine Glasfront einen grandiosen Ausblick auf die Alpen bot.

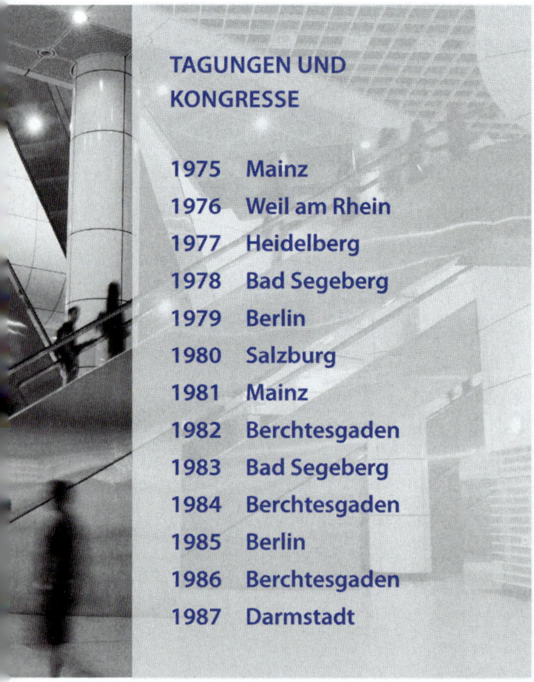

TAGUNGEN UND KONGRESSE

1975	**Mainz**
1976	**Weil am Rhein**
1977	**Heidelberg**
1978	**Bad Segeberg**
1979	**Berlin**
1980	**Salzburg**
1981	**Mainz**
1982	**Berchtesgaden**
1983	**Bad Segeberg**
1984	**Berchtesgaden**
1985	**Berlin**
1986	**Berchtesgaden**
1987	**Darmstadt**

Seit 1975 findet jährlich eine Tagung für die Mitglieder statt, die sich nicht nur in der Namensgebung weiterentwickelt hat, sondern auch im Format und den beteiligten Vortragenden. Aus der „Jahresfortbildungstagung" wurden „Jahresfortbildungskongresse" und schließlich heute der „dbl-Kongress". Zu Beginn standen Fortbildungen in Form von Seminaren für die Mitglieder im Zentrum, da die Ausbildung noch in den Kinderschuhen steckte und erst allmählich an Profil gewann (vgl. Konzept, ZVL, 1976). Daher wurden neben Vorträgen vor allem Seminare auf den Tagungen angeboten, in der die Berufsgruppe ihr (Erfahrungs-)Wissen weitervermittelte. Der Samstag war traditionell Seminartag und bis Ende der 1990er-Jahre hinein integraler Bestandteil der Tagungen.
Die wissenschaftlichen Kongresse des dbl von heute haben mit den Anfängen nur insofern etwas gemein, als dass sie aktuelle Themen präsen-

tieren, wobei ein Keynote-Vortrag heutzutage ebenso selbstverständlich zum Programm dazugehört wie Workshops oder auch Podiumsdiskussionen zu fachwissenschaftlich und berufspolitisch relevanten Themen. Teilweise hatten die gewählten Themenschwerpunkte durchaus zukunftsweisenden Charakter, so die Tagung 1999 in Aachen unter dem Motto *„Der Einsatz von Computern in der Logopädie"*. Damals sehr umstritten stellt sich die Frage im Jahre 2020 nicht mehr, da der Einsatz von Technologien in der Sprachtherapie heutzutage zum Therapiealltag dazu gehört (Bilda et al., 2016).

Die Professionalisierung im Bereich der Kongresse wird auch daran deutlich, dass die Organisation zu Beginn tatsächlich zu 100 Prozent ehrenamtlich war. Treibende Kraft für die Konzeption und Durchführung der Tagungen und Kongresse war bis 1997 Luise Springer, 10 Jahre lang unterstützt von ihrer Kollegin Cordula Tockuss, die sämtliche organisatorischen Aufgaben übernahm, angefangen bei der Akquise von Vortragenden bis hin zur Organisation der unterschiedlichen Seminare. Ein ziemlich nerviger Job, wenn man bedenkt, dass die Mitglieder aus einem Angebot von 15 bis 20 unterschiedlichen Seminaren ihren Favoriten auswählen durften (bis zu 3 Angaben) und dann das Los entschied, wenn sich zu viele Teilnehmer*innen für ein Seminar gemeldet hatten, was nicht selten vorkam. Legendär ist die „Besetzung" einer kompletten Grundschule in Berchtesgaden durch die Tagungsteilnehmer*innen.
Mit dem Wechsel ins neue Jahrtausend vollzog sich auch ein Wandel bei der Organisation der Kongresse. In der Geschäftsstelle des Verbandes wurde dafür eine Stelle eingerichtet. Ehrenamtlich blieb bis heute die inhaltliche Ausrichtung der Kongresse, für die auch im Jahre 2021 noch immer eine Kongress-AG zuständig ist, mehrheitlich Kolleg*innen aus den Bereichen Forschung und Lehre.

TAGUNGEN UND KONGRESSE

1988 **Berchtesgaden**
1989 **Kiel**
1990 **Mannheim**
1991 **Aachen**
1992 **Berchtesgaden**
1993 **Münster**
1994 **Mainz**
1995 **Gera**
1996 **Lübeck**
1997 **Aachen**
1998 **Augsburg**
1999 **Leipzig**
2000 **Düsseldorf**
2001 **Kassel**
2002 **Lübeck**
2003 **Karlsruhe**
2004 **Bielefeld**
2005 **Kassel**
2006 **Berlin**
2007 **Karlsruhe**
2008 **Aachen**
2009 **Mainz**
2010 **Hannover**
2011 **Karlsruhe**
2012 **Nürnberg**
2013 **Erfurt**
2014 **Berlin**
2015 **Düsseldorf**
2016 **Bielefeld**
2017 **Mainz**
2018 **Bielefeld**
2019 **Bielefeld**
2020 pandemiebedingt ausgefallen
2021 **Digitaler Kongress**

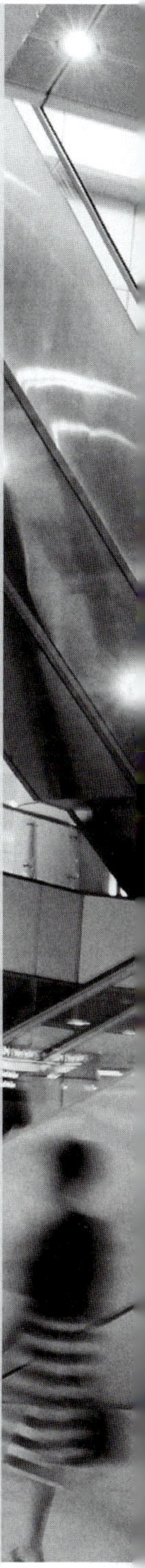

7.3.1.2 Die Verbandszeitschrift „Forum Logopädie" – eine ganz eigene Geschichte

Alles begann 1971 mit den *„Briefen"* vom ZVL, um die Mitglieder mit für sie wichtigen Informationen zu versorgen. Daraus entwickelten sich die zunächst zweimal jährlich erscheinenden *„ZVL Mitteilungen"* zunächst dunkelrot, dann gelb gestaltet. In den ersten Jahren konzentrierten sich die Beiträge der „Briefe" und „Mitteilungen" auf die Etablierung des Berufes im Gesundheitswesen, waren also tendenziell eher mit Fragen zur Ausbildung und Zulassung als Behandlergruppe beschäftigt und enthielten so gut wie keine fachlichen Artikel. Dies änderte sich 1977, als der ZVL Mitherausgeber der Zeitschrift *„Sprache-Stimme-Gehör"* (SSG) wurde. SSG war damals die einzige deutschsprachige Fachzeitschrift in Westdeutschland. Die Besonderheit war hier allerdings, dass das Abo zur Zeitschrift SSG Teil des damaligen ZVL-Mitgliedsbeitrags war. In jeder Ausgabe von SSG waren in einer eingehefteten Beilage die „Gelben Seiten" für die Verbandsmitglieder enthalten, die der Verband in eigener Verantwortung gestaltete und als Plattform nutzte, sowohl für Verbandsnachrichten als auch für Fachbeiträge, aber auch zur Außendarstellung, wie z. B. Tagungsankündigungen. Allerdings übten die Mitglieder des ZVL schon bald Kritik an der Auswahl der Fachartikel von SSG, die ihnen zu medizinisch/phoniatrisch und zu wenig therapeutisch logopädisch ausgerichtet waren.

Seit 1987 gab der ZVL unter dem Titel *„FORUM des Zentralverbandes für Logopädie e. V."* seine Verbandsmitteilungen heraus und begann dort in verstärktem Maße Fachartikel von Berufsangehörigen zu veröffentlichen, für die SSG keine Plattform bot. Zudem nutzte der ZVL das FORUM dazu, den Verbandsnachrichten, die in den „Gelben Seiten" von SSG seit 1977 bis dahin ihren Platz hatten, einen größeren Umfang einzuräumen. In der Mitgliedschaft wurde die Parallelität von SSG-Bezug und FORUM auch unter Kostenaspekten immer mehr infrage gestellt.

Auf der Herausgebersitzung im Herbst 1991 unternahmen die Vertreterinnen des ZVL den Versuch, die Gestaltung von SSG in stärkerem Maße auf die Belange und Wünsche der ZVL-Mitglieder abzustimmen und präsentierten dazu ein „Vorschlagspapier zur inhaltlichen Veränderung von SSG" (Springer & Schrey-Dern, 1988:26). Gleichzeitig wiesen sie darauf hin, dass der ZVL den Löwenanteil an der Finanzierung von SSG übernähme und damit den Bestand der Zeitschrift erst garantiere. Die Mehrheit der damaligen Herausgeber (vorwiegend Phoniater) setzten sich allerdings gegen eine inhaltliche Neuausrichtung zur Wehr und boten stattdessen der ZVL-Vertreterin, die bis zu diesem Zeitpunkt zusammen mit der Referentin der Geschäftsstelle die „Gelben Seiten" redaktionell betreute, die Mitherausgeberschaft an (s. Kasten).

Abschied von SSG

„Ich war damals vom ZVL damit beauftragt worden, eine neue Konzeption für SSG zu erarbeiten und auf einer Herausgebersitzung zu präsentieren. Ziel des Bundesvorstandes, vertreten durch die damalige Präsidentin Ursula Breuer, war es, die inhaltlich konzeptionellen Vorstellungen der Berufsgruppe durchzusetzen. Am Ende der Sitzung wurde mir angeboten, als Mitherausgeberin zu fungieren, nach dem Motto ‚Mit Speck fängt man Mäuse'. Um direkt Tatsachen zu schaffen, wurde mein Name als Mitherausgeberin in der nächsten Ausgabe aufgeführt, obwohl ich meine Zustimmung dazu in keiner Weise gegeben hatte."

(D. Schrey-Dern)

Herausgeber
P. Biesalski, Mainz
G. Kittel, Erlangen
H. Neumann, Aachen
H. Premm, Meisenheim
M. Spiecker-Henke, Bremen
D. Schrey-Dern, Aachen

Schriftleitung
P. Biesalski, Mainz

Beirat:
Alich, Köln
v. Arentsschild, Berlin
Behrendt, Leipzig
Braun †, München
Breuer, Köln
Frank, Wien
Johannsen-Horbach, Freiburg
Jussen, Köln
Klingl, Straubing
Kröhnert, Berlin
Lotzmann, Heidelberg
Peuser, Köln
Poeck, Aachen
Schütze, Wiesloch
Schulte, Heidelberg
Schutte, Groningen
Seidner, Berlin
Sopko, Basel
Springer, Aachen
Wendler, Berlin

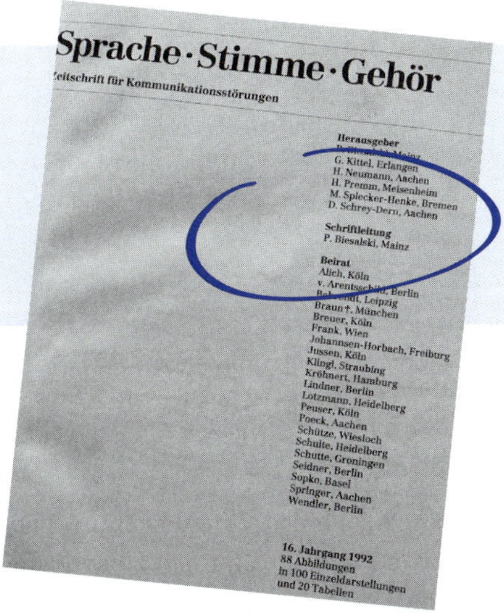

Sprache · Stimme · Gehör
Zeitschrift für Kommunikationsstörungen

Herausgeber
P. Biesalski, Mainz
G. Kittel, Erlangen
H. Neumann, Aachen
H. Premm, Meisenheim
M. Spiecker-Henke, Bremen
D. Schrey-Dern, Aachen

Schriftleitung
P. Biesalski, Mainz

Beirat
Alich, Köln
v. Arentsschild, Berlin
Behrendt, Leipzig
Braun †, München
Breuer, Köln
Frank, Wien
Johannsen-Horbach, Freiburg
Jussen, Köln
Klingl, Straubing
Kröhnert, Hamburg
Lindner, Berlin
Lotzmann, Heidelberg
Peuser, Köln
Poeck, Aachen
Schütze, Wiesloch
Schulte, Heidelberg
Schutte, Groningen
Seidner, Berlin
Sopko, Basel
Springer, Aachen
Wendler, Berlin

16. Jahrgang 1992
88 Abbildungen
in 100 Einzeldarstellungen
und 20 Tabellen

Auf der Mitgliederversammlung des ZVL 1992 in Berchtesgaden beschloss eine überwältigende Mehrheit der anwesenden Mitglieder, SSG zu kündigen und die Kraft in die Entwicklung einer eigenen Verbandszeitschrift als Fachzeitschrift zu investieren. Ein Quantensprung und gleichzeitig auch Ausdruck des gewachsenen Selbstbewusstseins gegenüber den alles dominierenden Ärzten!

Die professionelle Weiterentwicklung von Forum Logopädie ist auch ablesbar daran, dass die Zeitschrift seit 1993 freiverkäuflich ist, also auch von Nicht-Mitgliedern erworben werden kann, und seit 1995 über eine professionelle Schriftleitung verfügt, d. h. die Logopädie-Redaktion konnte sich von diesem Zeitpunkt an tatsächlich auf die inhaltliche Arbeit konzentrieren. Diese Veränderungen sind auch am Wandel des Layouts erkennbar, das einen ersten Schub auch durch die Entscheidung zur Veränderung der „Corporate Identity" (CI) des dbl im Jahre 2000 erhalten hat und sich seither stetig verändert, ohne den Wiedererkennungswert als dbl-Verbandszeitschrift zu gefährden (siehe nachfolgende Abb.).

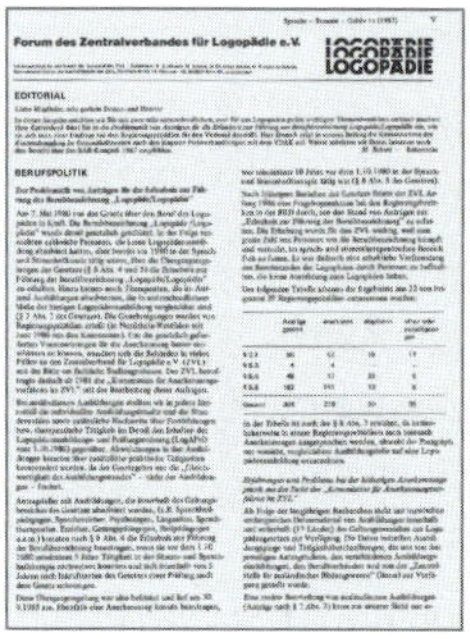

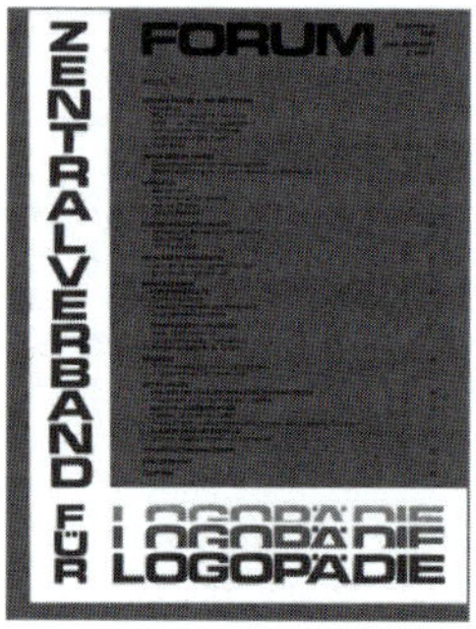

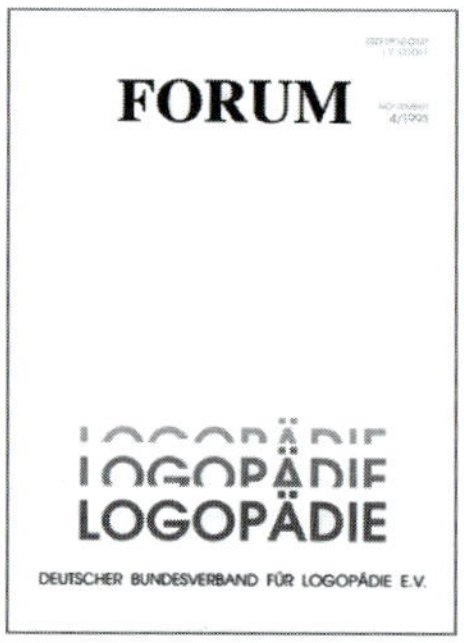

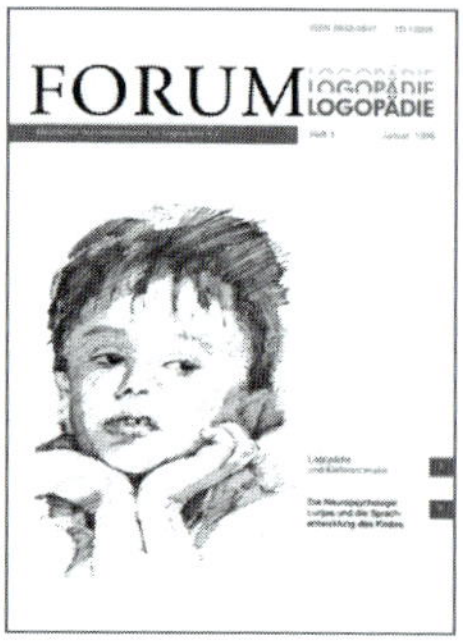

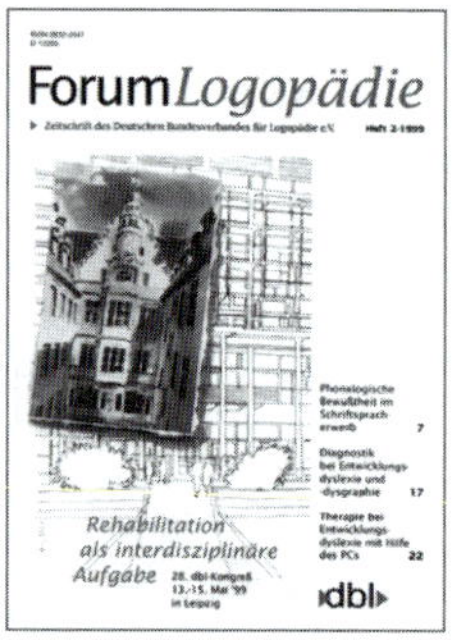

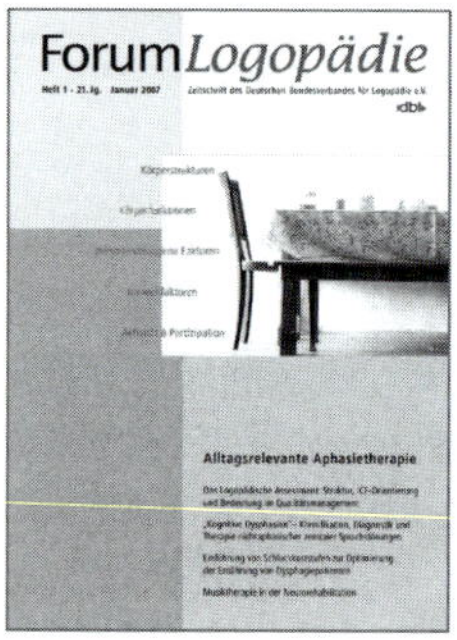

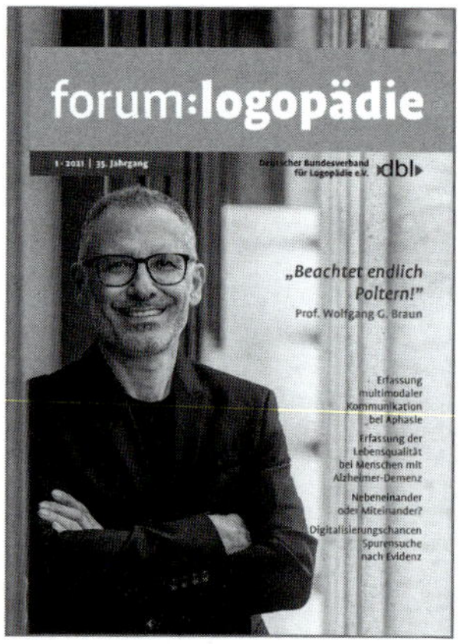

Wandel des Layouts: Die Entwicklung der Coverseite der Verbandszeitschrift

Vom alten zum neuen Logo des Verbandes

1998 begann der damalige Bundesvorstand mit Überlegungen für ein neues Logo. Dies stand auch in Zusammenhang mit Überlegungen für ein Verbandsgrundsatzprogramm, das als Leitlinie für die Verbandsarbeit konzipiert wurde. Das bis dahin gebräuchliche Logo fokussierte die Logopädie, stand aber in keiner Weise mit dem Verband in Zusammenhang, d. h. der „dbl" war im Logo nicht sichtbar. Beate Rey hatte als BV-Mitglied die Aufgabe, sich um das Marketing des Verbandes zu kümmern, und war hier wahrlich in ihrem Element. Die Mitarbeiterin der Marketingagentur, die der dbl mit der Erstellung eines CI-Entwurfs beauftragt hatte, meinte beim ersten Treffen: „Also ich finde es ja interessant, dass ein Verband, dessen Mitglieder Sprach- und Sprechstörungen behandeln, sich mit einem Stotter-Logo schmückt." Uns hat diese abwertende Äußerung ziemlich geschockt, gleichzeitig schärfte sie aber auch den Blick für das Ziel. Von Beginn an war klar: Wir wollen ein Logo haben, das den dbl deutlich nach außen sichtbar werden lässt und gleichzeitig eine Dynamik ausstrahlt, die richtungsweisend ist. Allerdings war es ein ziemlicher Kampf, dieses kleine rote Dreieck mit den eindeutigen dbl-Lettern durchzusetzen, da doch nicht wenige Landesverbandsvertreter*innen am alten Logo und vor allem aber an der grünen Farbe hingen.

7.3.1.3 Publikationen

Noch in den 80er-Jahren des letzten Jahrhunderts gab es so gut wie keine logopädiespezifischen Publikationen in Westdeutschland. Es dominierten Veröffentlichungen aus den Bereichen der Medizin, hier insbesondere der Phoniatrie und Neurologie, der Linguistik sowie der Sprachheilpädagogik, wobei alle Publikationen eine sehr spezifisch inhaltliche Ausrichtung (Aphasie, Stimme oder Sprachentwicklungsstörung) hatten und den eigenen Forschungsblickwinkel in den Fokus stellten, und daher letztlich auch Forschungsfragen untersuchten, die eher zufällig aus therapeutisch logopädischer Sicht von Relevanz waren.
Als Luise Springer 1979 einen Beitrag in den „Studien zur Sprachtherapie" in der Reihe „Patholinguistica " (Peuser, 1979) veröffentlichte, war dies durchaus ein Novum, sie war die einzige Logopädin unter 45 Autor*innen. Ihrem Beitrag *„Zur Anwendung der Deblockierungsmethode in der Aphasietherapie"* (Springer, 1979) in einem wissenschaftlichen Sammelband mit Originalbeiträgen sollten noch zahlreiche weitere Beiträge folgen, die die Entwicklung der Logopädie als wissenschaftlich fundierte Disziplin maßgeblich beeinflusst haben (Kap. 7.3.6).
Daneben kursierten in den 70er- und 80er-Jahren des letzten Jahrhunderts Publikationen aus der DDR. Namen wie Ruth Becker, Irina und Egon Weigl waren auch Logopäd*innen in der BRD, die im Bereich Aphasie oder Sprachentwicklungsstörungen arbeiteten, durchaus vertraut, weil ihre Diagnoseverfahren und therapeutischen Methoden unmittelbaren Bezug zur eigenen Praxis aufwiesen und dementsprechend auch eine Lücke füllen konnten (Kap. 7.3.6).
Weil Kolleg*innen nur sehr eingeschränkt die Möglichkeit hatten, eigene Fachbeiträge in Fachzeitschriften wie SSG zu platzieren, machten die beiden ZVL-Bundesvorstandsmitglieder Georg Kattenbeck und Luise Springer 1983 aus der Not eine Tugend und gaben eine erste Fachbuchreihe heraus. Die *„Interdisziplinäre Reihe des Zentralverbandes für Logopädie e. V."* war „geboren" und bot eine Plattform zur Veröffentlichung „aktueller Themen aus dem Bereich der Stimm-, Sprech-, Sprach- und Hörstörungen". Grundlage der Buchreihe waren Vorträge der ZVL-Jahrestagungen, die die geballte logopädische Fachexpertise dokumentierten, die bis zu diesem Zeitpunkt keine Möglichkeiten zur Veröffentlichung gefunden hatten.

Interdisziplinäre Reihe des Zentralverbandes für Logopädie e. V.
Springer, L., Kattenbeck, G. (Hrsg.), München: tuduv

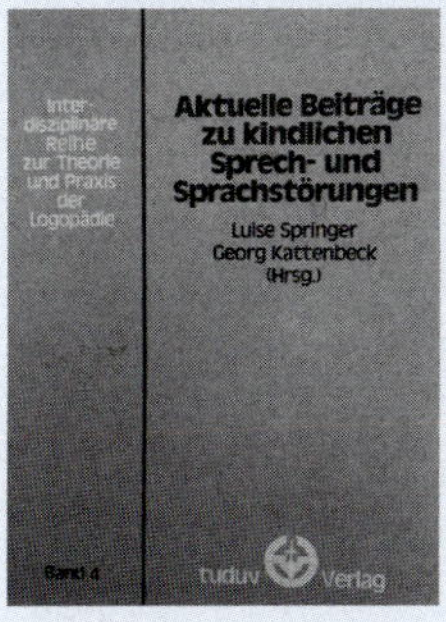

Band 1: Aphasie (1984), 3. Auflage 1987
Band 2: Stottern und Stimme (1984), 3. Auflage 1987
Band 3: Laryngektomie – Krebsangst – Therapie – Selbsthilfe, 1986
Band 4: Aktuelle Beiträge zu kindlichen Sprech- und Sprachstörungen, 1986
Band 5: Aktuelle Beiträge zur Dysarthrophonie und Dysprosodie, 1987

Die seitens des Berufsverbandes unterstützte Buchreihe war ein erster Versuch den Berufsangehörigen wissenschaftlich fundierte Beiträge mit Praxisbezug zu vermitteln. Luise Springer entwickelte mit Dietlinde Schrey-Dern das Konzept weiter und startete, unabhängig vom Berufsverband, 1992 die erste Buchreihe im Bereich Logopädie in Deutschland. Leitlinie der Buchreihe war und ist die Verknüpfung von Theorie und Praxis, ganz im Sinne des „Clinical Researcher", der schon damals im angloamerikanischen Raum postuliert wurde. Auch sollte die Reihe eine Plattform für alle Kolleg*innen zur Präsentation ihrer Diagnoseverfahren und Therapiemethoden bieten, allerdings mit dem Anspruch auf wissenschaftliche Fundierung.
Mit insgesamt 38 Veröffentlichungen im Jahr 2020 kann die Reihe „Forum Logopädie" des Thieme Verlags als erfolgreichste Buchreihe im Bereich Logopädie bezeichnet werden. Sie war aber auch Impulsgeber für den Start wissenschaftlicher Buchreihen z.B. beim Springer Verlag oder auch Ratgeber-Reihen wie im Schulz-Kirchner Verlag.
Die Selbstverständlichkeit, mit der Kolleg*innen heute ihre Arbeiten publizieren und zur Diskussion stellen, ist auch Ausdruck einer Ausbildung, die zu selbstständigem wissenschaftlichen Arbeiten qualifiziert. Gleichzeitig dokumentiert dies aber auch die steigende Zahl hochschulisch qualifizierter Berufsangehöriger, die über eine entsprechende fachliche Kompetenz zur Erstellung von Fachbeiträgen verfügen (Exkurs 5). Damit einher geht auch ein Selbstbewusstsein, das die eigenen Konzeptionen zur Diagnostik und Therapie zur Diskussion stellt und den Diskurs nicht scheut, auch dies ein deutliches Zeichen für Professionalisierung.

7.3.1.4 Leitlinien

Zur Systematisierung des Wissens gehört die Mitarbeit bei der Erstellung von Leitlinien für die Diagnostik und Therapie im Bereich der Sprach-, Sprech-, Stimm-, Hör- und Schluckstörungen unabdingbar dazu. Die Motivation zur Mitarbeit an den Leitlinien der AWMF (Arbeitsgemeinschaft der Wissenschaftlichen Medizinischen Fachgesellschaften e.V.) ging zunächst einmal von den Berufsangehörigen selbst aus und wurde dann systematisch durch den Verband unterstützt.
Bei näherer Betrachtung der Mitarbeit an den Leitlinien der AWMF wird deutlich, dass die Berufsgruppe noch einen längeren Weg vor sich hat, um federführend bei der Erstellung von Leitlinien im eigenen Berufsfeld zu sein. Die AWMF berücksichtigt zwar seit einigen Jahren, dass auch andere Berufsgruppen neben Medizinern einen entscheidenden Anteil an der Versorgung von Patient*innen haben, jedoch können lediglich **medizinische** Fachgesellschaften Anträge zur Erstellung von Leitlinien stellen, andere Fachgesellschaften nicht. Nichtsdestotrotz haben in den letzten 20 Jahren zahlreiche Kolleg*innen an der Erstellung von Leitlinien mitgearbeitet, weil nur auf diese Weise in der Medizin ein Bewusstsein für den Stellenwert diagnostischer Verfahren und therapeutischer Methoden bei der Versorgung von Patienten mit Sprach-, Sprech-, Stimm-, Hör- und Schluckstörungen aller Altersgruppen geschaffen werden kann. Seit 2018 ist ein „Leitliniensekretariat" beim dbl eingerichtet, das die Mitarbeit von Expert*innen bei AWMF-Leitlinien und den Erfahrungsaustausch unter den Leitlinienbeauftragten betreut und eine fortlaufende Aktualisierung der Mitarbeit an den Leitlinien der AWMF gewährleistet. Im Jahre 2020 haben dbl-Expert*innen an insgesamt 26 Leitlinien der AWMF mitgearbeitet.

AWMF-Leitlinien

Seit 1962 besteht die Arbeitsgemeinschaft der Wissenschaftlichen Medizinischen Fachgesellschaften (AWMF): *„Die ‚Leitlinien' der Wissenschaftlichen Medizinischen Fachgesellschaften sind systematisch entwickelte Hilfen für Ärzte zur Entscheidungsfindung in spezifischen Situationen. Sie beruhen auf aktuellen wissenschaftlichen Erkenntnissen und in der Praxis bewährten Verfahren und sorgen für mehr Sicherheit in der Medizin, sollen aber auch ökonomische Aspekte berücksichtigen."* (AWMF, 2020)

Die AWMF verfügt über folgendes Kategoriensystem zur Einordnung von Leitlinien:

- S1: Die Leitlinie wurde von einer Expertengruppe im informellen Konsens erarbeitet.
- S2k: Eine formale Konsensfindung hat stattgefunden.
- S2e: Eine systematische Evidenz-Recherche hat stattgefunden.
- S3: Die Leitlinie hat alle Elemente einer systematischen Entwicklung durchlaufen (Logik-, Entscheidungs- und Outcome-Analyse, Bewertung der klinischen Relevanz wissenschaftlicher Studien und regelmäßige Überprüfung).

Aus dem Leitlinienregister der AWMF geht hervor, dass die Mehrheit der verabschiedeten Leitlinien auch heute noch auf Expertenmeinungen (S1) beruhen.

7.3.1.5 Terminologie und Klassifikationssysteme

Terminologie und Klassifikationssysteme repräsentieren eine Form der Systematisierung von Wissen, die sich im Bereich Logopädie stetig weiterentwickelt hat, auch deshalb, weil sich hier dokumentiert, wer über die Bedeutungshoheit im Handlungsfeld Logopädie verfügt.

Kennzeichen von Logopädie ist ihre Interdisziplinarität, daher wurde und wird sie durch unterschiedliche Disziplinen in ihrer Entwicklung beeinflusst: *„The field of communication sciences and disorders sits at the interface of linguistics, psychology and medicine and its evolution has been influenced by trends in these disciplines over time (Sonninen & Damsté, 1971)."* (Walsh, 2006:3). Diese Beeinflussung war und ist in Deutschland ablesbar am Berufsgesetz von 1980, das eine Priorisierung medizinischer Inhalte in der Ausbildung festlegte. Damit wurde das Selbstverständnis einer ganzen Berufsgeneration als Beruf, der in Abhängigkeit von den Ärzten arbeitet, nachhaltig geprägt. *„The concepts and terms we learn in our professional development shape our professional identity, such that specific terminology systems reflect each person's fundamental comprehension of the profession (Kjaer, 2005)."* (Walsh, 2006:3). Daher ist es für unsere Berufsgruppe essentiell, sich mit den unterschiedlichen Disziplinen und ihrer Bedeutung für die Logopädie auseinanderzusetzen (Walsh, 2006). Nicht zuletzt haben auch die Versorgungssysteme Einfluss auf die Begrifflichkeiten: *„Terminology is also influenced by various social welfare and private insurance systems within countries (Patterson, 2005)."* (Walsh, 2006:3). Dies dokumentiert in Deutschland nicht zuletzt die geltende Heilmittelrichtlinie (G-BA, 2020).

Die Logopädie in Deutschland ist als Therapiebereich im Gesundheitswesen verankert und wird dementsprechend den medizinischen Klassifikationssystemen zugeordnet. Eine alle Behandlergruppen übergreifende Klassifikation wäre optimal, um die interdisziplinäre Zusammenarbeit zu vereinfachen und Kommunikationsprobleme zu vermeiden. Seitens der Weltgesundheitsorganisation (WHO) sind nach dem 2. Weltkrieg unterschiedliche Klassifikationssysteme erarbeitet worden mit dem Ziel, die Kommunikation zwischen den Gesundheitssystemen weltweit zu erleichtern.

Klassifikationen der WHO (2020)
ICD 10 (International Classification of Diseases), 11. Auflage, 2019
ICD 11 (International Classification for Mortality and Morbidity Statistics) (2018)
ICF (International Classification of Functioning, Disability and Health) (2018)
ICHI (International Classification of Health Interventions), Fertigstellung Ende 2020 geplant

Die **ICD 10** (International Classification of Diseases) wurde erstmals 1969 veröffentlicht und repräsentiert eine Übersicht zu Krankheiten, ergänzt um verwandte Gesundheitsprobleme in den vergangenen zwei Jahrzehnten. Die ICD 11 stellt dazu eine Erweiterung dar.
Problematisch an der ICD 10 war und ist die Zuordnung der logopädischen Störungsbilder, so werden nach wie vor z. B. „Umschriebene Entwicklungsstörungen des Sprechens und der Sprache" den *Psychischen und Verhaltensstörungen* oder z. B. „Stottern und Poltern" den *Verhaltens- und emotionalen Störungen* zugeordnet.
Der Nachteil der ICD 10 liegt nicht nur in der fachlich unzureichenden Zuordnung der Störungsbilder und der Nutzung veralteter Terminologie, sondern auch und vor allem daran, dass das System der ICD 10 suggeriert, dass eine eindeutige Zuordnung von Krankheiten möglich sei. Im Falle von Sprachentwicklungsstörungen, die nicht auf eindeutige Verursachungen zurückzuführen sind, hat man sich noch bis in die 90er-Jahre des letzten Jahrhunderts damit weitergeholfen, den Kindern das Siegel „minimale cerebrale Dysfunktion" zu verleihen, wahrscheinlich um überhaupt eine irgendwie medizinische Verursachung bestimmen zu können. Ungünstiger allerdings war dann aber auch die zunehmende Annahme unter Pädiater*innen, dass die zu beobachtenden sprachlichen Schwierigkeiten sozial verursacht seien und daher noch nicht einmal ein Abklärungsbedarf bestünde, geschweige denn logopädische Therapie vonnöten wäre. Eine Zuschreibung mit langfristig fatalen Folgen für die betroffenen Kinder und deren Familien. Bis heute (2021!) hält sich in Pädiaterkreisen das Vorurteil, dass unerklärliche, also auf keine Verursachung zurückzuführende, sprachliche Probleme von Vorschulkindern in den meisten Fällen sozial verursacht seien und daher keine medizinische Indikation für eine logopädische Therapie vorläge. Dabei ist schon lange nachgewiesen, dass es keine sozial verursachte Sprachentwicklungsstörung (SES) gibt, wie auch aus der Klassifikation von Sprachentwicklungsstörungen auf internationaler Ebene deutlich wird (Bishop et al., 2016; Bishop et al., 2017), die auf der Grundlage des aktuellen Forschungsstandes folgende zentrale Kennzeichen für Hinweise auf eine **Sprachentwicklungsstörung** definiert:

„The diagnosis ‚Language Disorder' be used to refer to a profile of difficulties, associated with poor prognosis, that cause functional impairment in everyday life.
The diagnosis ‚Developmental Language Disorder' (DLD) be used when the language disorder was not associated with a known biomedical aetiology. Such aetiologies include, for example, autism spectrum disorder: ASD, language difficulties resulting from acquired brain injury: ABI, acquired epileptic aphasia in childhood, certain neurodegenerative conditions, genetic conditions such as Down syndrome, cerebral palsy, and oral language difficulties associated with sensorineural hearing loss."

(Bowen, 2019)

Legt man eine auf Erkrankungen zurückgehende Klassifikation wie die ICD 10 zugrunde, ist es verständlich, dass ein Kind mit einer Sprachentwicklungsstörung, aber ohne im medizinischen Sinne erkennbare Erkrankung, nicht eindeutig therapiebedürftig ist. In diesem Zusammenhang kommt der seitens der Gesellschaft für interdisziplinäre Spracherwerbsforschung und kindliche Sprachstörungen im deutschsprachigen Raum e.V. (GISKID) angestoßenen Panel-Debatte eine große Bedeutung zu. Sie hatte zum Ziel, im deutschsprachigen Raum (A, CH, D, FL) einen terminologischen Konsens (vgl. Scharff Rethfeldt & Ebbels, 2019) herbeizuführen. Für das Jahr 2021 ist eine Expert*innenbefragung in Form einer Delphi-Umfrage geplant, die die bereits publizierte englischsprachige Nomenklatur (CATALISE, Bishop et al., 2017) und Möglichkeiten der Adaption im deutschsprachigen Raum kritisch hinterfragt. Es bleibt zu hoffen, dass sich alle an der Versorgung von Kindern beteiligten Berufsgruppen, also auch die Pädiater, an dieser Diskussion beteiligen, damit eine Klassifikation entsteht, die die Kommunikation zwischen den Behandler*innen erleichtert und die Versorgung optimiert. An vorderster Front sind Therapeut*innen, also auch Logopäd*innen, am Panel beteiligt.
Die **ICF** (International Classification of Functioning, Disability and Health, 2001) vollzog eine Verschiebung des Fokus weg von der ausschließlichen Orientierung an Krankheiten (ätiologisch) hin zu den Ressourcen der Patienten. Diese Sichtweise entsprach schon damals in hohem Maße therapeutischen Ansätzen in der Logopädie, die bei den Ressourcen der Patient*innen ansetzen, sie gezielt unterstützen und ausbauen und den Transfer – Stichwort „In-Vivo-Arbeit" – stets im Blick haben. Die Systematik der ICF und die hier verwendeten Termini bilden den Tätigkeitsbereich der Berufsgruppe in hohem Maße ab (vgl. Schrey-Dern, 2003b) (s. nachfolgende Tab.).

ICF in Deutschland

„Die ICF dient fach- und länderübergreifend als einheitliche und standardisierte Sprache zur Beschreibung des funktionalen Gesundheitszustandes, der Behinderung, der sozialen Beeinträchtigung und der relevanten Umgebungsfaktoren eines Menschen. Mit der ICF können die bio-psycho-sozialen Aspekte von Krankheitsfolgen unter Berücksichtigung der Kontextfaktoren systematisch erfasst werden."

(DIMDI, 2020)

ICF-Systematik – Logopädie (Schrey-Dern)

ICF	Logopädie
Aktivitäten	
Besondere interpersonelle Aktivitäten: Interaktionen initiieren, unterhalten, beenden	Kommunikation
Funktionen	
Mentale Funktionen: Kognitiv sprachliche Leistungen Differenzierungsmangel	Sprache Phonetik/Phonologie, Semantik/Lexikon, Morphologie/Syntax, Prosodie
Stimm- und Sprechfunktion: Stimmfunktion: Phonation, Stimmqualität Artikulation Redefluss, Rhythmik des Sprechens: Flüssigkeit, Sprechtempo, Melodik Alternative Funktionen der Stimmbildung: Gesang, Entwicklung	Stimme, Sprechen, Redefluss (Stottern)
Funktion der Nahrungsaufnahme Saug-, Beiß-, Kaufunktion, Speise im Mund halten, Schluckfunktion: Orale, Pharyngeale, Ösophageale Phase	Schlucken Grundlegende Differenzierung in der ICF enthalten
Andere Körperfunktionen	Besondere Relevanz für Fachbereiche
Mentale Funktionen: Wahrnehmungsfunktionen Sensorische Funktionen: Hören Funktion des Atmungssystems Funktionen der Muskeln: Tonus Bewegungsfunktionen	Kommunikation, Sprache, Sprechen Sprache, Sprechen, Schlucken Sprechen, Stimme, Redefluss, Schlucken Sprechen, Stimme, Redefluss, Schlucken Sprechen, Stimme, Redefluss, Schlucken
Partizipation: Umweltfaktoren	Therapeutische Relevanz
Kommunikationsprodukte	z. B. „Unterstützte Kommunikation"
Demographischer Wandel	z. B. Geriatrie, Multilingualismus
Unterstützung & Beziehungen	z. B. Therapietransfer
Einstellungen, Werte, Überzeugungen	z. B. (Therapeutische) Akzeptanz
Dienste, Leistungen	z. B. Nachsorge, Selbsthilfe
Politik, Gesetzgebungen	z. B. Leistungskatalog

Verband die Berufsgruppe mit der Verabschiedung der ICF durch die Mitgliedsländer der WHO die Hoffnung, dass sich diese Sichtweise im Versorgungsalltag in Deutschland durchsetzen könnte, wurde sie alsbald enttäuscht, weil sowohl die komplizierte Codierung als auch das Umdenken von einer defizit- zu einer ressourcenorientierten Klassifikation dies verhinderte.

Die **ICHI** (International Classification of Health Interventions) erstellt unter Bezug zur Systematik der ICF einen Katalog von Behandlungsmethoden und befindet sich noch im Abstimmungsprozess (WHO, 2020).
So existieren bis heute in Deutschland zwei Klassifikationssysteme, d.h. ICD 10/11 und ICF, nebeneinander. Immerhin hat die ICF Eingang in das Bundesteilhabegesetz und die Rehabilitationsrichtlinie des Gemeinsamen Bundesausschusses (G-BA) gefunden und damit zu einer Verbesserung der Inanspruchnahme von Leistungen für Betroffene und ihre Angehörigen beigetragen.

weiter → S. 217

EXKURS

Vom ZVL zum dbl: Etappen der Professionalisierung des Verbandes

Die von den Gründungsmitgliedern gewählte Bezeichnung *„Zentralverband für Logopädie"* sollte zum Ausdruck bringen, dass der ZVL ein bundesweit agierender Berufsverband ist, also seine Aktivitäten nicht nur auf Berlin begrenzt sein sollten. Damals war dies eine sehr übliche Bezeichnung für Berufsverbände, z. B. Zentralverband für Krankengymnastik (ZVK). Anlass zur Umbenennung von ZVL zu dbl war, dass Ursula Breuer in ihrer 2. Amtszeit bei Wahrnehmung externer Termine aufgefallen war, *„daß ich als Vorsitzende des ‚Berufsverbandes' oder des ‚Bundesverbandes der Logopäden' begrüßt bzw. vorgestellt wurde. (...) und wir auf den Teilnehmer- und Gästelisten großer und kleiner Veranstaltungen immer am Ende unter ‚Z' stehen."* (Breuer, 1991). Daher stellte Ursula Breuer auf der Mitgliederversammlung 1991 den Antrag auf Umbenennung des Verbandes, dem dann stattgegeben wurde. Mit dieser Namensänderung ging auch die Änderung der Bezeichnung der Vorstandsmitglieder einher, so wurde aus der 1. Vorsitzenden eine Präsidentin und aus dem Kassenwart ein Schatzmeister.

1 Gründungsphase

Der Zentralverband für Logopädie e. V. (ZVL) wurde am 14. Oktober 1964 von 14 Logopädinnen in der bundesweit ersten Lehranstalt für Logopädie in Berlin gegründet, und zwar als Berufsverband *„für alle deutschen Logopädinnen und Logopäden"* (dbl, 2004). Wesent-

Luise Gutzmann (1912-1988) – Kurzbiografie

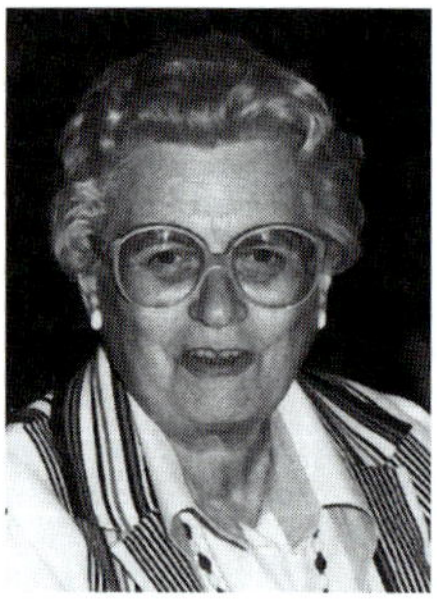

Luise Gutzmann

Luise Gutzmann wurde 1912 in Duisburg geboren und ließ sich nach dem Besuch eines Lyzeums und einer Frauenschule von 1932 bis 1933 am Ambulatorium für Stimm- und Sprachkranke, Ertaubte und Schwerhörige an der HNO-Klinik der Charité, Berlin, das von Prof. Flatau und Priv. Doz. Hermann Gutzmann jun. geleitet wurde, zur (medizinischen) Sprachheilpädagogin ausbilden. „Diese sprachtherapeutische Ausbildung in der Medizin wurde bereits in den 20er Jahren als Alternative zur Ausbildung der Sprachheillehrer in der Pädagogik gesehen." (Brauer et al., 2004:77). Luise Gutzmann war also eine Logopädin mit sprachheilpädagogischen Wurzeln. Bis zur Geburt ihres ersten Sohnes 1941 arbeitete sie an der Charité und wurde danach freiberuflich als medizinische Sprachheilpädagogin tätig. 1961 ließ sie sich in Berlin als Logopädin anerkennen. Von 1961 bis 1983 arbeitete sie am Waldkrankenhaus in Spandau als freie Mitarbeiterin und war Mitbegründerin der ersten Lehranstalt für Logopädie in Deutschland. „Im Dol" war von Beginn an eine Institution. 1964 initiierte sie die Gründung des Berufsverbandes ZVL und war bis 1971 die 1. Vorsitzende. 1974 wurde sie zum ersten Ehrenmitglied des ZVL ernannt.

liche Ziele waren eine höhere Gehaltseinstufung und eine bundesweit verbindliche Ausbildungsordnung mit staatlichem Abschluss. „Selbsternannte Logopädinnen" sollten nicht in den ZVL aufgenommen werden. Daher unterstützte der ZVL auch die Gründung neuer Lehranstalten in der Bundesrepublik – nach Berlin und Mainz – in Erlangen, Heidelberg, Münster, München und Hamburg. *„Mit Luise Gutzmann wurde eine überaus engagierte Logopädin und selbstkritische Frau als erste Vorsitzende gewählt."* (dbl, 2004:6). Ihr Bestreben war es, den Beruf in der Öffentlichkeit bekannt zu machen. So stellte sie 1966 in der Mitgliederzeitschrift der DAG (Deutsche Angestellten Gewerkschaft) das Berufsbild „Logopäde – Ein neuer Medizinalfachberuf" vor. Des Weiteren war sie bemüht, den Aufbau der Verbandsstrukturen voranzutreiben und organisierte Jahresmitgliederversammlungen in der Lehranstalt in Berlin, an denen bis zu 90 % (!) aller Verbandsmitglieder teilnahmen. Der Mitgliedsbeitrag *„wurde auf eine Mark festgesetzt – eine Beitragshöhe, bei der die Vorstandsmitglieder große Bedenken hatten, ob dann überhaupt LogopädInnen in den ZVL eintreten würden."* (dbl, 2004:6).

2 Etablierung des Berufes im Gesundheitswesen

In den 60er-Jahren des vergangenen Jahrhunderts stand die **Etablierung des Berufes als angestellte und freiberuflich arbeitende Logopädin** im Fokus der Verbandsarbeit. Dieses Engagement dokumentiert sich in den 1970er-Jahren in der Aufnahme von Logopäd*innen in den Tarifvertrag des BAT, Resultat des langjährigen Engagements von Ursula Wieder, der ersten 2. Vorsitzenden des ZVL, für die Belange der angestellten Logopäd*innen. Der erste KK-Vertrag in Baden-Württemberg im Jahre 1972 diente gleichsam als Mustervertrag für den Abschluss des VdAK (Verband der Angestellten-Krankenkassen)-Vertrages 1976. Beide können als Quantensprung für die wirtschaftliche Sicherung logopädischer Praxen bezeichnet werden.

Gemeinsam mit Ruth Dinkelacker handelte Marianne Spiecker-Henke, seit 1971 Erste Vorsitzende des ZVL, dann 1976 den ersten

Ruth Dinkelacker: Vom Einzelvertrag zum ersten Rahmenvertrag

Ruth Dinkelacker arbeitete zunächst als Angestellte in der Praxis von Helene Fernau-Horn, bevor sie sich selbstständig machte und nach einiger Zeit beschloss, nicht nur Privat- sondern auch Kassenpatient*innen zu behandeln. Dazu musste sie allerdings bei Ärzten und jeder einzelnen Krankenkasse vorsprechen, um eine Kassenzulassung auszuhandeln. Für 30 Minuten zahlten die Krankenkassen in den 50er-Jahren zunächst 3 DM, später dann 3,60 DM, 1961 dann 4 DM in Heidelberg. Mit diesen unangemessen niedrigen Kassensätzen konnte eine Praxis nicht wirtschaftlich geführt werden. Zusammen mit der Kollegin Erika Fink-Fingerle, der eigentlich treibenden Kraft, kündigte sie die Kassenverträge, und sie waren erfolgreich. *„Die zwei Logopädinnen sahen sich der gesamten AOK-Mannschaft incl. Vertrauensarzt gegenüber und mußten/durften ihre Arbeit darstellen. Daraus resultierte dann ein richtiger Rahmenvertrag und es wurden jetzt 18 DM pro Therapie vergütet."* (Iven, 1994:42).

bundesweit geltenden Rahmenvertrag mit dem VdAK (Verband der Angestellten-Krankenkassen) aus. Ihr *„Geschick in Kassenverhandlungen"* wird als *„legendär"* bezeichnet (dbl, 2004).

Der Forderung des Verbandes zur Etablierung des Berufes als **reglementierter Beruf** wurde erst 1980 entsprochen, gleichwohl entsprach das Berufsgesetz nicht dem gewünschten Resultat (Exkurs 7). Als der damalige Gesundheitsminister Horst Seehofer 1996 seine Absicht erklärte, die therapeutischen Leistungen der Gesundheitsfachberufe, also auch der Logopäd*innen", aus Kostengründen zu **„Gestaltungsleistungen"** zu erklären, aktivierte der dbl seine Mitglieder zur Teilnahme an der bisher größten Demonstration der Gesundheitsfachberufe in der Geschichte der Bundesrepublik mit 25 000 Teilnehmern in Bonn, um den Verbleib der therapeutischen Leistungen in der GKV durchzusetzen (FL 1997/Heft 1, 33). Mit im Boot waren alle Verbände der Ge-

Großdemonstration in Bonn gegen das 2. NOG

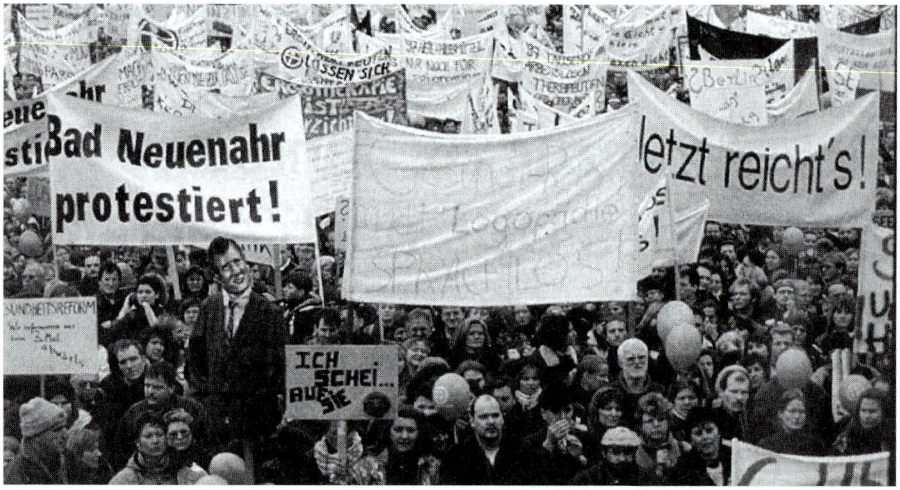

Widerstand erfolgreich

„Wie stolz waren wir sogenannten Heilmittelerbringer, als wir nach unserer Großdemonstration mit ca. 25 000 Teilnehmern (davon mehr als 1000 Logos) und der Übergabe von mehr als einer Million Patientenunterschriften beim BMG es geschafft hatten, zu verhindern, dass die Heilmittel aus dem Versorgungskatalog der Krankenkassen gestrichen wurden, denn das hatte Seehofer vor, um Geld einzusparen. Gleichzeitig mussten wir aber auch hinnehmen, dass wir bezüglich des Heilmittelkatalogs lediglich ein Anhörungsrecht bekamen, d. h. die Möglichkeit hatten, uns zu einer bereits erstellten Vorlage schriftlich zu äußern, das war's. Eine Begründung seitens des G-BA, warum bestimmte Argumente nicht berücksichtigt wurden, gab's nicht."

(D. Schrey-Dern, dbl-Präsidentin 1996-2001).

sundheitsfachberufe, dem Minister wurden 1 Million Patientenunterschriften übergeben. Der Erfolg der gemeinsamen Aktion mündete 1997 ein in die Gründung der BHV (Bundesarbeitsgemeinschaft der Heilmittelverbände).

3 Verbandskommunikation

Die steigende Zahl von Mitgliedern machte es erforderlich, 1974 ein **Kommunikationsorgan**, die ZVL-Mitteilungen, zu schaffen, um alle Mitglieder erreichen zu können. Die Verbandszeitschrift von heute, Forum Logopädie, zeigt den Anspruch des Verbandes, die Mitglieder sowohl fachwissenschaftlich als auch verbandspolitisch auf dem Laufenden zu halten, wobei die Online-Version in zunehmendem Maße genutzt wird (Kap. 7.3.1.2).

Neben der Verbandszeitschrift und den Rundbriefen wurde in den 90er-Jahren des letzten Jahrhunderts das Internet als Kommunikationsorgan immer wichtiger. Schon 1997 ging der dbl mit einer eigenen Webseite an den Start und war damit eindeutig Vorreiter, da zu diesem Zeitpunkt kein anderer Berufsverband über eine eigene Webseite verfügte. Zu verdanken hat dies der Verband seinem damaligen Geschäftsführer Lucas Rosenthal, der hier mit Weitblick agierte.

Die dbl-Webseite des Jahres 2020 ist auf der Höhe der Zeit, da sie eine Plattform für die externe (Facebook, Twitter, Instagram) und interne (Intranet) Kommunikation bietet und den Wünschen von Funktionären und Mitgliedern entspricht, was an den Nutzerzahlen deutlich wird. „Mehr als 1,3 Millionen Aufrufe" waren seit dem letzten Relaunch der Seite im Jahre 2019 zu verzeichnen. Dieser steile Anstieg der Besucherzahlen ist auch auf die Nutzung der Seite während der ersten Wochen des Lockdowns der Corona-Pandemie seit März 2020 zurückzuführen. Hier erweisen sich die Einrichtung einer Pressestelle (seit 2000) und eines Internetreferats (seit 2018) als richtige Entscheidungen, denn sonst wären sowohl die Aufbereitung von Informationen als auch die Beantwortung der zahlreichen Anfragen der Mitglieder nicht zu bewältigen gewesen.

4 Verbandsorganisation

Die **Verbandsstruktur** im Jahre 1964 beschränkte sich auf einen 7-köpfigen Vorstand. Dies ist bei insgesamt 14 Mitgliedern nachvollziehbar. Der Verband im Jahre 2020, mit mehr als 10 000 Mitgliedern, davon mehr als die Hälfte Freiberufler*innen, hat im Laufe der fast 60-jährigen Geschichte einen starken Wandel vollzogen.

In den 70er-Jahren des letzten Jahrhunderts vervielfältigten sich die Aufgaben für den Vorstand, und zwar bundesweit, sodass erste **Landesverbände** aus der Taufe gehoben wurden. Schon 1976 wurden in einer Satzungsänderung die Aufgaben und Funktionen der Landesverbände beschlossen und ein jährliches Treffen zwischen Landesverbänden und Vorstand festgelegt, das von der damaligen Vorsitzenden, Ursula Breuer, noch in den 1990er-Jahren gerne als „Treffen mit den Landesfürsten" betitelt wurde.

Unmittelbar nach der Wende wurde Heidrun Macha-Krau als Vorstandsmitglied mit der Schaffung von Landesverbänden in den „neuen" Bundesländern betraut. Beim Kongress des dbl in Gera war dieser Prozess erfolgreich abgeschlossen, der Verband hatte 1995 Vertretungen in allen 16 Bundesländern.

Das Engagement des Verbandes für die Kolleg*innen in den „neuen" Bundesländern wird auch an der Durchführung des Symposiums *„Therapie von 150 000 stimm- und sprachgestörten Patienten – Ein Thema im Gesundheitswesen in den neuen Bundesländern?"* deutlich.

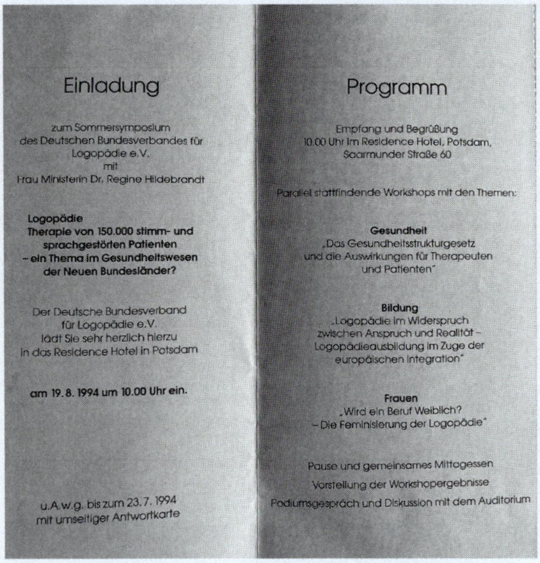

Einladung

zum Sommersymposium
des Deutschen Bundesverbandes für
Logopädie e.V.
mit
Frau Ministerin Dr. Regine Hildebrandt

Logopädie
Therapie von 150.000 stimm- und
sprachgestörten Patienten
– ein Thema im Gesundheitswesen
der Neuen Bundesländer?

Der Deutsche Bundesverband
für Logopädie e.V.
lädt Sie sehr herzlich hierzu
in das Residence Hotel in Potsdam

am 19. 8. 1994 um 10.00 Uhr ein.

u.A.w.g. bis zum 23. 7. 1994
mit umseitiger Antwortkarte

Programm

Empfang und Begrüßung
10.00 Uhr im Residence Hotel, Potsdam,
Saarmunder Straße 60

Parallel stattfindende Workshops mit den Themen:

Gesundheit
„Das Gesundheitsstrukturgesetz
und die Auswirkungen für Therapeuten
und Patienten"

Bildung
„Logopädie im Widerspruch
zwischen Anspruch und Realität –
Logopädieausbildung im Zuge der
europäischen Integration"

Frauen
„Wird ein Beruf Weiblich?
– Die Feminisierung der Logopädie"

Pause und gemeinsames Mittagessen
Vorstellung der Workshopergebnisse
Podiumsgespräch und Diskussion mit dem Auditorium

Einladung zum Symposium Potsdam

Unter der Schirmherrschaft von Regine Hildebrandt, der damaligen Sozialministerin in Brandenburg, wurde das Symposium 1994 in Potsdam durchgeführt.

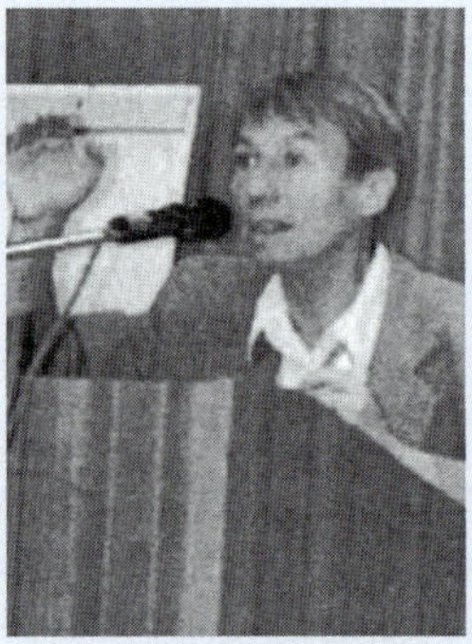

Schirmherrin Regine Hildebrandt

Die Diskussion um eine den Anforderungen des Verbandes entsprechende Verbandsstruktur wurde 1994 mit einem Gutachten der KPMG (Wirtschaftsprüfungsgesellschaft) zur Verbandsreorganisation eingeleitet, das die damalige Präsidentin, Ursula Breuer, in Auftrag gegeben hatte. Zwischen Bundesvorstand und Landesverbänden wurde heftig um die Zuständigkeiten gestritten, d.h. um die Frage, ob es künftig von der Bundesebene unabhängige Landesverbände geben sollte oder nicht. Eine Projektgruppe, in der alle Interessengruppen des dbl (für den Bundesvorstand die Präsidentin, Funktionäre aller Gremien des dbl und Mitglieder) vertreten waren, erarbeitete unter Leitung eines externen Beraters eine Vorlage für eine Verbandsreorganisation. Die Heftigkeit der Auseinandersetzungen um eine zukunftsweisende Verbandsstruktur ist auch daran ablesbar, dass die damalige Präsidentin nach der Mitgliederversammlung in Lübeck 1996 zurücktrat.

Mit der Verabschiedung einer neuen Satzung auf der Mitgliederversammlung 2001 in Kassel konnte die erste Verbandsreorganisation in der Geschichte des Verbandes abgeschlossen werden. Sie sah eine Verschlankung des Vorstandes und die Installierung von Gremien wie der Bund-Länder-Konferenz vor. In den nachfolgenden Jahren wurden mithilfe von Geschäftsordnungen für alle Gremien des Verbandes die Satzungsänderungen umgesetzt.

5 Vom Ehrenamt zur Hauptamtlichkeit

Die **Professionalisierung des Ehrenamtes** war bereits Teil der Überlegungen zur Verbandsreorganisation 1994, wenngleich die Vorschläge der damaligen Projektgruppe quasi eine Verdopplung der Mitgliedsbeiträge zur Folge gehabt hätten, was gegenüber den Mitgliedern in keiner Weise vertretbar war.

Bis in die 1980er-Jahre hinein arbeitete der **Vorstand** ehrenamtlich ohne jegliche Aufwandsentschädigung. Ab 1982 wurde der 1. und 2. Vorsitzenden eine Aufwandsentschädigung gezahlt, die allerdings in jedem Jahr von der Mitgliederversammlung (MV) auf Antrag durch ein Mitglied in der Höhe festgelegt wurde. Dieses Prozedere wurde dann durch die Aufnahme von § 14 (15) *Vergütung und Aufwandsentschädigung* in der dbl-Satzung abgelöst, wonach eine durch die MV verabschiedete Vergütungsordnung mit Geltung für alle Funktionäre Vergütungshöhe und Auslagenersatz regelt.

Im Rahmen der außerordentlichen Mitgliederversammlung am 29. April 2017 wurde dann ein Paradigmenwechsel vollzogen, d.h. die Hauptamtlichkeit des geschäftsführenden Bundesvorstandes, bestehend aus der/dem Präsident*in, Vize-Präsident*in und Schatzmeister*in, wurde in die Satzung aufgenommen.

6 Der Verband als Wegweiser für seine Mitglieder

Von Beginn an hat sich der Verband für eine Systematisierung des Wissens durch Veröffentlichungen, Organisation von Kongressen oder Mitarbeit an Leitlinien stark gemacht (Kap. 7.3.1). Seine Funktion als Wegweiser dokumentierte sich seit Ende der 1990er-Jahre auch in den **Grundsatzpapieren**, die im Wesentlichen die Konkretisierung der Satzungsziele beinhalten. Federführend war hier Monika Rausch, Präsidentin von 2002-2011. Das Verbandsgrundsatzprogramm, die Berufsordnung, die Berufsleitlinien, die Qualitätsleitlinien des dbl, aber insbesondere auch das Kompetenzprofil sind hier maßgebend zu nennen. Die Qualitätsleitlinien bildeten auch die Grundlage für den Ausstattungskatalog für den logopädischen Arbeitsplatz, der dokumentierte, dass die Grundausstattung für logopädische Praxen in den damaligen Zulassungsanträgen der Krankenkassen in keiner Weise mehr den Anforderungen an eine qualitätsgerechte Versorgung entsprach. In **Positionspapieren** artikuliert der Verband seit Langem seine berufspolitischen Forderungen und geht auf aktuelle für die Berufsgruppe relevante Entwicklungen ein. So verabschiedete der neu gewählte Vorstand unter Leitung der Präsidentin Dagmar Karrasch im Dezember 2017 die für die Berufsgruppe im kommenden Jahrzehnt relevanten Schwerpunkte und deren Ziele: Berufsgesetz und Ausbildung, Logopädie und Direktzugang, Logopädie als Schnittstelle zwischen Gesundheits- und Bildungswesen, Logopädie als Ressource in Gesundheitsförderung und Prävention, Sicherstellung der Versorgung im ambulanten und stationären Bereich, Ausreichende und angemessene Finanzierung logopädischer Leistungen.

Das Positionspapier *„Videobehandlungen in der Logopädie"* (dbl, Juni 2020) macht deutlich, wie schnell der Verband auf aktuelle Ereignisse reagiert, um die Interessen seiner Mitglieder durchzusetzen. Hier wird neben dem Aspekt der Sicherstellung der Versorgung die Videotherapie als eine Form der Regelbehandlung in einem digitalen Gesundheitswesen gefordert, d.h. im Klartext: die Verankerung im Leistungskatalog der Krankenkassen.

7 Zusammenarbeit mit nationalen und internationalen Verbänden

Berufsleitlinien (dbl, 2010)
„Der dbl arbeitet mit anderen Verbänden und Organisationen im Gesundheitswesen zusammen. Dazu gehört auch die grenzüberschreitende Zusammenarbeit auf europäischer und internationaler Ebene."

Die **Beziehungen des Verbandes zu anderen Berufsverbänden** waren bis in die 80er-Jahre des letzten Jahrhunderts geprägt durch die Kontakte zu den Phoniatern, d.h. der Deutschen Gesellschaft für Phoniatrie und Pädaudiologie (DGPP) und der Deutschen Gesellschaft für Sprach- und Stimmheilkunde (DGSS). Da Phoniater nach dem LogopG die Leitung der Lehranstalten innehatten, hatten sie großen Einfluss auf die inhaltliche Gestaltung der Ausbildung. In der „Ständigen Konferenz der Lehranstaltsleitungen“, kurz Ständkonf genannt, gaben Phoniater den Ton an, obwohl hier neben Medizinern auch Lehrlogopädinnen und die Verwaltungsebene der Lehranstalten vertreten waren. *„Als ich zusammen mit Uschi (Breuer) und Luise (Springer) 1987 in Kassel das erste Mal an einer solchen Konferenz teilnahm, kam ich mir vor wie im falschen Film. Dort saßen die Herren und erzählten uns, was Sache ist. Dazu beigetragen hat sicherlich auch die Sitzordnung, ich kam mir vor wie bei einem Tribunal. Um was es ging, habe ich komplett vergessen, aber die Art und Weise des Umgangs mit uns Logopädinnen (in meiner Erinnerung war kein männlicher Vertreter unseres Berufsstandes damals anwesend) war wirklich unterirdisch.“* (D. Schrey-Dern).

Je öfter auch Neurologen, wie z.B. Prof. Claus-Werner Wallesch, die Leitung der Ausbildungseinrichtungen übernahmen und an den Konferenzen teilnahmen, desto mehr normalisierte sich der Kommunikationsstil und es konnte tatsächlich über Inhalte diskutiert werden. Die Ständkonf verabschiedete das erste Curriculum nach Inkrafttreten des LogopG und die *„Mindestanforderungen für die Errichtung von Lehranstalten“*. Nachfolgeorganisation wurde der *„Bund Deutscher Schulen für Logopädie“* (BDSL) im Jahre 1999, den Vera Wanetschka zusammen mit anderen leitenden Lehrlogopäd*innen gründete.

Das Ziel der hochschulischen Ausbildung hielt der Verband auch nach Inkrafttreten des LogopG fest im Blick und suchte dazu Mitstreiter*innen auf Ebene der Gesundheitsfachberufe. Mit der Gründung der *„Arbeitsgemeinschaft der Medizinalfachberufe in Therapie und Geburtshilfe“* (AG MTG) Mitte der 1990er-Jahre wurde das Ziel verfolgt, die fachhochschulische Ausbildung für die Berufe in der Ergotherapie, Hebammenkunde, Logopädie, Orthoptik und Physiotherapie zu etablieren. Parallel dazu wurde auf Verbandsebene die AG FH (Arbeitsgemeinschaft Fachhochschule) ins Leben gerufen. Die Denkschrift *„Logopädie braucht wissenschaftliche Kompetenz – Plädoyer für eine Hochschulausbildung“* (1999) und die Konzeption des Symposiums *„Logopädie braucht wissenschaftliche Kompetenz“* (2000) gehen auf die Arbeit der AG FH zurück.

Die Zusammenarbeit mit den anderen Therapieverbänden auf Ebene der BHV wurde 2016 mit der Neugründung des Spitzenverbandes der Heilmittelverbände (SHV) beendet. Gleichwohl gab es einen Neuanfang durch Gründung des *„Bündnis Therapieberufe an die Hochschulen“*, initiiert durch den HVG (Hochschulverbund Gesundheitsfachberufe) im Jahr 2019. Was auf Ebene der SHV nicht möglich war, wird nun auf Ebene des Bündnisses realisiert, der Schulterschluss der Verbände der Ergotherapie und Physiotherapie und des dbl bezüglich der Forderung nach *„Vollakademisierung der Berufsausbildung“* (HVG, 2020) (Exkurs 7).

Neben Berufs- und Fachverbänden *„kommt der Zusammenarbeit mit den Selbsthilfeverbänden (...) eine besondere Bedeutung zu.“* (dbl, 2010:8). Dies wird nicht nur deutlich an der Liste der Kontakte, die der Verband auf seiner Webseite unter Service/Links ausweist, sondern auch daran, dass seit Jahrzehnten Selbsthilfeverbände den dbl-Kongress zum direkten Gespräch mit den Therapeut*innen nutzen und den Verband zu ihren Jahreskongressen einladen.

ialp (d|b|a) *International Association of Communication Sciences and Disorders*

Schon in den 70er-Jahren des letzten Jahrhunderts knüpfte der ZVL **Beziehungen auf internationaler Ebene**, 1980 wurde er Mitglied der IALP. Damals war die IALP allerdings eine von Phoniatern dominierte Fachgesellschaft, was nicht verwundert, war doch der Phoniater Emil Fröschels Gründer der IALP im Jahre 1924.

In den 90er-Jahren des letzten Jahrhunderts begannen Therapeut*innen sich in den unterschiedlichen Arbeitsgruppen zu engagieren. Zu nennen ist hier z.B. Luise Springer, im *Aphasia Committee* unter Leitung von Michel Paradis, die im Projekt zur Untersuchung der Bilingualität bei Aphasie mitarbeitete und dazu Aphasie-Patienten in Aachen untersuchte. Seit dem Kongress in Dublin 2016 arbeitet Wiebke Scharff Rethfeldt im *Multilingual and Multicultural Affairs Committee* mit und wurde 2019 im Rahmen des 31. IALP-Kongresses in Taipeh zum Chair der Kommission gewählt. Der eigentliche Wandel der IALP vollzog sich allerdings dadurch, dass Therapeut*innen nicht nur in Kommissionen oder im Vorstand mitarbeiteten, sondern sich auch als Präsident*innen empfahlen. Die Umbenennung der IALP in *„International Association of Communication Sciences and Disorders"*, von den Mitgliedern 2019 mehrheitlich beschlossen, ist ein deutlicher Hinweis auf die Veränderung des inhaltlichen Fokus weg von den Berufszweigen hin zur Fachdisziplin.

1988 wurde der ZVL Gründungsmitglied des CPLOL und engagierte sich hier von Beginn an in Arbeitsgruppen, auch auf Vorstandsebene. Näheres dazu in **Exkurs 6**.

Die CPLOL-Kontakte zu den Kolleg*innen in Österreich und der Schweiz führten dazu, dass sich die drei Berufsverbände 1999 zur ersten Dreiländertagung der deutschsprachigen Länder in der Schweiz trafen. Heute findet alljährlich das Vierländertreffen statt, denn Liechtenstein sitzt seit geraumer Zeit mit am Tisch. Die Intensität der Zusammenarbeit wird auch deutlich in der ersten gemeinsam gestalteten Ausgabe von Forum Logopädie im November 2017 mit dem Titel *„Quo Vadis Logopädie"*, in der neben fachwissenschaftlichen Beiträgen auch die Unterschiede bezüglich Ausbildung, Berufstätigkeit in den vier Ländern thematisiert und gemeinsame Aktionen zum EU-Tag der Logopädie am 6. März präsentiert wurden. Die zweite gemeinsame Ausgabe von Forum Logopädie *„Den Blick über die Grenzen wagen"* (06/2020) stand unter dem inhaltlichen Fokus „Gesundheitsförderung und Prävention" und ging aus aktuellem Anlass auf die „Umsetzung von Videotherapie im Lockdown" näher ein.

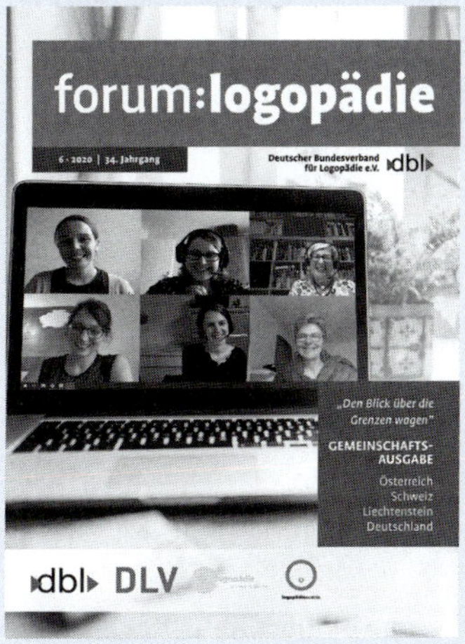

Titelblatt forum:logopädie, Ausgabe 6/2020

8 Geschäftsstelle

Wesentliches Merkmal der Professionalisierung eines Verbandes ist auch, dass das operative Geschäft, wie z. B. Korrespondenz oder Mitgliederberatung, hauptamtlich erledigt wird.

Der Grundstein für den Aufbau der heutigen **Geschäftsstelle** wurde bereits 1981 mit der Einrichtung einer Halbtagsstelle für eine Sekretärin gelegt. Ursula Breuer, die damalige Vorsitzende des ZVL, sah sich nicht mehr imstande, die infolge der steigenden Mitgliederzahlen (1200) anfallenden Sekretariatsaufgaben zu übernehmen und gleichzeitig ihre Funktion als Vorsitzende wahrzunehmen. Die erste Geschäftsstelle (1985) hatte dann schon drei Mitarbeiterinnen (in Teilzeit), davon eine wissenschaftliche Referentin in Leitungsfunktion. Infolge von Platzmangel erfolgte bereits 2 Jahre später ein Umzug in andere Räumlichkeiten, eine Souterrainwohnung, in der die Mitarbeiterinnen auch während der Vorstandssitzungen weiter arbeiteten und in der auch noch kräftig geraucht wurde, im Jahre 2020 undenkbar.

Die Einstellung einer Justiziarin als Geschäftsführerin im Jahre 1991 war gleichsam Startschuss der fortgesetzten Professionalisierung der Geschäftsstelle, die in den Folgejahren sich nicht nur durch Umzüge immer weiter vergrößert hat, sondern vor allem auch durch den Aufbau von Referaten für unterschiedliche Bereiche des operativen Geschäfts.

Im Jahre 2020 verfügt die Geschäftsstelle neben der Geschäftsführung über folgende Referate: Referat Bildung, Referat Logopädie, Rechtsreferat, Presse-/Öffentlichkeitsarbeit/Mitgliederportal, Kongress-/Eventmanagement, Mitgliederverwaltung/Finanzen und IT und Internet.

Schon Anfang der 2000er-Jahre begann Lucas Rosenthal, der damalige Geschäftsführer, die Geschäftsstelle als virtuelles Büro einzurichten. Selbst wenn zu Beginn nicht alle Mitarbeiter*innen davon begeistert waren, hat sich diese seit Langem bestehende Büroorganisation in Zeiten von Corona ausgezahlt, da durch die Einrichtung von Homeoffice-Plätzen für das Gros der Mitarbeiter*innen die Arbeit durch die Pandemie nicht zum Erliegen kommt.

7.3.2 Autonomie, Selbstverwaltung, Interessenvertretung

Im Prozess der Professionalisierung kommt Berufsverbänden eine entscheidende Rolle zu. *„Es geht um die Bildung schlagkräftiger Berufsverbände, um die inhaltliche Kontrolle der Ausbildung, um die Regulierung des Zugangs zu Tätigkeitsfeld, die Entwicklung verbindlicher Standards zu einer gewissen Entscheidungsautonomie gegenüber Klienten."* (Kühl, 2006:8). In diesem Sinne hat sich der Berufsverband seit seiner Gründung bis heute weiterentwickelt, dies gilt sowohl für den Verband nach innen (Exkurs 5) als auch nach außen, d. h. auf internationaler Ebene (Exkurs 6).

Die Berufsgruppe ist nach wie vor nicht Teil der Selbstverwaltung im Gesundheitswesen. Der Berufsverband, auch der dbl im Jahre 2020, unterscheidet sich im juristischen Sinne von einer „berufsständischen Vertretung" und den „Kammern", die als Körperschaften des öffentlichen Rechts Teil der Selbstverwaltung im Gesundheitswesen sind.

Berufsverband – Berufsständische Vertretung – Körperschaften des öffentlichen Rechts

- Ein Berufsverband ist ein Zusammenschluss von Angehörigen des gleichen Berufs oder verwandter Berufe; er vertritt die wirtschaftlichen, sozialen und gesellschaftlichen Interessen seiner Mitglieder.
- Die Zugehörigkeit zu einem Berufsverband ist freiwillig.
- Die Mitgliedschaft zu einer berufsständischen Vertretung („[Berufs]Kammer") ist verpflichtend.
- Bestimmte freie reglementierte Berufe mit gesetzlich geschützter Berufsbezeichnung sind in (Berufs)Kammern organisiert.
- (Berufs)Kammern sind Körperschaften des öffentlichen Rechts auf Bundes- und Länderebene und für die Selbstverwaltung eines Berufsstands zuständig, z. B. Ärzte- oder Apothekerkammern.
- Körperschaften des öffentlichen Rechts sind juristische Personen, sie übernehmen für den Staat Aufgaben. (sage, 2020)

Die Interessen der Berufsgruppe werden im Gemeinsamen Bundesausschuss (G-BA) von den Ärzten und Krankenkassen vertreten. So hat sich zwar die Einflussnahme auf die Ausgestaltung der „Heilmittelrichtlinie" verbessert, d. h. von einem bloßen Anhörungsrecht zu Zeiten des 2. GKV Neuordnungsgesetzes (NOG) unter Seehofer 1997 gibt es seit dem Terminservice- und Versorgungsgesetz (TSVG, 2019) unter Spahn das Recht zur Stellungnahme, das aufgrund der Positionierung des dbl zu deutlichen Vereinfachungen bei der Verordnung von Heilmitteln geführt hat. So wurden z. B. „Schluckstörungen" als eigenständiges Heilmittel aufgenommen, die „Regelfallsystematik" abgeschafft und die Behandlung von Kindern und Jugendlichen mit Behinderungen in Regel-Kitas und Schulen wurde ermöglicht. Auch der Behandlungsbeginn nach Ausstellung der Verordnung von vorher 10 auf jetzt 28 Werktage schafft für Patienten und Behandler*innen mehr Spielraum (dbl, 2020a). Dies alles kann jedoch nicht darüber hinwegtäuschen, dass die Notwendigkeit einer ärztlichen Verordnung nach wie vor besteht und eine

Absurdität darstellt, weil zum Zeitpunkt der Verordnung keine sprachtherapeutische Diagnose vorliegt, da die logopädische Diagnostik Teil der Erst(therapie)verordnung ist. Auch die im TSVG geplante Erprobung eines Blankozugangs ist von vergleichbarer Absurdität, weil dies nur die Festlegung der Dauer, Frequenz und Anzahl der Therapieeinheiten durch die Therapeut*innen umfasst, aber nach wie vor suggeriert, dass eine Diagnose bereits vorliegt. Mit dem Direktzugang wäre die Zuständigkeit für die Diagnostik verbunden, daher sollte der Direktzugang als Ausdruck gleichberechtigter Mitbestimmung erprobt werden, wie dies der dbl in seinen Berufsleitlinien seit 2010 fordert: *„Der dbl setzt sich zum Ziel, dass Logopädinnen und Logopäden als Berufsgruppe Mitbestimmungsrechte erhalten, indem sie an den Entscheidungen zur Ausgestaltung der Versorgung beteiligt werden und die fachlich-inhaltliche, wirtschaftliche und ethische Verantwortung dafür übernehmen."* (dbl, 2010:5).
Die Zusammenarbeit „auf Augenhöhe" wird auch heute noch gerne von Ärzten betont, es ist allerdings eine Zusammenarbeit nach ihren Vorstellungen, rein rechtlich besteht nach wie vor die Abhängigkeit der Berufsgruppe von ärztlicher Verordnung.

7.3.3 Verbindlicher Ethikkode

Schon in den 80er-Jahren des letzten Jahrhunderts hat der Vorstand des dbl damit begonnen, eine Berufsordnung für die Berufsgruppe zu erstellen, mit dem Ziel, Regeln für die Berufsausübung zu erstellen. Anlass waren erste Anträge zum Ausschluss von Mitgliedern, gegen die strafrechtliche Verfahren eingeleitet worden waren und denen die Aberkennung ihrer staatlichen Anerkennung und damit der Entzug ihrer Arbeitserlaubnis drohte, d. h., es musste eine verbindliche Grundlage für die in der Satzung vorgesehene Ausschlussregelung geschaffen werden.

„Ausschluss des Mitglieds"
Bei einem *„wiederholten groben Verstoß /gegen die Berufsordnung/ kann das Mitglied aus dem Verein ausgeschlossen werden"* (dbl, 2017: § 4, Satz 2c).

Claudia Voigt hatte sich als zuständiges Vorstandsmitglied dieser Thematik angenommen und in Anlehnung an die Ethik-Charta des CPLOL eine erste Vorlage für den dbl erstellt (Exkurs 6). Da die Berufsgruppe nicht zu den verkammerten Berufen zählt, konnte und kann sie nicht auf das „Standesrecht", über das die verkammerten Berufe wie Ärzte verfügen, bei der Erstellung der Berufsordnung zurückgreifen.
In der Präambel der dbl-Berufsordnung wird indirekt auf die Satzungsregelung zum Ausschluss von Mitgliedern Bezug genommen: *„Die Regeln der Berufsordnung bilden eine unerläßliche Grundlage für den Fall, daß der Verband Sanktionen gegen Mitglieder verhängen muß, die in grober Weise gegen diese Regeln und die darin ausgedrückten Wertmaßstäbe des Verbandes verstoßen und dem Ansehen des Verbandes sowie des gesamten Berufsstandes schaden."* Des Weiteren wird auf die Beachtung der europäischen Ethik-Charta als Grundlage der Ausführungen hingewiesen:

„Gleichzeitig wird mit dieser Berufsordnung der Ethik-Kodex des CPLOL (Comité Permanent de Liaison des Orthophonistes-Logopèdes de l'Union Éuropeenne) für den dbl e. V., der Mitglied des CPLOL ist, umgesetzt." (dbl, 2017:2).

Regelungsbereiche der dbl-Berufsordnung (1998)

II	Die Beziehungen von Mitgliedern des Verbandes zu PatientInnen
III	Umgang mit Daten
IV	Die Beziehungen der therapeutisch tätigen Mitglieder des Verbandes zu KollegInnen, PraktikantInnen und anderen therapeutischen Berufsgruppen
V	Werbung
VI	Darstellung des Berufsbildes in der Öffentlichkeit
VII	Lehre
VIII	Forschung
IX	Verstöße

Die dbl-Berufsordnung von 1998 umfasst Regelungsbereiche, die sich nicht nur auf die therapeutische Tätigkeit im engeren Sinne, sondern auch auf Ausbildung und Forschung beziehen, sie dokumentiert damit auch den Anspruch der Berufsgruppe auf eine wissenschaftliche Fundierung des eigenen Handelns.

Eine Berufsordnung ist auch immer Spiegel der gesellschaftlichen Rahmenbedingungen eines Berufes, daher befindet sich diese Berufsordnung immer wieder neu auf dem Prüfstand, d.h. Änderungen von Datenschutzrichtlinien, der Heilmittelrichtlinie oder Rahmenempfehlungen wirken sich genauso auf die Berufsordnung aus wie ethische Grundlagen zur Durchführung therapeutischer Forschung. Die Einführung des Direktzugangs würde eine grundlegende Ergänzung der Berufsordnung erfordern, weil dann die Verantwortung und Zuständigkeit nicht nur für die Durchführung von Diagnostik und Therapie, sondern auch für das Budget bei den Berufsangehörigen läge.

Wie sehr eine Berufsordnung Abbild der Wirklichkeit ist, veranschaulicht folgendes Beispiel: Auseinandersetzungen zwischen dbl-Mitgliedern und dbl-Funktionären in den Jahren 2011 bis 2013 führten dazu, dass auf der Mitgliederversammlung vom 31. Mai 2013 eine Anlage zur Berufsordnung verabschiedet wurde, die die „Kollegiale Zusammenarbeit – Konventionen zum Umgang der dbl-Mitglieder und dbl-Funktionäre untereinander" regelt (dbl, 2013).

Mit Beginn des Jahres 2021 hat der dbl-Bundesvorstand beschlossen, die Berufsordnung vollständig zu überarbeiten. Im Mittelpunkt sollen ethische Grundlagen stehen, die für den Verband und seine Mitglieder bindend sind.

weiter → S. 225

CPLOL (Comité Permanent de Liaison des Orthophonistes/ Logopèdes): Vive l'Europe! – Long live Europe!

Das CPLOL wurde am 6. März 1988 auf Initiative von Jacques Roustit, Präsident der FNO (Fédération Nationale des Orthophonistes), von Berufsverbänden aus neun europäischen Ländern (B, D, DK, ES, F, GR, IT, LU, UK) gegründet. Der ZVL (dbl) war von Beginn an mit dabei, und zwar in Person des ehemaligen Bundesvorstandsmitglieds Theo Strauch, der zusammen mit Claudia Voigt und Dietlinde Schrey-Dern als „AG Europa" im ZVL den Berufsverband im CPLOL in den ersten Jahren vertrat. Ziel war es, den berufspolitischen und fachwissenschaftlichen Interessen des reglementierten Berufes „Logopäde/Logopädin" auf europäischer Ebene ein „Gesicht" zu geben und den Bekanntheitsgrad des Berufes zu erhöhen. Damit sind gleichzeitig auch die Bedingungen für eine Mitgliedschaft im CPLOL formuliert, die sich auch heute noch von denen der IALP (International Association of Logopedics and Phoniatrics) unterscheiden. Die IALP steht allen Berufsgruppen offen, die im Bereich Logopädie arbeiten, und bietet eine Einzel- und Verbändemitgliedschaft an.

1 Grundsatzpapiere des CPLOL

Im CPLOL wurden von Beginn an europaweite Erhebungen durchgeführt, mit dem Ziel Gemeinsamkeiten und Unterschiede in der Ausbildung und beruflichen Tätigkeit zu dokumentieren, um auf dieser Grundlage einen Konsens bezüglich der Anforderungen an die Qualität der Ausbildung und die Qualifikation der Berufsangehörigen zu finden.

Als erstes Grundsatzpapier wurde das europäische **Berufsprofil** bereits 1990 veröffentlicht. Die Diskussionen im CPLOL waren geprägt von den unterschiedlichen politischen Rahmenbedingungen in Europa. Die damaligen ZVL-Delegierten, Claudia Voigt, Theo Strauch und Dietlinde Schrey-Dern, stellten fest, dass die Verankerung des Berufes im Gesundheitswesen nicht in gleicher Weise für alle europäischen Länder zutraf. So ist z. B. in Dänemark das Erziehungswesen zuständig. Im Vereinigten Königreich liegt zwar eine Verankerung im Gesundheitswesen vor, die Kolleg*innen haben aber trotzdem die Möglichkeit, in Kindergärten und Schulen zu arbeiten. Dies gilt vergleichbar auch für Frankreich, jedoch legten die französischen Kolleg*innen sehr großen Wert darauf, dass im Berufsprofil der Begriff „paramedizinischer Beruf" festgehalten werden sollte, wogegen unsere britischen Freunde allerdings heftig Einspruch erhoben mit dem Argument, dass das Berufsprofil nicht auf die rechtliche Rahmensituation in einzelnen Ländern abzielen sollte, sondern den Tätigkeitsbereich umfassend beschreiben solle. Beim Blick auf das Berufsprofil wird deutlich, dass sich diese Meinung durchgesetzt hat.

Daneben gab es auch zahlreiche Missverständnisse bedingt durch Übersetzungsprobleme. Wir mussten lernen, dass es viel Zeit braucht, Inhalte zu vermitteln, wenn die eigene sprachliche Kompetenz des Englischen und/oder Französischen zu wünschen übrig lässt, und dass doch so einiger Ärger aufkam, wenn die Muttersprachler*innen aus Frankreich, Belgien oder Großbritannien die Redeanteile an sich rissen. Die stundenlangen Diskussionen zur korrekten Formulierung, d.h. der idiomatisch korrekten Ausdrucksweise, waren ziemlich anstrengend für alle Beteiligten. Teilweise führte die idiomatisch korrekte Formulierung dann dazu, dass die Delegierten nicht-englischer/-französischer Muttersprache die Inhalte nicht mehr verstanden. Das ganze Hin und Her beim Übersetzen hatte aber auch den Vorteil, dass Inhalte bis ins letzte Detail besprochen und geklärt wurden. Nach solchen z.T. stundenlangen Diskussionen waren wir häufig ziemlich mit den Nerven am Ende und sehr, sehr müde. Die Stimmung verbesserte sich immer dann schlagartig, wenn wir den Abend gemeinsam bei einem leckeren Essen, oft spendiert von der FNO, ausklingen ließen und uns auf diese Weise auch persönlich besser kennenlernten. Nachts um 3 h ins Bett fallen, um 7 h wieder aufstehen und um 8:30 h die Arbeit wieder aufnehmen, das konnte in der frühen Phase des CPLOL schon mal vorkommen, hinderte uns aber nicht daran, uns wieder zu treffen und weiter zu arbeiten.

Am 7. Oktober 1990 war es dann soweit, wir konnten in London das erste europäische Berufsprofil verabschieden, das dann 1994 in Köln und 1997 in Lissabon noch einmal aktualisiert wurde und in seiner Grundkonzeption bis heute Bestand hat.

Die Fertigstellung des **Ethikpapiers** ging dann schon etwas zügiger voran. Hier arbeitete Claudia Voigt mit, die auch dafür sorgte, dass der dbl eine erste Berufsordnung auf Grundlage des CPLOL-Ethikkodes erstellte. Am Rande des ersten CPLOL-Kongresses 1992 in Athen wurde das Ethikpapier verabschiedet und erhielt eine komplette Neufassung als „Ethical Framework in Speech and Language Therapy" im Oktober 2009 in Turin. Danach wurde es noch einmal 2018 in Estoril am Rande des 10. CPLOL-Kongresses aktualisiert. Die seitens des CPLOL 1998 verabschiedeten **„Minimum Standards for Initial Education"** gehen zurück auf eine CPLOL-Erhebung von 1992 bis 1994 zu „Speech and Language Therapy in the European Union" sowie die seitens der IALP verabschiedeten „Guidelines for Initial Education" von 1995. Die Revision des CPLOL-Papiers erfolgte 2007 in Riga und trägt nun den Titel **„Minimum Standards for Education"**.

Die Diskussion um die Relevanz der praktischen Ausbildung führte dazu, dass das CPLOL 2009 ein **„Position Statement on Practice Education during Initial Speech Language Therapy Education Programmes"** verabschiedete, aus dem die Mindestanforderungen an die praktische Ausbildung hervorgehen, wie z.B. Arbeit mit Patienten unterschiedlicher Altersgruppen und Störungsbilder.

Parallel dazu wurden 2009 auf Grundlage einer europaweit durchgeführten Befragung die Anforderungen an die Weiterbildung im Sinne lebenslangen Lernens ebenfalls in einem Positionspapier festgehalten: **„Definition and Principles of Continuing Professional Development"**.

2 Das NetQues-Projekt

Von 2010 bis 2013 wurde auf Initiative des CPLOL das von der EU geförderte europaweite Projekt NetQues (Network for Tuning Standards and Quality of Education programmes in Speech and Language Therapy/across Europe) durchgeführt. *„Ziel war es unter anderem, aus den Angaben von Absolventen, Akademikern und Arbeitgebern ein fachspezifisches,* *einheitliches Ausbildungs- und Berufsprofil sowie Referenzpunkte für fachliche Kompetenzen zu ermitteln. NetQues ermöglicht somit erstmals Transparenz, Vergleichbarkeit und Harmonisierung der logopädischen Primärqualifikation sowie des logopädischen Berufsprofils im europäischen Kontext."* (Scharff Rethfeldt & Heinzelmann, 2014:28). Im Ergebnis bestätigt sich für Deutschland, dass es in Europa in Bezug auf den Berufsfachschulstatus isoliert ist, d.h. in jedem anderen europäischen Land gilt als Mindestabschluss der berufsqualifizierende Bachelor, in neun europäischen Ländern, d.h. in 30 % der befragten Länder im Rahmen des NetQues-Projektes, ist der Master das Maß aller Dinge, d.h. die Voraussetzung für eine Berufszulassung (vgl. Scharff Rethfeldt & Heinzelmann, 2014).

3 CPLOL-Kongresse

Im Mai 1992 fand der erste wissenschaftliche Kongress des CPLOL in Athen statt. Claudia Voigt, dbl-Delegierte beim CPLOL, arbeitete mit im CPLOL-Kongressteam und akquirierte Vortragende aus Deutschland, wie z.B. Ricki Nusser-Müller-Busch: *„Da Schluckstörungen damals noch völlig exotisch waren, fand mein Vortrag nicht unter dem Topic ‚neurological disorders' statt, sondern unter ‚free communication, a new field of therapy'. Also Verschiedenes – miscellaneous! Linda Schrey-Dern erinnert, dass den Teilnehmerinnen der Mund offen blieb. Das hatte ich nicht mitgekriegt. Ich war froh, den Vortrag auf Englisch halbwegs gut gemeistert zu haben. Es sollten einige folgen."* Das Thema „Schlucktherapie" war dem Kongressteam offenbar so neu, dass eine Zuordnung in der Rubrik „Neurologische Störungen" nicht vorgenommen wurde, obwohl das Standardwerk von J. A. Logeman *„Evaluation and Treatment of Swallowing Disorders"*, auf das im Vortrag Bezug genommen wurde, seit 1983 publiziert war. Die im Vortrag formulierten Leitsätze zur praktischen Arbeit mit Dyspaghiepatienten fanden großen Anklang, auch wenn Ricki selbst dies offenbar im Vortragsstress nicht so recht bemerkte.

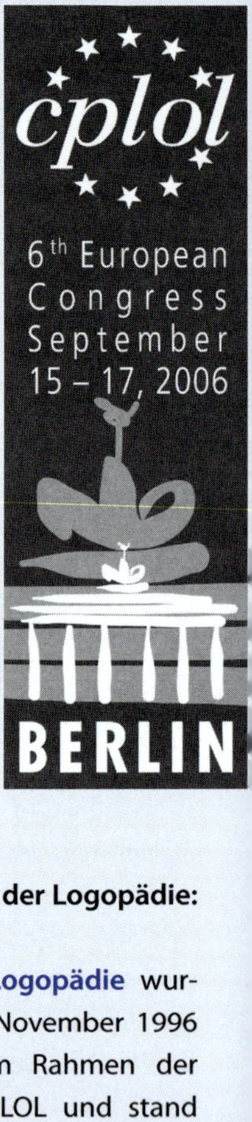

Nach dem 2. CPLOL-Kongress 1994 in Antwerpen fand der CPLOL-Kongress dann alle 3 Jahre statt, so 2006 in Berlin, dem bisher teilnehmerstärksten CPLOL-Kongress überhaupt. Mehr als 1200 Teilnehmer*innen ließen sich den Besuch im Kongresszentrum in der Mitte Berlins nicht entgehen, mehr als die Hälfte davon dbl-Mitglieder.

4 Der Europäische Tag der Logopädie: 6. März

Der **Europäische Tag der Logopädie** wurde als Pilotversuch am 14. November 1996 durchgeführt, und zwar im Rahmen der Präventionsinitiative des CPLOL und stand ganz im Zeichen des Themas „Prävention von Sprachentwicklungsstörungen".

Die **Kommission Prävention**, in der das dbl-Mitglied Joachim Schwalbach mitarbeitete, verständigte sich zunächst auf der Grundlage des Positionspapiers der WHO auf ein CPLOL-Positionspapier zur Prävention. Für die Durchführung des Europäischen Tags der Logopädie erarbeitete die CPLOL-Kommission Prävention eine Postervorlage zu den Stadien des Spracherwerbs als Grundlage für die Beratung von Eltern. Dieses Poster war die Grundlage des ersten dbl-Posters zur Sprachentwicklung, das den Mitgliedern zur Verfügung gestellt wurde. Des Weiteren gab es das erste Faltblatt für Eltern *„Wie spricht mein Kind"*, mit einer Auflagenstärke von 230 000 Exemplaren – das bisher erfolgreichste Faltblatt des dbl. Diesem Faltblatt sollten noch weitere folgen, u.a. auch Elternfragebögen, mit deren Hilfe Eltern sich über den Stand der Sprachentwicklung im 1., 2., 3. und 4. Lebensjahr informieren können.

Das Pilotprojekt etablierte sich, auch weil das CPLOL Anfang der 2000er-Jahre den Beschluss fasste, den eigenen Gründungstag, den 6.3. (1988), als EU-Tag der Logopädie festzulegen und jährlich Logopädie relevante Themen in den Fokus zu setzen. Der dbl macht von Beginn an mit und stellt seitdem seinen Mitgliedern für Aktionen vor Ort zahlreiche Materialien zur Verfügung und schaltet mit Unterstützung der Mitglieder eine Expert*innen-Hotline.

5 AG Europa – BKIB

Das Engagement des dbl im CPLOL ist daran ablesbar, dass der dbl von Beginn an durch die Mitglieder einer eigens für diesen Zweck gegründeten AG Europa (seit der Satzungsänderung 2001 BKIB) vertreten war (vgl. dbl, 2004), die allerdings auch die Aufgabe hatte, den Kontakt zur IALP zu pflegen.

Die Konzeption von Umfragen und die Erhebung von Daten wäre ohne die Mitglieder der AG Europa/BKIB nicht denkbar gewesen, die in den CPLOL-Kommissionen ihren Beitrag zur Erstellung der Grundsatzpapiere geleistet haben. Dazu gehörten Susanne Daniel, Evemarie Haupt, Bettina Heinzelmann, Karin Müller-Römheld, Dietlinde Schrey-Dern, Wiebke Scharff Rethfeldt, Joachim Schwalbach, Luise Springer, Theo Strauch und Claudia Voigt, die das Gremium über 20 Jahre leitete.

Dietlinde Schrey-Dern arbeitete 12 Jahre im Vorstand des CPLOL mit, die ersten 6 Jahre als Vizepräsidentin für den Bereich „Professional profile" und dann von 1999-2005 als Präsidentin.

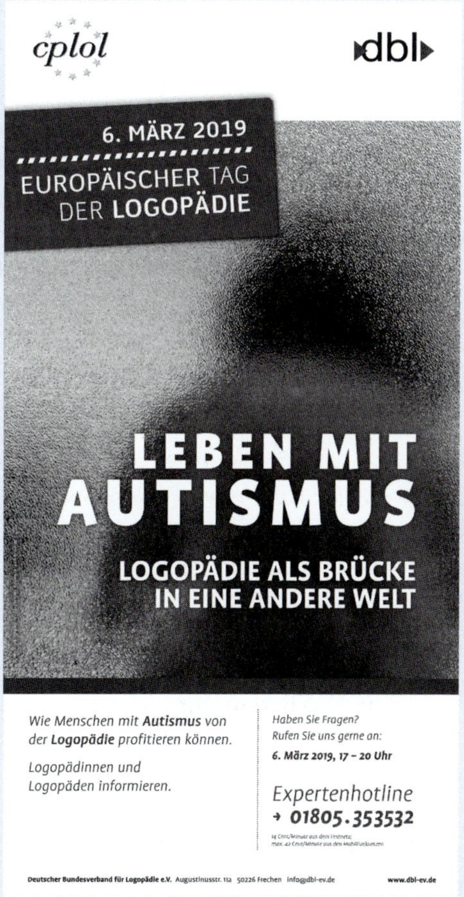

Plakat EU-Tag der Logopädie (© dbl)

6 Ausblick

Das CPLOL im Jahre 2021 ist nicht mehr vergleichbar mit der Organisation des Jahres 1988, nicht nur, weil Berufsverbände von mehr als 30 Ländern im CPLOL vertreten sind, sondern auch weil langjährig geführte Diskussionen darüber, in welcher Weise sich das CPLOL weiterentwickeln sollte, zu einem kompletten Neustart geführt haben. Insbesondere der dbl und die FNO ((Fédération Nationale des Orthophonistes) hatten seit den 2010er-Jahren Kritik an der Arbeitsweise und Ausrichtung des CPLOL geäußert. Die mangelnde Effektivität der Zusammenarbeit auf europäischer Ebene war u. a. auch am mangelnden Output ablesbar. Daher ruht die Mitgliedschaft der beiden Verbände, auch um die Notwendigkeit von Reformen zu unterstreichen.

Nachdem in den ersten 20 Jahren die Grundsatzpapiere und europaweite Erhebungen durchgeführt wurden, ist seit Abschluss des NetQues-Projektes im Jahre 2013 quasi eine Art Stillstand zu verzeichnen gewesen. Wie war das möglich?

Die Zahl der Mitgliedsorganisationen verdoppelte sich von 2005 bis 2010. Damit ging gleichzeitig eine Erhöhung der Delegierten einher, was eine effektive Zusammenarbeit zunehmend erschwerte, zumal es von Beginn an Probleme gab, die Dietlinde Schrey-Dern folgendermaßen beschreibt: *„Einige Mitgliedsorganisationen wechselten ihre Delegierten von Vollversammlung zu Vollversammlung aus, nach dem Motto ‚Sightseeing Europe'. Dazu muss man wissen, dass das CPLOL pro Land immer 2 Delegierte finanziert hat, in den ersten 17 Jahren des CPLOL waren es sogar 3 Delegierte pro Land. Auch ist die sprachliche Kompetenz zuweilen doch so dürftig, dass nicht alle Delegierten in der Lage sind, Englisch oder Französisch zu verstehen und/oder zu sprechen, obwohl dies ja eigentlich Bedingung der Mitarbeit auf Ebene des CPLOL sein sollte. Und: Nicht alle Delegierten kennen die Grundsatzpapiere, eigentlich auch eine Voraussetzung zur Mitarbeit."*

Auf der Mitgliederversammlung im November 2020 wurde eine Satzungsänderung des CPLOL beschlossen, die nicht nur eine Reorganisation beinhaltete, sondern auch die Verlegung des Sitzes des CPLOL von Paris nach Brüssel und eine Namensänderung, damit der Neustart der Organisation auch durch die Namensänderung nach außen sichtbar wird.

Der Neustart der „European Speech Language Association" (ESLA) erfolgte am 6.3.2021. ESLA versteht sich als Dachverband der Berufsverbände des reglementierten Berufes „Logopäde/Logopädin" und steht damit in der Tradition des CPLOL. Die 31 Mitgliedsverbände wollen zur Verbesserung der Wahrnehmung, Förderung und dem Schutz des reglementierten Berufes beitragen und die Nachhaltigkeit der Organisation sicherstellen. (URL: https://eslaeurope.eu/)

ESLA
European Speech and Language Therapy Association

*„Als ehemalige Präsidentin des CPLOL bedauere ich es sehr, dass mit der Namensänderung auch die Änderung des Logos des Verbandes einhergeht. Das Logo des CPLOL, das von den Gründer*innen bewusst als Wiedererkennungssymbol für Europa gewählt wurde, ist leider Geschichte. Im Gegensatz dazu hat die International Association of Communication Sciences and Disorders (IALP) durch Beibehaltung des IALP-Logos bei ihrer Namensänderung der Geschichte des Weltverbandes Respekt erwiesen."*

(Dietlinde Schrey-Dern)

7.3.4 Hochschulausbildung

Das *„Studium der Logopädie"*, wie es Branco van Dantzig 1926 formuliert hatte, setzte eine Vorausbildung als Sprachheillehrer (Jellinek, 1927) voraus, die *„derartig sein muß, daß die gesonderte Fachausbildung sich auf sichere Grundlagen stützen kann."* Des Weiteren *„muß von jedem Logopädie-Beflissenen die Hochschulreife verlangt werden, denn er soll doch imstande sein, nicht nur in seiner Muttersprache, sondern auch Arbeiten logopädischen Inhaltes aus anderen Sprachen mit Verständnis lesen zu können."* (Dantzig van, 1927:51).

Seit dem Jahre 1905 gab es das Fach „Sprachheilkunde" im Rahmen des Medizinstudiums als Studienfach an der Friedrich-Wilhelms-Universität zu Berlin. Die Parallelität der Entwicklung von Sprachheilpädagogik und Logopädie hat im Verlauf des 20. Jahrhunderts zahlreiche Probleme provoziert, dazu zählt beispielsweise der Kampf um die Zuständigkeit bei der Versorgung von Kindern im Vorschul- und Grundschulalter ebenso wie das Bemühen beider Bereiche um Abgrenzung. Damit einher ging auch der Anspruch an die Deutungshoheit der Disziplin. Doch dieser Aspekt verdient eine eigene Betrachtung und würde den Rahmen der Darstellung sprengen, zur Geschichte der Sprachheilpädagogik sei hier auf Grohnfeldt (2007) und Maihack (2001) verwiesen.

Mit Inkrafttreten des Logopädengesetzes (LogopG) 1980 war erst einmal der Traum von einer hochschulischen Ausbildung für die Berufstätigen, wie sie der Verband (ZVL, 1976) gefordert hatte, ausgeträumt (Exkurs 7). Trotzdem setzte er sein Engagement für eine hochschulische Ausbildung fort. Auf Initiative des dbl wurde die interdisziplinäre Arbeitsgemeinschaft der Medizinalfachberufe in Therapie und Geburtshilfe (AG MTG, 1991-2018) mit Vertreter*innen der Berufsverbände der Ergotherapie, des Hebammenwesens, der Logopädie, der Orthoptik und der Physiotherapie gegründet, aus der Überzeugung heraus, dass man gemeinsam das Ziel einer hochschulischen Ausbildung für die vertretenen Berufsgruppen besser erreichen kann. Während der dbl eine eigene Arbeitsgemeinschaft, die AG Fachhochschule ins Leben rief, um eine konsequente Weiterarbeit zu unterstützen, geriet die Zusammenarbeit auf Ebene der AG MTG (Arbeitsgemeinschaft Medizinalfachberufe in Therapie und Geburtshilfe) immer mehr in den Hintergrund der anderen Verbände. Erst relativ spät setzten die Verbände der Physiotherapie und Ergotherapie das Ziel einer hochschulischen Ausbildung für alle Berufsangehörigen auf die Agenda des jeweiligen Vorstandes, sodass erst mit dem ersten Therapiegipfel des Spitzenverbandes der Heilmittelverbände (SHV) 2018 deutlich wurde, dass die maßgeblichen Berufsverbände in der Physio- und Ergotherapie sich tatsächlich für eine generelle hochschulische Ausbildung stark machen. Da war die interdisziplinäre Zusammenarbeit auf Ebene der AG MTG längst Geschichte.

Parallel zum Versuch, auf interdisziplinärem Wege die hochschulische Ausbildung für den Beruf voranzutreiben, hat die AG FH des dbl weiter gearbeitet und am 24.2.1999 das Symposium *„Profilierung der Logopädie als wissenschaftliche Disziplin"* im Universitätsclub Bonn veranstaltet (Macha-Krau, 1999) und die Ergebnisse in der Denkschrift *„Logopädie braucht wissenschaftliche Kompetenz"* (dbl, 1999) festgehalten. Zu diesem Zeitpunkt lief der interfakultative Diplommodellstudiengang Logopädie an der RWTH Aachen bereits 7 Jahre. Ohne den Start des Studiengangs im Wintersemester 1991/2 wäre die Entwicklung der hochschulischen Ausbildung in der Logopädie nicht denkbar. Nach Norina Lauer hat dazu auch Walter Huber maßgeblich beigetra-

gen: *„Für mich ist* **Walter Huber** *die treibende Kraft für die hochschulische Entwicklung der Logopädie in Deutschland gewesen. Ohne ihn hätte es den Studiengang ‚Lehr- und Forschungslogopädie' an der RWTH Aachen in seiner ganzen Diversität nicht gegeben."* Der Aufbau des Studiengangs war möglich, weil es neben der Abteilung für Neurologie die Aphasiestation, die Abteilung Neurolinguistik und die Lehranstalt für Logopädie gab. Neurolog*innen haben mit Psycholog*innen, Linguist*innen und (Lehr-)Logopäd*innen auf Augenhöhe zusammengearbeitet. In diesem Klima konnte trotz aller Vorbehalte auf Seiten der Klinik, aber auch des Wissenschaftsministeriums der erste „Diplomstudiengang Logopädie" als Modellstudiengang in Deutschland gestartet werden. Die Durchführung des Studiengangs war allerdings nur mit ganz erheblichem Engagement auf Seiten der Lehrlogopäd*innen der Lehranstalt möglich, die Luise Springer als leitende Lehrlogopädin hier um aktive Unterstützung gebeten hatte. *„Von Beginn an haben wir ‚für 'en Appel un en Ei' Lehraufträge übernommen. Dabei wurde zunächst einmal versucht uns nicht als wissenschaftliche Dozent*innen zu bezahlen, sondern als Logopäd*innen, obwohl wir alle eine hochschulische Qualifikation hatten, was ja Bedingung der Hochschule für die Vergabe des Lehrauftrags war."* (Schrey-Dern).
Der Studiengang in Aachen kann als Impulsgeber für die Einrichtung von Studiengängen auf Fachhochschulebene angesehen werden. Die ersten Studiengänge in der Logopädie waren vom Konzept her additiv, d. h. der Abschluss der Ausbildung als staatlich anerkannte/r Logopäd*in war Voraussetzung für die Zulassung zum Studium. Dies bedeutete konkret im Falle des Diplomstudiengangs Logopädie, nach 3-jähriger Ausbildung noch einmal mindestens 4 Jahre zu studieren.

1996: Erster Hoffnungsschimmer in Richtung hochschulische Ausbildung an der RWTH Aachen

*„Beim Übergang vom Modellstudiengang in einen Regelstudiengang 1996 keimte kurz die Hoffnung auf, aus der Lehranstalt für Logopädie eine Art AN-Institut der RWTH Aachen zu machen und so die berufliche und wissenschaftliche Qualifikation miteinander zu verzahnen. Die Absolvent*innen sollten also sowohl über die staatliche Anerkennung als auch ein Universitätsdiplom verfügen. Luise Springer, Cordula Tockuss und ich haben als Vertreterinnen der Lehranstalt mit dem Prüfungsausschuss des Studiengangs und dem wissenschaftlichen Prüfungsamt der RWTH Aachen eine Vorlage erarbeitet. Und dann geschah das Unfassbare: Das Rektorat der RWTH Aachen stimmte unserer Vorlage zu und dann auch noch das Wissenschaftsministerium, wir fühlten uns kurz vorm Ziel! Dann fuhr uns eine Ministerialrätin im MAGS (Ministerium für Arbeit, Gesundheit, Soziales) in die Parade und erteilte dem Vorhaben eine Absage. Dies war nicht das erste und letzte Mal, dass uns besagte Dame einen Strich durch die Rechnung machte."*

(Schrey-Dern)

Die Ausbildungsdauer von 7 Jahren – 3 Jahre Berufsfachschule (BFS) und 4 Jahre Studium – war von Beginn an ein Hemmschuh für viele interessierte Kolleg*innen. Daher waren die ersten Angebote von Fachhochschulen, die im Rahmen der Bologna-Reform Bachelor-Studiengänge anboten, durchaus attraktiv, führten sie doch zu einer Verkürzung der Studiendauer von 4 auf 3

Jahre. Kooperationen zwischen Fachhochschulen und (Berufsfach-)Schulen verkürzten die Studiendauer an Fachhochschulen auf 1,5 Jahre, sodass auf einmal eine hochschulische Qualifikation nach 4,5 Jahren erreicht werden konnte. Dies war nur möglich, weil die an Schulen ausgebildeten Logopäd*innen Teile des Studiums schon während der BFS-Ausbildung absolvierten.

Die im Jahre 2009 in die Berufsgesetze der Gesundheitsfachberufe eingeführte Modellklausel hat weniger mit dem ungebrochenen Engagement der Berufsgruppe für eine Akademisierung zu tun als vielmehr mit der angespannten Arbeitsmarktsituation in NRW, explizit in Bochum. Hier war bedingt durch die Werksschließung von Nokia 2008 eine rasante Zunahme von Arbeitslosen zu verzeichnen. Die damalige von der CDU und FDP geführte Landesregierung in NRW hatte die Absicht, mit dem Aufbau eines Gesundheitscampus langfristig die Arbeitsmarktsituation vor Ort zu verbessern. Nur mithilfe der Modellklausel, die das Land NRW im Rahmen von KMK und GMK beantragte, konnten die dort geplanten Studiengänge für die Gesundheitsfachberufe und die Pflege realisiert werden. Mit Inkrafttreten der Modellklausel erhielt die hochschulische Qualifikation in der Logopädie deutschlandweit einen zusätzlichen Schub, da 7 Modellstudiengänge im Rahmen der Modellklausel bundesweit, d. h. in NRW, Bayern und Mecklenburg-Vorpommern, entstanden (Exkurs 7).

Die hochschulischen Ausbildungsmöglichkeiten beschränken sich allerdings nicht nur auf die Logopädie im engeren Sinne. Die 10 Studiengänge der akademischen Sprachtherapie, die Sprachtherapeut*innen nach § 124 SGB V ausbilden (Exkurs 4), gehören zum Pool der hochschulischen Ausbildung unabdingbar dazu. In der Logopädie/Sprachtherapie führen im Jahre 2020 unterschiedliche Wege zu einer hochschulischen Qualifikation (s. Abb.).

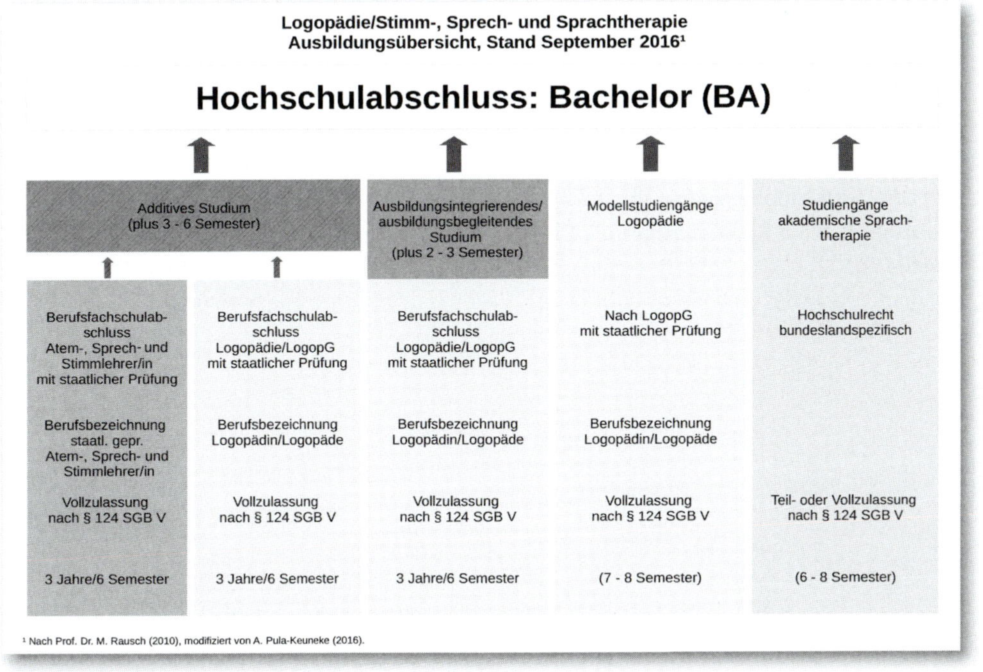

Wege zur hochschulischen Qualifikation (© dbl, 2016)

Aus einer Erhebung des Arbeitskreises Berufsgesetz von März 2020 geht hervor, dass 50 Studiengänge im Bereich Logopädie/Sprachtherapie sowohl zur Primär- als auch Sekundärqualifikation ausbilden (AK, 2020a). Legt man die von Hansen et al. (2018) geschätzte Ausbildungskapazität in der Logopädie/Sprachtherapie von 1750 Ausbildungsplätzen zugrunde, bieten im Jahre 2020 die 50 verschiedenen Studiengänge eine Mindestgesamtkapazität von 1210 Studienplätzen an, d.h. mehr als 70% aller Ausbildungsplätze in der Logopädie/Sprachtherapie bieten die Möglichkeit, sich hochschulisch zu qualifizieren.

Studiengangsübersicht in der Logopädie/Sprachtherapie (03/2020)

27 Studiengänge mit 670 Studienplätzen entsprechen bereits heute weitgehend den Anforderungen der Berufsgesetzvorlage des Arbeitskreises Berufsgesetz (AK, 2018), dazu zählen:

- 7 Primärqualifizierende Studiengänge nach § 4 Abs. 5 LogopG/Modellklausel
- 10 Studiengänge der akademischen Sprachtherapie
- 10 Ausbildungsintegrierende Bachelor-Studiengänge (Kooperation Berufsfachschule mit (Fach)Hochschule

Die 23 ausbildungs- und berufsbegleitenden/additiven Bachelor-Studiengänge mit 540 Studienplätzen ergänzen das Angebot und bieten sich für den Aus- und Umbau von der berufsfachschulischen in die grundständige hochschulische Ausbildung an.

(AK, 2020a)

Im Rahmen eines parlamentarischen Frühstücks am 21.11.2018 in Berlin präsentierte Hilke Hansen für den Arbeitskreis Berufsgesetz die Überlegungen zur Realisierbarkeit einer vollständigen hochschulischen Ausbildung in der Logopädie/Sprachtherapie bis 2030 (Hansen, 2018).
In seiner Stellungnahme zu den Eckpunkten der Bund-Länder-Arbeitsgruppe „Gesamtkonzeption zur Neuordnung der Gesundheitsfachberufe" weist der Arbeitskreis Berufsgesetz (AK, 2020b) erneut darauf hin, dass die Rahmenbedingungen für eine hochschulische Ausbildung in der Logopädie/Sprachtherapie ideal sind und der Gesetzgeber am Zug ist, durch ein entsprechendes Berufsgesetz eine Anpassung an die Realität der hochschulischen Ausbildung vorzunehmen (Exkurs 7).

weiter → S. 244

Berufsgesetz

Die Geschichte des Berufsgesetzes ist eng verknüpft mit der Geschichte des Berufsverbandes, dessen Gründerinnen es sich von Beginn an zur Aufgabe gemacht hatten, den Beruf im Gesundheitswesen zu etablieren (Exkurs 5). Da war es naheliegend, sich für ein Berufsgesetz zu engagieren, das die Ausbildung bundesweit einheitlich regelt und die Berufsbezeichnung „Logopäde/in" gesetzlich schützt, so wie dies für Ärzte üblich war und ist.

Bis zum Inkrafttreten des Berufsgesetzes sollten 18 lange Jahre vergehen, setzt man den Beginn der ersten Ausbildung für Logopäd*innen 1962 in Berlin als Startpunkt. Mit der Installierung der ersten Ausbildungseinrichtung „Im Dol" war von vorneherein die Absicht verbunden, die bis dahin völlig ungeregelte Ausbildung inhaltlich auf die Tätigkeit als Logopädin abzustimmen. Gleichzeitig sollte damit aber auch die Berufsbezeichnung „Logopädin" eingeführt werden, die in keiner Weise gesetzlich geschützt war. Bis zu diesem Zeitpunkt bezeichneten sich sehr unterschiedlich ausgebildete Therapeut*innen als Logopäd*innen. Es kommt nicht von ungefähr, dass sich Luise Gutzmann, eine ausgebildete Sprachheilpädagogin, im Jahre 1962 vom Berliner Senat als „(staatlich geprüfte) Logopädin" anerkennen ließ, auch um deutlich zu machen, dass sie als Logopädin klinisch-therapeutisch und nicht als Sprachheilpädagogin, also schulisch, tätig war.

1 Engagement des ZVL für ein Berufsgesetz

Zu Beginn der 1970er-Jahre versuchte der ZVL eine Gesetzesinitiative auf den Weg zu bringen, die zunächst allerdings nicht von Erfolg gekrönt war. Allzu unterschiedlich waren die Vorstellungen von Eingangsvoraussetzungen zur Ausbildung. Auf Seiten der Politik oder auch mancher Lehranstaltsleitung galt der „Hauptschulabschluss" als ausreichend, während der Verband auch unter Hinweis auf die Qualifikation der Absolvent*innen das Abitur oder einen vergleichbaren Abschluss durchsetzen wollte, was im Übrigen auch den Voraussetzungen an den unterschiedlichen Lehranstalten entsprach. Diese Diskussionen haben ihren Teil dazu beigetragen, dass es im 7. Deutschen Bundestag (1972-1976) zu keiner weiteren Lesung der Gesetzesvorlage kam. Im Gegensatz dazu wurde das Ergotherapeutengesetz am 25. Mai 1976 (BGBl. I S. 1246) verabschiedet. Für die Logopädie musste dann ein völlig neuer Gesetzesentwurf eingebracht werden (ZVL, 1977a).

Schon während der ersten Gesetzesinitiative hatten die Arbeiten zum Berufsbild und Curriculum begonnen. Zum Zeitpunkt der Veröffentlichung des ersten Curriculums für die Ausbildung von Logopäd*innen 1975 und 1976 gab es 10 Ausbildungseinrichtungen in der BRD, die auf der Grundlage der Ausbildungs- und Prüfungsordnung des Berliner Senats von 1962 die zweijährige Ausbildung mit einer staatlichen Prüfung auf der Grundlage der jeweiligen Landesgesetzgebung durchführten. Die curriculare Ausgestaltung der Ausbildungsordnung war daher mehr als überfällig. Der ZVL hatte dieses Curriculum *„gemeinsam mit der Arbeitsgemeinschaft deutschsprachiger Phoniater und Teilnehmern des 1. Lehrgangs zur Heranbildung und Weiterbildung von Lehrlogopäden in Berlin für das Berufsbild und den Ausbildungsgang für den nicht-ärztlichen Medizinalfachberuf des staatlich geprüften Logopäden erarbeitet"* (Sonntag, 1975:2). Zeitgleich wurde von der „Logopädie-Kommission in der Arbeitsgemeinschaft der deutschsprachigen Phoniater und dem

ZVL" eine Diskussion zum Berufsbild geführt, deren Ergebnis im Mai 1976 als Abgrenzung zwischen Logopäden und anderen Sprachheilberufen veröffentlicht wurde (Bader, 1976). Das damals definierte Berufsbild umfasste zentrale Tätigkeitsbereiche, die auch heute noch zum Berufsbild dazugehören (s. Definition).

Berufsbild Logopäde

„Logopäden sind Angehörige eines nicht-ärztlichen Medizinalberufes. Ihr Tätigkeitsbereich umfaßt die Diagnostik, Therapie und Beratung bei allen Störungen der Stimme, der Sprache, des Sprechablaufs sowie der Störungen des Gehörs, soweit sich diese auf die Sprache auswirken."

(Bader, 1976:44)

Die Zusammenarbeit zwischen Phoniatern und Logopädinnen war allerdings schon zu diesem Zeitpunkt nicht ganz ungetrübt, wenn man bedenkt, dass eine *„Schlichtungsstelle bei strittigen Fragen zwischen Logopäden und Phoniatern"* eingerichtet werden sollte (Pascher zitiert nach Bader, 1976:47).

Dem Protokoll der Mitgliederversammlung des ZVL vom 26. Mai 1976 ist zu entnehmen, dass die Berliner Ausbildungseinrichtung „Im Dol" 1976 bereits eine Verlängerung der Ausbildung von 2 auf 3 Jahre vorgenommen hatte, um den curricularen Ansprüchen genügen zu können. Dies war der Beginn der dreijährigen Ausbildung für Logopäden, fast alle anderen Einrichtungen zogen hier nach.

Nachdem der Versuch gescheitert war, im 7. Deutschen Bundestag eine bundesrechtliche Regelung für die Ausbildung und Berufsausübung von Logopäden zu erwirken, startete der ZVL unter Leitung von Ursula Breuer 1977 eine Initiative auf Bundes- und Länderebene, um auf die Dringlichkeit einer bundeseinheitlichen Regelung aufmerksam zu machen, und dies mit Erfolg. Eine neue Gesetzesvorlage wurde am 8.7.1977 in den Bundestag eingebracht, die folgende **Zulassungsvoraussetzung** enthielt: *„eine abgeschlossene Realschulbildung oder eine andere gleichwertige Ausbildung und eine zweijährige Tätigkeit im sozial-pädagogischen oder pflegerischen Bereich, oder die allgemeine Hochschulreife oder Fachhochschulreife für sozialpädagogische Berufe und ein sechsmonatiges Praktikum im sozial-pädagogischen oder pflegerischen Bereich"* (ZVL, 1977b:16). Allerdings war die Gesetzesvorlage mehr als dürftig, so gab es weder eine Angabe, für welchen Beruf eigentlich ausgebildet werden soll, noch wie lange die Ausbildung dauert und welche Inhalte vermittelt werden sollen (ZVL, 1977b:15-18).

Die in der Gesetzesvorlage enthaltenen Eingangsvoraussetzungen zur Ausbildung wurden vom Ausschuß für Bildung und Wissenschaft am 18.1. und 15.2.1978 deutlich infrage gestellt, danach sollten das Abitur und die Fachhochschulreife komplett gestrichen werden, was Ursula Breuer nicht unwidersprochen ließ: *„Es versteht sich von selbst, daß wir uns mit allen Mitteln und aller Überzeugungskraft gegen diese, völlig an der Realität vorbei geplanten Vorstellungen, wehren."* (Breuer zitiert nach ZVL, 1978a:10).

Unterstützt wurde der Verband von den Phoniatern. In einer Resolution wandten sich die Leiter der 11 Ausbildungsstätten für Logopädie 1978 an den Bundesgesetzgeber, um zu verhindern, dass die beabsichtigten niedrigen Eingangsvoraussetzungen unterhalb des Abiturs und der Fachhochschulreife in einem Bundesgesetz festgelegt werden (s. Resolution).

Resolution der Leiter der Logopädenlehranstalten in der Bundesrepublik Deutschland

„Die Leiter der Lehranstalten der Ausbildungsstätten für Logopäden in der Bundesrepublik sind bestürzt über die bevorstehenden Pläne, in einem Bundeslogopädengesetz die Eingangsvoraussetzungen zum Logopädenberuf auf die Mittlere Reife – allenfalls mit einem halbjährlichen sozial-pädagogischen Praktikum – zu reduzieren.

Die Leiter der Ausbildungsstätten wissen aus ihrer jahrelangen Erfahrung, daß mit so niedrigen Eingangsvoraussetzungen die hohe Qualifikation des Logopädenberufes nicht zu erreichen ist. Dies wurde auch den zuständigen Behörden der Länder immer wieder vorgetragen und schlug sich in höher angesetzten Eingangsvoraussetzungen nieder.

Die Leiter der Logopädenlehranstalten sehen sich bei der Verpflichtung auf die in der Diskussion zum Logopädengesetz vorgeschlagenen Eingangsvoraussetzungen nicht in der Lage, den für den Beruf des Logopäden geforderten hohen Ausbildungsstand zu garantieren. Sie müssen sich daraus ergebende Konsequenzen vorbehalten.

Prof. Dr. v. Arentschild, Berlin
Prof. Dr. Maurer, Saarbrücken
Dr. Arold, Göttingen
Prof. Dr. Pascher, Hamburg
Prof. Dr. Bauer, Münster
Prof. Dr. Poeck, Aachen
Prof. Dr. Biesalski, Mainz
Prof. Dr. Schönhärl, Marburg
Prof. Dr. Wirth, Heidelberg"

(ZVL, 1978b:16-17)

Die gutachterliche Stellungnahme der Psychologinnen Maria Motsch, Helga Hoefert und Bärbel Wohlleben unterstützte die Forderung nach einem Mindestalter von 18 Jahren: *„Die für die logopädisch-therapeutische Tätigkeit nötige Ein- und Abgrenzung der eigenen Persönlichkeit kann bei einem 16- bis 17-Jährigen nicht vorausgesetzt werden. Ein Mindestalter von 18 Jahren sollte deshalb unbedingt die Voraussetzung für die Aufnahme der Logopädenausbildung sein."* (zitiert nach ZVL, 1978a:10).

Weder die 30 gutachterlichen Stellungnahmen noch die 3000 Unterschriften der Logopäd*innen konnten den Gesetzgeber dazu bewegen, seinen einmal eingeschlagenen Weg zu verändern. Einzig und allein das Mindestalter von 18 Jahren wurde, allerdings unter Vorbehalt, in das Gesetz aufgenommen. Der Kampf um ein der Berufsgruppe angemessenes Berufsgesetz in den 70er-Jahren des letzten Jahrhunderts wurde maßgeblich von zwei Frauen geprägt: Ursula Breuer, Präsidentin des ZVL, und Luise Springer (Bader), Vorstandsmitglied.

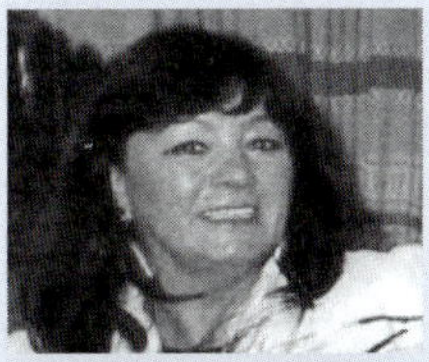

Ursula Breuer, Präsidentin des ZVL von 1977-1980

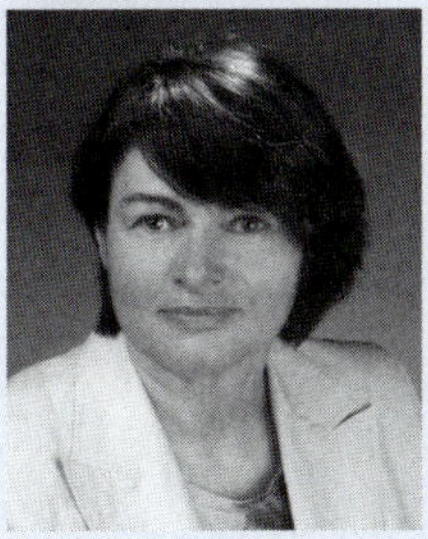

Luise (Bader) Springer

Obwohl der ZVL sich bezüglich der Eingangsvoraussetzungen nicht hatte durchsetzen können, engagierte er sich unverdrossen für eine entsprechende Gesetzesänderung und intensivierte in der Folge seine Zusammenarbeit mit den Lehranstalten. Auf der Sitzung der Lehrlogopäd*innen vom 17.5.1982 (Protokoll, ZVL-Mitteilungen, Mai 1984) wurde konstatiert, dass der Berufsfachschulstatus *„verlogen sei"*, weil die Schüler im Vergleich zu Studierenden ein geringeres BAFöG erhielten, keine Lehrmittelfreiheit hätten und zudem ihre Krankenversicherung überteuert sei. Der *„Status von Fachhochschulen sollte angestrebt werden"*. Dieses Ziel war und ist der Antreiber verbandspolitischen Engagements in den vergangenen 40 Jahren geblieben.

2 Auswirkungen des LogopG von 1980

Aus den ZVL-Mitteilungen von Juli 1981 geht hervor, welche *„Übergangsregelungen für Berufsgruppen, die sich vor Inkrafttreten des Gesetzes auf dem Gebiet der Stimm- und Sprachheilkunde betätigt haben"*, gelten und welche Auswirkungen das neue Gesetz auf die Berufsgruppe hatte:

Auswirkungen des LogopG auf die Berufsgruppe

„- *eine gesetzlich geschützte Berufsbezeichnung*
- *eine inhaltlich hochstehende, anspruchsvolle LogAPro, die die fundierte Ausbildung des Logopäden in theoretischer als auch in praktischer Hinsicht festschreibt*
- *hohe Sicherheit, dass von den Krankenkassen künftige Verträge nur noch mit Logopäden abgeschlossen werden, die die Qualifikation nachweisen."*

(ZVL-Mitteilungen, Juli 1981)

Dies bedeutete konkret, dass alle Therapeut*innen, die vor Inkrafttreten des Gesetzes logopädisch tätig waren, einen Antrag zur **Führung der Berufsbezeichnung** als Logopäde/Logopädin zu stellen hatten. Die Antragstellung musste an die zuständigen Landesbehörden erfolgen, da Berufsabschlüsse im Zuständigkeitsbereich der Länder (Bildungshoheit!) und nicht des Bundes liegen. Daher entschloss sich der ZVL, eine Anfrage an alle Sozialministerien der Länder zu schicken, mit Bitte um die Nennung der zuständigen Behörde und der Angabe zu den Bedingungen für eine Anerkennung nach LogopG. Der ZVL hatte den Eindruck, dass seine Initiative in einigen Bundesländern erst den Anstoß gab, sich mit dieser Frage überhaupt zu beschäftigen, wie aus den Informationen des Verbandes an alle bayrischen Kolleg*innen hervorgeht: *„Endlich konnten wir die Behörde ausfindig machen, an die alle Kollegen, die vor dem 1.10.1980 an einer der zwei staatlichen Lehranstalten für Logopädie ihr Examen abgelegt haben, ihren Antrag auf Führung der Berufsbezeichnung zu stellen haben."* Dem Antrag musste das Examenszeugnis, ein ärztliches Attest zur Eignung für den Beruf und ein polizeiliches Führungszeugnis beigefügt werden. Des Weiteren wurde auf die Dringlichkeit der Antragstellung hingewiesen: *„Ich möchte Sie darauf aufmerksam machen, den Antrag möglichst bald abzuschicken, da Sie sich sonst nach § 7 des Logopädengesetzes ordnungswidrig verhalten und mit einer Geldbuße bis zu 5000,- (DM) rechnen müßen."* (Andrea Knoll, Landesverband Bayern zitiert nach ZVL-Mitteilungen, März 1981).

Aus dem **Erfahrungsbericht zum Gesetz über den Beruf des Logopäden** des Deutschen Bundesministeriums für Familie, Jugend und Gesundheit vom 19. Januar 1983 (DBMFJG, 1983) geht hervor, dass sich infolge des LogopG die Anzahl der Ausbildungseinrichtungen von 12 im Jahre 1980 auf 17 im Jahre 1982 erhöht hatte. Auch überstieg die Anzahl der Bewerber*innen bei Weitem die Anzahl der zur Verfügung stehenden Ausbildungsplätze. In diesem Kontext wurde auch das Problem artikuliert, wie der Versorgungsbedarf zu bestimmen sei. Klar war lediglich, dass es insgesamt zu wenig Logopäden gab und folglich die Anzahl der Ausbildungsplätze zu erhöhen sei. Des Weiteren findet sich im **Erfahrungsbericht** ein Überblick zur schulischen Vorbildung der Bewerber*innen, der auf der Grundlage einer länderspezifischen Erhebung erstellt wurde. Danach verfügten 18% über einen Realschulabschluss, 81% der Schüler über das Abitur oder die Fachhochschulreife, nur 1% über einen Hauptschulabschluss. Offenbar hatten schon damals Hauptschulabsolvent*innen in der Regel wenig bis kein Interesse, sich um einen Ausbildungsplatz in der Logopädie zu bewerben. Damit dokumentierte diese Erhebung, dass die vor Inkrafttreten des Berufsgesetzes seitens des ZVL geforderten Eingangsvoraussetzungen nicht nur in Hinblick auf die inhaltlichen Anforderungen an die zukünftigen Berufsangehörigen ihre Berechtigung hatten, sondern auch der Realität der Bewerber*innen bezüglich ihrer schulischen Voraussetzungen entsprachen.

Im Erfahrungsbericht wird auch auf die Situation der anderen Behandlergruppen, die neben Logopäden im Bereich Sprachtherapie tätig sind, eingegangen. Unter Bezug auf die Spitzenverbände der Träger der Krankenkassen wird darauf hingewiesen, dass immer dann, wenn die Versorgung durch Ärzte oder staatlich anerkannte Logopäden nicht sichergestellt werden kann, 4 Behandlergruppen unter bestimmten Voraussetzungen zur Versorgung zugelassen sind: staatlich anerkannte Sprachtherapeuten, Sprachtherapeutische Assistenten, Atem-, Sprech- und Stimmlehrer (Schule Schlaffhorst-Andersen), Sonderschullehrer mit Hauptfach Sprachbehindertenpädagogik und Diplom-Pädagogen mit dem Schwerpunktfach Sprachbehindertenpädagogik mit einem entsprechenden Befähigungsnachweis. Das DBMFJG hatte offenbar keine Probleme damit, dass neben dem staatlich reglementierten Beruf noch andere Berufsgruppen vergleichbar tätig waren (Exkurs 4).

Die mit den „Übergangsregelungen" einhergehenden Probleme der Anerkennung anderer sprachtherapeutischer Berufsgruppen veranlassten den ZVL, Kriterien zur Anerkennung mit Bezug zum LogopG zu erstellen. Die ZVL-Anerkennungskommission beschrieb störungsbildspezifische Anforderungen bezüglich des theoretischen und praktischen Unterrichts und der praktischen Ausbildung, die sprachtherapeutische Berufsgruppen nachzuweisen hätten, wenn sie in den bezeichneten Störungsbieten arbeiten wollten (s. Beispiel).

Beispiel: Spezifische Sprachentwicklungsstörungen (Kattenbeck & Springer, 1984)

Theoretischer und praktischer Unterricht: Gesamtstundenumfang	320	Praktische Ausbildung: Gesamtstundenumfang	470
Pädiatrie, Neuropädiatrie, Kinder-/Jugendpsychiatrie, Phoniatrie	140	Praxis der Logopädie einschließlich Hospitationen, Übungen Befunderhebung, Therapieplanung	340
Logopädie	100	Therapie unter fachl. Anleitung	mind. 60
Psychologie der Sprache und Psycholinguistik	40	Praxis in Zusammenarbeit mit Angehörigen des therapeut. Teams	
Sonderpädagogik	40	Psychologie (Elternarbeit) Musiktherapie	20 50

Mit dem Inkrafttreten des Berufsgesetzes wurde auch ein anderes Problem sichtbar: die Anforderungen an die Gründung von **Lehranstalten**: *„Unser Berufsgesetz enthält eine Ausbildungs- und Prüfungsordnung, die unterschiedliche Auslegungen zulässt. Demzufolge ist die Organisation der praktischen Ausbildung – im Verhältnis zur theoretischen – eine zentrale Frage bei den Lehranstaltsneugründungen. Leider erreichen uns immer wieder Berichte, in denen bestehende oder neu zu gründende Lehranstalten die Bedeutung der praktischen Ausbildung unterschätzen und diese weitgehend auf externe Praktika beschränken wollen. Dies führt letztendlich zu einer Dequalifikation der Logopädenausbildung, da die unmittelbare Theorie/Praxis Verknüpfung nicht mehr gewährleistet ist. Aus diesem Grunde haben die Lehranstalten für uns eine ganz wichtige berufspolitische Bedeutung."* (ZVL-Sondermitteilungen, August 1985:3).

Daher informierte der Verband schon 1984 in einer zweimaligen Briefaktion alle zuständigen Länderministerien über **„Mindestvoraussetzungen für Lehranstalten"**, um die Einführung einer einheitlichen von allen Bundesländern getragenen rechtsverbindlichen Empfehlung auf Ebene der Gesundheits- und Kultusministerkonferenz anzuregen. Dies geschah auch vor dem Hintergrund, dass sich Anzeichen dafür verstärkten, dass in neu gegründeten, aber auch bereits etablierten Lehranstalten die praktische Ausbildung nicht in der Weise garantiert werden konnte, wie dies seitens der Lehrenden gefordert wurde. Daher wandte sich die Fachtagung der Lehrlogopäden (Gremium des ZVL) in einem offenen Brief an alle Kolleg*innen in freien Praxen, um auf das Problem aufmerksam zu machen (s. Kasten).

Die **Mindestvoraussetzungen zur Gründung von Lehranstalten** (StändKonf, 1994) wurden den zuständigen Behörden auf Länderebene zur Klärung von Zulassungsfragen fortlaufend aktualisiert zur Verfügung gestellt. Bedauerlicherweise machten nur wenige Behörden davon Gebrauch und ignorierten die hier zusammengestellten Kriterien, was zu einem teilweise erschreckenden Qualitätsverlust der Ausbildung beitrug.

Die Forderung nach Änderung des Berufsge-

Praktische Grundausbildung: Aktion des ZVL (Fachtagung der Lehrlogopäden)

„Eine Abkoppelung der praktischen Ausbildung von der theoretischen Ausbildung können wir nicht unterstützen. Auf der Fachtagung der Lehrlogopäden wurde am 29.11.1985 beschlossen, daß die Studierenden mindestens 150 Behandlungen an der Lehranstalt absolvieren müssen (ab 1987 möglichst 200 Stunden). Die Mindestanzahlen von Behandlungen, die an der Lehranstalt unter Supervision geleistet werden müssen, bevor ein Praktikant bei Ihnen das Störungsbild behandeln kann, verteilen sich folgendermaßen auf die Gebiete:

1.	Stimmstörungen	30-60 Stunden
2.	Laryngektomie	10-20 Stunden
3.	Kindl. Hör-, Sprach- und Sprechstörungen einschl. LRS	30-60 Stunden
4.	Aphasie/Dysarthrie	30-50 Stunden
5.	Stottern/Poltern	20-40 Stunden
Gesamtstunden mindestens		150

(Burgstaller-Gabriel et al., 1988:21)

setzes stand immer wieder auf der Tagesordnung der Fachtagung der Lehrlogopäden. Aus einer Fragebogenerhebung der Fachtagung von 1987, an der 75 % aller Lehrlogopäden und 82 % aller Studierenden teilnahmen, ging hervor, dass eine deutliche Mehrheit Veränderungen des LogopG in Hinblick auf die theoretische und praktische Ausbildung wünschten (Brauer, 1987:30). Im Jahre 1993 beklagte die Fachtagung der Lehrlogopäden den *„Rückzug der Verantwortung des Staates aus seiner Verantwortung"* für die Ausbildung der Berufsgruppe, deutlich erkennbar daran, dass *„seit Jahren keine Neugründungen von staatlichen Schulen"* bei gleichzeitigem *„Stellenabbau an staatlichen Schulen"* zu verzeichnen und *„eine Privatisierung eingeleitet"* worden sei, mit der auch eine *„Verlagerung der Kosten auf die Studierenden"* einherginge (Forum Logopädie, 3/1993:49). Die in den 90er-Jahren begonnene Privatisierung des Ausbildungssektors zeigt auch im Jahre 2020 noch deutliche Spuren, denn nur 20 % aller bestehenden Berufsfachschulen sind staatliche Einrichtungen. Diese Entwicklung war nur möglich, weil der Gesetzgeber 1980 den Beruf auf Berufsfachschulebene verortet hatte.

3 Modellklausel im LogopG

Das *„Gesetz zur Einführung einer Modellklausel in die Berufsgesetze der Hebammen, Logopäden, Physiotherapeuten und Ergotherapeuten"* trat am 25. September 2009 mit einer Geltungsdauer von 5 Jahren in Kraft (Frist 31.12.2015). Ab diesem Zeitpunkt war es unter Auflagen erlaubt, dass „an die Stelle der Schule die Hochschule tritt". Das LogopG wurde in Art 4 dementsprechend erweitert.

Monika Rausch – Kurzbiografie

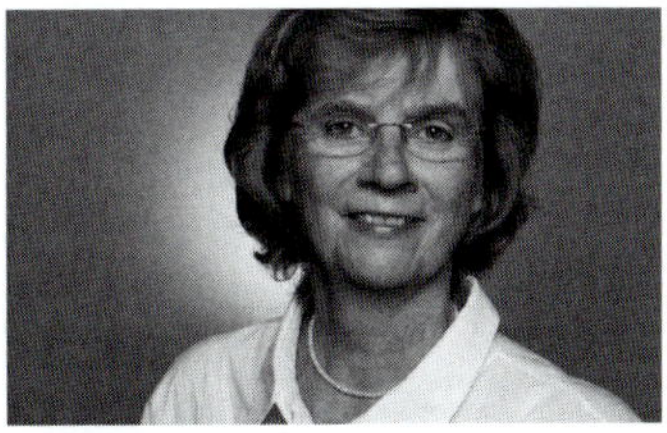

Monika Rausch

Monika Rausch absolvierte ihre Ausbildung zur staatlich anerkannten Logopädin in Göttingen. Nach Abschluss ihres Examens 1985 arbeitete sie zunächst klinisch-therapeutisch in einer Akutklinik, danach in einer logopädischen Praxis, Frühförderstelle und einem Sozialpädiatrischen Zentrum mit einem Schwerpunkt „Versorgung entwicklungsverzögerter und behinderter Kinder".

Sie gehörte zur zweiten Studienkohorte des Diplomstudiengangs Lehr- und Forschungslogopädie an der RWTH Aachen. Nach ihrem Diplomabschluss 1996 promovierte sie 2003 an der Heilpädagogischen Fakultät der Universität zu Köln zum Thema *„Linguistische Gesprächsanalyse in der Diagnostik des Sprachverstehens von Kindern am Beginn der expressiven Sprachentwicklung"*.

Von 2002 bis 2011 war sie Präsidentin des Deutschen Bundesverbandes für Logopädie e. V. (dbl) und in diesem Zeitraum drei Jahre Sprecherin der Bundesarbeitsgemeinschaft der Heilmittelverbände (SHV).

Von 2011 bis 2018 war sie Professorin für Primäre Prävention an der EUFH Rhein Erft GmbH in den berufsbegleitenden Studiengängen Logopädie, Physiotherapie und Ergotherapie.

Seit 2020 ist sie wieder klinisch-therapeutisch tätig und arbeitet transdisziplinär im Therapiezentrum Ehlers & Brambring in Köln in der außerklinischen Intensivversorgung.

EXKURS

Zustandekommen der Modellklausel: Erinnerungen von Monika Rausch, 2020

„Wo fange ich da am besten an? Seit der MV von Gera 1995 verfolgte der dbl konsequent das Ziel Akademisierung. Was eine grundständige hochschulische Ausbildung allerdings konkret bedeutete, war relativ unklar, nicht zuletzt auch wegen der Diskussion in den Hochschulen um die 2000 angestoßene Bologna-Reform. Sollte das eine Ausbildung an der Fachhochschule oder Universität sein? Welche theoretischen oder auch praktischen Anforderungen sollten an ein Studium gestellt werden? Haben wir eher Chancen unser Ziel durchzusetzen, wenn wir viele sind, also wenn wir mit den anderen Therapieberufen der Physio- und Ergotherapie gemeinsame Sache machen, oder aber wenn wir nur als kleine Gruppe, also mit dem dbs und dem dba agieren? Solche Fragen haben wir damals diskutiert. Es galt immer neu abzuwägen, wie und mit wem erreichen wir unser Ziel einer grundständig akademischen Qualifikation für alle Berufsangehörige.

Wir hatten seit 2002 eine Kooperationsvereinbarung mit dem dbs, in der wir eine Zusammenarbeit mit dem Ziel eines einheitlichen Berufsgesetzes vereinbart hatten. Auf dieser Grundlage zogen wir gemeinsam los und führten Gespräche mit Bundestagsabgeordneten. Daneben gab es auch eine verbandsübergreifende Arbeitsgruppe von Hochschulprofessoren und Verbandsfunktionärinnen, die ein gemeinsames Studienmodell entwickelten. Wir brauchten ja konkrete Ideen im Gepäck, wenn wir mit Politikern sprachen. Die hatten wir dann und konnten gleichzeitig unsere einheitliche Position hervorheben. Das war der fruchtbare Teil der Zusammenarbeit mit dem dbs.

Nicht vereinbart war dagegen, dass der dbs das gemeinsam erarbeitete Studienmodell den Krankenkassen vorlegte, damit Studiengänge auf dieser Grundlage in die Zulassungsempfehlungen aufgenommen wurden. Für mich war das ein Vertrauensbruch, der nur deshalb nicht eskaliert ist, weil zu dem Zeitpunkt die Entwicklung so dynamisch war.

Parallel ging nämlich vom Land NRW eine Diskussion um die Gesundheitsfachhochschule aus, an der Hebammen, Logopädinnen, Physio- und Ergotherapeutinnen grundständig studieren sollten. Die Gesundheitsministerkonferenz beschäftigte sich mit dem Thema Qualifikation der Heilmittelberufe. Es kam also Bewegung in die politische Diskussion. Hier war die Bundesarbeitsgemeinschaft der Heilmittelverbände (BHV) unsere wichtigste Partnerin, obwohl in den Verbänden der Physios und Ergos intern noch über den Anteil akademisch qualifizierter Berufsangehöriger diskutiert wurde. Für den dbl war dagegen klar, dass wir eine 100 % Akademisierung brauchen. Eine Zweiklassenlogopädie kam für uns nicht infrage. Aber die Physio- und Ergotherapieverbände hatten sehr gute Kontakte in die Politik und im Kontext der damaligen politischen Diskussion war ohnehin nur eine gesetzliche Lösung für alle Heilmittelberufsgesetze im Gespräch. Die ‚kleine' Lösung, eine Berufsgesetzesänderung für die Logopädie/Sprachtherapie, war einfach nicht mehrheitsfähig. Bis zur Bundestagswahl im September 2009 blieb dann auch nicht mehr viel Zeit. Die NRW Landesregierung wollte auf jeden Fall noch vor der Wahl eine Entscheidung für die Modellklausel auf Bundesebene haben, um den Start des Gesundheitscampus in Bochum nicht zu gefährden. Und so beschloss der Bundestag auf einer der allerletzten Sitzungen der Legislaturperiode das Gesetz zur Einführung einer Modellklausel in die Berufsgesetze. Das war nicht das, was der dbl angestrebt hatte, aber es war ein weiterer kleiner Schritt in die richtige Richtung."

Die Modellklausel entsprach in keiner Weise den Vorstellungen des dbl unter seiner damaligen Präsidentin Monika Rausch, die eine grundsätzliche Änderung des Berufsgesetzes angestrebt hatte.

Erste Phase der Evalution der Modellklausel (2010-2015)

Im Kontext der Evaluation der Modellklausel sind die Empfehlungen zu hochschulischen Qualifikationen im Gesundheitswesen des Wissenschaftsrats (WR, 2012) von großer Bedeutung, da sie seitens der politischen Entscheider als Argument für eine Teilakademisierung herangezogen werden. Der WR hält es *„für sinnvoll, 10-20% eines Ausbildungsjahrgangs akademisch zu qualifizieren"* (WR, 2012:8). Diese Empfehlung des WR reduziert die Notwendigkeit der hochschulischen Ausbildung auf die Betrachtung der Arbeit in multidisziplinären Teams: *„Das genannte Zielintervall beruht wesentlich auf der Annahme, dass einem typischen multidisziplinären Team aus fünf bis zehn Personen eine höher qualifizierte Fachkraft angehören sollte."* (WR, 2012:85). Dabei ist an anderer Stelle des Gutachtens zu lesen: *„Der Wissenschaftsrat empfiehlt daher den Ausbau von grundständigen Studiengängen mit dem Ziel eines zur unmittelbaren Tätigkeit am Patienten befähigenden pflege-, therapie- oder hebammenwissenschaftlichen Bachelor-Abschlusses. Dabei spricht sich der Wissenschaftsrat dafür aus, diese neuen Studiengänge primärqualifizierend zu gestalten."* (WR, 2012:82). Des Weiteren weist der WR darauf hin, dass *„ ... die derzeitige Bindung der praktischen Ausbildung in den primärqualifizierenden Studiengängen an die berufsgesetzlichen Anforderungen, die gleichzeitig für die Ausbildung an berufsbildenden Schulen gelten, hinderlich für den Aufbau wissenschaftlicher Studiengänge ist. Auch der theoretische Unterricht wird zu detailliert festgelegt und entspricht dadurch zum Teil nicht dem Verständnis einer wissenschaftlichen Kompetenzvermittlung."* (WR, 2012:82). Es ist nicht nachvollziehbar, warum der WR einerseits für den *„Ausbau von grundständigen Studiengängen mit dem Ziel eines zur unmittelbaren Tätigkeit am Patienten befähigenden ... Bachelor-Abschlusses"* plädiert, d.h. im Klartext, dass alle Berufsangehörigen über eine hochschulische Qualifikation verfügen sollten, um dann andererseits die Empfehlung *„10-20% eines Ausbildungsjahrgangs akademisch zu qualifizieren"* auszusprechen, die der eigenen Expertise widerspricht, nach der die Gesundheitsfachberufe in der Lage sein sollen, ihr therapeutisches Handeln *„auf der Basis wissenschaftlicher Erkenntnisse reflektieren, die zur Verfügung stehenden Versorgungsmöglichkeiten hinsichtlich ihrer Evidenzbasierung kritisch prüfen und das eigene Handeln entsprechend anpassen (zu) können."* (WR, 2012:8).

Die wissenschaftliche Begleitung und Evaluation der Modellklausel liegt im Zuständigkeitsbereich der Länder, die eine Evaluation aller Modellstudiengänge der Logopädie durchgeführt haben. *„Für das Modellvorhaben Logopädie liegen Evaluationsberichte von sieben Hochschulen (IB Hochschule Berlin, Julius-Maximilians-Universität Würzburg, Friedrich-Alexander-Universität Erlangen-Nürnberg, Europäische Fachhochschule Rhein/Erft (EUFH) Rostock, Hochschule für Gesundheit Bochum, Fachhochschule Münster, Rheinisch-Westfälische technische Hochschule Aachen) aus vier Ländern (BE, BY, MV, NW) vor."* (BT, 2016:9).

Der Abschlussbericht zur „Evaluation der Modellstudiengänge zur Weiterentwicklung der Pflege- und Gesundheitsfachberufe in NRW" kommt zu dem Schluss, dass die *„hochschulische Ausbildung in den Regelbetrieb"* überführt werden sollte und entsprechende

Studiengänge aufzubauen sind. Dementsprechend sollten *„gesetzliche Regelungen für die hochschulische Erstausbildung"* geschaffen werden (Darmann-Finck et al., 2014). Dies ist als Empfehlung zur Neufassung der Berufsgesetze, also auch des LogopG zu verstehen.

Aus dem Bericht der Bundesregierung zu den Ergebnissen der Modellvorhaben (BT, 2016) wird deutlich, dass aus den vorliegenden Evaluationsergebnissen die Notwendigkeit und Machbarkeit der hochschulischen Ausbildung der Gesundheitsfachberufe hervorgeht (s. Kasten).
Die positive Evaluation der Modellklausel führte nicht dazu, dass der Gesetzgeber die hochschulische Ausbildung für die Therapieberufe beschloss, nein im Gegenteil, er schlug vor, die Modellklauseln für weitere 10 Jahre (in der ersten Phase dauerte die Erprobung 5 Jahre!) zu verlängern, weil weitere Fragen, auch mit Bezug zu den Empfehlungen des Wissenschaftsrats (WR, 2012), zu klären seien: *„Mit Blick auf die Erkenntnisse aus der Evaluierung müssen vor einer Entscheidung über die Akademisierung der Ergotherapie, Logopädie und Physiotherapie im Rahmen einer Verlängerung der geltenden Modellregelungen spezifische Fragestellungen vertieft betrachtet werden. Dies soll hinsichtlich aller vier bisher beteiligten Berufsgesetze erfolgen. (...) Auch*

Bericht der Bundesregierung zu den Ergebnissen der Modellvorhaben zur Einführung einer Modellklausel in die Berufsgesetze der Hebammen, Logopäden, Physiotherapeuten und Ergotherapeuten

„Die Evaluierungsberichte zeigen als überwiegende Auffassung der Hochschulen, dass sie sich im theoretischen und praktischen Unterricht wegen ihrer personellen, sachlichen und räumlichen Ausstattung sowie aufgrund des angebotenen kritischen und wissenschaftlich reflektierten Unterrichts gegenüber den Fachschulen im Vorteil sehen. Die hochschulische Ausbildung sei damit als die bessere Ausbildung zu bewerten (BY, HE, NW sowie länderübergreifend der Bericht der Hochschule Fresenius)." (S. 14)

„In der Zusammenfassung zeigen die Ergebnisse der Modelle einhellig, dass ein primärqualifizierender Studiengang in der Ergotherapie, Logopädie und Physiotherapie eine Regelstudienzeit von mindestens sieben Semestern sinnvoll macht." (...) „Im Vergleich zu den Fachschulen zeichnen sich hochschulische Ausbildungen durch den Erwerb vertiefter wissenschaftlicher, klinisch-fachlicher und interpersoneller sowie interprofessioneller Kompetenzen aus." (S. 14)

„Den Hochschulen gelingt sowohl die Sicherstellung der Praxisbegleitung wie der Praxisanleitung während der praktischen Ausbildung." (S. 20)

„Eine akademische Erstausbildung in den Berufen der Ergotherapeuten, Hebammen, Logopäden und Physiotherapeuten wird von allen, die an der Erprobung der hochschulischen Modellausbildung beteiligt waren, für realisierbar gehalten. Voraussetzung dafür ist allerdings eine Modifizierung der gesetzlichen Ausbildungsregelungen (...), die aktuell auf die fachschulischen Strukturen eingestellt sind. Sie bedürfen nach übereinstimmender Auffassung einer Anpassung an die hochschulischen Gegebenheiten." (S. 25)

(BT, Drucksache 18/9400 vom 19.8.2016)

scheint es sinnvoll, die Frage einer Teil- oder Vollakademisierung vertieft zu untersuchen. Der Wissenschaftsrat hat sich für eine Teilakademisierung ausgesprochen, die dem angenommenen Bedarf an akademisch qualifizierten Fachkräften am besten entspricht. Damit könnten vor allem spezifische Bereiche, wie die der Forschung und Lehre, Leitungsfunktionen sowie komplexe Aufgabenfelder, die einen besonders geschulten Patientenkontakt erfordern, in ausreichender Form abgedeckt werden." (BT, 2016:34).

Am 14. Oktober 2017 wurde die Verlängerung der Modellklausel um weitere 4 Jahre (Frist: 31.12.2021) vom Bundesrat beschlossen. Diesem Beschluss ging der erbitterte Widerstand aller betroffenen Berufsgruppen voran, die sich massiv gegen die geplante Verlängerung um 10 (!) Jahre zur Wehr gesetzt hatten. Dies dokumentiert das noch im Oktober 2017 veröffentlichte Positionspapier „Zukunftsorientierte Patientenversorgung durch eine grundständige hochschulische Ausbildung der Therapieberufe" aller betroffenen Therapieberufe (HVG, 2017). Darin heißt es: *„Die Professionalisierung der grundständigen Ausbildung der Therapieberufe ist mehr als überfällig. Die seit 2009 in 8 Bundesländern erprobten berufsqualifizierenden Modellstudiengänge Ergotherapie, Logopädie und Physiotherapie werden bis zum Auslaufen der Modellphase 2021 nach unserer sicheren Überzeugung die Machbarkeit und den Erfolg nochmals bestätigen. Damit sind die Voraussetzungen gegeben, die Studiengänge in das Regelangebot der Therapeutenausbildung zu übernehmen."* (HVG, 2017:4).

Des Weiteren wird gefordert, die *„Novellierung der Berufsgesetze"*, eine *„Verstetigung der hochschulischen Ausbildung als Regelangebot"*, den *„Ausbau der primärqualifizierenden Studienplätze in den Therapieberufen"* sowie die *„Schaffung der Rahmenbedingungen für Wissenschaft und Forschung in den Therapieberufen"* (HVG, 2017:4) durchzuführen.

Positive Resonanz erhielten die Gesundheitsfachberufe auch seitens der Hochschulrektorenkonferenz (HRK, 2017) mit der Forderung *„die überfällige Änderung einschlägiger berufsrechtlicher Bestimmungen, die zum Teil noch aus den 1970er Jahren stammen und auf eine berufsfachschulische Ausbildung zugeschnitten sind, einzuleiten. (...) eine Anpassung mit Blick auf die Anforderungen und Standards einer qualitativ hochwertigen hochschulischen Ausbildung in den entsprechenden Bereichen zu gewährleisten."* (HRK, 2017:6).

Zweite Phase der Evaluation der Modellklausel (2017-2021)

Zu Beginn der zweiten Phase der Evaluation der Modellklausel wurde seitens des BMG ein mehrseitiger Fragebogen veröffentlicht, der als Grundlage für die Evaluation auf Länderebene dienen sollte. Gleichzeitig war damit auch die Aufforderung verbunden, dass die Bundesländer sich auf eine gemeinsame Evaluation verständigen. Im November 2017 hatte sich auf Initiative der 90. Gesundheitsministerkonferenz (GMK) die Bund-Länder-Arbeitsgruppe (BL-AG) gegründet, um gemeinsam mit dem BMG Eckpunkte für ein *„Gesamtkonzept zur Neuordnung und Stärkung der Gesundheitsfachberufe"* zu entwickeln. Am 4.3.2020 wurden nach langem Ringen zwischen Bund und Ländern die Eckpunkte vorgelegt, die die folgenden zentralen Inhalte betreffen: Abschaffung des Schulgeldes, Revision der Berufsgesetze, Durchlässigkeit der Ausbildungen, Akademisierung der Therapieberufe, Regelungen für einen Direktzugang und Fragen zur Finanzierung der Neuordnung. Für die Logopädie enthalten

die Eckpunkte einen Hoffnungsschimmer, weil Möglichkeiten für eine „vollakademische Ausbildung" der „Logopädie-Ausbildung" geprüft und der Direktzugang im Rahmen von Modellvorhaben erprobt werden sollen.
Die Überprüfung der Finanzierbarkeit der Ausbildungen liegt in den Händen einer Staatssekretärs-Arbeitsgruppe „Gesundheit-Finanzen". Parallel dazu hat das BMG an die obersten Landesbehörden am 5. Mai 2020 einen Fragebogen zur Evaluation der Modellvorhaben versendet, um eine Vergleichbarkeit der Evaluation zu gewährleisten. Zu diesem Zeitpunkt lag bereits eine erste Evaluationsstudie aus NRW vor. Diese Studie untersuchte *„Fragen zum Verbleib der Absolvent*innen im Berufsfeld und zu ihrer beruflichen Zufriedenheit"* und wurde im Juli 2019 veröffentlicht unter dem Titel *„Verbleibstudie der Absolventinnen und Absolventen der Modellstudiengänge in Nordrhein-Westfalen"* (VAMOS) (Dieterich et al., 2019).

VAMOS: Zentrale Ergebnisse (Dieterich et al., 2019)

*„Die in den Modellstudiengängen hochschulisch ausgebildeten Absolvent*innen (arbeiten) in aller Regel in der patienten- und klientennahen Versorgung. (...) Die Studiengänge erreichen demnach das an sie primär gestellte Ziel und befähigen die Absolvent*innen in Bezug auf die direkte Versorgung von Patient*innen sowie Klient*innen zu einer beruflichen Handlungskompetenz, die den Anforderungen des Arbeitsmarkts entspricht."* (Fachbeirat, 2019:2).
*„Die Absolvent*innen sind mit dem gewählten Beruf und der aktuell ausgeübten Erwerbstätigkeit insgesamt zufrieden. Erkennbar ist aber auch, dass die Zufriedenheit der Absolvent*innen und damit die Berufsverweildauer von den organisatorischen und finanziellen Rahmenbedingungen abhängt. Für den dauerhaften Verbleib der Absolvent*innen in der patienten- bzw. klientennahen Versorgung ist es erforderlich, dass zukünftig geeignete klinische Tätigkeitsprofile entwickelt werden, sodass die erweiterten Kompetenzen in der direkten Versorgung genutzt werden können und somit auch eine qualifikationsadäquate Beschäftigung sowie Vergütung ermöglichen."*

Die Ergebnisse von VAMOS widersprechen eindeutig der Annahme, dass hochschulisch ausgebildete Therapeut*innen nicht mehr praktisch arbeiten, das Gegenteil ist der Fall. Allerdings steht die Zufriedenheit mit dem Beruf auch in Zusammenhang mit einer angemessenen Bezahlung der Leistungen. Ein Bachelor-Abschluss könnte auch dazu beitragen, dass die Berufsangehörigen eine ihrer Leistung angemessene Eingruppierung erhalten, die ihnen aufgrund des Berufsfachschulstatus momentan verwehrt wird.

Auch der Wissenschaftsrat (WR) hat 2019 eine erneute Studie gestartet und dazu eine Arbeitsgruppe eingesetzt, mit dem Auftrag, den Umsetzungsstand der Empfehlungen von 2012 zu analysieren und darauf aufbauend Empfehlungen zur weiteren Entwicklung der Gesundheits(fach)berufe zu erarbeiten. Mit der HQGplus-Studie will der Wissenschaftsrat für die *„Fachgebiete Pflege, Therapie und Hebammenwesen einen systematischen Überblick über Studienangebote, Studierenden- und Absolvierendenzahlen, Forschung und wissenschaftliche Karrierewege sowie die Berufsfeldpraxis für Angehörige der akademisierten Gesundheitsfachberufe schaffen"*. So dient die HQGplus-Studie auch der Analyse des Umsetzungsstands der 2012 vom Wissenschaftsrat verabschiedeten Empfehlungen zu hochschulischen Qualifizierungswegen für die Gesundheitsfachberufe, in denen er sich für eine partielle Akademisierung ausgesprochen hatte.

Die Ergebnisse der Studie sollen eine wichtige Basis für die im Herbst 2020 beginnenden Beratungen einer Arbeitsgruppe des Wissenschaftsrats darstellen und in die weiterführenden Empfehlungen zu hochschulischen Qualifikationen im Gesundheitssystem mit einfließen. Zeitgleich mit den Empfehlungen des Wissenschaftsrats sollen die Ergebnisse der HQGplus-Studie in einem eigenständigen Bericht im Januar 2022 veröffentlicht werden. Es ist bedauerlich, dass der WR nicht schon viel früher die eigenen Empfehlungen von 2012 einer Überprüfung unterzogen hat, so finden möglicherweise die Ergebnisse keine Berücksichtigung auf Bundes- und Länderebene.

Verlängerung der Modellklausel 2021

Der Präsident der Hochschulrektorenkonferenz, Prof. Dr. Peter-André Alt, hat sich am 9. Oktober 2020 in der Hochschulkolumne der Berliner Zeitung bezüglich der „Akademisierung der Gesundheitsberufe" positiv unterstützend zu Wort gemeldet. Würde man den Worten von Prof. Dr. Alt Glauben schenken, arbeitet die BL-AG an einem Referentenentwurf, der u. U. die Vollakademisierung in der Physiotherapie und Logopädie beinhaltet und noch in der laufenden Legislaturperiode dem Bundestag zur Abstimmung vorgelegt werden könnte: *„Eine stärkere Akademisierung der Gesundheitsberufe ist dennoch kein falscher Schritt. Er kann als Alternative zu einer weiter bestehenden Praxisausbildung vollzogen werden, wie das seit 2017 bei den Pflegerinnen und Pflegern der Fall ist. Er kann aber auch zur sogenannten Vollakademisierung führen, bei der in Zukunft allein die Hochschulen für die Qualifizierung verantwortlich sind. Seit November 2019 gilt das zunächst für die Hebammen-Ausbildung. Nach den Vorstellungen einer Arbeitsgruppe mit Vertretern des Bundes und der Länder könnte das bald auch Bereiche wie die Physiotherapie oder die Logopädie betreffen. Das Bundesgesundheitsministerium legt hier ein erhebliches Tempo vor, um noch vor Ende der Legislaturperiode zum Ziel zu kommen."* (Alt, 2020).

Bedauerlicherweise hat das Bundesministerium für Gesundheit (BMG) am 23.10.2020 in seinem Referentenentwurf *„Entwurf eines Gesetzes zur Weiterentwicklung der Gesundheitsversorgung (Gesundheitsversorgungsweiterentwicklungsgesetz – GVWG)"* eine Verlängerung der Modellklauseln für die Therapieberufe vorgeschlagen, und zwar um weitere 5 Jahre bis 2026. Die Begründung im Entwurf ist erneut ein Beispiel dafür, wie Entscheidungen immer wieder neu vertagt werden: *„... Die Verlängerung ermöglicht den Ländern, gewachsene Strukturen akademischer Erstausbildungen zunächst fortzuführen. Die bestehenden Modellstudiengänge können gegebenenfalls ein wichtiger Baustein sein, um reguläre akademische Ausbildungsangebote aufzubauen. Vor diesem Hintergrund ist die Verlängerung der Modellklauseln Voraussetzung für eine ergebnisoffene Entscheidungsfindung, ob und wenn ja in welcher Ausgestaltung die jeweilige Ausbildung in der Ergotherapie, Logopädie und Physiotherapie akademisiert werden soll."*

Hiergegen hat der Arbeitskreis Berufsgesetz deutlich Einspruch erhoben: *„Im Gegensatz zu der im Referentenentwurf (S. 125 f.) vorgebrachten Annahme sind die 7 Modellstudiengänge der Logopädie schon längst ein wichtiger Baustein für den Aufbau einer regulären akademischen Ausbildung aller 12 Berufe der Logopädie/Sprachtherapie. Vor diesem Hintergrund ist die mit der Verlängerung der Modellklausel* *beabsichtigte „ergebnisoffene Entscheidungsfindung" für die Modellstudiengänge der Logopädie völlig unangemessen. Denn es ist keine Frage, ob und wenn ja in welcher Ausgestaltung die Ausbildung der 12 Berufe in der Logopädie/ Sprachtherapie akademisiert werden sollen. Alle Begründungen für die Einführung eines hochschulischen Studiums für diese 12 Berufe sind längst mit Fakten unterlegt."* (AK Berufsgesetz, 2020c).

Das LogopG von 1980 wird aufgrund der Verlängerung der Modellklausel, die wahrscheinlich bis Ende 2026 vom Deutschen Bundestag beschlossen wird (Kenntnisstand von April 2021), auch über das Jahr 2021 Bestand haben. Obwohl sich sowohl der Bundesrat auf seiner Sitzung am 12.2.2021 als auch der Koalitionspartner SPD auf der Bundestagsanhörung am 28.2.2021 gegen diese seitens des BMG geplante Verlängerung ausgesprochen haben, wird die Entscheidung letztendlich eher zu Ungunsten der Therapieberufe ausfallen. Bleibt zu hoffen, dass diese Verlängerung nicht dazu führen wird, dass die Revision des Berufsgesetzes in der Versenkung verschwindet und unsere Berufsgruppe sich am Ende der 20. Legislaturperiode mit einer erneuten Verlängerung, der dann 4., konfrontiert sieht. Alle Aktivitäten des AK Berufsgesetz sind darauf ausgerichtet, dies zu verhindern.

4 Der Arbeitskreis Berufsgesetz (AK)

Der Arbeitskreis Berufsgesetz wurde auf Initiative des dbl gegründet und hat sich am 27. Januar 2016 konstituiert. Gemeinsame Überzeugung war und ist, dass nur in einer konzertierten Aktion zwischen allen Berufsverbänden der Logopädie/Sprachtherapie, den Berufsfachschulen, den Hochschulen und den Dozenten der Modellstudiengänge und der Studiengänge der akademischen Sprachtherapie sowie den Studierenden es gelingen kann, ein neues für alle Behandlergruppen (Exkurs 4) geltendes Berufsgesetz durchzusetzen. Zwar konnte der AK nicht verhindern, dass die Modellklausel verlängert wurde, er hat aber mit seiner Initiative sicher auch dazu beitragen können, dass aus der geplanten 10-jährigen Verlängerung 2016 nur 4 Jahre wurden.

Bereits im November 2016 stellte der AK auf einem Symposium in Berlin sein Eckpunktepapier für ein neues Berufsgesetz den politisch Verantwortlichen auf Bundes- und Länderebene vor. Auf der Grundlage dieses Eckpunktepapiers (AK, 2016) wurden eine Rahmenstudienordnung und eine Ausbildungs- und Prüfungsordnung erarbeitet, die in eine Berufsgesetzvorlage (AK, 2018) einflossen, die auch Empfehlungen für Bestandsschutz- und Übergangsregelungen enthält. Im Rahmen des parlamentarischen Frühstücks am 21.11.2018 im Jakob Kaiser Haus wurde den anwesen-

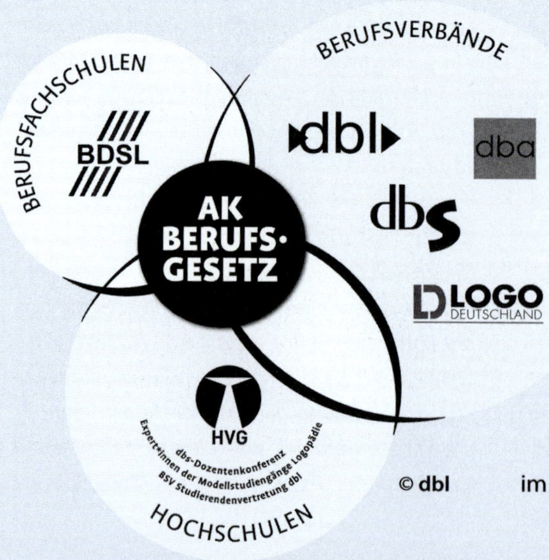

© dbl

den Bundestagsabgeordneten die „Notwendigkeit und Realisierbarkeit der vollständigen hochschulischen Ausbildung in der Logopädie/Sprachtherapie" innerhalb von 10 Jahren dargelegt und damit darauf hingewiesen, wie wichtig die Entscheidung für ein neues Berufsgesetz noch in der laufenden (19.) Legislaturperiode ist. Unter diesem Tenor laufen alle Aktionen des Arbeitskreises Berufsgesetz im Jahre 2020 pandemiebedingt ausschließlich virtuell. Unter #logopädie/SprachtherapiehochschulischJETZT! fordern Studierende bundesweit die Berufsgesetzänderung noch in dieser Legislaturperiode!

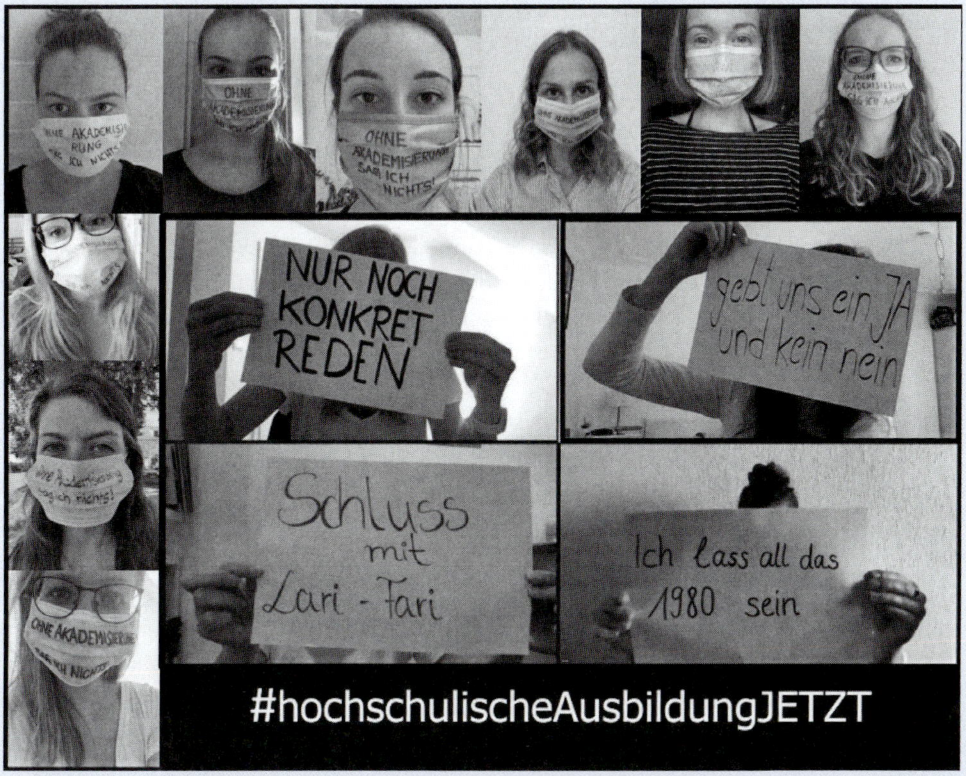

Aktion des AK 2020_ #logopädie/SprachtherapiehochschulischJETZT! - (© dbl)

7.3.5 Hohes Berufsprestige und hohes Einkommen

„Es ist unbestritten, dass das Berufsprestige und Einkommen von Logopädinnen seit jeher zu gering und damit der Tätigkeit nicht angemessen sind."
(Lauer, 2014:26)

Dies gilt auch immer noch im Jahre 2021, selbst wenn sich in Bezug auf die Einkommenssituation schon Einiges zum Besseren entwickelt hat und der Beruf auch an Prestige dazugewonnen hat, weil durch Intensivierung der Öffentlichkeitsarbeit des dbl mit dem Beruf „Logopädin" mittlerweile mehr als nur die „Spieletante" verbunden wird. Jedoch ist dies nicht ausreichend, wenn die Ausbildung auf Berufsfachschulniveau verbleibt. Die Beruferechtliche Begleitforschung, die Prof. Dr. iur. G. Igl (2015) im Auftrag des Landes NRW durchgeführt hat und die Teil der Evaluation der Modellvorhaben im Rahmen der Modellklausel war, kommt zum Schluss:
„Eine hochschulische Qualifikation für Hebammen, Ergo- und Physiotherapeuten, Logopäden, Alten-, Gesundheits- und Kranken- sowie Gesundheits- und Kinderkrankenpfleger wird zu Veränderungen im beruferechtlichen Status führen. Die schon bisher teilweise in den Ausbildungszielen genannten Elemente des eigenverantwortlichen Handelns werden verstärkt werden. Bisher schon faktisch vorhandene Elemente des selbstständigen Handelns bei der Wahrnehmung der je spezifischen heilkundlichen Tätigkeiten und Aufgaben werden sich verstärken und beruferechtlich in Ansehung der jeweiligen Berufe unterschiedlich ausprägen müssen. (...) Die Modellvorhaben nach § 63 Abs. 3b und 3c SGB V zeigen, dass eine Verteilung der Aufgaben und Tätigkeiten, teilweise auch einhergehend mit der selbstständigen Ausübung von Heilkunde bisher dem Arzt vorbehaltener Tätigkeiten, rechtlich möglich ist." (Igl, 2015:30).
Igl spricht hier indirekt den Direktzugang an, von dem die Berufsgruppe auch im Jahre 2021 noch weit entfernt zu sein scheint, weil im Terminservice- und Versorgungsgesetz (TSVG) vom 10.5.2019 lediglich die Erprobung der Blankoverordnung Erwähnung findet.
Das Thema Vergütung, egal ob als Angestellte oder Freiberuflerin, war für die Berufsgruppe von Beginn an von zentraler Bedeutung. In der geringen Bezahlung dokumentiert sich zweierlei: die Logopädie als Frauenberuf und der Berufsfachschulstatus.

7.3.5.1 Tarifliche Eingruppierung von Angestellten

Die Einordnung von **Angestellten** in den BAT (Bundesangestelltentarif) war 1971 sicherlich eine Art Quantensprung, weil der Beruf noch nicht reglementiert war, führte aber nach Inkrafttreten des Logopädengesetzes 1980 auch zu einer Zementierung bei der Eingruppierung. Dies wird deutlich bei der Betrachtung der Nachfolgetarifverträge, dem TVöD (Tarifvertrag öffentlicher Dienst, ab 2005) und dem TV-L (Tarifvertrag der Länder, ab 2006, gültig für Tätigkeiten an Uni-Kliniken). So bildete die Anlage 1a des BAT zur Eingruppierung Angestellter in medizinischen Hilfsberufen und medizinisch-technischen Berufen von 1971(!) noch bis 2016 die Grundlage zur Eingruppierung der Berufsgruppe. Erst 2016 konnte ver.di in den Tarifverhandlungen eine neue Entgeltordnung für die Berufsgruppe aushandeln. Grundlage hierfür war eine Vorlage des dbl, die von verschiedenen Funktionären über Jahre hinweg entwickelt und immer wieder aktualisiert, angepasst und in Verhandlungszyklen ver.di präsentiert wurde. Erste Vorlagen hatte Luise

Springer bereits in den 1990er-Jahren erstellt, dann aktualisierten mehrere dbl-Vorstandsmitglieder die Vorlage, bis es dann Saskia Sickert gelang, eine grundlegend überarbeitete und auf dem Kompetenzprofil Logopädie (Rausch et al., 2014) basierende Version bei ver.di als Verhandlungsgrundlage einzubringen und in den Verhandlungen durchzusetzen. Dies war allerdings ein ziemlicher Kraftakt, wie den Worten von **Saskia Sickert**, dbl-Vorstandsmitglied 2013-2017, zu entnehmen ist:
*„Nach den ersten Gesprächen mit ver.di habe ich die Hände über dem Kopf zusammengeschlagen, weil die so gar keine Ahnung von unserem Beruf hatten und von Handwerk philosophierten. Ich war echt verzweifelt, in meiner Not fiel mir dann aber das Kompetenzprofil ein und ich habe Monika Rausch um Unterstützung gebeten. Wir haben dann eine komplett neue Struktur auf der Grundlage des Kompetenzprofils entworfen. Mit Pfefferkuchen bewaffnet bin ich ins Gespräch mit der Vertreterin von ver.di gegangen und habe ihr mal erklärt, worin unsere Tätigkeit besteht, die kriegte da förmlich Untertassen-Augen und staunte nicht schlecht, als ich sie über die Schluckstörung ihrer Mutter habe aufklären können. Da hat sie das erste Mal überhaupt kapiert, was wir Logopäd*innen machen. Sie hat mich dann auch tatsächlich während der Verhandlung der neuen Vergütungsstrukturen immer wieder kontaktiert."* (Sickert, 2020).
Trotz des Fortschritts bei der Eingruppierung zeigt dieser Vertrag aber auch die Abwertung der Tätigkeit der Berufsgruppe, da ver.di gegen den erbitterten Widerstand des dbl eine zusätzliche Entgeltgruppe für nicht ausgebildete Arbeitnehmer*innen eingeführt hat (EG 5). De facto ist es damit möglich, dass eine ungelernte Kraft die Tätigkeit von Logopäd*innen ausübt. Nach Auffassung des dbl verstößt diese Entgeltgruppe gegen rechtliche Bestimmungen des Sozialgesetzbuches, das keinerlei Hilfstätigkeiten von ungelernten Arbeitskräften im Bereich Logopädie/Sprachtherapie vorsieht.
Auch die Einführung der neuen Eingruppierung der Berufsgruppe in die Tarifverträge hat nicht dazu geführt, dass generell alle im klinischen Bereich tätigen Logopäd*innen davon profitieren. Dies liegt an der seit der Jahrtausendwende einsetzenden zunehmenden Privatisierung im Gesundheitswesen, die in einer Verschiebung der Leistungen von der öffentlichen Hand in den Privatsektor zum Ausdruck kommt und auch vor dem Klinikbereich nicht Halt gemacht hat. Viele Kliniken verhandeln Haus- oder Konzern-Tarifverträge, die sich oft zwar dem TVöD nähern, jedoch hinsichtlich Eingruppierungen, Entgelte und Arbeitsbedingungen allzu häufig deutlich darunter liegen.
Am problematischsten ist jedoch die Vergütungssituation der angestellten Logopäd*innen in freien Praxen, die das Gros der Angestellten ausmacht, wie aus der Gesundheitsberichterstattung des Bundes für das Jahr 2018 hervorgeht. Von den 30 000 Beschäftigten im Bereich der „Berufe der Sprachtherapie" arbeiten 80 % in der ambulanten Versorgung, davon die überwiegende Mehrzahl selbstständig oder angestellt in logopädischen Praxen, nur ca. 10 % sind in der stationären oder teilstationären Versorgung in Krankenhäusern und Rehabilitationseinrichtungen tätig, weitere 10 % arbeiten in sonstigen Einrichtungen, wie z. B. Förderschulen oder -kindergärten.
Wie dramatisch die finanzielle Situation für Angestellte in freien Praxen ist, dokumentiert eine Erhebung von 2016. Grundlage der Studie (Lanvers, 2016) war eine Online-Befragung im Rhein-Main-Gebiet, aus der hervorgeht, dass, selbst wenn die Kolleg*innen bereits über einen hochschulischen Abschluss verfügen, sie in keiner Weise eine angemessene Vergütung für ihre Tätigkeit erhalten: *„In der Stichprobe erreichen 60 % ein Gehalt zwischen 2000 € und 2500 €. Damit*

befinden sie sich noch unterhalb des höheren Grundentgelts für ArbeitnehmerInnen mit Berufsausbildung. 40 % der Befragten verdienen in Vollzeit sogar weniger als die unterste Grenze des Grundentgelts für ArbeitnehmerInnen mit Berufsausbildung im TVöD. Trotz vorhandener Bachelor- und Masterabschlüsse erreicht also keine einzige Person in der Stichprobe nur annähernd ein Gehalt, das im TVöD dem Entgelt für ArbeitnehmerInnen mit akademischem Abschluss entspricht." (Lanvers, 2016:42). Selbst wenn man bedenkt, dass diese Umfrage nur im Rhein-Main-Gebiet durchgeführt wurde und damit nicht den Anspruch auf Verallgemeinerung erheben kann, geben die hier erhobenen Zahlen durchaus einen Hinweis auf die Einkommenssituation von Freiberufler*innen, die offenbar nicht in der Lage waren/sind, ihren Angestellten eine dem öffentlichen Dienst vergleichbare Vergütung zu zahlen. Dies wird sich eher sukzessive ändern, da der neue Vertrag zwischen GKV-Spitzenverband und den maßgeblichen Heilmittelverbänden im Bereich der Stimm-, Sprech-, Sprach- und Schlucktherapie Vergütungserhöhungen bis 2023 vorsieht (s. 7.3.5.2).

*7.3.5.2 Vergütung von Freiberufler*innen*

Beim Blick auf die Entwicklung der Vergütung von Freiberufler*innen wird deutlich, dass sich die Situation zwar verbessert, aber auch im Jahre 2021 der in Jahrzehnten aufgebaute Vergütungsrückstand noch nicht aufgeholt werden konnte.
Sicherlich kann man die für eine 30-Minuten Einheit gezahlten 3 Mark der 1960er-Jahre, die wie eine Art Anerkennungsbonus wirken, nicht mit den 38 Euro des Jahres 2019 vergleichen, aber dennoch ist das Einkommen der Praxisinhaber durch die Einführung der Anbindung an die Grundlohnsumme (GLS) im Rahmen des Gesundheitsstrukturgesetzes von 2003 so stark gedeckelt worden, dass die Entwicklung der Vergütungssätze der allgemeinen Lohnentwicklung mehr als deutlich hinterher hinkte. Hinzu kam auch, dass die Vergütung je nach Kassenart und Bundesland sehr unterschiedlich war. In den „neuen" Bundesländern war auch im Jahre 2017 die Vergütung immer noch nicht auf Westniveau. *„Besonders schlecht steht es in den östlichen Bundesländern, wo auch fast 30 Jahre nach der Wiedervereinigung z. T. die Vergütungssätze mit 31,49 Euro fast 12 % unter der Vergütung in den alten Bundesländern liegen."* (dbl, 2017:3). Dies wirkte sich unmittelbar auf die Gehälter der Angestellten in freien Praxen aus: *„Unter diesen Bedingungen ist eine rentable Praxisführung und die Zahlung angemessener Gehälter für die Angestellten nicht möglich."* (dbl, 2017:3).
Aus einem von Maihack durchgeführten Vergleich im Jahre 2016 wird ein weiteres Problem der Grundlohnsummenanbindung offenbar. Danach war von 2005 bis 2015 eine Gesamtsteigerung der Lohn- und Gehaltsentwicklung auf 35,45 % zu verzeichnen. Im gleichen Zeitraum stieg die Grundlohnsumme nur um 16,6 %. Dieser Unterschied hatte deutliche Auswirkungen auf die Gehälter der Angestellten. Beim Vergleich des Monatsbruttoarbeitslohns zwischen Bund und der Berufsgruppe der Logopäd*innen zeigt sich, dass die 2005 bereits bestehende Vergütungsschere bis 2015 noch einmal zunahm. 2005 lag der durchschnittliche monatliche Bruttoarbeitslohn von Logopäd*innen bei 1950 Euro und damit deutlich unter dem allgemeinen Einkommensniveau von 2901 Euro. Verdienten Logopäd*innen 2005 noch 67 % des Monatsbruttolohns Bund, waren es 2015 nur noch 62 % des Monatsbruttolohns Bund (Maihack, 2016).
Die hier geschilderte Gemengelage wird auch deutlich aus der Schilderung von Frauke Kern, seit 2014 Interessenvertretung Freiberufler im dbl-Bundesvorstand.

Kampf gegen die Grundlohnsummenanbindung

*„Für mich persönlich hat die Geschichte mit der Grundlohnsumme einen ziemlichen Vorlauf. Als Freiberuflerin in Berlin haben wir von der GLS-Anbindung, die ja seit 2003 bestand, erst mal gar nichts gemerkt, weil in Berlin 16 Jahre lang nur Null-Runden liefen, d. h. wir noch nicht einmal das bisschen an Erhöhung bekamen, was in den anderen Bundesländern üblich war. Man muss sich das mal vorstellen: Wir in Berlin bekamen bis zum Schiedsverfahren in 2011 tatsächlich 25 % weniger, als wir durch eine kumulierte GLS über die Jahre hätten kriegen sollen. Das hat sich erst mit dem GKV-Finanzstrukturgesetz von 2009 geändert. Zum ersten Mal wurde es möglich, sich gegen Nullrunden zur Wehr zu setzen, und zwar mit Hilfe von Schiedsverfahren. Als 2. Vorsitzende des dbl im Landesverband Berlin habe ich mich für unsere Belange als Freiberufler*innen hier dann zum ersten Mal so richtig berufspolitisch engagiert und hautnah mitbekommen, was wir bewirken können. Die Berliner Mitglieder haben die Kommunalpolitiker in den Bezirken kontaktiert, ich war im Abgeordnetenhaus und habe mit den Fraktionen gesprochen. Man konnte dort kaum glauben, dass Nullrunden über diese lange Zeit überhaupt möglich seien. Sicherlich hat der Schiedsspruch von 2011 nicht unbedingt das gewünschte und das damals wirtschaftlich erforderliche Ergebnis gebracht, aber immerhin haben wir dann ca. 13 % mehr bekommen, denn der Schiedsmann stand auf unserer Seite und die Krankenkassen bekamen echt ‚heiße Füße'. Wir Berliner*innen haben von da an erst richtig gemerkt, was die Anbindung an die GLS tatsächlich bedeutet. Es gab zwar eine Sicherheit, dass man jährlich verhandeln kann und damit die Vergütung jährlich angehoben wird, aber eben nur minimal, denn die Inflationsrate lag weiterhin höher als unsere Vergütungssteigerungen. Die Schere ging immer weiter auseinander. Durch diese Ereignisse bin ich eigentlich immer politischer geworden, weil mich das doch ziemlich gefuchst hat.*

*Als ich dann ab 2014 im Bundesvorstand für die Interessen der Freiberufler*innen tätig wurde, hatte ich unmittelbar nach meiner Wahl zusammen mit Annette Schneider (1. Landesverbandsvorsitzende von Berlin) meinen ersten Auftritt als Vorstandsmitglied, und zwar in einem Termin mit Dr. Roy Kühne, dem 2013 frisch in den Bundestag gewählten CDU-Politiker. Kühne hatte sich mit seinem Engagement für die Belange seiner Berufsgruppe, den Physiotherapeuten, bereits einen Namen gemacht. ‚Der Spiegel' titulierte ihn als Lobbyisten der Physiotherapie. Und das erste, was Annette und ich Kühne beim Termin erklärten, war: die Anbindung der Vergütung an die GLS muss weg und dafür hat die Politik zu sorgen. Und dann kam die damals übliche Reaktion, ja, wenn man keine Regulierung einbaut, gibt es eine Mengenausweitung und das Ganze ist nicht mehr finanzierbar. Das kannten wir schon zur Genüge. Und als wir ihn daraufhin als Physiotherapeuten und nicht als Politiker ansprachen, gab er uns Recht: die GLS muss weg. Ja, und das ging dann in Etappen langsam, aber stetig voran. 2015 wurden im Versorgungs-Stärkungsgesetz (VSG) das erste Mal Preisuntergrenzen festgelegt, im HHVG von 2017 wurde dann die Möglichkeit eingeräumt, auch oberhalb der GLS Abschlüsse zu vereinbaren, damit wurde der Verhandlungsspielraum größer. Und dann der Durchbruch in 2018, da wurde beschlossen, dass die Anbindung an die GLS fallen soll. Mit Inkrafttreten des TSVG bekamen wir dann ab dem 1.7.2019 endlich eine bundesweit einheitliche Vergütung auf Höhe des bundesweiten Höchstpreises. Auf dem Weg dorthin haben uns neben Roy Kühne natürlich auch andere Verbände, politische Fraktionen und das BMG selbst sehr unterstützt."*

Auch wenn infolge des TSVGs die Grundlohnsummenanbindung weggefallen ist und die Anhebung der Vergütung auf den bundeseinheitlich höchsten Preis vereinbart wurde, reicht dies nicht aus, um den im Laufe der letzten 3 Jahrzehnte angestauten Vergütungsrückstand aufzuholen. Dies geht aus der Wirtschaftlichkeitsanalyse ambulanter Therapiepraxen in der Logopädie/Sprachtherapie (WAT-Gutachten) im Jahre 2020 hervor: *„Unsere Ergebnisse zeigen einen erheblichen Vergütungsrückstand für die LogopädInnen/SprachtherapeutInnen auf. Dies trifft trotz der Vergütungserhöhungen in 2019 weiterhin zu. Dieser Vergütungsrückstand erschwert für die bestehenden Praxen zum einen die Gewinnung von Fachkräften und zum anderen die Gewinnung von PraxisnachfolgerInnen."* (Neubauer & Niedermeier, 2020:59). Ausgehend von den Preisen im Jahr 2018 (also vor Inkrafttreten des TSVG) wäre lt. WAT-Gutachten eine Steigerung um 64,69 Prozent (also 71,44 Euro pro 45 Minuten) notwendig, damit eine logopädische Durchschnittspraxis (ab 1,3 Vollzeitangestellten) in der Lage ist, ihren Angestellten Gehälter zu zahlen, die mit dem TVöD (Tarifvertrag für den öffentlichen Dienst) vergleichbar wären und die gleichzeitig den Praxisinhabern ein adäquates Zieleinkommen gewährleistet.
Das Gutachten belegt darüber hinaus auch, dass zahlreiche Leistungen, die von der Berufsgruppe nachweislich erbracht werden, in keiner Weise vergütet werden, was auch als ein Indiz für die mangelnde Wertigkeit der Leistung(en) angesehen werden kann, sind dies doch alles Leistungen, die in der GOÄ (Gebührenordnung für Ärzte) weitgehend Berücksichtigung finden: *„So sollte die zukünftige Vergütung die Komponenten Vor- und Nachbereitung sowie Dokumentation und die Therapiezeit mit den PatientInnen berücksichtigen. Auch muss der Verwaltungsaufwand, wie beispielsweise die Prüfung der ärztlichen Verordnungen auf Korrektheit, Arbeitsschutz, MitarbeiterInnenführung, Datenschutz, Terminabsprachen und das Versäumen von Terminen durch PatientInnen, in das Entgeltsystem eingegliedert werden."* (Neubauer & Niedermeier, 2020:60).
Das WAT-Gutachten (Neubauer & Niedermeier, 2020) diente als Grundlage der Vertragsverhandlungen zwischen GKV-Spitzenverband und den maßgeblichen Heilmittelverbänden im Bereich der Stimm-, Sprech-, Sprach- und Schlucktherapie im Jahre 2020, die unter Pandemie-Bedingungen in mehr als 10 Videokonferenzen stattfanden, ein wahrer Verhandlungsmarathon.
Der Vertrag in der Fassung vom 14.12.2020 (GKV, 2020) beinhaltet eine in 4 Etappen vorgesehene Verbesserung der Vergütung vom 1.1.2021 bis zum 1.10.2023. Für eine 45-Minuten-Einheit werden am Ende der Laufzeit 67,69 Euro vergütet, was ca. 95 % der im WAT-Gutachten geforderten Vergütung entspricht. Des Weiteren werden folgende Leistungen als neue Positionen vergütet: Bericht (in 2 Varianten), Bedarfsdiagnostik, Beratung von Patienten und ihren Angehörigen als Teil der Therapie auch telefonisch abrechenbar. Mit der Einführung einer Gesamtlaufzeit für Verordnungen und der nachträglichen Korrekturmöglichkeit bei bereits zur Abrechnung eingereichten fehlerhaften Verordnungen wird das Risiko von Absetzungen minimiert, die in der Vergangenheit ein nicht unerhebliches Problem für Praxisinhaber*innen darstellten.
Diese Verbesserungen für die Vergütung von Freiberufler*innen sind während eines ganzen Jahres in einem zähen Ringen durchgesetzt worden, wobei auch hier eine nicht unmaßgebliche Rolle der im LogopG festgeschriebene Berufsfachschulstatus gespielt hat und durchaus anerkannt wurde, dass bereits ca. 40 % der Berufstätigen über eine hochschulische Qualifikation verfügen.

Berufsprestige und Einkommen werden erst dann der Qualifikation der Berufstätigen und dem Tätigkeitsprofil des Berufes und damit dem Kompetenzprofil der Berufsgruppe (Rausch et al., 2014) entsprechen, wenn die hochschulische Ausbildung für alle Berufsangehörigen berufsgesetzlich festgeschrieben wird und damit eine Einordnung der Berufsgruppe nicht mehr mit Bezug zum Berufsfachschulstatus möglich ist.

7.3.6 Forschung

Schon 1926 stellte Branco van Dantzig im Rahmen ihres Vortrags auf dem II. Internationalen Kongress für Logopädie und Phoniatrie fest, dass *„diese Wissenschaft (damit war die Logopädie gemeint!) an Tiefe und Umfang derart gewonnen hat, daß sie nicht mehr als Anhängsel einer anderen verwandten Disziplin gelten kann."* (Dantzig van, 1927:50). Wäre die Entwicklung als wissenschaftlich basierter Beruf in diesem Sinne in Deutschland fortgesetzt worden, gäbe es im Jahre 2020 unzweifelhaft eine etablierte Wissenschaftsdisziplin „Logopädie", wie dies international schon seit Langem üblich ist. Beispielhaft sei hier auf die seit 2008 bestehende Webseite „speechBITE" (Speech Pathology Database for Best Interventions and Treatment Efficacy) hingewiesen, die von den Berufsverbänden im angloamerikanischen Raum zur Verfügung gestellt wird. Auf speechBITE sind sowohl randomisierte als auch Einzelfall-Studien zu finden, die unter Berücksichtigung der PEDro-P Scale (PsyBITE, 2020) dort aufgenommen werden.

Die „Weiterentwicklung des Fachbereichs durch eine eigenständige Therapieforschung" wird nur durch eine hochschulische Ausbildung gewährleistet, was Anu Klippi (1999) in ihren Ausführungen zur Konzeption der fünfjährigen Ausbildung von Logopäd*innen in Helsinki deutlich hervorgehoben hat.

In Deutschland haben der Nationalsozialismus (Kap. 5) und die berufliche Entwicklung nach dem 2. Weltkrieg in der BRD (Kap. 6.1) eine Weiterentwicklung der Logopädie zur Wissenschaftsdisziplin systematisch verhindert.

Aber auch die Wende von 1990 (Kap. 6.3) hat bedauerlicherweise keine Richtungsänderung bewirkt, obwohl in der DDR alle im Bereich Logopädie tätigen Berufe über eine hochschulische Qualifikation verfügten und es hier entsprechende Forschungen im Bereich Aphasie, Stimme und Kindersprache gegeben hat. *„In meiner Ausbildung zur Logopädin zwischen 1983 und 1986 waren in Ermangelung entsprechender Studien in Westdeutschland die Krippen-Studien von Irina Weigl (1977 & 1982) zum ‚Spracherwerb bei Krippenkindern', durchgeführt in den 70er-Jahren des letzten Jahrhunderts, Unterrichtsgegenstand, genauso übrigens wie die Nachsprechprobe nach Remmler zur Feststellung der grammatischen Kompetenz von Kindern im Vorschulalter."* (Dietlinde Schrey-Dern). Nicht unerwähnt bleiben sollte auch, dass die Deblockierungsmethode, die Luise Springer (1979) in der Aphasietherapie eingesetzt hat, auf Studien von Egon und Irina Weigl basierte. Der Einfluss der wissenschaftlichen Forschung der DDR auf die Entwicklung der Logopädie in der BRD kam mit der Wende quasi zum Erliegen.

Den Wandel in der Logopädie zu einer Wissenschaft mit evidenzbasiertem Anspruch beschreibt Ute Ritterfeld so: *„Noch in den 90er-Jahren, als ich mit meiner logopädisch-psychologischen Kollegin Christiane Gleiniger eine Studie durchführte, zeigte sich ein sehr heterogenes Bild in der Begründung des therapeutischen Vorgehens in der Kindersprachtherapie: Jede/r Kolleg*in hatte ihr mehr oder weniger selbst entwickeltes Modell. Evidenzbasierung war in Deutschland noch ein unbekanntes*

*Wort. Der Blick in die internationale Studienlage war noch nicht selbstverständlich. Logopäd*innen forschten noch kaum selbst. Das hat sich grundlegend geändert, nicht zuletzt auch durch den kaum zu unterschätzenden Einfluss von* **Monika Rausch**. *Heute sind Logopäd*innen am Erkenntnisprozess beteiligt, verfügen über Methodenkompetenzen und Forschungsinteresse und tragen zur internationalen Sichtbarkeit bei."* (Ritterfeld, Interview 9).

Aus Sicht von Andrea Dohmen, Hochschuldozentin an der HSG Bochum, haben wir in Deutschland im Jahre 2020 *„den Rückstand in der Forschung (...) auch heute noch nicht aufgeholt, obwohl die akademische Basis, also Kolleg*innen mit hochschulischer Qualifikation und Interesse an Forschung, vorhanden ist. Es mangelt also nicht an Potenzial, sondern eher an den unzureichenden Rahmenbedingungen für die Durchführung einer international vergleichbaren Forschung. Wir sind immer noch zu intensiv mit dem Aufbau von Hochschuleinrichtungen und der Etablierung der Lehre beschäftigt."* (Dohmen, Interview 5).

7.3.6.1 Rolle des Berufsverbandes

Trotz des Logopädengesetzes von 1980 mit der Festschreibung des Berufsfachschulstatus für die Berufsangehörigen hat sich in Deutschland eine wissenschaftsbasierte Disziplin „Logopädie" entwickelt. Dies ist auch das Verdienst des Berufsverbandes, der von Beginn an in Seminaren und auf Tagungen und Kongressen die Weiterbildung der Berufsgruppe vorangetrieben und damit deren Selbstverständnis vom „lebenslangen Lernen" mitgeprägt und den Dialog zwischen Praktikern und Forschenden gefördert hat. Therapieforschung war und ist das Credo geblieben, und zwar in dem Verständnis, dass Forschungsfragen sich aus den Fragestellungen der Praxis ergeben. *„Die Beteiligung des Berufsverbandes ist wesentlich, damit eine gemeinsame wissenschaftliche Disziplin ‚Logopädie' entstehen und sich profilieren kann. Fehlt die Wissenschaftlichkeit im Berufsprofil, wird die Akademisierung stocken."* (Siegmüller & Pahn, 2009:35).

Aus der Beschreibung der Handlungsfelder der Logopädie und den jeweiligen Kompetenzbeschreibungen des Handlungsfeldes im *„Kompetenzprofil für die Logopädie"* (Rausch et al., 2014) geht der Anspruch an Wissenschaftlichkeit deutlich hervor, den der dbl nicht nur gegenüber seinen Mitgliedern, sondern auch nach außen vertritt. Erkennbar ist dies u.a. an der Unterseite *„Wissenschaft und Forschung"* auf der dbl-Webseite (dbl, 2020b), die über die dbl-Wissenschaftsförderung, Promotionsmöglichkeiten, wissenschaftliche Datenbanken und Therapie- und Gesundheitsforschung informiert. Seit 2005 werden vom dbl jährlich Reisestipendien und zusammen mit dem Schulz-Kirchner Verlag der Nachwuchspreis und der Luise Springer-Forschungspreis vergeben. Alle drei Bausteine dienen zur „Etablierung einer eigenständigen logopädischen Wissenschaft in Deutschland".

Des Weiteren hat der dbl die Plattform **evidenssst.org** eingerichtet, die einen „niederschwelligen Zugang zu Evidenz in der Logopädie ... ermöglichen" soll und gleichzeitig als „eine der wenigen Datenbanken ... nach dem Open-Source-Gedanken ... den Volltext frei zur Verfügung" stellt. Neben wissenschaftlicher Literatur bietet die Plattform *„auch die Möglichkeit, individuelle Kompetenzen evidenzbasierten Arbeitens zu verbessern und zu messen sowie auf praxisrelevante Evidenzen zuzugreifen. Alle Studierenden (an Berufsfachschulen und Hochschulen) sowie forschende, lehrende und praktizierende LogopädInnen können ihre Ergebnisse über die Plattform der Fachwelt* *zur Verfügung stellen."* (dbl, 2020b). Damit unterstützt die Plattform einerseits die Qualifikation der Berufsangehörigen zur evidenzbasierten Praxis und andererseits den unmittelbaren fachlichen und wissenschaftlichen Austausch der Berufsangehörigen in Praxis, Lehre und Forschung.

7.3.6.2 Interdisziplinarität des Fachgebietes Logopädie

Die wissenschaftliche Entwicklung der Logopädie ist ohne interdisziplinäre Zusammenarbeit nicht denkbar. Prof. Dr. med. Klaus Poeck, einer der beiden Leiter der Lehranstalt für Logopädie des Universitätsklinikums (UK) Aachen, war hier ein Glücksfall für die Berufsgruppe. Beim Wechsel von Berlin nach Aachen hat er Luise Springer „mitgenommen" und sie mit dem Aufbau der Lehranstalt für Logopädie betraut. Dabei hat er sie gleichzeitig von Beginn an in die Forschungsprojekte zur Aphasie einbezogen. Ohne Professor Poeck hätte es keine Aphasiestation am UK gegeben und damit keine vergleichbare interdisziplinäre wissenschaftliche Forschung mit Relevanz für die Logopädie. Er hat – wahrscheinlich ohne es überhaupt zu ahnen – wesentlich dazu beigetragen, dass Aachen als Wiege der wissenschaftlichen Logopädie bezeichnet werden kann.

Bedeutung von Prof. Dr. med. Klaus Poeck (1926-2006) für die Logopädie

Seit 1967 leitete Prof. Dr. med. Klaus Poeck den Lehrstuhl Neurologie an der Medizinischen Fakultät der RWTH Aachen. Zu Beginn der 1970er-Jahre entwickelte er ein zunehmendes Forschungsinteresse zur Diagnostik und Behandlung von aphasischen Patienten, was ihn letztlich auch dazu bewog, sich für die Gründung der Lehranstalt für Logopädie in Aachen einzusetzen, deren Leiter er wurde. In einer interdisziplinären Arbeitsgruppe mit Wissenschaftlern aus den Bereichen der Linguistik, Psychologie, Psychometrie und Logopädie entwickelte er den Aachener Aphasie-Test (AAT) und baute die erste Aphasiestation Deutschlands im UK Aachen auf, beispielhaft für eine gelungene interdisziplinäre Zusammenarbeit und Therapieforschung im Bereich Aphasie.

An dieser Stelle ist das Verdienst von Luise Springer hervorzuheben, da sie von Beginn an mit „im Boot" war, nicht nur als Lehrende, sondern und vor allem auch als Forschende. Dies wird beim Blick auf die Würdigung von Walter Huber und Klaus Willmes zu „Luise Springers Beiträge zur Aphasieforschung" deutlich: *„Es ist Luise Springers Verdienst, die unterschiedlichen Möglichkeiten von Kontext basiertem und Fähigkeiten basiertem Lernen bei Aphasie früh thematisiert zu haben."* (Huber & Willmes, 2011:130).

Interdisziplinarität ist auch das Stichwort für die Arbeitsgruppe Gesundheitsfachberufe des Gesundheitsforschungsrates (Ewers, 2012), die 2010 zum Stand und der Notwendigkeit der Forschung in den Gesundheitsfachberufen eine Expertise erstellt hat. Die Ergebnisse geben sowohl Auskunft über Disziplin übergreifende als auch fachspezifische Herausforderungen der Forschung in der Physiotherapie, Ergotherapie und Logopädie. Ausgangspunkt der Darstellung ist die Feststellung, *„dass die wachsende Etablierung von Studiengängen in diesen Gesundheitsberufen nicht in gleichem Maße durch den Auf- und Ausbau in der Forschung begleitet wird".* Darüber hinaus sieht die Arbeitsgruppe eine Gefahr für die „Entwicklung in Lehre und Forschung" in der *„dominanten Verortung der Studiengänge der Gesundheitsfachberufe an Fachhochschulen und*

dem Mangel solcher Studiengänge an den Universitäten und medizinischen Fakultäten". Zudem wird befürchtet, dass der *„notwendige wissenschaftliche Zusammenhang der Heilberufe aufs Spiel gesetzt ..."* und *„... zwei einander fremd werdende Wissenschaftskulturen entstehen [könnten] – mit der Medizin auf der einen und den Gesundheitsfachberufen auf der anderen Seite."* Offenbar ist 2010 eine Entwicklung in Gang gekommen, die den Vorstellungen der Mitglieder der Arbeitsgruppe in Hinblick auf eine interdisziplinär ausgerichtete Versorgungsforschung nicht entspricht.
Die Empfehlungen der Arbeitsgruppe sind in Form von *Kernaussagen* zusammengefasst, die gleichzeitig Ausdruck der Notwendigkeit des Aufbaus von Forschungseinrichtungen im Bereich der Gesundheitsfachberufe geben (s. Kasten).

Forschung in den Gesundheitsfachberufen – *Kernaussagen*

- Die genuinen und spezifischen Potenziale der Gesundheitsfachberufe nutzen
- Wissenschaftliche Basis und Evidenz ausbauen
- Nachhaltige Forschungsstrukturen aufbauen
- Forschungsallianzen bilden
- Förderung für patientennahe Forschung ausbauen
- Strukturierte Förderung des wissenschaftlichen Nachwuchses ausbauen
- Geeignete Maßnahmen für den Ausbau der Forschung treffen

Arbeitsgruppe Gesundheitsfachberufe des Gesundheitsforschungsrates

(Ewers et al., 2012:34-36)

7.3.6.3 Herausforderungen für die Logopädie

Die Arbeitsgruppe Gesundheitsfachberufe des Gesundheitsforschungsrates stellt fest, dass *„aktuelle Themen der Logopädie in Wissenschaft und Forschung … sowohl durch Fortschritte in der sprach-, kognitions- und neurowissenschaftlichen Grundlagenforschung als auch durch Herausforderungen in der Versorgungsforschung bestimmt [sind]"* und benennt dazu explizit folgende Bereiche: Herausforderungen im Kindesalter, bei Menschen mit chronischen Erkrankungen und im hohen Lebensalter (Ewers et al., 2012:50-52).
In allen drei genannten Bereichen ist im Jahre 2021 festzustellen, dass die Berufsgruppe die Herausforderungen in der Versorgungsforschung angenommen hat. Dies ist nur deshalb möglich, weil in den Jahren von 2010 bis 2020 sich die Anzahl der Studiengänge verdreifacht hat und sich damit die Möglichkeiten, eine patientenorientierte Therapieforschung durchzuführen, deutlich verbessert haben. Nachfolgend wird dies exemplarisch an Einzelbeispielen verdeutlicht. Eine umfassende Dokumentation von Forschungsprojekten im Bereich der Logopädie liegt derzeit nicht vor.

Herausforderungen im Kindesalter

Die „Gesamtinzidenz von Störungen im Kindesalter wird in der Fachliteratur mit bis zu 20 % angegeben" (Ewers, 2012:50). Die Untersuchung von „Wechselwirkungen zwischen der Entwicklung sprachlicher Fähigkeiten und der Entwicklung elementarer motorischer und sensorischer

Funktionen sowie allgemein kognitiver und interaktiver Fähigkeiten des Kindes" und die „Spezifizierung von inhaltlichen und methodischen Ansätzen der logopädischen Behandlung" werden von der Arbeitsgruppe als „ein relevantes Forschungsdesiderat" angesehen. Beispielhaft seien hier die Forschungsprojekte von Christina Kauschke aufgeführt, die Wechselwirkungen zwischen Emotionen und Spracherwerb untersuchen (s. Kasten) und damit einen Beitrag zur Grundlagenforschung leisten.

Forschungsprojekte Christina Kauschke

Kategorisierung emotionaler Information
Ziel dieses Forschungsprojekts ist es, zu untersuchen, wie Kinder emotionale Informationen bei der Kategorisierung von Wörtern und Gesichtern verarbeiten.

Sprache und Emotion
Das Projekt „Wechselwirkungen zwischen sprachlichen und emotionalen Kompetenzen" wird im Rahmen des Exzellenzclusters „Languages of Emotions" durchgeführt.
(http://www.christina-kauschke.de/Projekte-de.html)

Ergebnisse dieser Forschung könnten auch dazu beitragen, die auf bildungspolitischer Ebene geführte Diskussion um den Unterschied zwischen Sprachförderung und Sprachtherapie zu bereichern. Forschungsprojekte wie die „Evaluation von alltagsorientierter Sprachförderung nach dem Heidelberger Interaktionstraining in den Kindertagesstätten der Stadt Wolfsburg" (Laufzeit 2016-2021) (Beushausen, 2020) sind daher von entsprechender Relevanz für eine angemessene Versorgung der Kinder.

Versorgungsforschung bei Menschen mit chronischen Erkrankungen

An dieser Stelle sei beispielhaft auf die FCET2EC (From Controlled Experimental Trial to=2 Everyday Communication: How effective is intensive aphasia therapy under routine clinical conditions?)-Studie hingewiesen, die einige der Forschungsfragen der Arbeitsgruppe des Gesundheitsforschungsrates aufgegriffen hat, z. B. die Untersuchung der „Intensität logopädischer Interventionen bei neurogen bedingten Kommunikationsstörungen" oder von „Interventionsmethoden, mit denen der Transfer von geübten Fertigkeiten in den kommunikativen Alltag angebahnt und verstärkt werden kann." (Breitenstein, 2017 & 2018). Die Ergebnisse der randomisiert kontrollierten Studie, an der 158 Patienten aus 19 verschiedenen klinischen Einrichtungen bundesweit teilgenommen hatten, belegen die Wirksamkeit von Intensivtherapie bei chronischer Aphasie. *„Zusammenfassend zeigen die Ergebnisse der FCET2EC-Studie, dass eine dreiwöchige Intensiv Sprachtherapie mit mindestens zehn Stunden Sprachtherapie pro Woche ein evidenzbasiertes Therapieverfahren für Schlaganfallpatienten mit chronischer Aphasie ist."* (Breitenstein & Baumgärtner, 2017:6). Für Annette Baumgärtner, eine der beiden federführenden Professorinnen des Projektes, war Luise Springer die *„entscheidende Impulsgeberin für das BMBF-*

Aphasieprojekt FCET2EC, aus dem das ‚ESKOPA'-Manual (Evidenzbasierte sprachsystematische und kommunikativ-pragmatische Aphasietherapie) hervorgegangen ist". Die FCET2EC-Studie steht damit beispielhaft für eine Therapieforschung, die von den Berufsangehörigen initiiert und durchgeführt worden ist.

Versorgungsforschung im hohen Lebensalter

Die Arbeitsgruppe des Gesundheitsforschungsrates bemängelte, dass *„die diagnostischen und therapeutischen Möglichkeiten der Logopädie im Bereich der Geriatrie wenig entwickelt und kaum empirisch validiert sind"* (Ewers, 2012:52). Dies mag 2010 noch zutreffend gewesen sein, Fachpublikationen wie „Logopädie in der Geriatrie" (Corsten & Grewe, 2017), „Sprache und Ernährung bei Demenz" (Knels, 2018) oder auch fachspezifische Weiterbildungen wie „Das Konzept der palliativen Logopädie – Schlucktherapie bei neurologisch progredienten Erkrankungen" (Winterholler, 2020) dokumentieren, dass die Berufsgruppe sich intensiv mit den therapeutischen Möglichkeiten auch unter Berücksichtigung von Wirksamkeitsnachweisen auseinandersetzt.

Auch im Jahre 2021 sind Professuren der Logopädie immer noch Mangelware, wie Ulla Beushausen, die erste Professorin für Logopädie an der HAWK Hochschule Hildesheim/Holzminden/Göttingen, beim Blick auf die Geschichte bemerkt: *„Zu einer Profession gehört für mich die eigenständige Wissenschaft, die ja nur möglich ist, wenn es entsprechende Studiengänge und Professuren gibt. In den 1980er- und 90er-Jahren fehlte der komplette wissenschaftliche Unterbau, es gab keine Studiengänge, dementsprechend auch keine Professor*innen. Allerdings gibt es auch 40 Jahre später nach wie vor zu wenig Professuren in der Logopädie, z. B. weder an den Standorten Aachen noch in Erlangen. Hier werden die Studiengänge von Professor*innen der Medizin geleitet und damit auch deren wissenschaftliches Profil bestimmt. Die Bretter, die wir zu bohren haben, sind sehr viel dicker, als ich 2001 zu Beginn meiner Tätigkeit als Professorin für Logopädie dachte."*

Literatur

AK Berufsgesetz (2021). Primärqualifizierende hochschulische Ausbildung in der Logopädie/Sprachtherapie. Positionspapier des Arbeitskreises Berufsgesetz. URL: https://www.arbeitskreis-berufsgesetz.de/fileadmin/Inhalte/AK_Berufsgesetz/Grundsatzpapiere-Stellungnahmen/PosPap_Hochschul_Ausbildung_Final_2021-01-29.pdf (15.02.2021)

AK Berufsgesetz (2020a). Studiengangsübersicht. Logopädie/Sprachtherapie – Gesamtübersicht in den Bundesländern 25.03.2020. URL: https://www.arbeitskreis-berufsgesetz.de/fileadmin/Inhalte/AK_Berufsgesetz/Dokumente/Liste_Studieng_Logop_SprachT_BundesL__25032020.pdf

AK Berufsgesetz (2020b). Eckpunkte der Bund-Länder-Arbeitsgruppe „Gesamtkonzept Gesundheitsfachberufe" – Stellungnahme des Arbeitskreises Berufsgesetz. URL: https://www.arbeitskreis-berufsgesetz.de/fileadmin/Inhalte/AK_Berufsgesetz/Dokumente/Eckpunkte_BL-AG__AK_Stellungnahme_20032020_.pdf (03.09.2020)

AK Berufsgesetz (2020c). Erneute Verlängerung der Modellklausel geplant. Ein Schlag ins Gesicht aller Berufsangehörigen der Logopädie/Sprachtherapie. 11.11.2020. URL: https://www.arbeitskreis-berufsgesetz.de/index.php?id=2267

AK Berufsgesetz (2019). Stellungnahme des Arbeitskreises Berufsgesetz zur Beantwortung der Bundesregierung auf die Kleine Anfrage von BÜNDNIS 90/DIE GRÜNEN betreffend „Voraussetzungen für eine Reform der Berufsgesetze. BT-DRS 19/13644. URL: https://www.arbeitskreis-berufsgesetz.de/fileadmin/Inhalte/AK_Berufsgesetz/Dokumente/PDF_3_2810_AK_Berufsgesetz_Stellungn_BT-DRS_19_13644.pdf (08.05.2020)

AK Berufsgesetz (2018). Berufsgesetz für Stimm-, Sprech- und Sprachtherapie Vorlage des Arbeitskreises Berufsgesetz. Stand: November 2018. URL: www.dbl-ev.de/der dbl/der verband/arbeitskreis-ak-berufsgesetz (21.01.2020)

AK Berufsgesetz (2016). Vom „Gesetz über den Beruf des Logopäden" zum „Berufsgesetz für Stimm-, Sprech- und Sprachtherapie" Ergebnisse des Arbeitskreises Berufsgesetz (Hand-Out) Vorgestellt auf dem Symposium am 8. November 2016 in der Vertretung des Landes Nordrhein-Westfalen beim Bund. URL: https://www.arbeitskreis-berufsgesetz.de/fileadmin/Inhalte/AK_Berufsgesetz/Grundsatzpapiere-Stellungnahmen/12_18_AK_Berufsgesetz_Hand_Out_Symposium_aktuell.pdf (26.10.2020)

Alt, P.-A. (2020). Studium für Logopäden und Hebammen. Hochschulkolumne. URL: https://www.berliner-zeitung.de/lernen-arbeiten /studierte-logopaeden-und-hebammen-li.110073.

AWMF (Arbeitsgemeinschaft der Wissenschaftlichen Medizinischen Fachgesellschaften). Leitlinien. URL: https://www.awmf.org/leitlinien.html (10.02.2020)

Bader, L. (1976). Definition des Aufgabenbereichs der Logopäden gegenüber anderen Sprachheilberufen. Information über die Sitzung der Arbeitsgemeinschaft Deutschsprachiger Phoniater am 27. Mai 1976. Mitteilungen – ZVL, II/1976, 43-47

Bader, L. (1974). Tagung der Arbeitsgemeinschaft für Aphasieforschung und -therapie, 8.-9.11.1974. Mitteilungen des ZVL, IV/1974, 12-16

Bilda, K., Mühlhaus, J., Ritterfeld, U. (2016). Neue Technologien in der Sprachtherapie. Stuttgart: Thieme

Bishop et al. (2017). Phase 2 of CATALISE: a multinational and multidisciplinary Delphi consensus study of problems with language development: Terminology. Journal of Child Psychology and Psychiatry, 58, 1068-1080

Bishop, D. V. M., Snowling, M. J., Thompson, P. A., Greenhalgh, T. & The CATALISE Consortium (2016). CATALISE: A multinational and multidisciplinary Delphi consensus study. Identifying language impairments in children. PLoS ONE, 11, e0158753

BMG (Bundesministerium für Gesundheit) (2020). Gesundheitsberufe – Allgemein. URL: https://www.bundesgesundheitsministerium.de/themen/gesundheitswesen/gesundheitsberufe/gesundheitsberufe-allgemein.html (23.01.2020)

Boing, U. (2012). Professionalisierung. URL: http://www.inklusion-lexikon.de/Professionalisierung_Boeing.ph (10.01.2020)

Bowen, C. (2019). Webwords 60: Developmental Language Disorder: #DevLangDis –March 2018. URL: https://www.speech-language-therapy.com/index.php?option=com_content&view=article&id=183 (11.02.2020)

Brauer, T. (1987). ... von der Fachtagung der Lehrlogopäd(inn)en. Fragebogen zur Umsetzung der LogAPro. Forum des Zentralverbandes für Logopädie e.V. , Heft 4/87, 30

Brauer, T., Aumüller, A., Schwarz, J. (2004). Logopädie – Wer ist wer? Personen mit besonderer / prägender Bedeutung für die Logopädie. Idstein: Schulz-Kirchner Verlag

Breitenstein, C., Baumgärtner, A. (2017). Wie wirksam ist intensive integrative Sprachtherapie nach einem Schlaganfall? Sprachtherapie aktuell: Forschung – Wissen – Transfer: Schwerpunktthema: Intensive Sprachtherapie (4)1: e2017-06; doi: 10.14620/stadbs171106

Breitenstein, C., Grewe, T., Flöel, A., Ziegler, W., Martus, P., Huber, W., Willmes, K., Baumgaertner, A. (2018). Predicting the short- and long-term outcome of intensive speech and language therapy in chronic post-stroke aphasia: Results of the German randomised controlled healthcare trial FCET2EC. Aphasiology, 32 (1), 26-29

Breitenstein, C., Grewe, T., Flöel, A., Ziegler, W., Martus, P., Huber, W., Willmes, K., Baumgaertner, A. (2017). Intensive speech and language therapy in patients with chronic aphasia after stroke: a randomised, open-label, blinded-endpoint, controlled trial in a health-care setting. The Lancet, February 27, 2017. URL: https://www.thelancet.com/journals/lancet/article/PIIS0140-6736(17)30067-3/fulltext (21.09.2020)

Breuer, U. (1991). Umbenennung des Verbandes? Forum des Zentralverbandes für Logopädie e.V., Heft 1/91, 20

BT (Deutscher Bundestag) (2016). Bericht über die Ergebnisse der Modellvorhaben zur Einführung einer Modellklausel in die Berufsgesetze der Hebammen, Logopäden, Physiotherapeuten und Ergotherapeuten" (Drucksache 18/9400 vom 19.8.2016)

Bundesauschuß der Ärzte und Krankenkassen (1985). Heil- und Hilfsmittelrichtlinien neu formuliert!!! ZVL-Mitteilungen, Dezember 1986, 43-45

Burgstaller-Gabriel, H., Kattenbeck, G., Springer, L (1988). Übernahme der praktischen Ausbildung durch private Lehranstalten? Forum des Zentralverbandes für Logopädie, Heft 1, 1988, 21

Corsten, S., Grewe, T. (2017). Logopädie in der Geriatrie. Forum Logopädie hrsg. von N. Lauer, D. Schrey-Dern. Stuttgart: Thieme

CPLOL (Comité Permanent de Liaison des Orthophonistes/Logopèdes) (2020). Happy Anniversary! CPLOL. Celebrating 30 Years of CPLOL. 06/03/2018. URL: https://www.cplol.eu/media/attachments/2018/05/24/cplol_booklet_new_mkm_15-5-2018_cid.pdf (16.06.2020)

CPLOL (Comité Permanent de Liaison des Orthophonistes/Logopèdes) (2013). NetQues Project Report Speech and Language Therapy Education in Europe United in Diversity. Network for Tuning Standards and Quality of Education Programmes in Speech and Language Therapy/Logopaedics across Europe (NetQues): a multilateral academic and professional network 26 September 2013 Project No. 177075-LLP-1-2010-1-FR-ERASMUSE. URL: http://netques.eu/wpcontent/uploads/2013/10/German_SummaryChapter7.pdf

CPLOL (Comité Permanent de Liaison des Orthophonistes/Logopèdes) (1997). Professional Profile. URL: https://cplol.eu/documents/official-documents/professional-profile/146-professional-profile/file.html (28.01.2020)

Dantzig, B. van (1927). Die Fachausbildung des Sprachheillehrers. In: Jellinek, A. (Hrsg.). Bericht über die Verhandlungen des II. Internationalen Kongresses für Logopädie und Phoniatrie & Sprach- und Stimmheilkunde, Wien, 15. bis 17. Juli 1926. Leipzig, Wien: Franz Deutke, 50-58

Darmann-Finck, I., Muths, S., Görres, St., Adrian, Ch., Bomball, J. (2014). Abschlussbericht Dezember 2014. „Inhaltliche und strukturelle Evaluation der Modellstudiengänge zur Weiterentwicklung der Pflege- und Gesundheitsfachberufe in NRW". URL: https://www.mags.nrw/sites/default/files/asset/document/pflege_abschlussbericht_26_05_2015.pdf (25.10.2020)

Deutscher Bundesverband der Atem-, Sprech- und Stimmlehrer/innen Lehrervereinigung Schlaffhorst-Andersen e.V. (dba), Deutscher Bundesverband für Logopädie e.V. (dbl), Deutscher Bundesverband der Sprachheilpädagogen e.V. (dbs), Bundesverband Klinischer Linguistik e.V. (BKL), Deutscher Bundesverband Klinischer Sprechwissenschaftler e.V. (DBKS) (1999). Berufsprofil Sprachtherapeutin*. Unveröffentl. Manuskript

dbl (2020a). Die neue Heilmittelrichtlinie. Überblick zu Änderungen ab 1. Oktober 2020. Forum Logopädie, Heft 5, 42-44

dbl (2020b). Wissenschaft und Forschung. URL: https://www.dbl-ev.de/bildung/wissenschaft-und-forschung/ (16.09.2020)

dbl (2020c). Alltagsintegrierte Sprachförderung – Das dbl-Konzept Sprachreich © URL: https://www.dbl-ev.de/logopaedie/foerderung-der-sprachentwicklung/sprachfoerderung-in-der-kita/alltagsintegrierte-sprachfoerderung-das-dbl-konzept-sprachreich-c/

dbl (2017). Satzung. https://www.dbl-ev.de/der-dbl/der-verband/grundsatzpapiere/ (18.05.2020)

dbl (2014). Inklusion. dbl-Posítionspapier (Dezember 2014). URL: https://www.dbl-ev.de/fileadmin/Inhalte/Dokumente/der_dbl/Positionspapiere/Positionspapier_Inklusion.pdf https://www.dbl-ev.de/fileadmin/Inhalte/Dokumente/der_dbl/Positionspapiere/Positionspapier_Inklusion.pdf (14.12.2020)

dbl (2013). Anlage zur Berufsordnung in der Fassung des Beschlusses der Mitgliederversammlung vom 31. Mai 2013. Kollegiale Zusammenarbeit – Konventionen zum Umgang der dbl-Mitglieder und dbl-Funktionäre untereinander. URL: https://www.dbl-ev.de/fileadmin/Inhalte/Dokumente/der_dbl/Der_Verband/20140516.Anlage.zur.Berufsordnung.pdf (28.08.2020)

dbl (2010). Berufsleitlinien. https://www.dbl-ev.de/der-dbl/der-verband/grundsatzpapiere/ (18.05.2020) dbl (Hrsg.) (2004). 40 Jahre Deutscher Bundesverband für Logopädie. dbl: Frechen. URL: https://www.dbl-ev.de/fileadmin/Inhalte/Publikationen/40jahre_dbl.pdf

dbl (Hrsg.) (1999). Logopädie braucht wissenschaftliche Kompetenz. Plädoyer für eine Hochschulausbildung. Idstein: Schulz-Kirchner Verlag

dbl (1998). Berufsordnung. URL: https://www.dbl-ev.de/fileadmin/Inhalte/Dokumente/Service/Meldungen_nur_fuer_Mitglieder/2014/Berufsordnung_der_LogopaedInnen.pdf

DBMFJG (Deutsches Bundesministerium für Familie, Jugend und Gesundheit) (1983). Erfahrungsbericht zum Gesetz über den Beruf des Logopäden des Deutschen Bundesministeriums für Familie, Jugend und Gesundheit vom 19. Januar 1983. ZVL-Mitteilungen, 1/83, 25-29

Dieterich, S., Hoßfeld, R., Latteck, Ä. D., Bonato, M., Fuchs-Rechlin, K., Helmbold, A., große Schlarmann, J. & Heim, S. (Hrsg.) (2019). Verbleibstudie der Absolventinnen und Absolventen der Modellstudiengänge in Nordrhein-Westfalen (VAMOS) – Abschlussbericht. Bochum 2019

DIMDI (Deutsches Institut für Medizinische Dokumentation und Information) (2020). ICF. URL: https://www.dimdi.de/dynamic/de/klassifikationen/icf/

DIMDI (Deutsches Institut für Medizinische Dokumentation und Information) im Auftrag des Bundesministeriums für Gesundheit (BMG) unter Beteiligung der Arbeitsgruppe ICD des Kuratoriums für Fragen der Klassifikation im Gesundheitswesen (KKG) (Hrsg.) (2018). ICD-10-GM Version 2019. URL: www.dimdi.de – Klassifikationen – Downloads – ICD-10-GM – Version 2019

Ewers, M., Grewe, T., Höppner, H., Huber, W., Sayn-Wittgenstein, F., Stemmer, R., Voigt-Radloff, S., Walkenhorst, U. (2012). Forschung in den Gesundheitsfachberufen. Potenziale für eine bedarfsgerechte Gesundheitsversorgung in Deutschland. Deutsche Medizinische Wochenschrift, 137(S2), 37-73

G-BA (2020). Richtlinie des Gemeinsamen Bundesausschusses. Richtlinie über die Verordnung von Heilmitteln in der vertragsärztlichen Versorgung (Heilmittel-Richtlinie/HeilM-RL). Zuletzt geändert am 15. Oktober 2020, in Kraft getreten am 1. Januar 2021. URL: https://www.g-ba.de/downloads/17-98-4952/HeilM-RL_2020-10-15_iK-2021-01-01-Servicedokument_WZ.pdf

G-BA (2019). II Maßnahmen der Stimm-, Sprech- und Sprachtherapie. In: Heilmittelkatalog, 27-42. URL: https://www.g-ba.de/downloads/17-98-3064/HeilM-RL_2019-09-19_iK-2020-01-01_Heilmittelkatalog.pdf

GISKID (2019a). 1. Terminologietag, 3. Mai 2019. Frankfurt. URL: http://www.giskid.eu/tg/terminologie1/terminologie1.html

GISKID (2019b). 2. Terminologietag, 18. Oktober 2019, Frankfurt. URL: http://www.giskid.eu/tg/terminologie2/terminologie2.html

GKV-Spitzenverband (2020). Vertrag nach § 125 Absatz 1 SGB V über die Versorgung mit Stimm-, Sprech-, Sprach- und Schlucktherapie vom 14.12.2020

GKV-Spitzenverband (2018). Zulassungsempfehlungen nach § 124 Abs. 4 SGB V für Heilmittelerbringer. In der Fassung vom 26.11.2018. Abschnitt C Stimm-, Sprech-, Sprachtherapie, 14ff.

Grohnfeldt, M. (2013). 100 Jahre Logopädie. Die Logopädie im Kontext der sprachtherapeutischen Berufe in Deutschland. Forum Logopädie, Heft 5, 6-11

Grohnfeldt, M. (2007). Sprachheilpädagogik. In: Grohnfeldt, M. (Hrsg.). Lexikon der Sprachtherapie. Stuttgart: Kohlhammer, 308-313

Hansen, H. (2018). Notwendigkeit und Realisierbarkeit einer vollständigen hochschulischen Ausbildung in der Stimm-, Sprech- und Sprachtherapie (PPP). Parlamentarisches Frühstück unter Schirmherrschaft von Dr. Roy Kühne am 21.11.2018 im Jakob-Kaiser-Haus, Berlin. URL: https://www.arbeitskreis-berufsgesetz.de/fileadmin/Inhalte/AK_Berufsgesetz/Grundsatzpapiere-Stellungnahmen/Praesentation_AK_Berufsgesetz_neu.pdf (15.09.2020)

Hansen, H. et al. (2018). Daten zum Stand der Ausbildung in der Logopädie/Sprachtherapie 2010-2017. URL: https://www.hs-osnabrueck.de/fileadmin/News/Nachrichten/WiSo/2018/Ausbildung_Logopaedie_Sprachtherapie_2010-2017.pdf (15.02.2021)

Heinrichs, G. (2020). Interview mit D. Schrey-Dern per Mail, Mai und Juni 2020

HRK (Hochschulrektorenkonferenz) (2017). Primärqualifizierende Studiengänge in Pflege-, Therapie- und Hebammenwissenschaften. Entschließung der 23. Mitgliederversammlung der HRK am 14. November 2017 in Potsdam. URL: https://www.dghwi.de/images/Mitgliederbereich/Akademisierung/HRK_2017.Prim%C3%A4rqualifizierende_Studieng%C3%A4nge.pdf (26.10.2020)

Huber, W., Willmes, K. (2011). Luise Springers Beiträge zur Aphasieforschung. In: dbl (Hrsg.). Logopädie als Diskurs. Eine Dankschrift für Luise Springer. Frechen: dbl

HVG (Hochschulverbund Gesundheitsfachberufe) (2020). Bündnis Therapieberufe an die Hochschulen gegründet. URL: https://www.hv-gesundheitsfachberufe.de/

HVG (Hochschulverbund Gesundheitsfachberufe) (2017). Zukunftsorientierte Patientenversorgung durch eine grundständige hochschulische Ausbildung der Therapieberufe. Positionspapier für den Ausbau der hochschulischen Ausbildung der Therapieberufe (Diättherapie, Ergotherapie, Physiotherapie, Podologie, Stimm-, Sprech- und Sprachtherapie). URL: https://www.hv-gesundheitsfachberufe.de/wp-content/uploads/Positionspapier-Hochsch

Igl, G. (2016). Das Recht und seine Funktionen für die Gesundheitsberufe. In: Brinker-Meyendriesch, E., Arens, F. (Hrsg.). Diskurs Berufspädagogik Pflege und Gesundheit – Wissen und Wirklichkeiten zu Handlungsfeldern und Themenbereichen. Berlin: Wissenschaftlicher Verlag, 420-432

Igl, G. (2015). Beruferechtliche Begleitforschung zur Auswertung der im Land Nordrhein-Westfalen gemäß der Verordnung über die Durchführung von Modellvorhaben zur Weiterentwicklung der Berufe in der Alten- und Krankenpflege, für Hebammen, Logopäden, Ergotherapeuten und Physiotherapeuten vom 25. Februar 2010 (GV. NRW 2010, 177) durchgeführten Modellvorhaben nach § 4 Absatz 6 und 7 des Altenpflegegesetzes, § 4 Absatz 6 und 7 des Krankenpflegegesetzes, § 4 Abs. 5 des Ergotherapeutengesetzes, § 6 Absatz 3 des Hebammengesetzes, § 4 Absatz 5 des Logopädengesetzes und § 9 Absatz 2 des Masseur- und Physiotherapeutengesetzes. Studie im Auftrag des Ministeriums für Gesundheit, Emanzipation Pflege und Alter des Landes NRW. URL: https://www.mags.nrw/sites/default/files/asset/document/pflege_beruferechtliche-begleitforschung.pdf (25.10.2020)

Iven, G. (1994). Eine Geburtstagsfeier, viele Gespräche und ein optimistisches „Wir-Gefühl". Ehrenmitgliedschaft für Ursula Breuer und Ruth Dinkelacker. Forum Logopädie, Heft 3, 41-44

Jellinek, A. (Hrsg.). Bericht über die Verhandlungen des II. Internationalen Kongresses für Logopädie und Phoniatrie & Sprach- und Stimmheilkunde, Wien, 15. bis 17. Juli 1926. Leipzig, Wien: Franz Deutke

Kattenbeck, G., Springer, L. (1984). Inhaltliche und quantitative Gliederung der Logopädenausbildung. ZVL-Mitteilungen, Dezember 1984, 8-11

Klippi, A. (1999). Finnland; Theory, Practice and Research: Creating Synergy in Education of Speech Therapists. In: dbl (Hrsg.). Logopädie braucht wissenschaftliche Kompetenz. Plädoyer für eine Hochschulausbildung. Idstein: Schulz-Kirchner Verlag, 68-69

KMK (Sekretariat der Ständigen Konferenz der Kultusminister der Länder in der Bundesrepublik Deutschland) (2011). Inklusive Bildung von Kindern und Jugendlichen mit Behinderungen in Schulen (Beschluss der Kultusministerkonferenz vom 20.10.2011) URL: https://www.kmk.org/fileadmin/veroeffentlichungen_beschluesse/2011/2011_10_20-Inklusive-Bildung.pdf (11.05.2020)

KMK (Sekretariat der Ständigen Konferenz der Kultusminister der Länder in der Bundesrepublik Deutschland) (1994). Empfehlungen zur sonderpädagogischen Förderung in den Schulen der Bundesrepublik Deutschland. Beschluß der Kultusministerkonferenz vom 06.05.1994. URL: http://www.kmk.org/fileadmin/Dateien/pdf/PresseUndAktuelles/2000/sopae94.pdf (06.05.2020)

Knels, C. (2018). Sprache und Ernährung bei Demenz. Klinik, Diagnostik und Therapie. Forum Logopädie hrsg. von N. Lauer, D. Schrey-Dern. Stuttgart: Thieme

Kühl, S. (2006). Die Professionalisierung der Professionalisierer? Das Scharlatanerieproblem im Coaching und der Supervision und die Konflikte um Professionsbildung. Working Papier 04/2006. URL:https://www.uni-bielefeld.de/soz/personen/kuehl/pdf/Paper4.2006-Die-Professionalisierung-der-Professionalisierer.pdf (12.02.2021)

Lanvers, J. (2016). Vergütung und Arbeitsumfang angestellter Logopädinnen. Eine Online-Umfrage. Bachelor-Thesis, Katholische Fachhochschule Mainz, Fachbereich Gesundheit und Pflege. URL: file:///Users/lindaschrey/Downloads/Vergütung und Arbeitsumfang angestellter LogopädInnen - Eine Online-Umfrage - Bachelorarbeit-1.pdf

Lauer, N. (2014). Gestern Arbeit – heute Beruf – morgen Profession? Forum Logopädie, Heft 3, 6-8

Lillemeier, S. (2016). Der Comparable Worth Index als Instrument zur Analyse des Gender Pay Gap, WSI Working Paper Nr. 205, Oktober 2016. Böckler Impuls 17/2016, 3

LogopG Gesetz über den Beruf des Logopäden vom 7. Mai 1980, (BGBl. I S. 529), das zuletzt durch Artikel 28 des Gesetzes vom 15. August 2019 (BGBl. I S. 1307) geändert worden ist. URL: http://www.gesetze-im-internet.de/logopg/BJNR005290980.html

Macha-Krau, H. (2011). Logopädisches Selbstverständnis im Wandel. Die Entwicklung des logopädischen Selbstverständnisses. Studienbrief, 2 SWL. Hamburger Fernhochschule HFH

Maihack, V. (2016). Versorgung. In: Lauer, N., Maihack, V., Siegmüller, J. (2016). Die Zukunft der Logopädie/Sprachtherapie kompetent gestalten. Forschung – Versorgung – Verantwortung. Präsentation. Symposium des AK Berufsgesetz am 8.11.2016, NRW Landesvertretung Berlin

Maihack, V. (2001). Sprachheilpädagogik und Sprachtherapie. Zur historischen Entwicklung klinisch-therapeutischer Handlungsfelder von Sprachheilpädagogen unter besonderer Berücksichtigung der Zeit von 1945 bis 1990. Dissertation zur Erlangung des Grades eines Doktors der Philosophie (Dr. phil.) in der Fakultät Rehabilitationswissenschaften der Universität Dortmund URL: https://eldorado.tu-dortmund.de/bitstream/2003/2926/1/Maihack.pdf (18.08.2020)

Meyer, R. (2015). Beruf als soziales Konstrukt zwischen Entberuflichung und Professionalisierung – Entgrenzungen. „vorwärts nach weit" in Richtung einer professionsorientierten Beruflichkeit. In: Ziegler. B. (Hrsg.). Verallgemeinerung des Beruflichen – Verberuflichung des Allgemeinen. Bielefeld: W. Bertelsmann Verlag, 23-36

Neubauer, G., Niedermeier, C. (2020). Ermittlung der betriebswirtschaftlichen Grundlagen für eine leistungsgerechte und wirtschaftliche Heilmittelversorgung. Wirtschaftlichkeitsanalyse ambulanter Therapiepraxen. WAT Bericht Logopädie/Sprachtherapie. Institut für Gesundheitsökonomie München. URL: https://www.dbl-ev.de/fileadmin/Inhalte/Dokumente/Service/Meldungen/2020/20200805_WAT_Bericht_LogopaedieSprachtherapie.pdf (01.09.2020)

Niekrenz, Y. (2011). Rauschhafte Vergemeinschaftungen. Wiesbaden: VS Verlag für Sozialwissenschaften | Springer Fachmedien. DOI 10.1007/978-3-531-93086-2_2

Peuser, G. (Hrsg.) (1979). Studien zur Sprachtherapie. Patholinguistica 4. München: Wilhelm Fink Verlag

PsycBITE (2020). PEDro-P Scale. Rating Scale for Randomized and Non-Randomized Controlled Trials. URL: http://www.psycbite.com/docs/The_PEDro-P_Scale.pdf (17.09.2020)

Rausch, M. (2020). Interview mit Schrey-Dern, 9. Oktober 2020

Rausch, M., Schrey-Dern, D. (2007). Geschichte der Logopädie. In: Grohnfeldt, M. (Hrsg.). Lexikon der Sprachtherapie. Stuttgart: Kohlhammer, 122-124

Rausch, M., Thelen, K., Beudert, I. (2014). Kompetenzprofil für die Logopädie. Langfassung. Frechen: dbl. URL: https://www.dbl-ev.de/fileadmin/Inhalte/Dokumente/der_dbl/Der_Verband/20140828_Kompetenzprofil_Langfassung_.pdf

Rosenthal, L. (2009). Erst fehlt das Geld, dann fehlen die Worte! Freiberufliche LogopädInnen fordern faire Preise für gute Leistungen. Forum Logopädie, Heft 5, 4

sage (2020). Berufsverband. URL: https://www.sage.com/de-de/blog/lexikon/berufsverband/ (12.02.2020)

Scharff Rethfeldt, W., Ebbels, S. (2019). Sprachentwicklungsstörung (SES) – Auf dem Weg zu einem internationalen terminologischen Konsens. Developmental Language Disorders (DLD) – Towards an international Consensus in terminology. Forum Logopädie, Heft 4, 24-31

Scharff Rethfeldt, W., Heinzelmann, B. (2014). United in Diversity – das NetQues Projekt zur Logopädieausbildung in Europa. Forum Logopädie, Heft 2, 28-33

Schrey-Dern, L (2004). Die internationalen Beziehungen des dbl. In: dbl (Hrsg.). 40 Jahre Deutscher Bundesverband für Logopädie. Idstein: Schulz-Kirchner Verlag, 10-13

Schrey-Dern, D. (2003a). Ausbildungsperspektiven vor dem Hintergrund der europäischen Entwicklung. Forum Logopädie, Heft 3, 26-28

Schrey-Dern, D. (2003b). Systematisierung des Fachbereichs Logopädie unter Bezug auf ICF. SAL Bulletin 109, 1-14

Sickert, S. (2020). Interview mit Schrey-Dern, August 2020

Siegmüller, J., Pahn, C. (2009). Akademisierung ist mehr als Lehre. Zur Entwicklung einer eigenen Wissenschaftstheorie und Forschungsidentität in der Logopädie. Forum Logopädie, Heft 2, 34-41

Sonntag, B. (1975). Curriculum, Mitteilungen des ZVL III/IV, November 1975, 2-10

Sonntag, B. (1976). Curriculum – Fortsetzung, Mitteilungen des ZVL III/IV, November 1976, 14-20

Springer, L. (1979). Zur Anwendung der Deblockierungsmethode in der Aphasietherapie. In: Peuser, G. (Hrsg.). Studien zur Sprachtherapie. Patholinguistica 4. München: Wilhelm Fink Verlag, 462-474

Springer, L., Schrey-Dern, D. (1988). Vorschlagspapier zur inhaltlichen Veränderung von SSG. Forum des Zentralverbandes für Logopädie e. V., Heft 3, 26

Springer, L., Kattenbeck, G. (Hrsg.) (1984-1987). Interdisziplinäre Reihe zur Therapie und Praxis der Logopädie. Band 1-5. München: tuduv-Verlag

Ständ.KonF (Ständige Konferenz der Logopädenlehranstaltsleitungen. Deutscher Bundesverband für Logopädie (dbl), Deutsche Gesellschaft für Phoniatrie und Pädaudiologie (DGPP)) (Hrsg.) (1994). Gemeinsame Empfehlungen für die Mindestvoraussetzungen zur Gründung und Tätigkeit von Logopädenlehranstalten. Unveröffentl. Manuskript (Stand: 09.05.1994)

Voigt-Zimmermann, S. (2020). Interview mit D. Schrey-Dern per Mail, Mai und Juni 2020

Walsh. R. (2006). A History of the Terminology of Communication Sciences and Disorders. URL: https://www.researchgate.net/publication/309722573_A_History_of_the_Terminology_of_Communication_Sciences_and_Disorders_Introduction (18.08.2020)

Weigl, E. (1969). Beiträge zur neuropsychologischen Grundlagenforschung. Probleme und Ergebnisse der Psychologie, 18/29, 87-102

Weigl, I. (1977). Zum Spracherwerb bei Krippenkindern. Berlin: Volk und Gesundheit

WHO (2020). Classifications. URL: https://www.who.int/classifications/en/ (14.05.2020)

Winterholler, C. (2020). Das Konzept der palliativen Logopädie. Schlucktherapie bei neurologisch progredienten Erkrankungen. URL: https://www.loguan.de/seminare/2021/konzept-palliativen-logopaedie-schlucktherapie-neurologisch-progredienten-erkrankungen-2519 (17.09.2020)

WR (Wissenschaftsrat) (2019). HQGplus Studie zu Hochschulischen Qualifikationen für das Gesundheitssystem URL: https://www.wissenschaftsrat.de/DE/Aufgabenfelder/Wissenschafts_und_Hochschulsystem/Medizin_und_Gesundheitsystem/Gesundheitsberufe/gesundheitsberufe_node.html

WR (Wissenschaftsrat) (2012). Empfehlungen zu hochschulischen Qualifikationen für das Gesundheitswesen. DRS 2411/12. Berlin 13 07 2012. URL: https://www.wissenschaftsrat.de/download/archiv/2411-12.pdf?__blob=publicationFile&v=1 (26.10.2020)

ZVL (Zentralverband für Logopädie) (1978a). Entwicklung des Logopädengesetzes. Mitteilungen – ZVL I/1978, 10

ZVL (Zentralverband für Logopädie) (1978b). Resolution der Leiter der Logopädenlehranstalten in der Bundesrepublik Deutschland. Mitteilungen – ZVL III/1978, S. 16-17

ZVL (Zentralverband für Logopädie) (1977a). Auszug aus dem Protokoll der Mitgliederversammlung vom 17. Mai 1977 in Heidelberg. Mitteilungen – ZVL I/August 1977, 25-26

ZVL (Zentralverband für Logopädie) (1977b). Mitteilungen – ZVL II/August 1977

ZVL (Zentralverband für Logopädie) (1976). Logopäden. Zentralverband für Logopädie e. V. informiert über Berufsbild und Ausbildung.

Professionelles Selbstverständnis und berufliche Identität Versuch einer Standortbestimmung

8

Im vorliegenden Kapitel soll der Frage nachgegangen werden, welches professionelle Selbstverständnis Logopäd*innen heute im Jahre 2020 haben und wodurch ihre berufliche Identität geprägt worden ist, d. h. welche Persönlichkeiten in ihrer eigenen Berufsbiografie eine Rolle gespielt haben und welche sie als wegweisend für die Entwicklung des Berufes zur Profession in Deutschland betrachten. Daher haben wir einige Kolleg*innen interviewt und sie nach ihren Einschätzungen gefragt (Anhang: Interviewliste Kapitel 8).
Viele Kolleg*innen haben dabei Luise Springer als prägende Persönlichkeit der Entwicklung der Logopädie hervorgehoben, daher haben wir ihr ein eigenes Kapitel gewidmet.

8.1 Logopädisches Selbstverständnis und berufliche Identität

„Ich bin nach wie vor mit Leib und Seele Logopädin und Lehrlogopädin, das sind sozusagen meine Kernidentitäten."
(Clausen-Söhngen, 2014:49)

Diese Worte von Mechthild Clausen-Söhngen geben wieder, was sehr viele Logopäd*innen dieser Generation auf die Frage nach dem eigenen Selbstverständnis und der beruflichen Identität antworten. „Leib und Seele" beinhaltet ein „ganz und gar, völlig" (Wahrig, 1986:826), d. h. man ist und bleibt es ein Leben lang, selbst wenn andere berufliche Pfade beschritten werden. Einen anderen Fokus setzt Anna Kuttenreich, die hier stellvertretend für die Generation des letzten Jahrzehnts bei aller „Liebe zur Logopädie" hervorhebt, dass „logopädische Identität" sich dadurch auszeichnet „selbstbewusst und engagiert" zu sein, d. h. mit logopädischer Identität spezifische Verhaltenseigenschaften verbindet (Kuttenreich, Interview 8.7).

In beiden Polen kommt auch ein Stück der Entwicklung der Berufsgruppe zum Ausdruck, die zu Beginn erst einmal ein berufliches Selbstverständnis hat entwickeln müssen, bevor sie selbstbewusst und selbstverständlich ihren Platz im Gefüge des Gesundheitssystems einnimmt. Dabei hat die Berufsgruppe durchaus immer noch ein Stück des Weges vor sich: *„Es fehlt uns in Deutschland immer noch ein Stück gelassenes Selbstbewusstsein. Ich spüre hier immer noch den Druck als Logopäd*in alle Inhalte abdecken zu müssen, ich bin aber auf die Sicht anderer Professionen angewiesen, damit interdisziplinäre Zusammenarbeit gut funktioniert."* (Dohmen, Interview 8.5).

Definition „Berufliche Identität"

Berufliche Identität ist *„Teil der Gesamtidentität einer Person und bezieht sich auf den Lebensbereich Beruf und Arbeit. Identität ist die Innensicht der Person im Gegensatz zu Persönlichkeit als Außensicht. Für Identität sind Fragen der Gleichheit und Verschiedenheit in der Zeit, in Lebensbereichen und im sozialen Vergleich wesentlich. Dazu gehört es, Kontinuität und Veränderbarkeit der eigenen Person in Arbeit und Beruf im Verlauf der Zeit zu erleben, Konsistenz und Verschiedenheit in verschiedenen Lebensbereichen zu erfahren und Einzigartigkeit und Gleichwertigkeit gegenüber Vergleichspersonen in Beruf und Arbeit wahrzunehmen."*

(Raeder, 2020)

Unter Selbstverständnis wird die *„Vorstellung, Anschauung einer Person oder Gruppe von sich selbst"* (Wahrig, 1986:1171) verstanden. In Hinblick auf die Profession wird dies umfassend in der Definition von „Logopädie/Sprachtherapie" des Arbeitskreises Berufsgesetz (AK, 2020) deutlich. Hier werden das Tätigkeitsfeld im Bildungs- und Gesundheitswesen, die Ziele der Tätigkeit und die zur Zielerreichung erforderlichen Maßnahmen, die wissenschaftliche Fundierung des therapeutischen Handelns sowie das therapeutische Selbstverständnis umschrieben. In der Definition kommt auch der Anspruch an eine hochschulische Ausbildung für alle klinisch tätigen Therapeut*innen zum Ausdruck.

Definition „Logopädie/Sprachtherapie"

- *Die Profession beschäftigt sich mit dem gesamten Bereich menschlicher Kommunikation und den damit zusammenhängenden Störungen von Sprache, Sprechen, Stimme, Schlucken, Hören, Atmung, non-verbaler Kommunikation sowie Kognition und Lernfähigkeit.*
- *Logopädie/Sprachtherapie zielt darauf ab, die kommunikativen Fähigkeiten und/oder die Nahrungsaufnahme der Patient*innen/Klient*innen zu erhalten, zu fördern oder wiederherzustellen, um ihre soziale Teilhabe zu unterstützen. Dazu werden alle erforderlichen Maßnahmen zur Gesundheitsförderung, Prävention, Kuration, Rehabilitation, Langzeittherapie, Palliation, Inklusion sowie im Bildungswesen (Schul-, Aus-, Fort- und Weiterbildung) wahrgenommen.*
- *Das berufliche Handeln basiert auf dem anerkannten Stand logopädisch-sprachtherapeutischer, sprachwissenschaftlicher, psychologischer, medizinischer und anderer wissenschaftlicher Forschung.*
- *Die Therapeut*innen berücksichtigen im Rahmen der professionellen Ethik die konkrete Lebenssituation der Patient*innen/Klient*innen, ihre individuellen Teilhabeziele und Kommunikationsbedürfnisse, ihren soziokulturellen und religiösen Hintergrund sowie ihre sexuelle Orientierung. Sie unterstützen die Selbstständigkeit der Patient*innen/Klient*innen und achten ihr Recht auf Selbstbestimmung."*

(AK Berufsgesetz, 2020:4)

Die Definition des AK Berufsgesetz basiert auf dem Verständnis von Logopädie des Europäischen Berufsprofils des CPLOL, das die Wissenschaftlichkeit und Eigenständigkeit der Profession in besonderer Weise hervorhebt: *„Die Logopädie ist sowohl ein wissenschaftlicher Fachbereich als auch eine eigenständige Profession. Als interdisziplinäre wissenschaftliche Disziplin grenzt sie an Teilgebiete der Medizin, der Linguistik, der Pädagogik sowie der Psychologie und beschäftigt sich dabei mit der Ätiologie, Diagnostik (einschließlich [in-]formeller Verfahren; Erkennung, Diagnose und Evaluation) und Intervention (einschließlich Prävention, Förderung, Therapie, Beratung, Begleitung, Management sowie Rehabilitation im Gesundheits- und [Aus-]Bildungsbereich) hinsichtlich sämtlicher Kommunikations- und Schluckstörungen."* (Übersetzung Scharff Rethfeldt, 2011).

Für das eigene professionelle Selbstverständnis als Therapeut*in spielt das professionelle Handeln eine wesentliche Rolle, d. h. die Kompetenzen, die jemand erwirbt und anwendet, um professionell tätig zu werden. In diesem Kontext ist der Deutsche Qualifikationsrahmen (DQR, BMFB & KMK 2020) ein Instrument, das geeignet erscheint, die Kompetenzen von Logopäd*innen differenziert zu erfassen. Im DQR wird zwischen „Fachkompetenz" und „Personaler Kompetenz" bei der Definition der 8 unterschiedlichen Niveaustufen des DQR unterschieden. Diese Einteilung wurde in Anlehnung an den Europäischen Qualifikationsrahmen (EQR) für Deutschland vorgenommen. Fachkompetenz umfasst die Bereiche Fachwissen und Fertigkeiten, personale Kompetenz die Bereiche soziale Kompetenz und Eigenständigkeit. Das vom dbl herausgegebene Kompetenzprofil (Rausch et al., 2014) definiert mit Bezug zum DQR Kompetenz als *„umfassende Handlungskompetenz"* (s. Kasten), es beschreibt die unterschiedlichen Handlungsfelder der Logopädie und konkretisiert die Kompetenzen für jedes Handlungsfeld.

Definition „Kompetenz"

„Leistungsvermögen und Leistungsbereitschaft (...), die als Lernergebnisse bei Abschluss einer Qualifikation in einer ganz bestimmten Ausprägung zu erwarten sind. Diese Ausprägung wird mit Hilfe der Taxonomie des Deutschen Qualifikationsrahmens (DQR) beschrieben. Im DQR wird mit Kompetenz die Fähigkeit und Bereitschaft des Einzelnen bezeichnet, Kenntnisse und Fertigkeiten sowie persönliche, soziale und methodische Fähigkeiten zu nutzen und sich durchdacht sowie individuell und sozial verantwortlich zu verhalten. Kompetenz wird in diesem Sinn als umfassende Handlungskompetenz verstanden."

(Rausch et al., 2014:5)

Die im Kompetenzprofil definierten Handlungsfelder wurden *„im Rahmen einer Expertentagung im September 2011 mit Experten aus dem Tätigkeitsfeld und der fachschulischen und hochschulischen Bildung der Logopädie diskutiert und konsentiert ..."* (Rausch et al., 2014:6), d. h., sie repräsentieren das gemeinsame Verständnis der Berufsgruppe, welche Kompetenzen für alle Handlungsfelder auf DQR-Niveau 6 erforderlich sind. Ihre Konkretisierung wurde in einer Kompetenzmatrix umgesetzt, die insgesamt zehn identifizierte Handlungsfelder mit den vier Kompetenzbereichen – Fachwissen, Fachfertigkeiten, Sozialkompetenz und Selbstständigkeit – in Beziehung setzt.

Handlungsfelder der Logopädie

- Untersuchen und diagnostizieren
- Therapieren
- Beraten
- Vorbeugen (präventiv tätig werden)
- Schulen & Informationsveranstaltungen durchführen
- Dokumentieren
- Wirtschaftlich handeln und führen
- Qualität sichern
- Forschung rezipieren und anwenden
- Qualifizieren und anleiten (Praktika)

(zitiert nach Rausch et al., 2014:8)

Die durch das Logopädengesetz von 1980 *„sachlich nicht angemessene Zuordnung der Logopädie-Ausbildung zu DQR-Niveau 4"* entspricht in keiner Weise den Kompetenzen, die für die unterschiedlichen Handlungsfelder erforderlich sind. Monika Rausch hat dies beispielhaft illustriert: *„… im Fall von DQR-Niveau 4 (könnte) logopädische Therapie nur auf der Grundlage von fachtheoretischem Wissen bewältigt werden (...). Aktuelle wissenschaftliche Grundlagen, ein integriertes medizinisches, psychologisches, sprachwissenschaftliches und pädagogisches Wissen und ein kritisches Verständnis aktueller Theorien und Modelle (DQR-Niveau 6) könnten dagegen nicht erwartet werden. In Hinblick auf die Sozialkompetenz, die in einem therapeutischen Beruf als zentral angesehen werden muss, würden Berufsabsolventen über Sachverhalte umfassend kommunizieren können (DQR-Niveau 4). Die Fähigkeit, komplexe fachbezogene Probleme und Lösungen gegenüber Fachleuten argumentativ zu vertreten und mit ihnen weiterzuentwickeln (DQR-Niveau 6), dürfte dagegen nicht erwartet werden."* (Rausch et al., 2014:15).

Wie weit sich das professionelle Selbstverständnis von den Vorgaben des Logopädengesetzes von 1980 weiterentwickelt hat, ist auch daran erkennbar, dass Cleanical Reasoning als Grundlage therapeutischer Entscheidungsfindung Eingang in die logopädische Therapie gefunden hat. Dies dokumentieren zahlreiche Fallbeispiele der Publikation von Beushausen (2020a), die die Anwendung von Clinical Reasoning in der gesamten Bandbreite des logopädischen Tätigkeitsfeldes aufzeigen, angefangen bei Sprachentwicklungsstörungen, über Stottern und Aphasie bis hin zu Schluckstörungen.

Definition „Clinical Reasoning"

„Clinical reasoning umfasst die Denkvorgänge klinisch tätiger Therapeutinnen bei der Entscheidungsfindung, wenn sie Diagnostik, Therapie und Beratung planen, durchführen und evaluieren. Es dient somit der Problemanalyse. Clinical reasoning ist ein Denkprozess, aufgrund dessen eine klinische Entscheidung getroffen wird."

(Beushausen, 2020b:16)

Mit der Anwendung von Clinical Reasoning ist gleichsam auch die Umsetzung evidenzbasierten Vorgehens verbunden, wie aus der Prozessbeschreibung deutlich hervorgeht: *„Sie (die Therapeutin) bezieht sich dabei auf das beste ihr zur Verfügung stehende Wissen (Evidenz), das sie – geleitet von ihrer Erfahrung und ihrem Fachwissen (Expertise) – auf die sich stellenden Aufgaben und Herausforderungen anwendet (Therapie)."* (Beushausen, 2020a:13).
Logopäd*innen, die als Therapeut*innen tätig sind, arbeiten im Jahre 2020 ganz selbstverständlich auf wissenschaftlicher Grundlage und reflektieren ihre eigene fachliche und therapeutische Tätigkeit. Sie sind kein verlängerter Arm eines Arztes, sie entscheiden selbstständig und eigenverantwortlich ihr Tun. Daher ist die systembedingte Abhängigkeit von ärztlicher Verordnung ein Relikt aus der Vergangenheit, das schon zu Zeiten des Inkrafttretens des Berufsgesetzes 1980 überholt und daher nicht angemessen war.

8.2 Professionelles Selbstverständnis im Spiegel von Berufsbiografien

Kennzeichen der Profession „Logopädie" sind Diversität, Interdisziplinarität, Reflexionsfähigkeit und lebenslanges Lernen. Dies wird am ehesten deutlich, wenn man Kolleg*innen zu Wort kommen und ihre ganz eigene Geschichte erzählen und so den Leitgedanken unseres Buches *„Emanzipationsgeschichte der Logopädie in Deutschland"* anschaulich werden lässt.
Daher haben wir in den Sommermonaten 2020 Kontakt mit Kolleg*innen aufgenommen und sie in Telefonaten in Form eines teilstrukturierten Interviews befragt (Anhang: Interviewliste 2). Wir haben ihnen zwei zentrale Fragen gestellt, die einerseits Bezug zu ihrer eigenen Vita nehmen und andererseits ihre fachliche Einschätzung erfragen:

1) **Welche Kollegin, welcher Kollege hat Deine/Ihre eigene Berufsbiografie beeinflusst, vielleicht sogar geprägt, und in welcher Weise?**
2) **Welche Person(en) sind nach Deiner/Ihrer Meinung für die Entwicklung des Berufes zu einer Profession in Deutschland wichtig?**

Die Auswahl der Kolleg*innen war subjektiv, allerdings vom Leitgedanken getragen, durch die Abbildung der Vielfalt der Berufsbiografien und der individuellen Berufsgeschichte die Entwicklung der Logopädie von den 70er-Jahren des letzten Jahrhunderts bis heute lebendig werden zu lassen. Wichtig war hierbei auch, dass diese Kolleg*innen das Spektrum beruflicher Tätigkeit abbilden, als Praktiker*in, Lehrende und Forschende. Nach unserer Auffassung hat jede/r Kolleg*in auf ihre/seine Weise mit dazu beigetragen, dass unser Beruf sich zu einer Profession (Kap. 7) weiterentwickelt hat. Sie haben ihren Anteil daran, dass in unterschiedlichen Bereichen die Entwicklung zu einer wissenschaftsbasierten Logopädie vorangetrieben wurde.
Gemeinsam ist allen interviewten Kolleg*innen, dass sie eine Ausbildung auf der Grundlage des Logopädengesetzes von 1980 erhalten haben. Ausgenommen davon sind Mechthild Clausen-Söhngen und Anke Kohmäscher. Zum Zeitpunkt der Ausbildung von Mechthild Clausen-Söhngen gab es noch kein Berufsgesetz. Dies war allerdings anders bei Anke Kohmäscher, die auf jeden Fall Logopädie grundständig studieren wollte, was aber in Deutschland durch Inkrafttreten der Modellklausel erst ab 2009 möglich war. Auf die Frage, wieso sie eine Ausbildung zur Logopädin in den Niederlanden und nicht in Deutschland absolviert hat, gab Anke Kohmäscher Fol-

gendes zur Antwort: *„Nach meinem Abitur wollte ich auf jeden Fall studieren, habe erst mit Grundschullehramt angefangen, aber schnell wieder aufgehört. Meine Vorstellungen gingen eher in eine therapeutische Richtung, von Logopädie wusste ich allerdings damals noch nichts, erfuhr dann aber aus dem Freundeskreis, was es damit auf sich hat, und habe mich erst einmal an Berufsfachschulen in Kassel und Mainz beworben. Das war allerdings, unter anderem aufgrund der hohen Bewerberzahlen, für mich eher ernüchternd. Da man damals Logopädie grundständig in Deutschland nicht studieren konnte, bin ich dann nach Nijmegen gegangen, auch weil es dort ein Studienangebot für Studierende aus Deutschland gab."* (Interview 8.6)

8.2.1 Persönlichkeiten mit Einfluss auf die eigene Berufsbiografie

Alle befragten Kolleg*innen, unerheblich ob sie therapeutisch tätig sind oder in Lehre oder Forschung arbeiten, haben sich in einem Fachgebiet der Logopädie spezialisiert, was auch auf den prägenden Einfluss von Kolleg*innen zurückzuführen ist, denen sie in der Ausbildung, am Arbeitsplatz oder während eines weiterführenden Studiums – logopädiespezifisch oder auch einem anderen Studienfach – begegnet sind. Prägend für die eigene Berufsbiografie waren Persönlichkeiten, die der eigenen Berufsgruppe, d. h. Logopäd*innen, angehörten, als auch Vertreter*innen benachbarter Disziplinen, wie z. B. der Linguistik oder auch Psychologie.

Die einzelnen Biografien sind unterschiedlichen Inhalten zugeordnet worden, die einen Einblick in die professionelle Weiterentwicklung des Fachgebietes und den damit in Zusammenhang stehenden Kampf um eine primärqualifizierende hochschulische Ausbildung geben:

- Neurologische Störungen – Aphasie als Forschungsdesiderat: Annette Baumgärtner (Interview 8.1), Anna Kuttenreich (Interview 8.7)
- Kindersprache im interdisziplinären Diskurs: Andrea Dohmen (Interview 8.5), Ute Ritterfeld (Interview 8.9)
- Mehrsprachigkeit und Migration: Figen Schultz-Ünsal (Interview 8.10)
- Stimme – Ausbildungssupervision: Mechthild Clausen-Söhngen (Interview 8.4), Vera Wanetschka (Interview 8.11)
- Stottertherapie auf dem Prüfstand: Anke Kohmäscher (Interview 8.6)
- Ausbildung: Von der Berufsfachschule zur Hochschule: Cornelia Cassel (Interview 8.3), Norina Lauer (Interview 8.8)
- Logopädie im Spannungsfeld zwischen Theorie und Praxis: Ulla Beushausen (Interview 8.2)

Die interviewten Kolleg*innen mögen es uns nachsehen, wenn wir durch diese Zuordnung gleichzeitig auch eine Vereinfachung vorgenommen haben, die u. U. nicht der Komplexität entspricht, die in der eigenen Schilderung der Berufsbiografie erkennbar ist.

Neurologische Störungen, Aphasie: Forschungsdesiderate

Annette Baumgärtner und **Anna Kuttenreich** arbeiten beide schwerpunktmäßig im Bereich neurologischer Störungen. Ihr Weg dahin könnte unterschiedlicher nicht sein, spiegelt er doch die mehr als 30-jährige Geschichte der Akademisierung des Berufes. War Annette Baumgärtner in Ermangelung von Studiengängen in Deutschland noch darauf angewiesen, in den USA zu studieren, um eine wissenschaftliche Qualifikation in der Logopädie zu erwerben, konnte Anna Kuttenreich ihren Weg von der berufsfachschulischen Ausbildung über BA- und MA-Qualifikation hin zur Promotion in Deutschland zurücklegen, wobei dies im Falle von Anna Kuttenreich auch ein Stück deutsch-deutscher Geschichte ist, von München über Bremen und Aachen bis nach Jena. Annette Baumgärtner als gestandene Professorin und Anna Kuttenreich als Promovierende stehen stellvertretend für viele Kolleg*innen, die in Forschungsprojekten die logopädisch-therapeutische Sicht einbringen und auf diese Weise dazu beitragen, dass Therapieforschung aus der Praxis für die Praxis durchgeführt wird.

Annette Baumgärtner

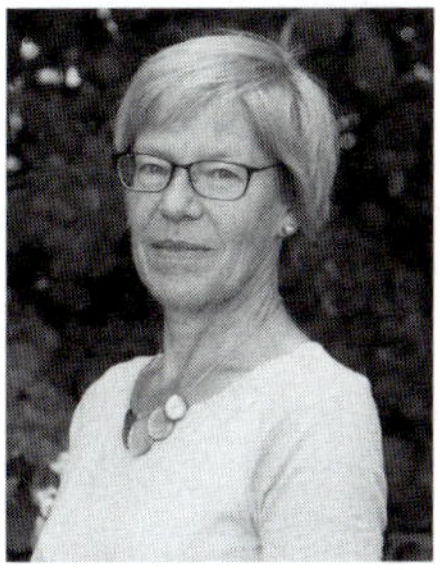

Nach Abschluss der Ausbildung an der Lehranstalt für Logopädie in Aachen im Oktober 1983 gründete Annette Baumgärtner mit zwei Kollegen 1984 eine logopädische Gemeinschaftspraxis in Köln.

Dank eines Stipendiums des BMBW im Rahmen des Programms zur „Förderung der beruflichen Weiterbildung im Ausland in besonderen Fachgebieten" absolvierte sie von 1988 bis 1989 ein „Klinisches Internship" am Department of Speech Pathology and Audiology des Veterans Administration (VA) Medical Center, University of Florida in Gainesville, FL/USA. Die Diagnostik und Behandlung neurogener Sprech-, Sprach- und Stimmstörungen gehörte neben der Mitarbeit an laufenden Forschungsprojekten zu ihren Aufgaben. Von 1989 bis 1992 war sie Lehrlogopädin an der Staatlich anerkannten Lehranstalt für Logopädie der DAA in Köln mit dem Schwerpunkt Diagnostik und Behandlung der Aphasie. Ihre hochschulische Qualifikation erwarb sie von 1992 bis 2000 in den USA an der University of Pittsburgh. Dort studierte sie Communication Science and Disorders mit Hauptfach Speech – Language Pathology, arbeitete als Graduate Student Researcher im Labor von Prof. Connie Tompkins am Dept. of Communication Science and Disorders und promovierte dort im April 2000 zum Thema „Influence of contextual constraint on lexical ambiguity resolution in normal aging and Broca's aphasia". Bis zum Jahre 2009 war sie wissenschaftliche Mitarbeiterin im Forschungsverbund NeuroImage Nord (Universitätskliniken Lübeck/Kiel/Hamburg) und am Institut für Systemische Neurowissenschaften des Universitätsklinikums Hamburg-Eppendorf mit den Forschungsschwerpunkten: fMRT-Untersuchung der lexikalisch-semantischen Sprachverarbeitung sowie der auditorisch-motorischen Integration bei der Sprachproduktion; Prozesse der sprachlichen Reorganisation bei Aphasie nach Hirnschädigung. Ab 2009 arbeitete sie an der Hochschule Fresenius in Hamburg, zunächst in der Funktion der kommissarischen Studiengangsleitung, dann als Professorin im Studiengang Logopädie im Fachbereich Gesundheit & Soziales in den Studiengängen Logopädie (grundständig B. Sc.) und Angewandte Therapiewissenschaften (Interdisziplinär B. Sc.) sowie als Fachleitung für neurologisch bedingte Sprach- und Kommunikationsstörungen.

2017 erfolgte der Ruf an die Universität zu Lübeck, auf die erste Universitätsprofessur für Logopädie in Deutschland. Seit 2019 ist sie Sprecherin des Direktoriums des neugegründeten Instituts für Gesundheitswissenschaften.

▶ Interview 8.1:

„Klare Antwort: ***Luise Springer****. Ich war im 4. Ausbildungskurs der Lehranstalt in Aachen, also von 1980 bis 1983. Die Ausbildung dort war wirklich damals in einer sehr dynamischen Phase und hat uns mit Inhalten konfrontiert, die ich gar nicht mit Logopädie assoziiert hatte. Als sogenannte Schüler waren wir tatsächlich an der Datenerhebung für die Normierungsstichprobe des AAT beteiligt. Man muss sich das mal vorstellen! Ich war richtig stolz, als dann der Test 1984 veröffentlicht wurde, wusste ich doch, ich hatte da mitgemacht.*

Ich habe Luise bewundert, sie war für mich ein großes Vorbild als Therapeutin, die Art mit Patienten umzugehen, mit ihnen zu sprechen, auf sie einzugehen, haben mich geprägt. Gleichzeitig konnte sie aber auch sehr streng daherkommen, sie war eine Respektsperson, die es verstand im interprofessionellen Team Kollegen und Kolleginnen auf Augenhöhe zu begegnen. So war sie selbstverständlicher Teil des Teams um Prof. Poeck und arbeitete gleichberechtigt mit den unterschiedlichsten Professionen zusammen, egal ob Mediziner, Psychologe oder Linguist. Sicherlich war dies auch möglich, weil Prof. Poeck so war, wie er war, voller Wertschätzung auch uns kleinen Logopädieschülern gegenüber, die er selbst höchstpersönlich und nicht irgendein Assistenzarzt unterrichtete. Diese ganz selbstverständliche Zusammenarbeit auf Augenhöhe mit ganz unterschiedlichen Professionen, so wie es Luise vorgelebt hat, habe ich mir auch immer für mich gewünscht und eigentlich erst mit dem Ruf nach Lübeck erreicht. Wirklich ein langer Weg bis dahin.

Aber Luise hat mich auch mit dem Aphasievirus infiziert und mein Interesse an Forschung geweckt. Jahrzehnte später war sie die entscheidende Impulsgeberin für das BMBF Aphasieprojekt FCET2EC, aus dem das ‚ESKOPA'-Manual hervorgegangen ist (Evidenzbasierte sprachsystematische und kommunikativ-pragmatische Aphasietherapie). Hier wieder mit ihr zusammen arbeiten zu können gehört für mich zu den Höhepunkten meines beruflichen Werdegangs. Ich erinnere mich daran, wie wir in einer Ecke des Hauptbahnhofs von Aachen kurz vor der Abfahrt meines Zuges noch die letzten Projektdaten ausgetauscht haben, um jede gemeinsame Sekunde nicht ungenutzt verstreichen zu lassen, so war Luise.

Für meinen Werdegang als Forscherin sind zwei amerikanische Kolleginnen entscheidend gewesen, einmal Leslie Gonzalez-Rothio, die mir gezeigt hat, wie man als hochschulisch qualifizierte Logopädin klinisch-praktisch arbeitet, wobei ich damals durchaus schon als Therapeutin mithalten konnte. Allerdings hätte ich es nie gewagt, selbst Testverfahren zu entwickeln, auch weil ich nicht wusste, wie man das eigentlich anstellt. Das habe ich dann erst so richtig bei Connie Tompkins, meiner Doktormutter, gelernt. Sie hat mir gezeigt, wie Forschung funktioniert, wie man ein Testlabor leitet. Alles, was ich über Forschung weiß, habe ich bei ihr gelernt.

Mich haben 3 Frauen, jede auf ihre Weise, geprägt, wobei Luise die Weichen gestellt hat, als Lehrende, Therapeutin und auch Forschende."

Anna Kuttenreich

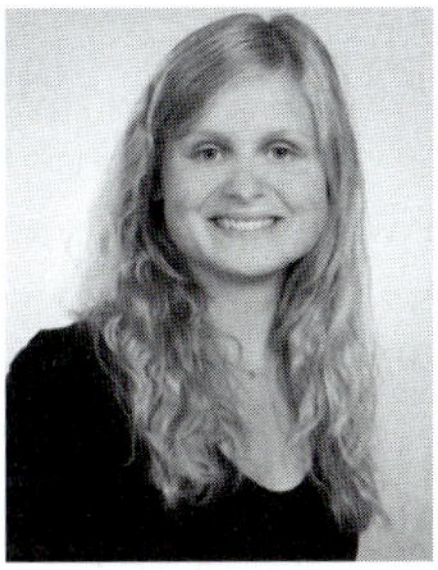

Anna-Maria Kuttenreich beendete 2013 ihre Ausbildung zur Logopädin an der LMU München. Im Anschluss daran arbeitete sie in einem Akutkrankenhaus mit neurologischer Frührehabilitation, bevor sie 2015 das Studium der angewandten Therapiewissenschaften für Logopädie (B. Sc.) an der Hochschule Bremen aufnahm. Anschließend studierte sie bis Ende 2019 an der RWTH Aachen im Masterstudiengang Lehr- und Forschungslogopädie (M. Sc). Seit 2020 ist sie im Fazialis-Nerv-Zentrum des Universitätsklinikums Jena als wissenschaftliche Mitarbeiterin tätig und promoviert in Kooperation mit der RWTH Aachen zum Thema Fazialisparesen. In den Jahren 2017 bis 2020 engagierte sie sich als Mitglied und Leitung der dbl-Bundesstudierendenvertretung.

▶ Interview 8.7:

„Als ich während meiner Schulzeit ein Praktikum bei einer Logopädin absolvierte, war mir am ersten Tag klar, dass ich meinen Traumberuf gefunden habe. Einige Jahre später begann ich meine Ausbildung zur Logopädin an der staatlichen Berufsfachschule der LMU München. Obwohl es heißt, Vorfreude sei die schönste Freude, stellte sich heraus, dass die Freude während der Ausbildung immer größer wurde. An der Logopädie begeistert mich damals wie heute ihr vielfältiger Wirkungskreis. Immer wenn ich mir dachte, dass ich heute etwas Spannendes gelernt habe, musste ich am nächsten Tag feststellen, dass es noch interessanter wurde. Maßgeblich beeinflusst hat meine Begeisterung (für die Logopädie) Frau Dr. ***Kerstin Nonn****, die mich in München unterrichtete. Ihre Leidenschaft und Freude für den Beruf haben mich ebenso mitgerissen wie ihre positive Energie für ihr Fachgebiet. Sie hat mir eine logopädische Identität vermittelt, die mich vom ersten Moment an bewegt und inspiriert hat. Kerstin Nonns Engagement für ihren fachlichen Schwerpunkt hat mich so beeindruckt, dass ich sicher auch ‚Kindersprachlerin' geworden wäre, hätte ich mich nicht schon zuvor für einen neurologischen Schwerpunkt entschieden.*

Nach der Ausbildung konnte ich meine erworbenen Fähigkeiten und Fertigkeiten in einem Akutkrankenhaus mit angeschlossener neurologischer Frührehabilitation anwenden. Aber die Neugierde rund um die Logopädie ließ nicht nach. Im Gegenteil, in meiner klinisch-praktischen Tätigkeit ergaben sich immer wieder neue Fragestellungen.

Wie bei jeder wahren Liebesgeschichte kommt einmal der Punkt, an dem die erste Verliebtheit vergeht. Spätestens zu diesem Zeitpunkt nahm auch ich die rosarote Brille ab und ich betrachtete die Logopädie kritischer. Es gab zu wenige Antworten auf meine Fragen und zu wenige persönliche Entwicklungsmöglichkeiten.

*Der Entschluss, trotz Berufstätigkeit nachträglich zu studieren, hatte drei Gründe. Ich war motiviert, meinen Wissensdurst zu stillen und mit neuen Erkenntnissen die Behandlung meiner Patient*innen zu optimieren. Ich wünschte mir, mich fachlich und persönlich zu entwickeln, und ich wollte ein berufspolitisches Zeichen setzen: Selbstverständlich sollen Logopäd*innen studieren!*

Frau Prof. Dr. Wiebke Scharff Rethfeldt gab mir an der Hochschule Bremen die Chance dazu, genau das umzusetzen. Auch sie vermittelte mir eine logopädische Identität, die mich sofort beeindruckte. Sie weckte in mir die große Freude am wissenschaftlichen Arbeiten in mei-

nem Traumberuf, zeigte mir eine neue Seite an der mir so lieb gewonnenen Logopädie und eröffnete mir damit eine ganz neue Sichtweise auf unsere Profession: Logopädie ist professionell und das müssen wir auch zeigen! Und so hat es Wiebke Scharff Rethfeldt geschafft, dass ich mich noch mehr und neu in die Logopädie verliebte. Nach dem Bachelor-Abschluss war es daher eindeutig, dass ich mich für ein Masterstudium der Lehr- und Forschungslogopädie an der RWTH Aachen entschied.
Seit meinem ersten Praktikumstag in der Logopädie sind etwa 15 Jahre vergangen. Meine Liebe zur Logopädie hat sich weiterentwickelt und heute erfülle ich mir den Traum einer Promotion zu meinem Lieblingsthema Fazialisparesen."

Kindersprache im interdisziplinären Diskurs

Andrea Dohmen und **Ute Ritterfeld** zeichnen sich dadurch aus, dass sie den Blick über den Tellerrand hinaus als Chance für die eigene professionelle Weiterentwicklung verstanden haben.
In Ermangelung von Studiengängen der Logopädie in Deutschland hat Ute Ritterfeld Psychologie studiert und hier ihren Tätigkeitsschwerpunkt gelegt, bevor sie sich wieder der Logopädie als Professorin für Sprache und Kommunikation zuwandte.
Ganz anders Andrea Dohmen. Wie einige andere Kolleg*innen aus dem Bereich Kindersprache, z.B. Annette Fox-Boyer oder Wiebke Scharff Rethfeldt, hat sie sich in Großbritannien wissenschaftlich weiterqualifiziert. Im Bereich Kindersprache gab es in Deutschland keine mit heute vergleichbare Forschungslandschaft und in Großbritannien war interdisziplinäre Zusammenarbeit nicht nur ein bloßes Lippenbekenntnis, sondern bereits Wirklichkeit.

Andrea Dohmen

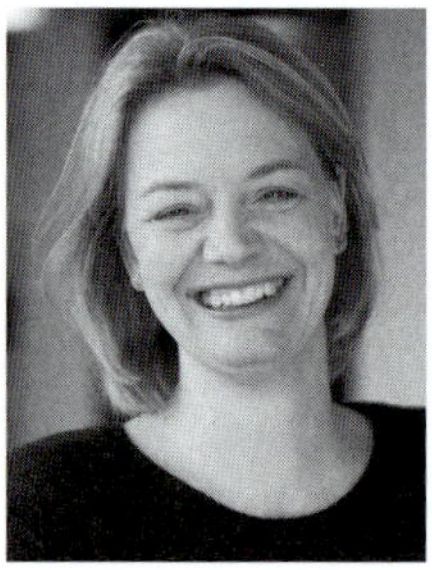

Andrea Dohmen absolvierte ihre Ausbildung zur staatlich anerkannten Logopädin an der Lehranstalt für Logopädie der RWTH Aachen. Von 2000 bis 2006 war sie in logopädischen Praxen klinisch tätig und erwarb parallel einen Bachelor of Science in Speech and Language Therapy an der Fachhochschule Hildesheim. Danach ging sie nach Großbritannien und absolvierte von 2006 bis 2012 ihren Master und Doktor in Human Communication Science am University College und an der City University in London. Von 2012 bis 2016 forschte sie in Zusammenarbeit mit Prof. Dr. Dorothy Bishop im Bereich der Sprach- und Kommunikationsstörungen bei Kindern an der University of Oxford. Aus ihren Tätigkeiten in Großbritannien gingen zahlreiche internationale Vorträge und Publikationen zu diesen Themengebieten hervor. Anfang Februar 2016 hat Dr. Andrea Dohmen eine Professur im Studiengang Logopädie an der Hochschule für Gesundheit (hsg) mit dem Schwerpunkt Kindersprache und Methoden in der Logopädie übernommen. Ihre Forschungsschwerpunkte liegen im Bereich der frühen kindlichen Sprach- und Kommunikationsstörungen. Zu ihren zentralen Forschungsinteressen zählen sozial-kommunikative Auffälligkeiten von Kindern, Entwicklungsverläufe von Kleinkindern mit einem erhöhten Risiko für spätere spezifische Sprachentwicklungsstörungen (Late Talker) sowie die Gestenforschung.

▶ Interview 8.5:

„Also mich haben natürlich sehr viele Menschen, mit denen ich zusammen gelernt und gearbeitet habe, geprägt, die kann ich gar nicht alle aufzählen. Den Grundstein für mein logopädisches Selbstverständnis bzw. Logopädie als Wissenschaft zu begreifen hat meine Ausbildung an der Lehranstalt für Logopädie in Aachen unter Leitung von ***Luise Springer*** *gelegt. So hatten wir als Schüler*innen die Chance, mit einer Vorversion von Lemo zu arbeiten, und lernten auf diese Weise theorie- und modellgeleitete Diagnostik in der Aphasie hautnah kennen. Erste Ansätze waren auch schon in der Kindersprache zu erkennen, die damals noch weitgehend erfahrungsorientiert war. Viele Diagnostikverfahren und Therapieansätze, die wir heute in Deutschland in der logopädischen Intervention anwenden, sind u. a. aus dem angloamerikanischen Raum übersetzt und/oder adaptiert worden für das Deutsche. Die Logopädie in Deutschland profitiert hier von den Früchten der vor mehreren Jahrzehnten umgesetzten Akademisierung der Logopädie/Sprachtherapie in anderen Ländern. Die vielen Kolleg*innen, die diese internationalen Publikationen für die klinische Anwendung in Deutschland verfügbar machten, haben somit einen Anteil an dem Umbruch vom erfahrungs- zum theoriegeleiteten Handeln bis hin zur evidenzbasierten Praxis in der Logopädie und damit auch an der Entwicklung des Berufes hin zu einer Profession.*

Meine Tendenz zum Nomadentum hat mich nach Ausbildung, Arbeit in Praxen und dem Bachelor-Abschluss in Hildesheim nach Großbritannien geführt. Deshalb sind es meine Hauptmentorinnen aus der Zeit an den Universitäten in London und Oxford, ***Shula Chiat****,* ***Penny Roy*** *und* ***Dorothy Bishop****, die meine berufliche Biografie am stärksten geprägt haben, sowie* ***Christina Kauschke****, die meine Dissertation von Deutschland aus mitbetreut hat. Ich bin sehr dankbar und demütig, dass ich mit diesen klugen und starken Frauen zusammenarbeiten und von ihnen lernen durfte. Insbesondere Shula Chiat und Dorothy Bishop haben mich gefordert und gefördert und meinen wissenschaftlichen Horizont nachhaltig erweitert. Sie haben es verstanden, nicht nur ihr fundiertes Fachwissen aus Psychologie und Linguistik zu vermitteln, sondern mich gelehrt, ein Problem aus unterschiedlicher fachwissenschaftlicher Sicht anzugehen, und klargemacht, wie wichtig die interdisziplinäre Zusammenarbeit ist. Sie verfügen über einen geradezu grandiosen Forschungsüberblick, der weit über den eigenen Fachbereich hinausgeht, und sind genial darin Synergien zu entdecken. Beide haben durch den Transfer ihrer wissenschaftlichen Erkenntnisse in die klinische Anwendung das Feld der Logopädie nachhaltig beeinflusst und geprägt. Auch, da sie Meisterinnen darin sind, hochkomplexe Sachverhalte klar und gut verständlich darzustellen. Ihr fachwissenschaftliches Engagement haben sie auch immer politisch genutzt. So haben sie sich für die Veränderung der beruflichen Rahmenbedingungen von Logopäd*innen genauso eingesetzt wie für die Lohngleichheit von Frauen. Allen Frauen gemeinsam ist ihre menschliche Weisheit und ein echtes Interesse an der beruflichen Fortentwicklung ihrer Studierenden. Sie haben in mir die Lust am wissenschaftlichen Diskurs geweckt, die mir aus Deutschland so nicht vertraut war, weil hier Diskussion oder Diskurs häufig als Kritik wahrgenommen wurde. Es fehlt uns in Deutschland als Profession Logopädie immer noch ein großes Stück gelassenes Selbstbewusstsein und Selbstverständnis. Ich spüre hier immer noch den Druck vieler Logopäd*innen, alle Bereiche dieses weiten interdisziplinären Gebiets abdecken zu müssen sowie die Notwendigkeit, sich gegen andere Disziplinen abzugrenzen. Damit interdisziplinäre Zusammenarbeit auf fachlich hohem Niveau gut funktioniert, bin ich aber auf die Expertise und Sicht anderer Professionen angewiesen."*

Ute Ritterfeld

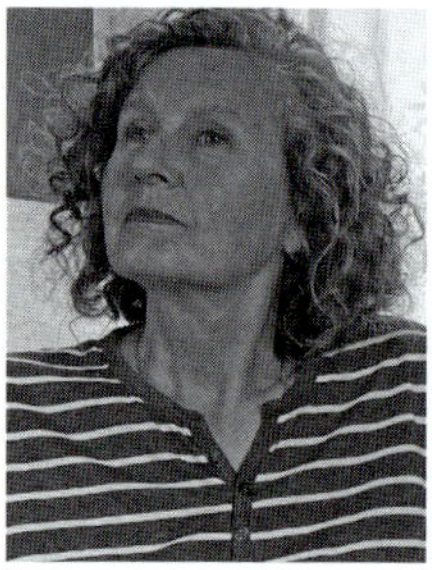

Nach Abschluss des logopädischen Staatsexamens bei der Stiftung Rehabilitation Heidelberg 1983 arbeitete Ute Ritterfeld als angestellte Logopädin in der Geriatrie und in einer logopädischen Praxis sowie als Freiberuflerin für unterschiedliche Einrichtungen. Parallel dazu studierte sie von 1983-1989 Psychologie an der Universität Heidelberg. Thema ihrer Diplomarbeit war die „Evaluation einer psychotherapeutischen Interventionsmethode (Theraplay) am Beispiel sprachauffälliger Vorschulkinder". Danach war sie wissenschaftliche Mitarbeiterin im Fachgebiet Sozialpsychologie an der Technischen Universität Berlin und promovierte dort 1996 zum Thema „Wie es uns gefällt! Modellierung der Alltagsästhetik des Wohnens aus psychologischer Sicht." Während ihrer Tätigkeit als Professorin für interdisziplinäre Kommunikationsforschung an der University of Southern California von 2002 bis 2007 habilitierte sie sich 2004 mit dem Thema „Quer zum Bindestrich. Begründung einer transdisziplinären kommunikationspsychologischen Perspektive: Konzeptionelle, theoretische und empirische Ansatzpunkte" an der Otto-von-Guericke-Universität Magdeburg. Nach ihrem Aufenthalt in den USA ging sie für drei Jahre als Professorin für Medienpsychologie an die Freie Universität Amsterdam. 2010 nahm sie den Ruf auf den Lehrstuhl „Sprache und Kommunikation" an der Technischen Universität Dortmund an. Ihre Forschungsschwerpunkte liegen im Bereich Sprache (Spracherwerb, Sprachstörungen, Sprach(entwicklungs)diagnostik, Prävention und Intervention, Mehrsprachigkeit), Kommunikation und soziale Interaktion (z. B. Soziale Inklusion, Eltern-Kind-Interaktion, Beratung) sowie Medien und Technologie.

▶ Interview 8.9:

„Eigentlich bin ich zur Logopädie wie die Jungfrau zum Kinde gekommen. Ursprünglich wollte ich Orthoptistin werden. Als sogenanntes Schielkind fand ich meine Orthoptistin richtig gut. Meine Fehlsichtigkeit machte mir aber einen Strich durch die Rechnung, allerdings hatte die Orthoptistin einen Tipp für mich: Probier' doch Logopädie. Das Berufsbild war damals noch fast gänzlich unbekannt, ich erhielt Reaktionen wie: Das mit de Füße von de Leut? Ich hatte echt keine Ahnung, also machte ich mich schlau in den Blättern zur Berufskunde vom Arbeitsamt. Das klang für mich so ansprechend, dass ich dann in einer logopädischen Praxis in Stuttgart bei ***Erika Fink-Fingerle*** *hospitierte. Sie war eine richtige Dame, kam vom Schauspiel und Gesang und hatte schon vor Inkrafttreten des Logopädengesetzes eine logopädische Praxis eröffnet. Ihr Schwerpunkt lag, wie könnte es anders sein, in der Stimmtherapie. Es war faszinierend für mich zu sehen, wie sie arbeitete, sie verkörperte als Therapeutin alles, was ich mir wünschte, mir war klar: Ich will Logopädin werden.*

Nachdem ich aufgrund einer Absage aus Berlin noch 10 Gesangsstunden genommen hatte, wurde ich dann in Heidelberg angenommen. Welch ein Glücksfall für mich. Damals war ***Hannelore Grimm*** *dort Dozentin für Psychologie und Sprachpsychologie. Ich hatte auf Anhieb zu ihr einen Draht, sie hat mein Interesse an Psychologie geweckt. Was sie uns über Sprache, Wahrnehmung, Gedächtnis usw. vermittelt hat, fand ich einfach nur faszinierend. Ohne Hannelore Grimm hätte ich wohl kaum ein Studium der Psychologie aufgenommen, denn Studiengänge in der Logopädie gab es 1986 noch nicht. Aber auch* ***Ulrike Franke****, bei der ich während meiner Ausbildung ein Praktikum absolvierte, hat meinen Werdegang maßgeblich beeinflusst. Sie ermunterte mich, nachzufragen und* *zu hinterfragen. Ihr war das übliche Vorgehen in der Logopädie mitunter zu oberflächlich, sie suchte nach Alternativen. Dabei ging ihr Blick über den Tellerrand der damals üblichen technokratischen Vorgehensweisen der Kolleginnen weit hinaus. Zudem war ihr Fokus international ausgerichtet, in Deutschland ein wahrhaftes Novum. ‚Theraplay', ein spieltherapeutischer Ansatz aus den USA, wurde von ihr adaptiert und weiterentwickelt. Die Evaluation dieses Ansatzes war dann auch Thema meiner Diplomarbeit in der Psychologie. Ohne Hannelore Grimm, die mein Interesse an wissenschaftlicher Arbeit geweckt hat, und ohne Ulrike Franke, die mir einen neuen Horizont für logopädische Therapie eröffnet hat, hätte ich wohl kaum ein Studium aufgenommen. Mein Entschluss für ein Studium der Psychologie war unerschütterlich, daran konnte auch die Warnung etwa von Werner Kany (Dozent an der Berufsfachschule als auch an der Pädagogischen Hochschule Heidelberg) nichts ändern ‚es gibt kein Schmalspurstudium für Logopäden'.*

Im Studium war ***Norbert Groeben*** *der für mich wichtigste Professor, bei dem ich nicht nur Psycholinguistik/Sprachpsychologie, sondern auch Erkenntnistheorie lernte. Leider hatte Frau Grimm inzwischen den Ruf an die Universität Bielefeld angetreten. Nach dem Diplom führte mich meine berufliche Karriere erst einmal weg von der Logopädie, was mit Stellenangeboten und meiner privaten Situation zu tun hatte. Über die Jahre war es die Psychologie, die mich ernährt hat. Die Logopädie habe ich mit kleiner Flamme immer brennen lassen und auf diese Weise einen Fuß in der Tür behalten. Als Professorin für Kommunikation und Sprache kann ich nun beides miteinander verknüpfen und die vielfältigen Erfahrungen meiner Berufslaufbahn in meine Forschung und in die Lehre einfließen lassen."*

Mehrsprachigkeit und Migration

Figen Schultz-Ünsal steht stellvertretend für eine Generation von Logopäd*innen mit Migrationsgeschichte, deren Erfahrung mit Mehrsprachigkeit und Migration wegweisend für den eigenen beruflichen Lebensweg war und ist. Der Weg von einer berufsfachschulischen Ausbildung zu einem Diplomabschluss in Lehr- und Forschungslogopädie dokumentiert, dass Figen Schultz-Ünsal zielgerichtet, unbeirrbar und voller Begeisterung ihren Weg verfolgt hat. Sie trägt durch ihre Arbeit dazu bei, dass der Stellenwert von Logopädie im Bereich Mehrsprachigkeit sowohl theoretisch als auch praktisch sichtbar wird.

Figen Schultz-Ünsal

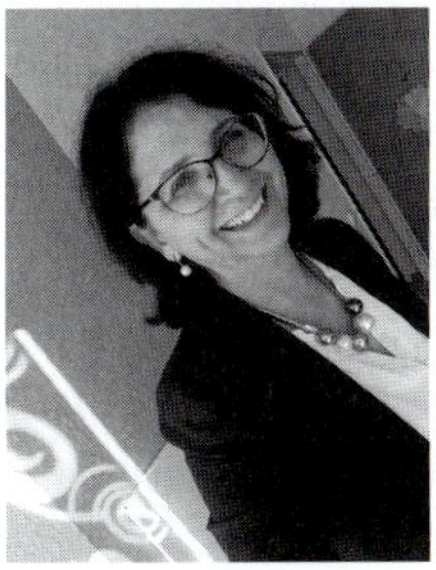

Nach Abschluss der Ausbildung zur staatl. anerk. Logopädin in Berlin arbeitete F. Schultz-Ünsal von 1989-1995 im Projekt „Komi (Kommunikationsstörungen in der Migration)" bei Prof. Wendlandt. Während dieser Zeit war sie als Logopädin in den Bezirksämtern von Berlin/Neukölln und Berlin/Kreuzberg angestellt. Parallel dazu absolvierte sie von 1991 bis 1995 eine Ausbildung in klientenzentrierter Gesprächsführung bei der Gesellschaft für wissenschaftliche Gesprächspsychotherapie e.V. (GwG) in Berlin. Während ihres Studiums

„Lehr- und Forschungslogopädie" an der RWTH Aachen arbeitete sie gleichzeitig freiberuflich als Referentin für Zweisprachigkeit, Sprachstörungen und Sprachförderung bei Migrantenkindern. Nach Abschluss ihres Studiums war sie von 2001 bis 2003 Lehrlogopädin für Kindersprache an der Lehranstalt für Logopädie in Bonn. Sie absolvierte Weiterbildungen als Pyramide-Trainerin im Institut CITO (NL) (Kindergarten Konzept), Trainerin für das „Starke Kinder – Starke Eltern"-Konzept des Kinderschutzbunds in Aachen, im „Heidelberger Elterntraining" für Kinder im Alter von 24-36 Monaten, zur zertifizierten „KoMut"-Therapeutin Kooperative Mutismus Therapeutin bei Stillleben e.V., Hannover, sowie eine Ausbildung zur Social Group work beim IBS (Institut für Beratung und Supervision) in Aachen. Nach Abschluss ihrer Mitarbeit im Projekt „Präventive Entwicklungsförderung im Kindergarten" vom Förderverein des Sozialpädiatrischen Zentrums in Aachen (SPZ) gründete sie 2006 die SMILE-Fachberatung in Aachen. SMILE steht für Seminare, Mehrsprachigkeit, Integration, Logopädie und Elternschulungen. 2009 siedelte sie um nach Berlin und setzte dort ihre freiberufliche Tätigkeit mit SMILE fort, wobei der Schwerpunkt auf Mehrsprachigkeit liegt und Therapien sowohl in deutscher als auch in türkischer Sprache durchgeführt werden. Seit 2017 ist sie auch als freiberufliche Dozentin für Redeflussstörungen an der IB Hochschule in Berlin tätig.

▶ Interview 8.10:

„Also da muss ich ein wenig ausholen, weil meine eigene Migrantengeschichte hier doch eine große Rolle spielt. Als Kind eines sogenannten Gastarbeiters habe ich das Hin und Her, mal in Deutschland, mal in der Türkei lebend, miterlebt und früh Trennungen kennengelernt. Meinem Vater war Bildung immer sehr wichtig. Als er dann merkte, dass die Schulen in Deutschland nicht auf Migranten eingestellt waren, sind wir Kinder wieder nach Ankara zurückgekehrt und dort zur Schule gegangen. Wir waren nicht die Einzigen in der türkischen Community, die das gemacht haben, das war damals in den 70er-Jahren so üblich. Dabei wurde auch nicht überlegt, welche emotionale Belastung für Eltern und Kinder mit solchen Trennungen verbunden ist, gute Bildung war einfach wichtiger. Meine eigene Trennungserfahrung hat mich sehr beeinflusst und auch sensibel für sprachliche Probleme gemacht. Als ich dann wieder zurück in Berlin war, habe ich dank einer Bekannten ein Praktikum in einer logopädischen Praxis gemacht und wusste sofort, das ist mein Beruf. Wenn es den Beruf der Logopädin nicht gäbe, ich hätte ihn erfunden. Und dann hatte ich das große Glück, dass Professor ***Wolfgang Wendlandt*** *für sein Projekt ‚Komi' (Kommunikationsstörungen in der Migration) Studenten suchte und ich tatsächlich die einzige Interessentin war. Da öffnete sich für mich auf einmal eine Tür. Wolfgang Wendlandt hat mir ermöglicht, selbstständig zu arbeiten, etwas Neues mit ihm aufzubauen. Eine Sprechstunde für sprachauffällige Migranten gab es bis zu diesem Zeitpunkt in Berlin noch nicht. Er hat in der Tat meine Berufsbiografie entscheidend geprägt, auch durch seine wertschätzende und akzeptierende Art, von professoralem Gehabe keine Spur. Er hat mich so akzeptiert, wie ich nun mal bin. Da merkte ich, welches Potential aus dieser Haltung in einem Menschen freigesetzt werden kann. Was haben wir nicht alles gemeinsam auf die Beine gestellt, trotz Wende und der damaligen finanziellen Engpässe. Durch den damaligen Gesundheitsstadtrat wurde eine Logopädenstelle in der Gesundheitsberatungsstelle eingerichtet, ich habe Netzwerkarbeit kennengelernt und wie wichtig Prävention ist, und konnte am Ende auch die Schulung von Multiplikatoren durchführen. Wolfgang Wendlandt hat entscheidenden Anteil daran, dass ich mich im Bereich Mehrsprachigkeit und Migration spezialisiert habe."*

Stimme und Ausbildungssupervision

Mechthild Clausen-Söhngen und **Vera Wanetschka** repräsentieren, jede zu ihrer Zeit und auf ihre Weise, ein Stück Geschichte der Stimmtherapie. Beiden gemeinsam ist ihr Engagement in Sachen Ausbildungssupervision, die eine als Transaktionsanalytikerin, die andere als Gestalttherapeutin. Ihre Berufsbiografien sind ein Dokument „lebenslangen Lernens". Während Mechthild Clausen-Söhngen ihre Kompetenzen als Transaktionsanalytikerin immer weiter ausbaute und für die „Ausbildungssupervision in der Logopädie" nutzbar machte, zeigt der berufliche Weg von Vera Wanetschka die Professionalisierung einer Lehrenden mit wissenschaftlichem Anspruch sowohl im Fachbereich Stimme als auch in der Ausbildungssupervision.

Mechthild Clausen-Söhngen

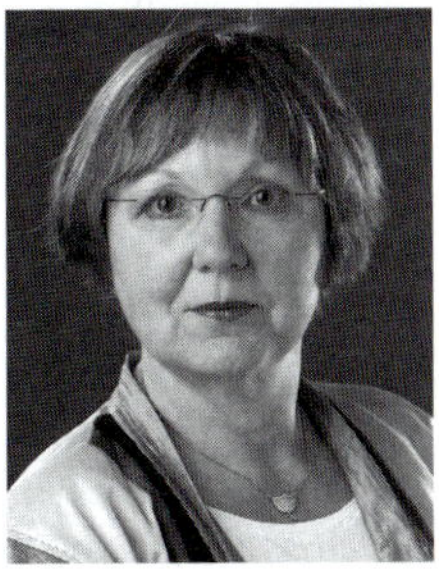

Mechthild Clausen-Söhngen absolvierte 1972 ihre zweijährige Ausbildung zur Logopädin in Marburg und arbeitete danach als Angestellte am Universitätsklinikum Gießen und in freier Praxis. 1975 eröffnete sie in Aachen die erste Praxis für Logopädie zusammen mit einer Kollegin.

Ihre logopädischen Schwerpunkte, in denen sie auch Fortbildungsseminare und Schulungen durchführte, lagen in den Bereichen „Kindliche Sprach-, Sprech- und Stimmerkrankungen" sowie Prophylaxe von Stimmerkrankungen bei Erzieherinnen. Ab 1979 baute sie als Lehrlogopädin an der neu gegründeten Lehranstalt für Logopädie in Aachen den Fachbereich „Stimme" auf, bildete ihre Kompetenzen als Lehrende am ersten Studiengang für Lehrende im Gesundheitswesen der Universität Osnabrück fort und erwarb das Zertifikat „Lehrlogopädin dbl".

Nach Abschluss ihrer Tätigkeit als Lehrlogopädin arbeitete sie freiberuflich, zunächst im Bereich Stimme, dann immer mehr im Bereich der Beratung. Die Durchführung von Weiterbildungen, die Beratung und Supervision für die eigene Berufsgruppe standen danach im Mittelpunkt ihrer freiberuflichen Tätigkeit. Ihre psychologische Beratungsausbildung erwarb sie als Transaktionsanalytikerin. Sie wurde zertifizierte Lehrtrainerin im Feld Beratung der EATA (European Association for Transactional Analysis) und Ausbilderin für Transaktionsanalyse in Weiterbildungsgruppen für Logopäd*innen und Sozialberufler*innen. Sie erstellte ein Curriculum zur „Ausbildungssupervision für LehrlogopädInnen", das von der DGTA (Deutsche Gesellschaft für Transaktionsanalyse) zertifiziert wurde. Auf dieser Grundlage führte sie zahlreiche Weiterbildungen in „Ausbildungssupervision" an unterschiedlichen Lehranstalten für Logopädie bundesweit durch. Daneben war sie als Supervisorin von Einzelpersonen, Leitungskräften und Teams im Gesundheitswesen tätig.

▶ Interview 8.4:

*„Also in der Rückschau bin ich schon irgendwie verblüfft darüber, welche Kolleginnen mir da einfallen, weil dies zuweilen erst Liebe auf den 2. Blick war. Dazu muss ich allerdings ein wenig ausholen. Als Novizin in der Lehre an der Lehranstalt in Aachen brauchte ich damals dringend Hilfe und Unterstützung, insbesondere auch deshalb, weil ich den Bereich Stimme übernehmen sollte, mit dem ich vorher logopädisch eher wenig zu tun hatte. Mein Hilferuf unter den lehrenden Kolleginnen für Stimmtherapie wurde einzig und allein von **Almuth***

__Eberle__, die als Vertretung einer Lehrlogopädin tätig war, sozusagen erhört. Diese doch sehr eigene, spezielle Person hat mir nicht nur fachlich weitergeholfen, sondern auch dazu beigetragen, meine Berufung als Stimmtherapeutin zu finden. Almuth hat mir ihre Unterrichtsskripte ganz selbstverständlich zur Verfügung gestellt, sie hat mir einen Einblick in die Konzeption ihrer Stimmtherapie gegeben, ich durfte bei ihren Therapien hospitieren. Und vor allem vollzog sie für damalige Verhältnisse einen ziemlichen Paradigmenwechsel, nämlich weg von der übungsorientierten Arbeit an der Stimme hin zur Arbeit in Bereichen der Stimmtherapie, das war richtig revolutionär. Hinzu kam auch, dass Almuth Feuer und Flamme für ihre Arbeit war und mich damit quasi angezündet hat. Ich war von da an überzeugte Stimmtherapeutin.

Zu meiner Findung als Stimmtherapeutin hat unbestritten auch __Ingeburg Stengel__ beigetragen, die vor mir als Gastdozentin für Stimme in Aachen gearbeitet hatte. In ihrem Unterrichtsskript war auch die Konzeption von Almuth Eberle enthalten, die sie um die Bereiche Intention und Persönlichkeit erweitert hatte. Ihr Ansatz der ‚Personalen Stimmtherapie' ist auch heute für mich noch eine Sternstunde der logopädischen Stimmtherapie. Almuth Eberle und Ingeburg Stengel waren die Impulsgeberinnen zur Entwicklung des Aachener Rahmenplans zur Therapie von Stimmstörungen, beiden habe ich unendlich viel zu verdanken.

Na ja, und dann ist natürlich auch __Luise Springer__ zentral, die mich ins Team geholt hat. Von Beginn an hatten wir Teamsupervision, die uns darin unterstützt hat, professionell zu arbeiten. Durch unsere Supervisorin lernte ich die Transaktionsanalyse kennen und schätzen. Nach meinen ersten Jahren als Lehrende war mir klar: Es geht in der Logopädenausbildung um mehr als die Vermittlung fachlichen und methodischen Know-hows. Die Lernenden müssen lernen und begreifen, dass sie als Profis mit ihrer eigenen Persönlichkeit und ihrer Kommunikation wichtig sind für die Wirksamkeit ihrer Therapie. Ich entwickelte ein Bewusstsein für das, was wir heute die sozial-kommunikative und personale Kompetenz nennen. Um als Lehrlogopädin diese Kompetenzen zu erwerben, bot sich die Ausbildung in der Transaktionsanalyse zunächst für mich selbst an. Dann habe ich sie für Lehrkräfte im Gesundheitswesen vermittelt und damit dann mein berufliches Thema nach der Zeit als Stimmtherapeutin gefunden, die Ausbildungssupervision.

__Ruth Dinkelacker__ ist für mich persönlich nicht nur Vorbild, nein, sie hat auch entscheidenden Anteil an meiner Entwicklung zur freiberuflich tätigen Dozentin und Supervisorin. Ihr Credo war: Es reicht nicht aus, fachlich gut zu sein, auch die Arbeitsbedingungen müssen sich verbessern, damit gute Arbeit geleistet werden kann. Dazu zählt auch eine angemessene Bezahlung. In diesem Sinne hat sie Mitte der 70er-Jahre die ersten Kassenverträge in Baden-Württemberg ausgehandelt.

Wie wichtig die Durchsetzung einer angemessenen Vergütung ist, habe ich erst später begriffen, als ich die erste freie Praxis mit einer Kollegin in Aachen gründete. Letztendlich hat Ruth Dinkelacker mich dazu gebracht, mich im Verband zu engagieren, d. h. in der Bundesvertragskommission (BVK) und im Kassenausschuss NRW zu arbeiten und Kassenverhandlungen zu führen, das hätte ich mir zu Beginn meiner Tätigkeit als Logopädin überhaupt nicht vorstellen können.

Mir wurde im Laufe der Jahre immer klarer, dass ich als Logopädin nicht gut genug bezahlt werde, also beschloss ich: Ich muss mein eigenes Ding machen zu Preisen, die ich selbst aushandele und festlege, ganz im Sinne von Ruth Dinkelacker, man muss sich nur trauen."

Vera Wanetschka

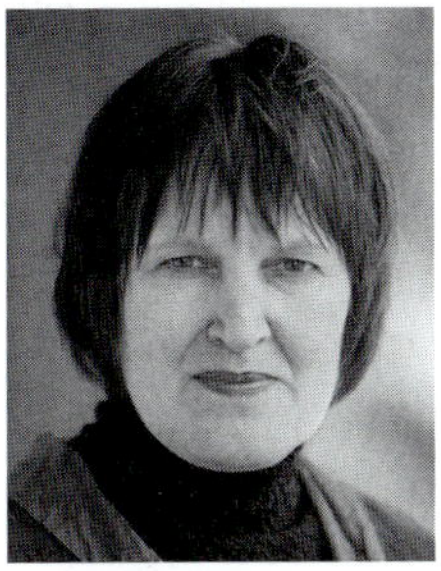

Nach dem Examen an einer Fachschule für Sozialpädagogik mit Abschluss Erzieherin hat Vera Wanetschka zunächst eine Ausbildung als Sprachtherapeutin an der Fachschule für Sprachtherapie in Oldenburg absolviert und 1986 ihr Staatsexamen als staatl. anerk. Logopädin an einer Berufsfachschule für Logopädie abgelegt. Während ihrer beruflichen Tätigkeit qualifizierte sich Vera Wanetschka berufsbegleitend als Therapeutin in „Personenzentrierter Gesprächsführung", „Gestalttherapie und Gestaltpädagogik" sowie „Systemischer Beratung" weiter und absolvierte unterschiedliche Studiengänge: Weiterbildungsstudiengang für Lehrpersonen in den Gesundheitsfachberufen an der sozialwissenschaftlichen Fakultät der Universität Osnabrück, Schwerpunkt Gestaltpädagogik (1994); B. Sc Logopädie, Hochschule Emden (2005); MA Erwachsenenbildung, Technische Universität Kaiserslautern (2008). Von 1991 bis 2020 leitete sie die Schule für Logopädie der Wirtschafts- und Sozialakademie gGmbH in Bremen und baute die ihr angeschlossene Ausbildungsambulanz auf. Im Rahmen ihrer Tätigkeit als Schulleiterin nutzte Vera Wanetschka die ihr zur Verfügung stehenden Gestaltungsspielräume für den Aufbau der Kooperation mit der Hochschule Bremen – additiver Studiengang angewandte Therapiewissenschaften. So ermöglicht die Anpassung der Berufsfachschulausbildung der Schule für Logopädie an das ETCS-System die Anrechnung der 3-jährigen BFS-Ausbildung für die Zulassung zu einem 3-semestrigen B. Sc an der Hochschule Bremen. Zu ihrem Profil als hochschulisch qualifizierte Dozentin gehört auch ihre Tätigkeit als Autorin von Fachpublikationen und Redakteurin von „Therapie Lernen", der Verbandszeitschrift und Fachzeitschrift für den Bereich Lehre, deren Herausgeber der Verbund für Ausbildung und Studium (Ergo-, Physiotherapie, Logopädie, Podologie und Diätassistenz) (VAST) ist.

▶ Interview 8.11:

„Also, alles hat tatsächlich mit meiner Ausbildung zur Logopädin begonnen. Die besondere Stärke der Fachschule in Oldenburg war die praktische Ausbildung, wir hatten eine sehr gute Ausbildungssupervision. Verhaltenstherapie und Gesprächsführung waren keine Fremdworte, auch weil der Leiter der Einrichtung, ein gelernter Psychologe, uns hier konsequent herangeführt hat. Allerdings hatte ich nach Abschluss der Ausbildung eigentlich keine Ahnung von Stimmtherapie, musste dann aber bei meiner ersten Anstellung genau in diesem Bereich arbeiten. Da war dann für mich die Methoden kombinierte Arbeit, die von ***Ruth Dinkelacker, Almuth Eberle*** *und* ***Mechthild Clausen-Söhngen*** *vertreten wurde, ein echter Gewinn, zumal Mechthild dem Ganzen eine richtige Struktur gegeben hatte, ich sage nur mal ‚Aachener Rahmenplan'. Für mich als Lehrlogopädin eine Art Schlüsselerlebnis. Mit meinem eigenen Konzept bin ich dann allerdings schnell an Grenzen gestoßen. Da wiederum waren für mich die Seminare bei* ***Kerstin Thyme*** *in Osnabrück sehr hilfreich, die uns nicht nur die Akzentmethode nach Svend Smith vermittelt hat, sondern vor allem auch, was sich hinter dem Konzept verbarg. Kirsten Thyme und ihr Mann Børge waren ja eine der Ersten, die ihr Konzept auf Evidenz untersuchten. Die Untersuchung der Effektivität des Methoden kombinieren Ansatzes durch* ***Ulla Beushausen*** *in den Nullerjahren ist für mich eine Bestätigung meiner eigenen konzeptuellen Überlegungen, zumal hier auch Impulse zur Selbstreflexion enthalten sind, für mich ein wesentliches Element therapeutischen Handelns. Überhaupt war der erste Studiengang für Leh-*

*rende im Gesundheitswesen an der Hochschule in Osnabrück zu Beginn in den 80er- bis in die 90er-Jahre ein starker Impulsgeber für mich, da war praktisch die ganze Hautevolee der Logopädie vertreten, echte Zuckerschnecken wie Luise Springer, Mechthild Clausen-Söhngen, aber auch Almuth Eberle und Wolfgang Wendlandt. Ich erfuhr das erste Mal etwas über den bio-psycho-somatischen Ansatz und machte erste Erfahrungen in der Gestalttherapie. Die Selbsterfahrungserlebnisse in den Gruppen von Jörg und Ilse Bürmann, Gestaltpädagog*innen, waren ziemlich heftig, haben mich aber dazu bewegt, erst einmal eine Ausbildung in Gestalttherapie zu machen, bevor ich mit dem Studium weitergemacht habe. In dieser Zeit machte ich zudem wertvolle Erfahrungen als Stimm- und Redeflusstherapeutin in einem gestaltorientierten Arbeitsteam in Osnabrück. Der Studiengang in Osnabrück war mein erster Kontakt zu wissenschaftlichem Arbeiten in der Logopädie. Unvergessen hier auch ein gewisser* **Klaus Willmes**, *der uns mit Forderungen nach Überprüfbarkeit des eigenen therapeutischen Handelns konfrontierte. Osnabrück hat mich praktisch angefixt, weiter zu studieren. Hinzu kommt auch, dass das Thema Beziehung in der Logopädie und die Struktur der Ausbildungssupervision und die Verankerung von Kompetenzaufbau in der therapeutischen Beziehung zu meinem zweiten Interessenschwerpunkt wurde. Das mündete schon in den Neunzigerjahren in der Arbeitsgruppe ‚Ausbildungssupervision Schwerpunkt Beziehungsarbeit' um Personen wie* **Stefan Siewing**, **Mechthild Clausen-Söhngen** *und* **Constanze Rinck**. *Wir waren damals mehrmals im Themenschwerpunkt auf den dbl-Tagungen vertreten, mit Artikeln u. a. im Forum und boten in der Folge Seminare für Kolleg*innen an. Seit vier Jahren arbeite ich, geführt von Prof.* **Hilke Hansen** *von der Hochschule Osnabrück, im Arbeitskreis ‚Beziehung in Logopädie und Sprachtherapie' und das Ziel ist die Entwicklung eines umfassenden Forschungsantrages zu diesem Thema. Für mich ganz persönlich verkörpert diese Arbeit auch die Verknüpfung von Theorie und Praxis und ist damit auch ein Meilenstein in der Entwicklung der Logopädie. Die Aktivitäten zur Hinführung zum Forschungsantrag mit interaktiven Workshops, Vorträgen, Veröffentlichungen und vielen Diskussionsrunden, z. B. auf den letzten dbl-Tagungen, sind aber auch eine späte Ernte meiner eigenen fortwährenden Arbeit in dem Feld."*

Stottertherapie auf dem Prüfstand

Anke Kohmäscher steht hier stellvertretend für Kolleg*innen, die in Ermangelung von Ausbildungsplätzen an Berufsfachschulen in den 1990er-Jahren in den Niederlanden an einer Fachhochschule studiert haben, wobei in ihrem Fall durchaus der Wunsch nach einem Studium vorrangig war. An ihrem Beispiel wird deutlich, in welchem Maße die berufliche Sozialisation als studierte Logopäd*in und die im europäischen Ausland gesammelten Erfahrungen ihre Berufsbiografie bestimmt haben. Ihren Forschungsschwerpunkt, die Stottertherapie, entdeckte sie durch ihr Studium an der RWTH Aachen. In den 80er-Jahren des letzten Jahrhunderts wäre dies allerdings noch undenkbar gewesen. Zu diesem Zeitpunkt hatte **Andreas Starke** Van Ripers *„Treatment of Stuttering"* ins Deutsche übersetzt und damit den „Nicht-Vermeidungsansatz", die Stottermodifikation, in Deutschland bekannt gemacht. Diesen Therapieansatz untersucht Anke Kohmäscher in einer Forschungsgruppe nun seit 2019 im Rahmen von PMS KIDS (Prospektive multizentrische Studie zur Wirksamkeit ambulanter Stottertherapie nach dem Stottermodifikationsansatz KIDS).

Anke Kohmäscher

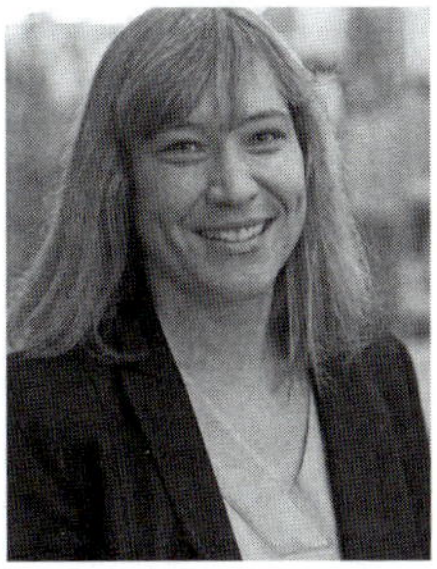

Nach Abschluss des Fachhochschulstudiums Logopädie an der Hogeschool Arnhem & Nijmegen, HAN (NL) 2002, studierte Anke Kohmäscher Lehr- und Forschungslogopädie an der RWTH Aachen und war parallel dazu als angestellte Logopädin in freien Praxen tätig.
2007 begann sie mit ihrer Promotion und arbeitete zeitgleich als Dozentin an der Hogeschool Zuyd, Heerlen (NL) mit dem Schwerpunkt Redeflussstörungen. Im Rahmen ihrer Doktorarbeit zum Thema „Modified time-interval analysis – Investigation of a measuring instrument for the evaluation of speech fluency before and after stuttering treatments" RWTH Aachen (D), Abschluss 2010, untersuchte sie ein neues Messinstrument zur Evaluation von Stottertherapien. Weitere Erfahrung in Forschungsprojekten sammelte sie als Visiting Scholar im Stuttering Research Lab der University of Iowa, Iowa City (USA). Nach ihrer Rückkehr aus den USA arbeitete sie zunächst in freier Praxis mit dem Schwerpunkt Stottertherapie, bevor sie als wissenschaftliche Mitarbeiterin im Studiengang Logopädie der Hochschule Fresenius in Hamburg tätig wurde und dort von 2017 bis 2018 eine Professur innehatte. Berufsbegleitend absolvierte sie das Universitätsstudium Prävention und Gesundheitsförderung an der Leuphana Universität Lüneburg, welches sie 2019 mit einem Master of Public Health abschloss. Seit September 2018 ist Anke Kohmäscher Professorin mit dem Lehr- und Forschungsgebiet Therapiewissenschaften am Fachbereich Gesundheit der FH Münster. Dort leitet sie den ausbildungsintegrierten Bachelor-Studiengang Therapie- und Gesundheitsmanagement (TGM) mit den Fachrichtungen Logopädie und Physiotherapie. Seit Oktober 2018 erforscht sie in Zusammenarbeit mit der Uniklinik RWTH Aachen, Klinik für Psychiatrie, Psychotherapie und Psychosomatik (Prof. Heim) in der vom Innovationsausschuss des Gemeinsamen Bundesausschuss (G-BA) geförderten Versorgungsstudie PMS KIDS die Wirksamkeit ambulanter Stottertherapien unter Alltagsbedingungen.

▶ Interview 8.6:

*„Also, mein Studium in den Niederlanden war echt prägend für mich, weil in den Niederlanden, wie übrigens auch in Belgien, wo ich mich später weiterbildete, Logopädie ganz selbstverständlich an Fachhochschulen gelehrt wird, also das logopädische Selbstverständnis als akademischer Beruf eine Selbstverständlichkeit ist. Ich war im ersten Jahrgang, bei dem problemorientiertes Lernen zum Einsatz kam. Unsere Dozent*innen haben weniger doziert, sie haben eher unseren Lernprozess als Tutoren begleitet. Das war eine echte Herausforderung für uns alle. Ich habe dabei etwas sehr Grundlegendes gelernt, nämlich wie ich selbstständig Probleme lösen kann und mich selbst in meinem Arbeiten und Lernen strukturiere. In meiner Tätigkeit als studentische Hilfskraft am Universitätsklinikum von Nijmegen habe ich dann erfahren dürfen, dass Wissenschaft und Praxis keine Gegensätze darstellen, sondern unmittelbar zusammengehören und miteinander verknüpft sind. Die Projektleiterin war die kanadische Wissenschaftlerin und Stottertherapeutin* ***Marilyn Langevin,*** *die in der Stottertherapie sehr erfahren war, uns Studenten aber auch erklärt hat, wie man Wirksamkeitsstudien durchführt, deren Ergebnisse dann in die therapeutische Praxis einfließen. Für mich war durch diese Erfahrung klar, dass eine Spezialisierung angesichts der Breite der Logopädie für mich der richtige Weg ist, und ich habe in Antwerpen eine Weiterbildung zur Stottertherapeutin gemacht. Auch dort hat mich der*

*Leiter, **Ronny Boey**, in diesem Selbstverständnis der wissenschaftlich reflektierenden Praktikerin bestärkt. Ich kann also sagen, dass ich als hochschulisch ausgebildete Logopädin in den Niederlanden und in Belgien sozialisiert wurde. Diesen Weg habe ich in meinem Studium an der RWTH Aachen fortgesetzt. **Hartmut Zückner**, ein Praktiker durch und durch, hat mich in seinen Seminaren in diesem Sinne immer weiter vorangetrieben und mein Interesse bestärkt, im Bereich Redefluss zu promovieren. Ich hing förmlich an seinen Lippen, wenn er aus Gruppentherapien berichtete und gleichzeitig auf damit zusammenhängende Studien verweisen konnte. Wenn ich jemandem mein logopädisches Selbstverständnis zu verdanken habe, dann ihm."*

Ausbildung: Von der Berufsfachschule zur Hochschule

Cornelia Cassel und **Norina Lauer** repräsentieren die Bandbreite von Lehrenden in der Logopädie, wie sie heute im Jahre 2020 immer noch existiert. Auf der einen Seite die Logopädin mit dem dbl-Zertifikat „Lehrlogopädin-dbl", die sich für die Verbesserung der Lehre in der Berufsfachschule eingesetzt hat und als leitende Lehrlogopädin viel von dem hat umsetzen können, was für sie unabdingbar für eine gute theoretische und praktische Ausbildung von Logopäd*innen war. Auf der anderen Seite die Hochschulprofessorin, die neben der Lehre auch die Forschung im Blick hat und sich hier engagiert, „Logopädie" als eigenständige Wissenschaft in Deutschland mitaufzubauen. Beiden ist gemeinsam, dass sie sich, jede auf ihre Art und Weise, für die hochschulische Ausbildung der Berufsgruppe eingesetzt haben und auch immer noch einsetzen. In ihren Berufsbiografien spiegelt sich auch der Weg zur Akademisierung unseres Berufes.

Cornelia Cassel

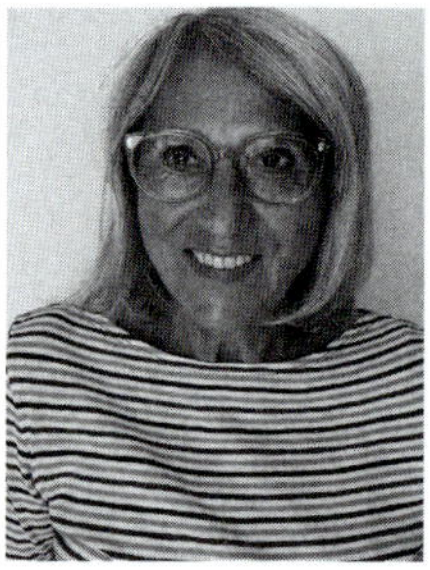

Nach der Ausbildung zur Arzthelferin ließ sich Cornelia Cassel in Detmold zur Erzieherin ausbilden und arbeitete danach in Kindergärten und Einrichtungen für Jugendliche. Bei der Arbeit in Gruppen wurden ihr die Grenzen ihrer Tätigkeit bewusst, individuelle Förderung war nicht möglich, was sie insbesondere für Kinder mit Sprachschwierigkeiten als Problem wahrnahm. Von 1980-1983 absolvierte sie ihre Ausbildung zur Logopädin an der Lehranstalt für Logopädie in Münster. Zunächst arbeitete sie im Heilpädagogischen Zentrum in Rheine, in dem die Versorgung von entwicklungsgestörten Kindern interdisziplinär ausgerichtet und die Zusammenarbeit mit Ergo- und Physiotherapeut*innen selbstverständlich war. In der Abteilung Phoniatrie/Pädaudiologie des St. Elisabeth Hospitals Bochum stand unter anderem dann die Arbeit mit hörgestörten Kindern im Zentrum ihrer Tätigkeit. Ihre Tätigkeit in der Lehre begann sie im Jahre 1990 mit dem Aufbau der Ausbildungseinrichtung der Ludwig Fresenius Schulen in Bochum, deren Leitung sie 24 Jahre innehatte und für die sie weitere 4 Jahre als Dozentin tätig wurde, bevor sie 2018 endgültig in den Ruhestand ging. Von Beginn ihrer Ausbildung an war Cornelia Cassel Mitglied im ZVL/dbl. Sie erwarb als eine der ersten Kolleg*innen das Zertifikat Lehrlogopädin-dbl. Sie war das erste Mitglied im Bundesvorstand (BV), das die Interessen der Lehrlogopäd*innen im BV vertrat, dazu wurde sie von der damaligen Fachtagung der Lehrlogopäden entsendet. Mit Eintritt in den Bundesvorstand 1995 gründete sie die Arbeitsgemeinschaft Fachhochschule (AG FH), deren Ziel es war, die hochschulische Ausbildung des Berufes auf Fachhochschulebene zu etablieren. Auch nach dem Weggang aus dem Bundesvorstand 1998 blieb sie in der AG FH aktiv, die das erste Symposium zur Notwendigkeit der hochschulischen Ausbildung in der Logopädie im November 2000 im Universitätsclub Bonn organisierte.

▶ Interview 8.3:

„Ich habe immer noch den Leitspruch der 70er-Jahre im Ohr: Bildung für alle! Das war mein Credo. Ich habe bei meiner Arbeit im Kindergarten gemerkt, wie schwierig es Kinder in der Gruppe haben, sich nicht artikulieren zu können. Die sollten wenigstens ‚Nein' sagen können, sagte ich mir. Dies war letztendlich der Auslöser, mich als Logopädin ausbilden zu lassen.

*Als ich dann angefangen habe, als Logopädin zu arbeiten, wurden die Logopädinnen von den Phoniatern ziemlich respektlos behandelt. Von Gleichberechtigung im Team keine Spur. Der Standesdünkel ‚ich: Mediziner – du: kleine Logopädin' war sehr ausgeprägt. Das hat meinen Widerstand provoziert. Ich dachte, das kann man mit mir nicht machen, das muss sich ändern. Da war für mich klar, dass der erste grundlegende Schritt auch darin besteht, dass die Ausbildung hochschulisch wird. Letztlich kommt mein Wechsel in die Lehre und die Leitung der Schule auch daher. Als ich dann in der Lehre tätig war, musste ich feststellen, dass es praktisch keinerlei Literatur für mein Fachgebiet gab, das von Logopäd*innen publiziert war. Da gab es zwar schon eine Menge Veröffentlichungen von Linguisten, Psychologen oder auch Medizinern, aber von Logopäd*innen keine Spur. Mit einer Ausnahme: Luise Springer, aber Luise hatte ein anderes Fachgebiet, die Aphasie, das nützte mir für Kindersprache wenig. Ich hatte mich schon immer für die Arbeit mit Kindern, insbesondere sehr kleinen Kindern interessiert und musste feststellen, dass es im deutschsprachigen Raum kaum Diagnoseverfahren noch spezifisch therapeutische Methoden für die Arbeit mit sehr jungen Kindern gab. Mich interessierte, wie sich die Kommunikation von Kleinkindern entwickelt, wie man herausfinden kann, wie die Kinder sich kommunikativ entwickeln. Hier war dann* ***Barbara Zollinge****r fachlich für mich wegweisend. Sie war die erste Logopädin, die ihren therapeutischen Ansatz zur Arbeit mit Kleinkindern veröffentlicht hat. Das war ein richtiges Novum, im Gegensatz zu heute im Jahre 2020 gab es in den 80ern bis weit in die 90er-Jahre so gut wie keine Publikationen von Logopäd*innen. Da hat dann nur die alljährliche Teilnahme an den Kongressen des Berufsverbandes weitergeholfen."*

Norina Lauer

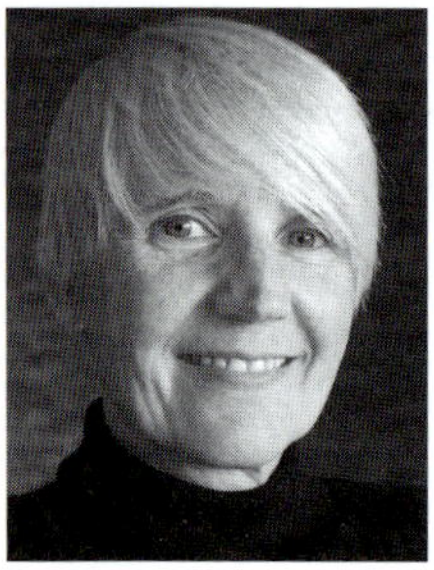

Nach Abschluss der Ausbildung zur staatl. anerk. Logopädin an der Staatlichen Lehranstalt für Logopäden der Philipps-Universität in Marburg a. d. Lahn 1987 arbeitet Norina Lauer als Logopädin zunächst am Evangelischen Krankenhaus Dinslaken und dann in der Phoniatrie/Pädaudiologie der Hals-Nasen-Ohrenklinik der Universitätskliniken der Heinrich-Heine-Universität Düsseldorf. 1991 gehört sie zur ersten Studienkohorte des Studiengangs „Lehr- und Forschungslogopädie" an der Rheinisch-Westfälischen Technischen Hochschule Aachen (RWTH) und arbeitet studienbegleitend freiberuflich in einer Praxis für Logopädie in Düsseldorf. Nach Abschluss ihres Studiums 1995 ist sie zunächst als Lehrlogopädin tätig, dann als Leitende Lehrlogopädin an der Deuserschule Ludwigshafen und ab 2003 als Schulleiterin der SRH Fachschule für Logopädie Karlsruhe der SRH Fachschulen gGmbH. Von 2007-2009 promoviert sie bei Prof. Dr. Walter Huber an der Rheinisch-Westfälischen Technischen Hochschule Aachen (RWTH) zum Thema „Aphasie-Selbsthilfe: Konzepte, Strukturen und Empirie". Mit Abschluss ihrer Promotion wird sie ab 2009 programmverantwortliche Studiendekanin des Bachelor-Studiengangs Logopädie an der Hochschule Fresenius Idstein und ab 2011 Professorin für Logopädie. Seit 2018 ist sie Professorin für Logopädie an der Ostbayerischen Technischen Hochschule (OTH) Regensburg im ausbildungsintegrierenden Bachelor-Studiengang Logopädie an der Fakultät für Angewandte Sozial- und Gesundheitswissenschaften. Neben der Lehre ist sie auch in der Forschung tätig. Aktuelles vom BMBF gefördertes Forschungsprojekt: Biographiearbeit in Senioreneinrichtungen mit Tablet-Unterstützung zur Verbesserung der Lebensqualität und Kommunikation – BaSeTaLK (2019-2022, FKZ 13FH515SB7), ein Verbundprojekt der KH Mainz (Prof. Dr. Sabine Corsten) und der OTH Regensburg (Prof. Dr. Norina Lauer) (URL: www.basetalk.de)

▶ Interview 8.8:

„Unbestritten hat ***Luise Springer*** *meinen beruflichen Werdegang geprägt. Luise hat mich schon beeinflusst, noch bevor ich überhaupt eine richtige Logopädin war. Meine erste Erinnerung an sie ist ihr Auftreten auf den dbl-Tagungen, damals in Berlin und Berchtesgaden. Da gab es Ärzte, vorzugsweise Phoniater, die viele Tabellen und Zahlen präsentierten, dann Kolleg*innen, die von ihren Erfahrungen berichteten, und dann gab es da Luise, die es verstand, Zahlenmaterial aufzubereiten und verständlich zu vermitteln und von Forschungsprojekten zu berichten, die Hand und Fuß hatten. Ich habe zum ersten Mal einen Vortrag verstanden, kapiert, um was es ging. Damals hatte ich ja noch keine Ahnung, was einen guten Vortrag ausmacht, aber Luise hatte es wirklich drauf. Als ich dann in Aachen studierte, lernte ich Luise, der schon ein Ruf vorauseilte, erst richtig kennen. Sie hat mich ganz selbstverständlich als Kollegin wahrgenommen, genauso übrigens auch wie Walter Huber, da gab es keine Abgrenzung im Stil ‚Ich, die große Luise, und du, die kleine Studentin'. Ich war richtig stolz, als sie mich angesprochen hat, meine Diplomarbeit zur ‚logopädischen Behandlung zentral auditiver Wahrnehmungsstörungen im Kindesalter' im Rahmen der Buchreihe ‚Forum Logopädie' im Thieme Verlag zu veröffentlichen. In meiner Zeit als Lehrlogopädin brach der Kontakt zu ihr nie ab. Nachdem ich dann bei Walter Huber promoviert hatte, sagte sie zu mir: ‚Du musst da weg' und meinte damit die Tätigkeit an der Berufsfachschule. ‚Du gehörst an die Fachhochschule'. Ich dachte mir, wenn Luise das*

*sagt, muss ich mich jetzt bewerben, obwohl ich mich an der Berufsfachschule ziemlich wohl gefühlt habe. Bewundert habe ich Luise auch für ihren wissenschaftlichen und berufspolitischen Weitblick. Ihr Socrates-Chat für Menschen mit Aphasie ist für mich ein erster Ansatz zur Digitalisierung von Unterstützungsangeboten für Personen mit Aphasie. Ein echter Quantensprung im Jahre 2006, wenn man bedenkt, dass erst durch Corona videogestützte Therapie und der Einsatz von Apps immer mehr Eingang in die professionelle Tätigkeit von Logopäd*innen finden."*

Logopädie im Spannungsfeld zwischen Theorie und Praxis

Den vermeintlichen Konflikt zwischen Theorie und Praxis thematisiert **Ulla Beushausen** in spezifischer Weise. Nicht wenige Berufsangehörige haben Theorie und Praxis als gegensätzlich verstanden und daher auch als Argument gegen die Einführung einer hochschulischen Ausbildung ins Feld geführt. Nicht der Gegensatz, sondern die Ergänzung, die Theorie und Praxis einander bieten, stellen eine Chance zur Weiterentwicklung unserer Profession dar. Aus der Praxis sollten Fragen an die Wissenschaft formuliert werden, die dazu beitragen, dass wir als Logopäd*innen unsere therapeutischen Probleme zum Gegenstand wissenschaftlicher Forschung machen. Gleichzeitig sollte aber auch eine Offenheit gegenüber wissenschaftlichen Erkenntnissen durchaus auch anderer für die Logopädie relevanten Fachwissenschaften vorhanden sein, um eine eigene Grundlagenwissenschaft „Logopädie" aufbauen zu können.

Ulla Beushausen

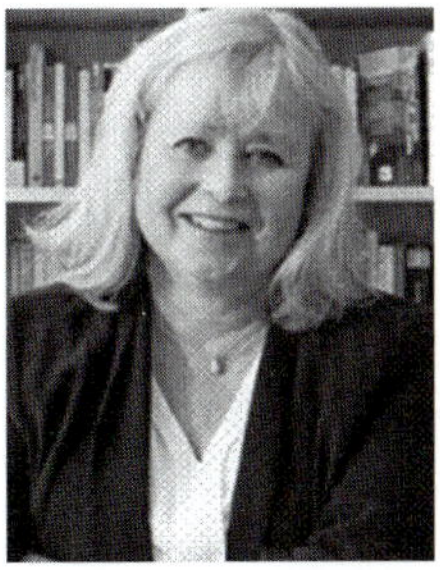

Nach dem Studium der Sprecherziehung an der Georg-August-Universität Göttingen absolvierte Ulla Beushausen von 1983-1986 ihre Ausbildung zur Logopädin an den Universitätskliniken in Ulm und Heidelberg. Anschließend studierte sie Psycholinguistik, Phonetik und Sprachbehindertenpädagogik am Institut für Phonetik und sprachliche Kommunikation und am Institut für Sonderpädagogik an der Ludwig-Maximilians-Universität München mit Abschluss Magister Artium (M.A.). Dort promovierte sie 1995 zum Doktor der Philosophie (Dr. phil.) zum Thema ‚Sprechangst. Entwicklung und Evaluation eines verhaltenstherapeutischen Gruppen- und Einzeltrainings bei Sprechangst'. Seit 2001 ist sie Professorin für Logopädie in den Studiengängen für Ergotherapie, Logopädie und Physiotherapie an der HAWK Hochschule Hildesheim/Holzminden/Göttingen und damit die erste Professorin für Logopädie an einer Fachhochschule in Deutschland. Parallel dazu führt sie eine Praxis für Logopädie und Kommunikation mit Schwerpunkt im Bereich Stimmtherapie/Evidenz-basierter Praxis und Clinical Reasoning.

Ihr Forschungsprofil umfasst folgende Schwerpunkte: Effektivitätsnachweise von sprachtherapeutischen Therapieverfahren im Rahmen der evidenz-basierten Praxis; Entwicklung von Testverfahren und Förderdiagnostiken; Entwicklung und Evaluation von Präventionsprogrammen (Sprachförderung in Kitas, Stimmschulungen); Therapeutische Entscheidungsfindung und Gesundheitskommunikation. Aktuell (bis 2021) betreut sie Forschungsprojekte in den Bereichen Stimme und Sprachförderung, wie z.B. Entwicklung und Evaluation von stimmpräventiven Maßnahmen für Lehrkräfte in Niedersachsen oder Evaluation von alltagsorientierter Sprachförderung nach dem Heidelberger Interaktionstraining in den Kindertagesstätten der Stadt Wolfsburg. Ulla Beushausen hat zahlreiche Standardlehrbücher für Ausbildung und Studium verfasst.

▶ Interview 8.2:

„Also mein Traum war es zunächst nicht unbedingt, Logopädin zu werden. Psychologie und Sprache haben mich interessiert, daher wollte ich Psychologie studieren, vielleicht Fachjournalistin werden. Ich habe aber zunächst keinen Studienplatz bekommen und mich dann für Germanistik eingeschrieben und hier die Sprecherziehung kennengelernt. Mich interessierte sofort die praktische Seite der Sprecherziehung, na ja und da war es dann klar, ich will mich zur Logopädin ausbilden lassen. Meine logopädische Sozialisation habe ich meinen Lehrlogopädinnen zu verdanken. Für mich prägend in der Stimmtherapie waren meine Lehrlogopädinnen und meine Praktikumsanleiterinnen. Ihre Art, mit Patienten an der Stimme zu arbeiten, hat mich bewegt, das wollte ich auch machen. Im Rahmen einer Fortbildung lernte ich dann das eher rational orientierte Vorgehen in der Stimmtherapie bei ***Mechthild Clausen-Söhngen*** *kennen. Die von Mechthild vermittelte Vertragsarbeit hat mir bis heute zu Klarheit und Struktur verholfen. Damals war ich auch von den ersten Artikeln zur Stimmtherapie von* ***Marianne Spiecker-Henke*** *und* ***Almuth Eberle*** *beeindruckt, sodass ich mich nach Abschluss der Ausbildung direkt bei Frau Spiecker in Bremen beworben habe. Dazu muss man wissen, dass es noch keinerlei Fachliteratur wie heute gab. Man kopierte irgendwelche handschriftlich verfassten Skripte als Lehrmaterial.*

*Im Rahmen meines Studiums der Psycholinguistik in München habe ich dann all das, was mir in der Ausbildung zur Logopädin fehlte, nämlich die zugrunde liegenden Theorien der Logopädie, wie beispielsweise zum Spracherwerb oder zur Stimmtherapie, kennengelernt und hier meine wissenschaftliche Sozialisation durchlaufen. Ich hatte damals allerdings den Eindruck, zwischen allen Stühlen zu sitzen, also irgendwie zwischen der Logopädie und der Wissenschaft, also einer Logopädie, der es an theoretischer Fundierung mangelt, und einer Wissenschaft, bei der ich mir ständig die Frage stellte, was nützt mir das Ganze eigentlich für die Praxis. Als dann 2001 die erste Professur für Logopädie in Hildesheim ausgeschrieben wurde, schien mir das die ideale Verbindung von Theorie und Praxis. Das ist übrigens auch ein Grund, warum ich immer noch praktisch, also mit Patient*innen, arbeite, denn als Wissenschaftlerin möchte ich den Bezug zur Praxis nicht verlieren. Das eigene Tun wissenschaftlich zu beschreiben, darin haben mich Kolleginnen wie Hilke Hansen und andere bestärkt, die neben der Logopädieausbildung eine weitere Bezugsdisziplin studiert hatten, also aus der Soziologie, Psychologie, Pädagogik oder Medizin kamen, als ich 2001 in Hildesheim begonnen habe, eine Theorie der Logopädie im Studiengang zu entwickeln. Nennen möchte ich auch alle Kollegen und Kolleginnen, die eine der ersten Professuren im Bereich Logopädie übernommen haben oder an Studiengängen tätig waren, wie z.B.* ***Luise Springer***, ***Walter Huber***, ***Annette Baumgärtner*** *oder auch* ***Jürgen Tesak***, ***Hilke Hansen*** *und* ***Kerstin Bilda***. *Alle diese Personen haben Pionierarbeit geleistet für die Untermauerung der Logopädie als Handlungswissenschaft."*

8.2.2 Persönlichkeiten mit Einfluss auf die Professionsentwicklung

„Wir werden als Berufsgruppe erst dann richtig gut, wenn wir unsere eigene Forschung machen können."
(Luise Springer zitiert nach Clausen-Söhngen, Interview 4)

Die Antworten der Kolleg*innen geben nicht nur Zeugnis davon, welche Persönlichkeiten für sie von besonderer Bedeutung sind, sondern auch davon, welche inhaltlichen Prioritäten sie mit dem Terminus „Professionsentwicklung" verbinden. Wir haben uns entschieden, hier keine einführenden Kommentare zu den Interviews zu verfassen, sondern die Antworten für sich sprechen zu lassen. Nachfolgend sind die Antworten der Kolleg*innen in alphabetischer Namensreihenfolge zusammengestellt worden.

Welche Kollegin, welcher Kollege ist nach Deiner/Ihrer Einschätzung wichtig für die Entwicklung des Berufes zu einer Profession in Deutschland gewesen und warum?

Annette Baumgärtner
„Also da muss ich dich nennen, ***Linda (Dietlinde Schrey-Dern)****. Du hast in deiner Zeit als Präsidentin des Berufsverbandes die Internationalisierung vorangetrieben. Über das CPLOL hast du Kontakt zu den Kollegen und Kolleginnen in Europa hergestellt. Als Europäerin ist mir dies sehr wichtig. Ich habe in meiner Zeit in den USA gemerkt, wir in Europa gehören zusammen, die Amerikaner ticken einfach anders als wir Europäer. Da ist es gut, dass sich die europäischen Verbände zusammengeschlossen haben. Die europaweit durchgeführten Vergleiche des CPLOL haben meiner Einschätzung nach auch ganz wesentlich die Qualitätsentwicklung und damit Professionalisierung unseres Berufes in Deutschland vorangetrieben. Ich habe hier einen regelrechten Schub wahrgenommen.*
Auch ist es dein Verdienst, den ***Arbeitskreis Berufsgesetz*** *ins Leben gerufen zu haben. Es ist dir gelungen, doch sehr unterschiedliche Player an einen Tisch zu bekommen. Heute sprechen Berufsverbände, Hochschulen und Berufsfachschulen mit einer Stimme. Du bist da für mich eine richtige Heldin. Ich wünsche mir wie du, dass dieses Berufsgesetz endlich geändert wird und wir einen hochschulischen Berufsstatus erhalten, und hoffe sehr, dass wir das gemeinsam erleben werden.*
Ja, und da ist unbedingt ***Heidrun Macha-Krau*** *zu nennen. Schon damals, also 1994, bei den ersten Artikeln zur Entwicklung der Logopädie war ich tief beeindruckt, wie sie die* ***Geschichte unseres Berufsstandes*** *aufbereitet hat. Wie viel Arbeit wohl dahinter steckt, habe ich mich gefragt. Für mich sind ihre Beiträge eine ganz wesentliche Grundlage für die Weiterentwicklung unseres Berufsfeldes. Sie haben auch einen identitätsstiftenden Charakter, weil sie den nachfolgenden Generationen aufzeigen, wo die Wurzeln des Berufes liegen und welche Entwicklung der Beruf durchlaufen hat."*

Ullla Beushausen
„Also auf Verbandsebene fallen mir da zwei Namen ein, ***Monika Rausch*** *und* ***Dietlinde Schrey-Dern****. Beide haben die Akademisierung des Berufes vorangetrieben, aus meiner Sicht eine ganz wesentliche Grundlage für eine Profession.*

*Zu einer Profession gehört für mich aber auch die eigenständige Wissenschaft, die ja nur möglich ist, wenn es entsprechende Studiengänge und Professuren gibt. In den 1980er- und 90er-Jahren fehlte der komplette wissenschaftliche Unterbau, es gab keine Studiengänge, dementsprechend auch keine Professor*innen. Allerdings gibt es auch 40 Jahre später nach wie vor zu wenig Professuren in der Logopädie, z. B. weder an den Standorten Aachen noch in Erlangen. Hier werden die Studiengänge von Professor*innen der Medizin geleitet und damit auch deren wissenschaftliches Profil bestimmt. Die Bretter, die wir zu bohren haben, sind sehr viel dicker, als ich 2001 zu Beginn meiner Tätigkeit als Professorin für Logopädie dachte."*

Cornelia Cassel

„Für mich sind hier ***Luise Springer*** *und* ***Linda (Dietlinde Schrey-Dern)*** *die Frauen, die den Beruf politisch vorangetrieben haben. Sie sind meine ganz persönlichen* ***Leuchttürme der Logopädie und Aushängeschilder der Berufspolitik****. Luise hat mich von Beginn an mit ihrer Präsenz in Bann gezogen. Sie hat sich einfach auf Mitgliederversammlungen hingestellt, Position bezogen durchaus auch gegen den starken Widerstand von Mitgliedern des Berufsverbandes, da hatte sie keine Scheu. Das habe ich bewundert. Diese kämpferische Seite an ihr habe ich auch bei Linda wiederentdeckt. Seitdem ich sie kenne, setzt sie sich unablässig für die hochschulische Ausbildung ein und dies auch noch als sogenannte Rentnerin, Chapeau!"*

Mechthild Clausen-Söhngen

„Keine Frage, ***Luise Springer****, die zur gleichen Zeit wie ich in der Ausbildung in Berlin war, ist ohne Wenn und Aber wichtig für die Entwicklung des Berufes zu einer Profession in Deutschland gewesen. Wir gründeten noch als sogenannte Schülerinnen der damals sechs Lehranstalten die erste Studierendenvertretung im ZVL als informellen Zusammenschluss, und zwar schon 1971, und ich war für Marburg dabei. Schon 1972 haben wir dann in dieser Gruppierung einen ersten Versuch zur Erstellung eines Curriculums gemacht. Luise, 1973 bereits 2. Vorsitzende im Verband, war davon überzeugt, wir müssen die Ausbildung bundesweit regeln! Wir brauchen ein Bundesgesetz, damit unser Beruf reglementiert und dementsprechend anerkannt wird, was dann ja 1980 auch passiert ist, wenngleich bedauerlicherweise nicht mit den von uns gewünschten Ausbildungsvoraussetzungen. Nach dem Gesetz ist vor dem Gesetz und so hat Luise weiter gemacht; sie hat sich dafür eingesetzt, dass der erste Studiengang für unsere Berufsgruppe an der RWTH Aachen starten konnte. Auch die Ausbildungsrichtlinie in NRW hat sie zu verantworten und einen wesentlichen Impuls für den Start des Bachelor-Studiengangs für Logopädie gegeben. Damit hat sie Meilensteine auf dem Weg zur hochschulischen Ausbildung gesetzt. In ihrem Sinne hat* ***Linda (Dietlinde Schrey-Dern)*** *weiter gearbeitet und den Arbeitskreis Berufsgesetz ins Leben gerufen und verfolgt bis heute konsequent den von Luise von Beginn an eingeschlagenen Weg zur hochschulischen Ausbildung unserer Berufsgruppe. Ein Aha-Erlebnis beim Nachdenken über prägende Logopädinnen ist die Erinnerung an die erste Logopädie-Professur in Hildesheim.* ***Ulla Beushausen*** *hat sich getraut sie wahrzunehmen, das fand ich einfach nur toll.*

Wichtig für mich ist auch die professionelle Weiterentwicklung des Berufsverbandes und hier ist ***Monika Rausch*** *wegweisend gewesen. Diese Kombination aus gesättigter Fachlichkeit mit kommunikativer Klarheit habe ich stets bewundert. Sie war immer klar und richtungsweisend in der Aussage,*

verstand es, dabei aber auch Menschen mitzunehmen. Für mich ist sie der Inbegriff einer akademisch qualifizierten Logopädin, die auch ein neues Frauenbild in den Berufsverband eingebracht hat, nämlich das einer selbstbewusst auftretenden Persönlichkeit.
Für mich mit am wichtigsten für die Weiterentwicklung unserer Profession sind alle Kolleginnnen, die nach z. T. langjähriger Berufstätigkeit als Freiberuflerin es wagen, berufsbegleitend zu studieren. Sie haben meinen größten Respekt. Diesen Kolleginnen ist bewusst geworden, dass sie Kompetenzen brauchen, die jenseits ihrer vielfältigen beruflichen Erfahrungen liegen, sie wollen wissen, wie etwas und warum etwas wirkt. Diese Generation von erfahrenen Kolleginnen trägt zu einer unschätzbaren Profilbildung bei, hier trifft Praxis auf Wissenschaft."

Anke Kohmäscher
„Offen gestanden habe ich mich mit der Professionalisierung des Berufes so richtig erst ab meiner Berufung zur Professorin in Münster auseinandergesetzt, weil mich hier das Problem mit Wucht ereilt hat. Vorher hatte ich sowohl grundständig studiert als auch in grundständigen Studiengängen in Heerlen und Hamburg gelehrt. Jetzt muss ich in meinen Tätigkeiten als Dozentin und Studiengangsleitung quasi zwei Welten miteinander in Einklang bringen, die Berufsfachschule und die Fachhochschule als zwei gleichwertige, aber auch sehr unterschiedliche Lernorte. Ich habe gemerkt, dass das nicht nur für mich, sondern für alle Beteiligten, auch die Studierenden, eine große Herausforderung darstellt. Für mich steht nach all meinen Erfahrungen außer Frage, dass die Ausbildung in der Logopädie hochschulisch zu sein hat.
Die damit einhergehende Debatte um Professionalisierung kannte ich aus den Niederlanden und Belgien nicht. Dass dies in Deutschland ein Problem darstellen könnte, habe ich erst durch die vielfältigen Aktionen rund um das Berufsgesetz und unseren Status als Modellstudiengang begriffen. Und da fällt mir als maßgebliche Person sofort ***Linda (Dietlinde Schrey-Dern)*** *ein, sie sticht für mich aus dem Kreis der Akteure hervor. Seit Langem setzt sie sich unablässig für die Akademisierung des Berufes ein, fordert mit aller Macht, quasi stellvertretend für uns alle, ein neues Berufsgesetz. Und: Sie scheut sich auch nicht vor Diskussionen und Auseinandersetzungen, egal mit wem, wenn es um die Sache geht. Ich glaube, wenn wir eine Akademisierung, bestenfalls für alle erreichen, dann haben wir das maßgeblich ihr zu verdanken."*

Anna Kuttenreich
„Unfassbar war und ist es für mich, dass die deutsche Logopädie immer noch um ihre Akademisierung kämpfen muss! Seit dem positiven Erlebnis, selbst studieren zu dürfen, nutze ich jede Chance darauf hinzuweisen, dass die etablierten und sehr geschätzten Kompetenzen unserer Berufsgruppe durch wissenschaftliches Arbeiten vervollständigt werden müssen. Daher engagierte ich mich berufspolitisch im dbl als Mitglied und später als Leitung der Bundesstudierendenvertretung (BSV) und initiierte mit einer unabhängigen Gruppe von Kolleginnen die Briefaktion Pro Akademisierung. In diesem Zusammenhang lernte ich auch ***Linda (Dietlinde Schrey-Dern)*** *kennen. Mit ihr wurde mir bewusst, wie lange wir schon versuchen, unser Berufsgesetz Richtung Hochschule zu verändern. Sie verkörpert für mich die berufspolitische Stimme der Logopädie, die zum Glück immer lauter wird und die Akademisierung beständig für sich einfordert. Damit vermittelte auch sie mir eine logopädische Identität, die selbstbewusst und engagiert ist und an (deutsche) Hochschulen und Universitäten gehört."*

Norina Lauer

„Die hochschulische und auch die verbandspolitische Perspektive sind nach meiner Einschätzung wichtig, weil hochschulische Ausbildung und die Existenz eines starken Berufsverbandes entscheidenden Einfluss auf die Entwicklung zur Profession haben.

*Für mich ist **Walter Huber** die treibende Kraft für die hochschulische Entwicklung der Logopädie in Deutschland gewesen. Ohne ihn hätte es den Studiengang ‚Lehr- und Forschungslogopädie' an der RWTH Aachen in seiner ganzen Diversität nicht gegeben. Er war offen für das breite Themenspektrum, das die Logopädie bietet, und entgegen aller Vermutungen nicht auf sein eigenes Forschungsinteresse im Bereich neurologischer Störungen begrenzt, im Gegenteil. Davon zeugt auch die ihm zu Ehren erstellte ‚Dankschrift' (Rausch & Sandrieser, 2010), in der sich Absolventinnen des Studiengangs bei ihm für seine Betreuung bedanken, da ist von Aphasie, über Dyslexie, Unterstützte Kommunikation, Spracherwerbsstörungen, CI oder Stottern das Themenspektrum der Logopädie präsent. Mit dem Start des Studiengangs 1991 wurde die Grundlage für die Ausbildung hochschulisch qualifizierter Logopäd*innen gelegt, die in Lehre und Forschung tätig werden konnten und damit ihren Beitrag zum Aufbau von Studiengängen in Deutschland geleistet haben. Ich weiß nicht, wie viele Absolvent*innen aus Aachen promoviert haben und derzeit in Studiengängen als Dozent*innen tätig sind. Ich bin eine von ihnen, auch weil ich die Chance bekam, bei Walter zu promovieren, für mich persönlich ein Glücksfall auch und gerade deshalb, weil Walter immer auf Augenhöhe mit uns Studierenden gearbeitet hat und ihm Hierarchien fremd waren. ‚Lassen's den Professor weg', das habe ich mir für meine eigene Arbeit an der Hochschule gemerkt.*

*Verbandspolitisch hat **Monika Rausch** in den Jahren ihrer Präsidentschaft unsere Profession gezielt vorangetrieben. Sie hat den Verband durch den Aufbau von Fachreferaten in der Geschäftsstelle professionalisiert und durch die Erstellung eines Kompetenzprofils entscheidend zur Profilierung des Berufes beigetragen. Sie war die Erste, die den Anspruch unserer Berufsgruppe im Bereich Bildung tätig zu werden, nicht nur klar artikuliert, sondern auch durch konkrete Projekte wie die Leistungsbeschreibung Sprachförderung oder die Erzieher*innenfortbildung ‚Sprachreich' und die Wanderausstellung ‚Sprich mit mir' hat konkret werden lassen. Ich fand sie einfach toll als Präsidentin und habe es sehr bedauert, dass sie nicht weitergemacht hat. Sie hat es verstanden, präzise die Dinge auf den Punkt zu bringen, war argumentativ richtig stark und in ihrer Sachlichkeit geradezu bestechend.*

*Aber auch **Linda (Dietlinde Schrey-Dern)** hat unbestritten ihren Anteil an der Professionalisierung von Beruf und Verband. In einer für den Verband existentiellen Situation hat sie 2014 noch einmal kandidiert und es geschafft, den dbl aus seiner in der Verbandsgeschichte schwierigsten Krise herauszuführen. Die Initiierung des **Arbeitskreises Berufsgesetz** 2016 war ein guter Schachzug von ihr. Ohne den Arbeitskreis, in dem ja alle Berufsverbände, die Schulen und die Hochschulen, aber auch die Studierenden vertreten sind, wäre es nicht möglich, glaubwürdig die Forderung nach hochschulischer Ausbildung gegenüber der Politik zu vertreten. Linda schafft es hier mit unglaublicher Bravour, die unterschiedlichen Interessen zu bündeln und immer wieder einen Konsens unter den Mitgliedern herzustellen. Sie bleibt dran, auch wenn es schwierig wird, und ist nach wie vor unglaublich aktiv, von Ruhe keine Spur, dabei könnte sie jetzt als Rentnerin eigentlich eine ruhige Kugel schieben, aber das scheint nicht ihr Ding zu sein."*

Figen Schultz-Ünsal

„Also für mich ist ***Walter Huber*** *einer der* ***Wegbereiter der wissenschaftlichen Logopädie*** *in Deutschland und das hat auch mit meiner persönlichen Geschichte zu tun. Bei meiner interdisziplinären Tätigkeit an einem SPZ kam ich immer wieder an bestimmte Grenzen und fragte mich permanent, was mache ich eigentlich hier? Warum funktioniert die Therapie bei dem einen Kind, bei dem anderen aber nicht? In Diskussion darüber mit befreundeten Kolleginnen gab' mir eine den Tipp, studiere doch, in Aachen hat da gerade ein Studiengang aufgemacht, vielleicht wäre das was für dich. Ich habe nicht lange gezögert und mich beworben, musste allerdings noch eine Eignungsprüfung ablegen, weil ich ja kein Abitur hatte. Walter Huber und Ludwig Jäger, die den Studiengang leiteten, haben mir ermöglicht, das Studium aufzunehmen. Was für eine Chance habe ich da bekommen, ich fühlte mich auf einmal als ein Teil eines großen Ganzen, weil in Aachen neben den Professoren auch die Studierenden und das Lelo-Team der Lehranstalt für Logopädie irgendwie eine Einheit bildeten und sich für die Logopädie und ihre Akademisierung stark machten. Ich persönlich habe gelernt, wie wichtig es ist, Dinge nicht als gegeben hinzunehmen, sondern kritisch zu hinterfragen. Im Studium habe ich gelernt, wie Theorie mit Praxis verknüpft werden kann und auf diese Weise auch für die eigene Tätigkeit hilfreich ist."*

Vera Wanetschka

„In meinem Bereich, der Stimmtherapie, sind ***Mechthild Clausen-Söhngen, Ulla Beushausen*** *und* ***Meike Brockmann-Bauser*** *für mich die* ***Wegbereiterinnen einer professionellen Stimmtherapie.*** *Mechthild hat mit dem ersten ‚Rahmenplan' zur Therapie von Stimmstörungen die Grundlage für ein strukturiertes Vorgehen gelegt, Ulla Beushausen hat durch ihre wissenschaftliche Untersuchungen dazu beigetragen, die Stimmtherapie als anerkannte Therapieform zu etablieren, und Meike Brockmann-Bauser hat die professionelle Stimmdiagnostik als Grundlage einer professionellen Stimmtherapie mitbegründet. Ulla Beushausen und Meike Brockmann-Bauser haben das Verdienst, wissenschaftliche Fragestellungen aus der Praxis aufzugreifen und zu untersuchen und auf diese Weise zu einer Professionalisierung durch wissenschaftliche Belege beizutragen. Dies gilt auch für* ***Hilke Hansen****, die die* ***Bedeutung der Beziehungsarbeit in der Logopädie*** *zu einem ihrer Forschungsschwerpunkte gemacht hat. Alle vier Frauen haben eine Gemeinsamkeit, die mir besonders am Herzen liegt, sie hatten und haben stets die Praxis mit im Blick.*

In berufspolitischer Hinsicht sind für mich ***Luise Springer*** *und* ***Linda (Dietlinde Schrey-Dern)*** *hier an erster Stelle zu nennen. Beide haben unbeirrbar, gradlinig den Blick auf die* ***Akademisierung des Berufes*** *gelegt. Insbesondere Linda hat während ihrer Zeit im Bundesvorstand versucht die Mitglieder des Berufsverbandes mitzunehmen durch Reden, Diskutieren, aber auch Fordern und Konfrontieren. Ihr größter Verdienst liegt meines Erachtens darin, dass es ihr gelungen ist, die bestehenden Gräben zwischen den Berufsverbänden zu überwinden und mit dem Arbeitskreis Berufsgesetz (seit 2016) eine gemeinsame Plattform zu schaffen. Mit einer Stimme ist deren Credo, das sagt eigentlich alles."*

8.3 Luise Springer – Eine Ausnahmelogopädin

Knapp 10 Jahre nach der Gründung der ersten Lehranstalt für Logopädie in Berlin absolvierte Luise Springer ihre Ausbildung. Von Beginn an war ihr klar, wenn dieser Beruf eine Zukunft haben soll, *„dann muss ich mich berufspolitisch engagieren und gleichzeitig mit meiner eigenen Arbeit dazu beitragen, dass der Beruf nicht länger nur auf Erfahrungswissen, sondern auf wissenschaftlichen Grundlagen basiert".*

Luise Springer (1947-2011) – Kurzbiografie

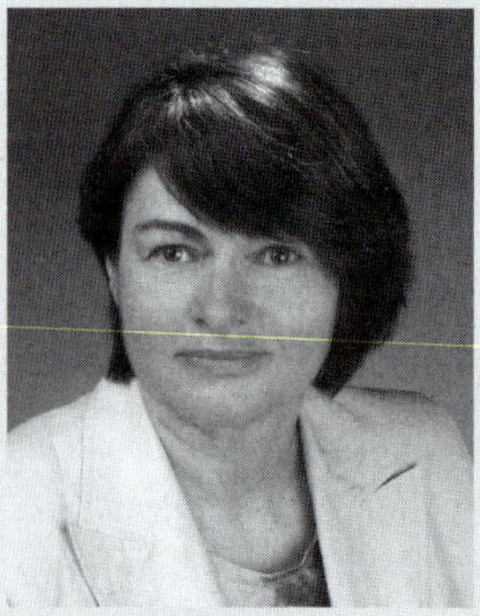

Luise Springer

Luise Springer wurde 1947 in Wien geboren, absolvierte dort eine Ausbildung zur heilpädagogischen Erzieherin, bevor sie nach Berlin ging, um dort 1975 ihre Ausbildung zur Logopädin an der Lehranstalt „Im Dol" abzuschließen. Schon 1976 ließ sie sich von Prof. Poeck zum Umzug nach Aachen überreden, um am Klinikum der Rheinisch Westfälischen Technischen Hochschule (RWTH) eine Lehranstalt für Logopädie aufzubauen, die sie bis Februar 2011 leitete. In dieser Zeit erarbeitete sie mit den Kolleg*innen an der Lehranstalt das erste Curriculum für die Ausbildung auf Grundlage der LogAPro, Grundlagen für die Mindestanforderungen zur Gründung von Lehranstalten, Mindeststandards zur praktischen Ausbildung in der Logopädie sowie die Rahmenrichtlinien und das Curriculum für die Ausbildung von Logopäden in NRW. Luise Springer war Mit-Initiatorin des Studiengangs „Lehr- und Forschungslogopädie", der 1992 als erster Modellstudiengang im Bereich Logopädie in Deutschland an den Start ging, und arbeitete dort als Lehrbeauftragte von Beginn an mit. Im Rahmen des Sokrates-Austauschprogramms der EU, an dem der Modellstudiengang von Beginn an mit dabei war, sorgte sie dafür, dass auch Studierende der Berufsfachschule an diesem Austausch teilnehmen konnten. 1994 erwarb sie ihr Diplom in Lehr- und Forschungslogopädie und promovierte 2004 an der Philosophischen Fakultät der RWTH Aachen. Sie hatte Lehraufträge in Fribourg (CH), an der Universität zu Köln und der RWTH Aachen. Sie erhielt 2005 die „Borchers Plakette" der RWTH Aachen für herausragende wissenschaftliche Leistungen im Rahmen ihrer Dissertation.
Die berufspolitischen Etappen von Luise Springer beginnen schon 1971 mit der Gründung der ersten Studierendenvertretung im ZVL. 1974 begann ihre Tätigkeit im ZVL/dbl-Vorstand, die bis 1992 andauerte. Zu den wichtigsten Aufgaben ihrer Tätigkeit gehörten die Bereiche Tarifpolitik, Organisation von Tagungen, Leitung der Anerkennungskommission und die Mitarbeit in unterschiedlichen Gremien des Verbandes, auch auf internationaler Ebene.
Ein Einblick in ihre umfassende wissenschaftliche Tätigkeit und ihr berufspolitisches Engagement ist der Dankschrift „Logopädie als Diskurs" (Rausch & Schrey-Dern, 2011) zu entnehmen.

Diese beiden Pole, auf der einen Seite den Beruf fach(wissenschaft)lich zu etablieren und auf der anderen Seite seine gesellschaftspolitische Bedeutung in Hinblick auf Patientenversorgung berufspolitisch durchzusetzen, kennzeichnen den Lebensweg von Luise Springer.
Die Verknüpfung von berufspolitischem Engagement und fachwissenschaftlicher Entwicklung ist kennzeichnend für den beruflichen Werdegang von Luise Springer, angefangen bei der Therapeutin, über die Lehrende hin zur promovierten Forscherin im Bereich Aphasietherapie. Sie hatte dabei stets auch im Blick, ihre Kenntnisse und Fähigkeiten weiterzugeben, Kollegen und Kolleginnen zu ermutigen und sie dabei zu unterstützen, ihren Weg zu gehen.
Dazu gehört auch ihr vielfältiges ehrenamtliches Engagement im Berufsverband. Sie war auf allen Ebenen zu Hause. Ob als Mitglied des Bundesvorstandes, Leiterin der Anerkennungskommission, Tagungsorganisatorin, Mitglied der Kommission Internationale Beziehungen oder Moderatorin auf dbl-Kongressen – ihr Engagement war stets getragen vom Interesse an der Sache und dies bedeutete für sie, die Logopädie berufspolitisch und fachwissenschaftlich voranzubringen.
Dabei lag ihr Fokus stets auf einer guten therapeutischen Versorgung der Patienten, was sich auch daran zeigt, dass Luise Springer es war, die Prof. Poeck davon überzeugte, dass nur eine umfassende Ausbildung im Bereich Logopädie die Grundlage für eine sachgemäße therapeutische Versorgung von Aphasiepatient*innen bietet und es daher nicht reicht, nur für die Therapie aphasischer Patient*innen auszubilden.
Ganz in diesem Geist hat sie auch am Aufbau des Studiengangs „Lehr- und Forschungslogopädie" mitgewirkt, der 1992 als Modellstudiengang an den Start ging. Der Studiengang ist Ausdruck ihres eigenen Anspruchs an die Qualität therapeutischer Arbeit und die Entwicklung einer logopädiespezifischen Therapieforschung.

> *„Weit intensiver als andere Logopäden hat Luise Springer den Beruf von seinen Anfängen bis zur Gegenwart geprägt und mitgestaltet. Das Profil der Logopädin primär fachlich-inhaltlich zu bestimmen, dabei immer auch über den Tellerrand hinauszusehen und auf der Grundlage inhaltlicher Positionen Berufsinteressen politisch zu vertreten, und das alles mit beeindruckender Ausdauer und Beharrlichkeit zu tun, kennzeichnet das berufs- und verbandspolitische Wirken von Luise Springer, das auch zukünftigen Logopädinnen noch als Vorbild dienen kann."*
> (Brauer et al., 2011:31)

Ohne das Engagement von Dr. Luise Springer wäre die Entwicklung der akademisch geprägten Logopädie in Deutschland nicht denkbar gewesen. In der Dankschrift, die Kolleg*innen und Freund*innen ihr zu Ehren verfasst haben, wird Luise als *„Ausnahme-Persönlichkeit"* charakterisiert, weil sie in ihrem beruflichen Leben die Entwicklung der Logopädie durch ihre Arbeit für den Verband, den Beruf, die Lehre und die Forschung maßgeblich beeinflusst hat (Rausch & Schrey-Dern, 2011).
Luise Springer war für viele Kolleg*innen prägend, nicht nur als Lehrende oder Wissenschaftlerin, sondern auch als Persönlichkeit, die sich mit ganzem Einsatz für den Beruf starkgemacht

hat, dies dokumentieren die Interviews mit den Kolleg*innen in eindrucksvoller Form. Mit der ihr eigenen Verve hat sie Dinge vorangetrieben und zuweilen ihre Mitstreiter*innen mit dem Tempo, das sie vorlegte, überfordert.

Für mich, Dietlinde Schrey-Dern, behalte ich sie so in Erinnerung, wie ich sie in unserer langjährigen Zusammenarbeit erlebt habe: *„Luise hat sich stets der Diskussion gestellt und den offenen und direkten Diskurs gesucht. Dabei war es unerheblich, ob sich Studierende, Lehrkräfte oder Professoren an sie wandten. Ihr Blick ging immer ‚über den Tellerrand' hinaus, sie war neugierig im positiven Sinne. Wenn sie etwas nicht kannte, stellte sie Fragen, versuchte herauszufinden, wie etwas gemeint sein könnte und ob nicht vielleicht gerade dieser Gedanke Ansatzpunkt für etwas Neues bietet. Luise Springer lebte in einem schöpferischen, kreativen Labyrinth, aus dem sie spielend immer den Ausweg fand. Manchmal konnte man ihr kaum folgen, so schnell schritt sie voran. Wenn der Abstand allzu groß wurde, ging sie ein Stück zurück, versuchte das Tempo zu drosseln und sich damit abzufinden, dass es nicht ganz so schnell geht."* (Schrey-Dern, 2011).

Literatur

AK (Arbeitskreis) Berufsgesetz (2020). Logopädie/Sprachtherapie. FAQs und Informationen des Arbeitskreises Berufsgesetz. URL: https://www.arbeitskreis-berufsgesetz.de/fileadmin/Inhalte/AK_Berufsgesetz/AK_Berufsgesetz_FAQ_20200129.pdf (02.12.2020)

Beushausen, U. (Hrsg.) (2020a). Therapeutische Entscheidungsfindung in der Sprachtherapie. Grundlagen und 15 Fallbeispiele. München: Ernst Reinhardt, 13

Beushausen, U. (2020b). Grundlagen der therapeutischen Entscheidungsfindung. In: Beushausen, U. (Hrsg.). Therapeutische Entscheidungsfindung in der Sprachtherapie. Grundlagen und 15 Fallbeispiele. München: Ernst Reinhardt, 16-41

BMBF & KMK (2020). DQR (Deutscher Qualifikationsrahmen). URL: https://www.dqr.de/content/2258.php (24.11.2020)

Brauer, T., Flossmann, I., Rausch, M., Wiebel, R. (2011). Gute Gremienarbeit für eine realistische Verbandspolitik. In: Rausch, M., Schrey-Dern, D. (Bearb.). Logopädie als Diskurs. Dankschrift für Luise Springer. Frechen: dbl, 26-32

CPLOL (Comité Permanent de Liaison des Orthophonistes/Logopèdes) (1997). Professional Profile. URL: https://cplol.eu/documents/official-documents/professional-profile/146-professional-profile/file.html (28.1.2020)

Clausen-Söhngen, M. (2014). Lebenslanges Lernen. Credo professioneller Weiterentwicklung. Forum Logopädie, Heft 3, 49

Dantzig, B. van (1927). Die Fachausbildung des Sprachheillehrers. In: Jellinek, A. (Hrsg.). Bericht über die Verhandlungen des II. Internationalen Kongresses für Logopädie und Phoniatrie & Sprach- und Stimmheilkunde, Wien, 15. bis 17. Juli 1926. Leipzig, Wien: Franz Deutke, 50-58

Raeder, S. (2020). Identität, berufliche. In: Wirtz, M. A. (Hrsg.). Dorsch – Lexikon der Psychologie. URL: https://portal.hogrefe.com/dorsch/identitaet-berufliche/ (08.06.2020)

Rausch, M. (2020). Definition Logopädie im Wandel, s. Präsentation Verabschiedung von Thomas Brauer

Rausch, M., Sandrieser, P. (Hrsg.) (2010). Faszination Sprache. Dankschrift für Professor Walter Huber. (Eigenverlag)

Rausch, M., Schrey-Dern, D. (2011). Logopädie als Diskurs. Dankschrift für Luise Springer. Frechen: dbl

Rausch, M., Thelen, K., Beudert, I. (2014). Kompetenzprofil für die Logopädie. Frechen: dbl. URL: https://www.dbl-ev.de/fileadmin/Inhalte/Dokumente/der_dbl/Der_Verband/20140828_Kompetenzprofil_Langfassung_.pdf (24.11.2020)

Scharff Rethfeldt, W. (2011). Definition der Logopädie: Ergebnis einer internationalen Zusammenarbeit auf CPLOL-Ebene. URL: https://www.dbl-ev.de/service/meldungen/meldung/news/definition-der-logopaedie-ergebnis-einer-internationalen-zusammenarbeit-auf-cplol-ebene/

Schrey-Dern, D. (2011). Nachruf auf eine große Logopädin: Dr. Luise Springer. Meldung vom 15.8.2011. URL: https://www.dbl-ev.de/service/meldungen/meldung/news/nachruf-auf-eine-grosse-logopaedin-dr-luise-springer/ (12.11.2020)

Wahrig, G. (1986). Deutsches Wörterbuch. Jubiläumsausgabe. Gütersloh: Bertelsmann Lexikon Verlag

Anhang

9

Abkürzungsverzeichnis

Abkürzung	Bezeichnung
A	
AG Europa (dbl)	Ab 2001 → BKIB
AG FH (dbl)	Arbeitsgemeinschaft Fachhochschule (dbl)
AG MTG	Arbeitsgemeinschaft Medizinalfachberufe in Therapie und Geburtshilfe
AK	Arbeitskreis Berufsgesetz
Aktion T4	Zentraldienststelle in der Berliner Tiergartenstraße 4, die die Ermordung von 70.000 Menschen mit geistiger, körperlicher und seelischer Behinderung organisierte
AOK	Allgemeine Ortskrankenkasse
AWMF	Arbeitsgemeinschaft der wissenschaftlichen medizinischen Fachgesellschaften
AWO	Arbeiterwohlfahrt
B	
BA	Bachelor of Arts
BAFöG	Bundesausbildungsförderungsgesetz
BAG	Bundesagentur für Arbeit
BAK (dbl)	Bundesangestelltenkommission (ZVL/dbl)
BAT	Bundesangestelltentarif
BDSL	Bund Deutscher Schulen für Logopädie
BGBl	Bundesgesetzblatt
BHV → SHV	Bundesarbeitsgemeinschaft der Heilmittelverbände (bis 2014, dbl Mitglied)
BKIB (dbl)	Bundeskommission Internationale Beziehungen (ehemals AG Europa)
BL-AG	Bund-Länder-Arbeitsgruppe
BMBF	Bundesministerium für Bildung und Forschung
BMBW	Bundesministerium für Bildung und Wissenschaft
BMG	Bundesministerium für Gesundheit
BRD	Bundesrepublik Deutschland
BSc	Bachelor of Science
BT	Bundestag
BV	Bundesvorstand (dbl)
C	
CI	Corporate Identity
CPLOL	Comité Permanent de Liaison des Orthophonistes/Logopèdes
D	
DAG	Deutsche Angestelltengewerkschaft
dba	Deutscher Bundesverband der Atem-, Sprech- und Stimmlehrer e.V.
DBKS	Deutscher Bundesverband klinischer Sprechwissenschaftler e.V.
dbl	Deutscher Bundesverband für Logopädie e.V.
dbs	Deutscher Bundesverband für akademische Sprachtherapie und Logopädie e.V.

Abkürzung	Bezeichnung
DBMJFG	Deutsches Bundesministerium für Jugend, Familien und Gesundheit
DDR	Deutsche Demokratische Republik
DGPP	Deutsche Gesellschaft für Phoniatrie und Pädaudiologie
DGSS	Deutsche Gesellschaft für Sprach- und Stimmheilkunde
DGTA	Deutsche Gesellschaft für Transaktionsanalyse
DQR	Deutscher Qualifikationsrahmen
E	
EG	Europäische Gemeinschaft
EQR	Europäischer Qualifikationsrahmen
ESLA	European Speech Language Association, Nachfolgeorganisation des CPLOL
ETCS	European Transfer Credit System
EU	Europäische Union
F	
FNO	Fédération Nationale des Orthophonistes (F)
G	
G-BA	Gemeinsamer Bundesausschuss
GISKID	Gesellschaft für Interdisziplinäre Spracherwerbsforschung und kindliche Sprachstörungen im deutschsprachigen Raum e.V.
GKV	Gesetzliche Krankenversicherung
GLS	Grundlohnsumme
GMK	Gesundheitsministerkonferenz
GOÄ	Gebührenordnung für Ärzte
H	
HAWK	Hochschule für angewandte Wissenschaft und Kunst
HHVG	Heil- und Hilfsmittelversorgungsstärkungsgesetz
HMR	Heilmittelrichtlinie
HNO	Hals-Nasen-Ohrenheilkunde
HRK	Hochschulrektorenkonferenz
HVG	Hochschulverbund Gesundheitsfachberufe
I	
IALP	International Association for Logopedics and Phoniatrics (1923-2019) International Association of Communication Sciences and Disorders (seit 2019)
ICD (10, 11)	International Classification of Disorders
ICF	International Classification of Functioning
ICHI	International Classification of Health Interventions
K	
KIDS	„Kinder dürfen stottern"
KK	Krankenkasse
KMK	Kultusministerkonferenz

Abkürzung	Bezeichnung
L	
LA	Lehranstalt
LogAPro	Logopädische Ausbildungs- und Prüfungsordnung
LogopG	Logopädengesetz
M	
M.A.	Master of Arts
M.Sc	Master of Science
MV	Mitgliederversammlung
N	
NL	Niederlande
NOG	Neuordnungsgesetz
O	
ÖGD	Öffentlicher Gesundheitsdienst
P	
PMS KIDS	Prospektive multizentrische Studie zur Wirksamkeit ambulanter Stottertherapie nach dem Stottermodifikationsansatz „KIDS"
R	
RWTH	Rheinisch-Westfälische Technische Hochschule
S	
SGB	Sozialgesetzbuch
SHV	Spitzenverband der Heilmittelverbände (ab 2014, dbl kein Mitglied mehr!)
SPZ	Sozialpädiatrisches Zentrum
SSG	Sprache · Stimme · Gehör
T	
TSVG	Terminservice- und Versorgungsgesetz
TV-L	Tarifvertrag für den öffentlichen Dienst der Länder
TVöD	Tarifvertrag für den öffentlichen Dienst
U	
UK	Universitätsklinikum
V	
VAMOS	Verbleibstudie der Absolventinnen und Absolventen der Modellstudiengänge in Nordrhein-Westfalen
VAST	Verbund für Ausbildung und Studium
VdAK → Vdek	Verband der Angestellten-Krankenkassen → der Ersatzkassen (seit 2009)
VSG	Versorgungsstärkungsgesetz
W	
WHO	World Health Organisation (Weltgesundheitsorganisation)
WR	Wissenschaftsrat
Z	
ZVL	Zentralverband für Logopädie e.V. (dbl Bezeichnung bis 1991)

Abbildungsverzeichnis

32	Cicero 106-43 v. Chr.	(uffizi gallery) URL: https://www.uffizi.it/en/artworks/portrait-of-an-unknown-man-so-called-cicero
32	Marcus Fabius Quintilianus (Quintilian) ca. 30 v. Chr.-100 n. Chr.	Portrait of Quintilian. URL. https://commons.wikimedia.org/wiki/File:Marcus_Fabius_Quintilianus.jpg (29.12.2020)
33	Galen von Pergamon	Portrait of Galen. URL: https://commons.wikimedia.org/wiki/File:Engraving;_%27portrait%27_of_Galen,_head_and_Wellcome_L0005549.jpg (29.12.2020)
34	Aurelius Cornelius Celsus Wirkte als Enzyklopädist zwischen 25/35 n. Chr. unter Kaiser Tiberius	google.com/search?q=Aurelius+Cornelius+Celsus+Profile+a+pedestal.+Engraving.+Iconographic+Collections+Keywords&rlz=1C5CHFA_enDE888DE888&oq=Aurelius+Cornelius+Celsus+Profile+a+pedestal.+Engraving.+Iconographic+Collections+Keywords&aqs=chrome..69i57.162275j0j7&sourceid=chrome&ie=UTF-8
41	Ulrich von Liechtenstein	CODEX MANESSE UB Heidelberg, CODE. PAL. GERM. 848, FOL. 237
42	Leonardo da Vinci	https://www.google.com/search?q=Francesco+melzi-+Portrait+of+Leonardo&rlz=1C5CHFA_enDE888DE888&oq=Francesco+melzi-+Portrait+of+Leonardo&aqs=chrome..69i57j0i22i30l2.31720j0j7&sourceid=chrome&ie=UTF-8
42	Andreas Vasal	portrait of Vesalius from his De humani corporis fabrica
43	Hieronymus Mercurialis	Depicted person: Mercurialis / Mercuriale, wikidata has entry Q 980560 with data related to Mercuriali)
43	Die Auswirkung des Stauens auf den menschlichen Körper nach Girolamo Mercurialis	nach Mercurialis, 156 Nachlass Panconcelli-Calzia, Negativsammlung jetzt TU Dresden, HAPS
44	Adam Ries	URL: http://www.lexi-tv.de/lexikon/thema.asp?InhaltID=808
45	Francis Bacon	https://www.google.com/search?rlz=1C5CHFA_enDE888DE888&q=Francis+Bacon+Pinterest&tbm=isch&chips=q:francis+bacon+pinterest,online_chips:sir+francis:Cb_VsJLmvd8%3D&usg=AI4_-kSctbWx8ooytOoR_BXFu_VGvT5yeQ&sa=X&ved=2ahUKEwiiq96y0-TvAhUj0uAKHRLkA28QgIoDKAB6BAgEEAc&biw=1280&bih=662#imgrc=UIf4K4-lj16pVM
45	René Descartes	aus: J. Cohn: Führende Denker. Geschichtliche Einleitung in die Philosophie. B. G. Teubner in Leipzig 1911, zweite Auflage
48	Samuel Heinicke	1926 von Bernhard Thomas (1879-1945), Öl auf Leinwand (mit freundlicher Genehmigung der Landesschule mit dem Förderschwerpunkt Hören Förderzentrum Samuel Heinicke, Leipzig)
49	Das „Taubstummen-Institut" um 1850	mit freundlicher Genehmigung der Landesschule mit dem Förderschwerpunkt Hören Förderzentrum Samuel Heinicke, Leipzig

50	Bücher von Samuel Heinicke	Fotocollage zusammengestellt von der Samuel-Heinicke-Schule Leipzig (mit freundlicher Genehmigung der Landesschule mit dem Förderschwerpunkt Hören Förderzentrum Samuel Heinicke, Leipzig)
51	Anna Catharina Elisabeth Heinicke	1820 von Wilhelm Gottfried Bauer (1779-1853), Öl auf Leinwand (mit freundlicher Genehmigung der Landesschule mit dem Förderschwerpunkt Hören Förderzentrum Samuel Heinicke, Leipzig)
52	Ankunft Heinickes in Leipzig am 13. April 1778	Walter Syrutschöck, 1863-1936, gehörloser Künstler aus Leipzig) (mit freundlicher Genehmigung der Landesschule mit dem Förderschwerpunkt Hören Förderzentrum Samuel Heinicke, Leipzig)
53	Eintrag von Goethe in das Fremdenbuch der Taubstummen-Anstalt zu Leipzig am 7. Mai 1800	Schumann 1915 (mit freundlicher Genehmigung der Landesschule mit dem Förderschwerpunkt Hören Förderzentrum Samuel Heinicke, Leipzig)
54	Johann Friedrich Dieffenbach	Institut für Geschichte der Medizin und Ethik in der Medizin Charitè, Charité-Universitätsmedizin Berlin, Bildsign. 000155
56	Jean M. G. Itard	Heilpädagogisches Archiv Berlin
58	Sprachheilanstalt in Hainstein bei Eisenach: Dr. Denhardt im Kreise seiner stotternden Schüler und einer Schülerin	Privatarchiv von Dr. Jürgen Harms, Eisenach
59	Sprachheilanstalt für Stotterer (1895-1925), geleitet von Dr. Rudolf Denhardt, Doppelwohnhaus in der Fritz Koch Str. 22-24, Eisenach	Macha-Krau, privat
59	Die Gartenlaube 1878, Heft 13, Das Wesen des Stottern von Rudolf Denhardt	google.com/search?q=Die+Gartenlaube+von+1878%2C+Heft+13+091.jpg&rlz=1C5CHFA_enDE888DE888&oq=Die+Gartenlaube+von+1878%2C+Heft+13++091.jpg&aqs=chrome..69i57.61543j0j7&sourceid=chrome&ie=UTF-8
60	Franz Josef Gall (1764-1828), Begründer der Lokalisationslehre	Brauer, T., Aumüller, A., Schwarz, J. (2004). Logopädie – Wer ist wer? Idstein: Schulz-Kirchner Verlag, S. 55
60	Pierre Paul Broca (1824-1880), legte den Grundstein der modernen Aphasiologie	Brauer, T., Aumüller, A., Schwarz, J. (2004). Logopädie – Wer ist wer? Idstein: Schulz-Kirchner Verlag, S. 28
61	Buchcover ***Der aphasische Symptomkomplex*** von Carl Wernicke erschien 1874 und leitete eine neue Ära in der Aphasiologie ein	Tesak, J. (2005). Geschichte der Aphasie. Idstein: Schulz-Kirchner Verlag, S. 89
61	Carl Wernicke (1848-1905) – durch seine Arbeit begann die Trennung der Aphasie in motorische und sensorische Formen	Brauer, T., Aumüller, A., Schwarz, J. (2004). Logopädie – Wer ist wer? Idstein: Schulz-Kirchner Verlag, S. 168

62	Adolf Kussmaul (1822-1902) schrieb eine grundlegende medizinische Arbeit über die Störungen der Sprache	Brauer, T., Aumüller, A., Schwarz, J. (2004). Logopädie – Wer ist wer? Idstein: Schulz-Kirchner Verlag, S. 94
66	Albert Gutzmann (1837-1910)	Brauer, T., Aumüller, A., Schwarz, J. (2004). Logopädie – Wer ist wer? Idstein: Schulz-Kirchner Verlag, S. 69
67	Ätiopathogenese des Stotterns nach A. Gutzmann (1879)	Braun, O. (1997). Das didaktische Heilverfahren Gutzmanns zur Behandlung des Stotterns: Konzeption und Wirkung. In: Teumer, J. (Hrsg.) (1997). Zum Beispiel: Albert Gutzmann. Leben und Wirken eines bedeutenden Gehörlosen- und Sprachheilpädagogen. Berlin: Edition Marhold, S. 111
68	A. Gutzmann: Übungsbuch für die Hand Stotternder Schüler	Verlag von Elwin Stade 1893
68	Das respiratorisch-phoniatrische Übungsschema nach H. Gutzmann	Braun, O. (1997). Das didaktische Heilverfahren Gutzmanns zur Behandlung des Stotterns: Konzeption und Wirkung. In: Teumer, J. (Hrsg.) (1997). Zum Beispiel: Albert Gutzmann. Leben und Wirken eines bedeutenden Gehörlosen- und Sprachheilpädagogen. Berlin: Edition Marhold, S. 114
69	Vorübungen für die Atmung	A. Gutzmann: Übungsbuch für die Hand Stotternder Schüler. Verlag von Elwin Stade 1893, S. 2-3
76	Hermann Gutzmann sen. (1865-1922)	Brauer, T., Aumüller, A., Schwarz, J. (2004). Logopädie – Wer ist wer? Idstein: Schulz-Kirchner Verlag, S. 71
81	Beziehungsstruktur der „Berliner Schule	Braun, O. (1997). Das didaktische Heilverfahren Gutzmanns zur Behandlung des Stotterns: Konzeption und Wirkung. In: Teumer, J. (Hrsg.) (1997). Zum Beispiel: Albert Gutzmann. Leben und Wirken eines bedeutenden Gehörlosen- und Sprachheilpädagogen. Berlin: Edition Marhold, S. 119
86	Garcia laryngoskopiert sich selbst mithilfe einer Öllampe (HAPS)	Nachlass Panconcelli-Calzia, Negativsammlung, jetzt TU Dresden, HAPS
86	Czermak laryngoskopiert, indem er den Hohlspiegel zwischen den Zähnen hält (HAPS)	Nachlass Panconcelli-Calzia, Negativsammlung, jetzt TU Dresden, HAPS
93	Schwingplatz im Wald „Freundeskreis der Schule Schlaffhorst-Andersen e. V."	Freundeskreis der Schule Schlaffhorst- Andersen e. V., S. 252
96	Die Rutz'sche Typenlehre: Warme Unterart	Rutz, O. (1911). Musik, Wort und Körper als Gemütsausdruck. Leipzig: Verlag Breitkopf und Härtel, S. 66
96	Die Rutz'sche Typenlehre: Kalte Unterart	Rutz, O. (1911). Musik, Wort und Körper als Gemütsausdruck. Leipzig: Verlag Breitkopf und Härtel, S. 66
97	Apparat zur elektromechanischen Tonbehandlung nach Flatau (1914)	Flatau, T. (1914). Physiotherapie der funktionellen Stimmstörungen. In: Sprechen, Singen, Musik / Grund- und Zeitfragen aus der Stimmkunde, der Musiktheorie und der musikalischen Jugend- und Volkserziehung. Leipzig: Dürr Verlag 1914

97	Henry Liort und Giuglio Panconcelli-Calzia im April 1914 bei der kymographischen Aufzeichnung des Blutdrucks im phonetischen Laboratorium Hamburg	Nachlass Panconcelli-Calzia, Negativsammlung, jetzt TU Dresden, HAPS
98	Giulio Edmondo Panconcelli-Calzia (1878-1966)	Mehnert, Pètursson, Hoffmann (2016). Experimentalphonetik in Europa. TUDpress Verlag der Wissenschaften GmbH, S. 127
99	Franz Wethlo (1877-1960)	Mehnert, Pètursson, Hoffmann (2016). Experimentalphonetik in Europa. TUDpress Verlag der Wissenschaften GmbH, S.140
100	IALP-Kongress in Prag 1930 Von links: Miloslav Seeman, Richard Imhofer, Emil Fröschels, Hugo Stern	Mit freundlicher Genehmigung aus dem Privatbesitz von Herrn Dr. Heinz Zehmisch
106	Hier trägst Du mit	Propagandaplakat von Jacob Graf in: Volk und Rasse. Illustrierte Monatsschrift für deutsches Volkstum, Rassenkunde und Rassenpflege 10 (1936), S. 335
110	Erfassungsbogen für jeden Schüler oder jede Schülerin einer Sonderschule	Sunderbrink, O. (1936). Sonderschule und Erbgesundheitsamt. Die deutsche Sonderschule (3), S. 333
114	Überprüfung der „intellektuellen Disposition" von jugendlichen Schwachsinnigen in der Vor- und Pubertät	Gottschick, J. (1936). Ergebnisse familienbiologischer Erhebungen in einer schlesischen Hilfsschule. Die deutsche Sonderschule (3), S.12
118	Hugo Stern	Mit freundlicher Genehmigung aus dem Privatbesitz von Herrn Dr. Heinz Zehmisch
118	Theodor Simon Flatau	Mit freundlicher Genehmigung aus dem Privatbesitz von Herrn Dr. Heinz Zehmisch
119	Emil Fröschels	Brauer, T., Aumüller, A., Schwarz, J. (2004). Logopädie – Wer ist wer? Idstein: Schulz-Kirchner Verlag, S. 50
119	Egon Weigl	Brauer, T., Aumüller, A., Schwarz, J. (2004). Logopädie – Wer ist wer? Idstein: Schulz-Kirchner Verlag, S. 158
121	Ernestine Freud	Mit freundlicher Genehmigung aus dem Privatbesitz von Frau Prof. Dr. Sophie Freud
121	Wolfgang Rosenthal	Institut für Geschichte der Medizin und Ethik in der Medizin, Charité Bildarchiv, Sign. 004719
122	Branco van Dantzig	Brauer, T., Aumüller, A., Schwarz, J. (2004). Logopädie – Wer ist wer? Idstein: Schulz-Kirchner Verlag, S. 151
122	Max Nadoleczny	Beilage zur Münchner Medizinischen Wochenschrift 1940
123	Kurt Goldstein	Brauer, T., Aumüller, A., Schwarz, J. (2004). Logopädie – Wer ist wer? Idstein: Schulz-Kirchner Verlag, S. 59
123	Jean Nadolovitch	Theatersammlung, Nachlass von Herrn Dr. Nadolovitch, Stadtmuseum Berlin
124	Verlegung von Behinderten im Rahmen der Euthanasie-Aktion T4	Pressestelle der Diakonie Neuendettelsau

126	Gedenksäule am Tiergarten Berlin für Euthanasieopfer	Macha-Krau, privat
127	Bekenntnis der deutschen Professoren zu Adolf Hitler	Titelseite des Bekenntnisses der Professoren 1933 Nationalsozialistischer Lehrerbund
128	Dr. Ernestine Freud bei ihrer Arbeit in New York	Mit freundlicher Genehmigung von Frau Prof. Dr. Sophie Freud
134	Einladung zur Stimmfortbildung bei Frau Dr. Fernau-Horn	Macha-Krau, privat
135	Helene Fernau-Horn (1892-1975)	Brauer, T., Aumüller, A., Schwarz, J. (2004). Logopädie – Wer ist wer? Idstein: Schulz-Kirchner Verlag, S. 44
137	Elfie Wolff – Großer beruflicher und persönlicher Einsatz für laryngektomierte Menschen	Forum Logopädie 2002, Heft 1, S. 39
138	Der Phoniater Prof. Herrmann Gutzmann jun. 1957 im Kreis seiner Mitarbeiterinnen	dbl, Deutscher Bundesverband für Logopädie e. V. (2004). 40 Jahre Deutscher Bundesverband für Logopädie. Frechen: dbl, S. 4
140	Hermann Gutzmann jun. (1892-1972)	Brauer, T., Aumüller, A., Schwarz, J. (2004). Logopädie – Wer ist wer? Idstein: Schulz-Kirchner Verlag, S. 73
140	Lehranstalt für Logopädie „Im Dol" Berlin-Dahlem	Macha-Krau, privat
141	Der erste Kurs von Logopädinnen an der Lehranstalt für Logopädie in Berlin-Dahlem	dbl, Deutscher Bundesverband für Logopädie e. V. (2004). 40 Jahre Deutscher Bundesverband für Logopädie. Frechen: dbl, S. 5
142	Luise Gutzmann, 1964 bei einer Therapie	dbl, Deutscher Bundesverband für Logopädie e. V. (2004). 40 Jahre Deutscher Bundesverband für Logopädie. Frechen: dbl, S. 7
154	Gedenktafel für den ersten Sprachheilkindergarten und dessen Leiterin Adelheid Daniel in Erfurt	Macha-Krau, privat
155	Ruth Becker	Brauer, T., Aumüller, A., Schwarz, J. (2004). Logopädie – Wer ist wer? Idstein: Schulz-Kirchner Verlag, S. 11
159	Klaus-Peter Becker	Brauer, T., Aumüller, A., Schwarz, J. (2004). Logopädie – Wer ist wer? Idstein: Schulz-Kirchner Verlag, S. 9
165	Brief des BFB an den dbl	Arno Metzler an Dr. Heidrun Macha-Krau 1994
166	Wolfram Syring, Vorsitzender des Landesverbandes Brandenburg	Forum Logopädie 1994, Heft 4, S. 35
167	Schlussbesprechung nach einer erfolgreichen Tagung	Forum Logopädie 1994, Heft 4, S. 35
183	Professionsentwicklung	Schrey-Dern
184	Deckblatt der Broschüre Logopäden, ZVL, 1976	Macha-Krau, Archiv
188	12 Behandlergruppen	Schrey-Dern
199	Ausgabe SSG 1992/1	dbl, Archiv

200	Wandel des Layouts: Die Entwicklung der Coverseite der Verbandszeitschrift	dbl, Archiv
201	Reihentitel „tuduv-Reihe", Band 4	Schrey-Dern, privat
208	Luise Gutzmann	Brauer, T., Aumüller, A., Schwarz, J. (2004). Logopädie – Wer ist wer? Idstein: Schulz-Kirchner Verlag, S. 76
210	Widerstand erfolgreich	Forum Logopädie 1997, Heft 2, S. 30
212	Schirmherrin Regine Hildebrandt	Forum Logopädie 1994, Heft 4, S. 33
212	Einladung zum Symposium Potsdam	Macha Krau, privat
215	Titelblatt forum:logopädie, Ausgabe 6/2020	dbl, 2020
223	Plakat EU-Tag der Logopädie	dbl, 2019
227	Wege zur hochschulischen Qualifikation	dbl, 2016
231	Ursula Breuer	dbl, Deutscher Bundesverband für Logopädie e. V. (2004). 40 Jahre Deutscher Bundesverband für Logopädie. Frechen: dbl, S. 8
231	Luise (Bader) Springer	dbl
235	Monika Rausch	privat
242	Logo AK Berufsgesetz	dbl
243	Aktion des AK 2020_ #logopädie/ Sprachtherapiehochschulisch-JETZT!	dbl, 2020
269	Annette Baumgärtner	privat
271	Anna Kuttenreich	privat
272	Andrea Dohmen	privat
274	Ute Ritterfeld	privat
275	Figen Schultz-Ünsal	privat
277	Mechthild Clausen-Söhngen	privat
279	Vera Wanetschka	privat
281	Anke Kohmäscher	privat
282	Cornelia Cassel	privat
284	Norina Lauer	privat
285	Ulla Beushausen	privat
292	Luise Springer (1947-2011)	dbl

Teilstrukturierte Interviews

Während der gemeinsamen Arbeit am Buch entwickelte sich die Idee, Kolleg*innen zu Wort kommen zu lassen, die nach dem 2. Weltkrieg in Deutschland, und zwar in beiden deutschen Staaten, die berufliche Weiterentwicklung miterlebt und mitgeprägt haben.
Auf diese Weise haben wir einen neuen Blick auf die Zeit der „Wende" gewonnen und gleichzeitig aber auch entdeckt, wie sich in den unterschiedlichen Biografien die Geschichte unseres Berufes widerspiegelt.
Wir möchten darauf hinweisen, dass die Auswahl der Interviewpartner*innen subjektiv ist. Wir erheben keinerlei Anspruch auf Repräsentativität.

Interviewlisteliste 1 (Kapitel 6)

Interview-Nr	Name	Datum des Interviews
Interview 6.1	Dammholz, Gertrud	09.09.2020
Interview 6.2	Fuchs, Dieter	18.08.2020
Interview 6.3	Kröhnert, Marlies	09.08.2020
Interview 6.4	Muhl, Bianka	18.09.2020
Interview 6.5	Sauck, Sunhild	09.12.2020
Interview 6.6	Schirmer, Silvia	17.08.2020

Interviewliste 2 (Kapitel 8)

Interview-Nr	Name	Datum des Interviews
Interview 8.1	Baumgärtner, Annette	28.07.2020
Interview 8.2	Beushausen, Ulla	21.08.2020
Interview 8.3	Cassel, Cornelia	30.07.2020
Interview 8.4	Clausen-Söhngen, Mechthild	08.06.2020
Interview 8.5	Dohmen, Andrea	24.09.2020
Interview 8.6	Kohmäscher, Anke	13.08.2020
Interview 8.7	Kuttenreich, Anna	30.07.2020
Interview 8.8	Lauer, Norina	01.07.2020
Interview 8.9	Ritterfeld, Ute	10.08.2020
Interview 8.10	Schultz-Ünsal, Figen	07.07.2020
Interview 8.11	Wanetschka, Vera	27.07.2020

Personenregister

blau markierte Namen = Logopäd*innen